中国科学院科学出版基金资助出版

# 核磁共振成像仪
## ——构造原理和物理设计

俎栋林　著

科学出版社

北京

# 内 容 简 介

　　本书系统、全面地介绍核磁共振成像仪总体结构原理和分解部件的工作原理及设计方法,包括主磁体(超导柱形和永磁 C 形)设计和匀场原理,梯度线圈设计和目标场方法,鸟笼式 RF 线圈分析方法、设计调试方法,相位阵列线圈退耦方法,成像仪控制系统(MRI 谱仪)结构、原理和设计方法,梯度电流放大器设计方法,RF 并行发射原理和用于并行发射的 RF 功率放大器设计方法。另外还详尽地介绍许多特殊 MRI 设备,包括超高场 MRI 系统面临的挑战,行波 MRI 原理,外源性氙 129、氦 3 肺 MRI 系统,手术导航介入 MRI 系统,可移动全开放单边非均匀匀场 NMR 系统以及魔环磁体匀场目标场方法。

　　本书适合核磁共振成像仪部件设计研制人员、医学物理和生物医学工程专业教师和学生阅读,也可以作为研究生教材。

**图书在版编目(CIP)数据**

核磁共振成像仪:构造原理和物理设计/俎栋林著. —北京:科学出版社,
2015.5
　ISBN 978-7-03-044187-4

　Ⅰ.①核…　Ⅱ.①俎…　Ⅲ.①核磁共振成象-设备　Ⅳ.①R445.2

　中国版本图书馆 CIP 数据核字(2015)第 089416 号

责任编辑:牛宇锋　王晓丽 / 责任校对:桂伟利
责任印制:吴兆东 / 封面设计:蓝正设计

**科 学 出 版 社** 出版
北京东黄城根北街 16 号
邮政编码:100717
http://www.sciencep.com

**北京凌奇印刷有限责任公司** 印刷
科学出版社发行　各地新华书店经销
\*
2015 年 5 月第　一　版　开本:720×1000 1/16
2023 年 4 月第五次印刷　印张:25 1/2　插页:4
字数:490 000

定价:**180.00 元**
(如有印装质量问题,我社负责调换)

# 前　言

核磁共振（Nuclear Magnetic Resonance，NMR）仪器分为两大类：NMR 谱仪和 NMR 成像仪。前者主要用于有机化学 NMR 谱分析；后者主要用于医学 NMR 成像诊断。人体 NMR 成像是利用人体水中的氢原子核进行磁共振成像。众所周知，氢核，即质子是稳定原子核，没有任何放射性，所以通常省去"核"字，简称为磁共振成像（Magnetic Resonance Imaging，MRI）。

作为大型科学仪器，磁共振成像仪（magnetic resonance imager，即 MR 成像仪）对于生命科学，犹如粒子加速器对于核物理和高能粒子物理，射电望远镜对于天文学，电子显微镜对于材料科学，是强有力的不可或缺的观察工具。在医学影像仪器中，虽然还有超声、CT、PET 和其他核医学成像工具，但就无辐射、空间定位准确、多参数、多模态、图像质量等综合优势来说，MR 成像仪可以说独占鳌头，受到广泛的青睐，也呈普及趋势。由于 MRI 与人类健康直接相关，MRI 仪器需求量很大。

MRI 技术虽然已经成熟，但还有大量问题亟待解决。随着应用范围的不断扩展，新的课题随即提出，要求技术上能够实现，成为技术不断向前发展的驱动力，并使仪器技术细节不断改进，过去不能实现的功能逐步实现，机器不断更新换代。总之 MRI 技术已经进入"深水区"，前景广阔而深邃。

目前国内市场仍是三大跨国公司（GE、Siemens 和 Philips）的 MRI 产品占大头且垄断高端，但国产 MR 成像仪研制已经取得了长足的进步和可观的成就，低场机器国产化程度已经很高。国产超导 1.5T MRI 商品机已经进入市场，下一个目标是研制 3T MR 成像仪，9.4T MR 成像仪研制已经立项。国内有近二十家MRI 企业，MRI 业界的梦想是不断缩小民族制造 MR 成像仪技术与国际水平的差距，使国产 MRI 与舶来品并驾齐驱。本书就是在这种背景下，为满足 MR 成像仪研制需要而撰写的，算是抛砖引玉。

MRI 磁体系统的设计主要是电磁场设计，单就梯度和匀场线圈设计来说，目标场方法自从 20 世纪 80 年代在 MRI 领域取得突破后，已经成为线圈磁场设计的主流方法，这是应用电磁理论学科发展的新方向之一。随着计算机和应用数学的发展以及目标场概念的确立，匀场自动化成为现实。行波磁共振概念在 2009 年取得突破，成为超高场 MRI 技术探索方向之一，是微波波导概念在 MRI 领域的创新应用。并行采集线圈加速成像速度、在超高场 MRI 并行发射（RF）匀场都是当前的研究热点，这些 MRI 新发展动向也都代表了应用电磁学学科应用范围的新扩展。惰性气体氙、氦偏极化肺成像和介入 MRI 都反映了当前 MRI 科学研究的一个侧面。非均匀可移动 NMR 石油测井在国内已经应用，单边 NMR/MRI 技术在高分子领域、有机化学工程、食品工业、建筑材料，甚至考古等领域都有潜在的应用前景，但在国内尚属空白。

　　国外找不到关于 MR 成像仪的系统专著，许多技术细节可能是跨国公司的秘密，不准备淘汰是不会在杂志上公开发表的。作者根据 MR 成像仪的实际结构和物理原理，查阅了文献上零星发表的关于 MRI 部件（如梯度线圈）设计方法的内容，总结了自己多年研究和教学的经验和成果，也吸取了国内若干个团队研制 MRI 部件取得的公开发表的成果，组织成一个系统的体系，便形成了本书的内容。

　　本书主要内容是 MR 成像仪硬部件设计原理和方法，第 1 章主要讲 MRI 整机结构的概略介绍；第 2 章主要讲 MRI 主磁体设计原理和方法；第 3 章讲有源匀场线圈设计目标场方法和自动匀场原理；第 4 章主要讲梯度线圈设计原理和方法，以及二阶梯度编码新动向；第 5 章讲鸟笼式 RF 体线圈分析方法、测量、调谐、耦合方法；第 6 章讲表面线圈原理，相位阵列线圈退耦方法；第 7 章主要讲 MRI 谱仪电子学、模块化结构原理，主要芯片功能和工作原理；第 8 章讲梯度放大器原理、RF 功率放大器设计；第 9 章讲超高场 MR 成像仪面临的技术挑战；第 10 章介绍两类特殊 MRI 设备（$^{129}$Xe、$^{3}$He 肺 MRI 和介入 MRI）的原理；第 11 章讲述便携式 NMR/MRI 系统原理和工业应用。

　　本书是《核磁共振成像学》（高等教育出版社，2004）及修订版《核磁共振成像——物理原理和方法》和《核磁共振成像——生理参数测量原理和医学应用》（北京大学出版社，2014）的续篇，虽然均属物理，但本书更偏重于工程物理设计，主要讲成像仪的构造和硬部件设计原理。

　　本书着力于理论方法，著述基础是作者近 20 年的 MRI 研究、教学实践，对 MRI 企业、MRI 系统设计的指导经历和体会，指导硕士、博士研究生 MRI 技术研究获得的成果。主要参考文献是国内外杂志公开发表的数百篇文章，北京大学、清华大学、上海华东师范大学和中国科学院有关研究所硕士、博士研究生论文，北京大学博士后出站报告等。

作　者

2014 年 7 月 30 日

于北京大学承泽园

# 目 录

# 第1章 核磁共振成像仪概论

核磁共振用稳定核样品,没有任何放射性[1]。核磁共振成像(Nuclear Magnetic Resonance Imaging),为了避讳"核"字,免除人们的核恐惧心理,在英文文献中,通常去掉"N",而称为 MRI。而 MR 成像仪,也叫 MRI 扫描仪或 MRI 系统。用 MRI 检查患者通常叫扫描。MRI 系统可分为两大类:一类是扫描人体的系统,可简称为人系统;另一类是扫描动物的系统,简称为动物系统。人系统又可分为两类:一类是临床 MRI 系统;另一类是基础研究用的 MRI 系统。临床系统又可分为两个子类:其一是扫描人体全身的 MRI 系统,简称全身系统;其二是扫描局部人体的 MRI 系统,简称专用系统。

目前市场流行的全身 MRI 系统按磁场强度的高低又可分为如下三种。

(1) 低场系统:场强为 0.2T、0.3T、0.35T、0.4T 和 0.5T 的永磁系统和极少量电磁系统。

(2) 高场系统:场强为 1.5T 和 3.0T 的超导系统。

(3) 超高场系统:场强为 4T、5T、7T、8T、9.4T 和 11.75T 的超导系统。

图 1.0.1 显示了几个有代表性的 MRI 系统。其中,0.5T 是永磁 MRI 系统,

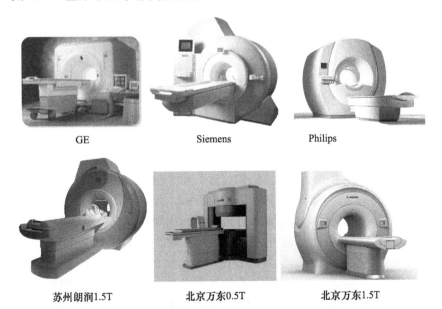

GE        Siemens        Philips

苏州朗润1.5T        北京万东0.5T        北京万东1.5T

图 1.0.1 有代表性的 MRI 系统(彩图见文后)

其他都是超导 MRI 系统,上排是进口的 MRI 系统,下排是国产 MRI 系统。MRI 技术的发展趋势之一是不断提高场强。早年还曾有超导 0.5T、1.0T、2.0T 系统。目前在低场永磁系统中,0.3T、0.35T、0.4T、0.5T 是主流机。

专用系统按用途可分为如下两种。

(1) 专科诊断系统,如乳腺机、四肢机、头部机等。乳腺机的磁体和 1.5T 超导全身系统几乎相同,只是磁体比较短;四肢机的磁体比较小,着重扫描四肢关节;头部机磁体的孔径略小,长度偏小,场强从 0.15T 到 1.5T 都有。

(2) 手术介入系统,主要用于监视开颅手术,识别和区分肿瘤和正常组织,场强从 0.15T 到 1.5T 不等。

基础研究系统都是高场和超高场 MRI 系统,3T 全身系统既可用于临床诊断也可用于基础研究。由于似稳条件不太满足,3T 以上系统没有通用 RF 体线圈,所以 4T 以上系统大多只用于扫描人脑,主要服务于认知科学。

动物系统按场强可分为几挡,如 4.7T(200MHz)系统、7T(300MHz)系统、9.4T(400MHz)系统、11.7T(500MHz)系统等,净磁孔直径为 16～40cm,主要用于药物实验和其他安全性实验。

# 1.1　MR 成像仪总体结构简介

MRI 系统按功能可粗略分为三大部分:磁体部分、谱仪电子学部分和计算机部分。图 1.1.1 是 MRI 系统原理框图。磁体部分提供极化磁场 $B_0$、空间编码梯度磁场 $G$ 和产生 $B_1$ 场的 RF 线圈。谱仪控制台、RF 发射机和接收机电子学系统执行脉冲序列,产生 MRI 信号并采集图像数据。计算机部分一方面提供控制参数和命令通过谱仪产生所需要的 RF 脉冲包络信号、梯度波形信号和各种控制信号以控制成像仪的运行;另一方面对采得的数字信号进行处理,重建出 MRI 图像并对图像进行显示和输出等处理。下面粗略介绍各部分结构和功能。

## 1.1.1　磁体部分

超导 MRI 磁体是一个圆柱形结构,1.5T 和 3T 磁体的长度为 1.4～1.8m,超导 MRI 磁体的中垂横截面结构如图 1.1.2 所示。其主要部件是产生主磁场 $B_0$ 的超导主线圈,其次是保证 $B_0$ 均匀度的超导匀场线圈组和自屏蔽线圈。这些超导线圈都装在液氦(LHe)杜瓦瓶内,浸泡在 4.2K 液氦中以保持其超导性。LHe 杜瓦瓶是一个有圆柱形室温孔,且其内直径约 100cm 的结构。在室温孔中有一个柱形匀场骨架(无源匀场);如果需要二阶匀场就得有 5 个很薄的柱形骨架;有三维梯度线圈分别绕在三个柱形骨架上,再加上梯度屏蔽线圈骨架,骨架材料是抗磁性的。在梯度线圈里面,有一个带 RF 屏蔽的通用 RF 体线圈(鸟笼线圈)。上述这

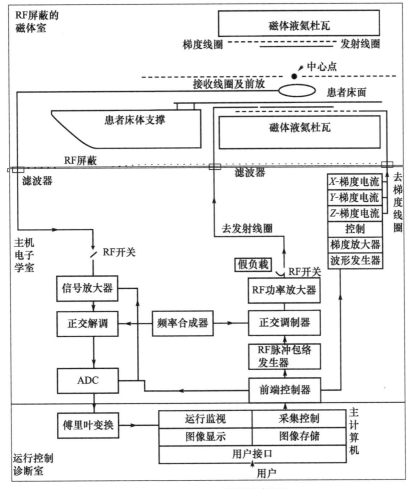

图 1.1.1　MRI 系统原理框图

些部件都封在塑料壳内,最后留直径为 60～70cm 的净孔为患者和床的进出口。一般在中心 0.5m 直径的球体积(DSV)是成像区域,其内磁场均匀度达 1～2ppm*。磁孔内材料尽可能用抗磁性材料,如钢化玻璃、碳素纤维、陶瓷、塑料等,以保证工作磁场 $B_0$ 的高度均匀性不被破坏。为了避免涡流,磁孔内尽可能少用金属材料,因此患者床体通常不用钢制造,螺钉也是无磁的。

超导 MRI 磁体时间稳定性很好,场强衰减很慢,这取决于超导线接头电阻($<$ $10^{-13}\,\Omega$)。永磁 MRI 系统的磁体是一个偶极磁体,两个平面磁极(N,S)相对,磁极

---

　* 1ppm＝$10^{-6}$。

间距为 60～65cm,磁极面直径为 1.2～1.3m。在靠近磁极处安装抗涡流介质板和三组平板形梯度线圈。一般 RF 线圈不集成在磁体内,上下净间隙为40～42cm,以容纳病床。永磁磁体一般都有磁路,边缘磁场延伸范围不大,电磁体的结构一般与永磁体类似,也是偶极磁体,只是有电流绕组。

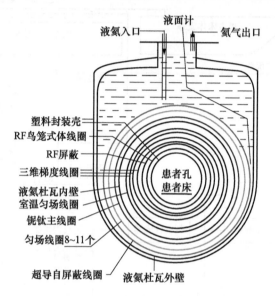

图 1.1.2　MRI 超导磁体中垂横截面示意图

## 1.1.2　谱仪电子学部分

　　MRI 谱仪从核磁共振谱仪（Nuclear Magnetic Resonance Spectrometer,NMRS)沿用过来,是指 RF 电子学控制系统或 MRI 控制台。无论超导系统、永磁系统,还是电磁系统,其谱仪的基本部分都有类似性。从图 1.1.1 看到的有信号流的部分属于谱仪部分,它又分为发射链和接收链。发射链包括频率合成器、正交调制器、衰减器、RF 功放驱动级、发射机、T/R 开关,最终到 RF 发射线圈。接收链包括 RF 接收线圈、RF 低噪声前置放大器、RF 放大器、衰减器、正交解调器(也叫正交相敏检波器)、低通滤波器、音频放大器和模数转换器等。对于发射/接收两用的 RF 线圈,需要用一个 T/R 开关进行转换,类似雷达中的双工器。

　　发射链的作用是提供足够强度的共振激发 $B_1$ 场。具体来说,频率合成器是一个高度稳定的频率可调的标准信号源,可提供激发某层面的中心频率为 $\omega_{0s}$ 的 RF 信号。调制器可输出一定的带宽对应一定层厚的 RF 信号($\omega_{0s} \pm \Delta \omega$),RF 信

号中心频率 $\omega_{0s}$ 和带宽 $\Delta\omega$ 满足要求后,逐级放大,最后经末级功放(又叫发射机)放大到足够功率后,匹配耦合馈入 RF 发射线圈,产生 $B_1$ 场脉冲(90°或 180°或任意 $\theta$ 角)。

接收链的作用是接收 MRI 信号并把它数字化。具体来说,RF 场 $B_1$ 激发之后,磁化强度 $M_{\perp}$ 在 RF 线圈中感应出 NMR 信号调制的 RF 回波信号(其频率为拉莫尔频率 $\omega_0$)。这信号并载有空间编码信息,经 RF 低噪声前置放大器放大十几倍后引出磁体室,然后再经一个 RF 放大器放大和一个衰减器调整动态范围后,经分功器分为两路,在相敏检波器(两路)中经正交解调(减掉 $\omega_0$,即抑制掉载频 $\omega_0$)后得到音频 NMR 信号,之后经低频放大器放大以推动模数转换器(ADC),从而 NMR 信号被数字化。

一个 RF 线圈兼做发射和接收两用时,需要用 T/R 开关转换其工作状态,类似于雷达中的双工器。在发射 RF 脉冲期间,接收机被封锁,不工作,以避免 RF 功率信号串入 RF 低噪声前置放大器(简称前放),隔离度要求为 80dB 左右。而在 RF 脉冲结束(发射机关闭)之后,接收机进入接收信号的工作状态。另外,正交混合器(hybrid)实质是一个 90°移相器,它有两路输出,相差 90°,分别作为相敏检波器的参考信号,以实现正交解调。

梯度放大器和 RF 放大器都属于电子学仪器,各作为一个专柜放在主机电子学室内。

### 1.1.3　计算机部分

计算机包括控制台计算机、主计算机、RF 脉冲和梯度脉冲序列控制器、图像显示(计算机屏幕、激光相机)、存档(磁光盘、磁带)、传输(DICOM(Digital Imaging and Communications)、PACS(Picture Archiving and Communication System))等辅助设施。所用主计算机有 SUN 工作站、SGI 工作站、VAX 工作站、DEC 工作站等,也有用工业 PC 的。高场系统大部分用工作站。低场系统大部分用工业微型计算机。控制台(谱仪)各有各的选择,其中序列控制器是一个核心部件,控制台计算机通过谱仪实现对整机的运行操纵。主计算机和控制台计算机由数据总线相连,控制台计算机与序列控制器由控制总线连接,各谱仪部件大部分与控制台之间有通信联系,以便监视整机系统的运行,MRI 的 RF 系统工作频率就是 $\omega_0$。

软件系统大体可分为三类:第一类是系统控制软件,其功能是控制整机各硬部件的正常运行;第二类是故障诊断软件,负责报告异常情况;第三类是成像协议软件,包括各种脉冲序列,高场系统还有各种图像数据后处理软件。

在医院环境下,MRI 设备一般需要三个房间:第一个房间是有 RF 屏蔽的磁体室,所有进入磁体室的电传输线在过壁处都经过专门设计的滤波器进行滤波处理。

磁体室大小由磁体屏蔽情况和 5Gs* 线确定,磁体室必须有 RF 屏蔽,室壁六个面包括门窗都严密覆盖一定厚度的金属屏蔽层(一般是 2mm 厚的铜板)。第二个房间是诊断控制室,在磁体室和诊断控制室之间有观察窗,观察窗由夹有铜网的强化玻璃组成。第三个房间是电子学室,容有 MRI 谱仪、RF 发射机、梯度放大器、主计算机、不间断电源等电子学设备。下面将详细介绍 MRI 系统的各个子系统。

# 1.2　MRI 主磁体系统简介

## 1.2.1　超导磁体系统

超导磁体系统包括超导主线圈、超导匀场线圈、超导屏蔽线圈、液氦杜瓦瓶、制冷机和一些辅助、附属设施,详列如下。

### 1. 主线圈

传统超导主线圈是六线圈系统[2,3],如图 1.2.1 所示,线圈用铌钛(NbTi)线绕制,其超导临界温度 $T_c$ 约为 9.2K,六线圈配成 3 对。也有双螺管型磁体,中间分开,杜瓦瓶也分成两部分,做成开放式(0.5~1T),以便手术介入。带多阶端校正的单螺线管结构,预计在超高场(4T 以上)将显示极大优势,理论上也是可能的[4]。近几年,由于广泛采用逆方法设计,1.5T 临床系统的磁体已经缩短到 1.6m 左右,最短的达 1.4m,甚至 1.25m。这样,开放度增大,即隧道端口对中心点张开的锥角增大,对于克服幽闭感有利。

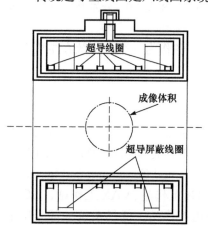

图 1.2.1　传统超导磁体主线圈是六线圈系统

对于线圈骨架材料,可选择的材料不多:铝、不锈钢、玻璃钢纤维和碳素纤维。这些材料各有优缺点,铝是顺磁性材料,但是其顺磁磁化率 $\chi_m$ 特别低,其缺点是热胀冷缩系数很大;玻璃钢便于电绝缘、轻便、机械强度足够,但加工不如金属方便;好的不锈钢是抗磁性材料,强度大、易于加工、使用普遍。

### 2. 匀场(shimming)线圈

主磁场强度 $B_0$ 确定以后,对 $B_0$ 场的主要要求是在 0.5m DSV 内的均匀度。

---

*1Gs=10⁻⁴T。

在低温恒温器内,在主线圈外有 8 个或 15 个以上薄壁筒形骨架,上面绕着超导匀场线圈。这些线圈作为超导磁体的组成部分,和主线圈一起设计、加工和安装,一般不可省略。这属于"有源匀场"。

尽管主线圈的设计计算很精确,但是线圈绕制加工总有公差;当降温到 4.2K 液氦温度时,热胀冷缩剧烈,线圈会发生畸变;通电流产生磁场后,由于电流在磁场中受安培力,导线需要找到新的力平衡位置,线圈又发生一次畸变,线圈导线移位或线圈整体变形都会使实际产生的磁场偏离设计值,所以需要有匀场措施。匀场是一个补救手段,所有超导 MRI 磁体无例外地都有事先设计、安装到位的匀场线圈系统。

匀场分为有源匀场和无源匀场两种情况,超导匀场线圈属于有源匀场。按谐波分析法(见 3.1 节),磁场对均匀场的偏离可划分为线性项(3 项)、二阶项(5 项)和三阶项(7 项)等。设计特定的线圈结构可以产生这样的谐波,因此,匀场线圈就是谐波线圈。对超导线圈励磁启动后的磁场用核磁共振探头沿半径 25cm 球面测量足够多的点数;改变半径,测量多个球面,然后对测量数据进行回归分析,看存在哪些有害谐波。据此,在对应的谐波线圈中通以确定大小的反方向电流,以消掉这些多余谐波来恢复原来设计的均匀场。因为谐波彼此正交,对应各谐波线圈的电流可以独立调节,互不影响。

### 3. 无源匀场

在室温孔内有一个筒形骨架,在上面适当的地方贴铁片或铁条,有可能消掉更高次的谐波成分,使磁场均匀度进一步提高。无源匀场一般用于精细匀场,依赖于对磁场的精确测量和精细的回归分析。

超导磁体需要精心维护,及时补充液氦,以防止失超(quench)。失超属于事故,一旦发生,重则毁坏磁体,轻则引起主线圈畸变,因为要经历一次剧烈的热胀冷缩、一次剧烈的磁力变动。即使磁体没有明显损坏,再重新励磁启动后,原来的匀场线圈电流也全部需要重调,而无源匀场也全部失效,需要重新加工。即使重新操作一遍,要恢复到原来的水平也是不容易的。

### 4. 在线动态匀场

在常规 MRI 检查中不需要在线动态匀场,而在进行定域 MR 谱测量时一般需要进行在线动态匀场,因为人体磁化率分布不均匀或体内有置入金属,对中心区域磁场均匀度略有影响,虽然对常规成像影响不大,但对于弱三四个量级的波谱信号,非同小可。在线动态匀场,一般通过调整一阶和二阶匀场线圈中的电流以产生特定的谐波项来抵消有害谐波。由计算机控制匀场,梯度线圈上并联匀场电流源可兼一阶匀场功能,二阶匀场线圈需要单独准备。

### 5. 磁屏蔽线圈

美国食品药品监督管理局(Food and Drug Administration,FDA)规定在公共场所的磁场不能超过5Gs,这是对磁体杂散场提出的限制,通常称5Gs线为安全线。这里说的安全不是指人身安全,而是指仪器设备。另外,磁体工作时,要求磁场均匀、稳定,也需要把磁力线约束在尽可能小的范围内,因此需要磁屏蔽。磁屏蔽分有源磁屏蔽和无源磁屏蔽两种情况,在低温恒温器内,主线圈和匀场线圈外面是屏蔽线圈,其电流与主线圈电流相反。在远处看,屏蔽线圈的磁矩($m=-IS$)和主线圈的磁矩($m=IS$)正好对消为零。这种有源屏蔽补偿的是偶极场,如果没有屏蔽,偶极场随离开的距离按$1/r^3$衰减,衰减比较慢。有源屏蔽消除偶极场后,剩下四极场按$1/r^5$衰减,使杂散场范围大大缩小。具体数据列在表1.2.1中,根据这些数据可以确定磁体室的大小。诊断操作室和磁体室之间的玻璃铜网观察窗处就是5Gs线。对于自屏蔽好的磁体(一般$B_0$在0.5T以下)甚至操作台可以移到磁体室内。

表 1.2.1　典型超导磁体 5Gs 线范围

| $B_0/T$ | 无屏蔽 | | 有源屏蔽 | |
| --- | --- | --- | --- | --- |
| | 径向/m | 轴向/m | 径向/m | 轴向/m |
| 1.0 | 8.2 | 10.5 | 2.5 | 5.2 |
| 1.5 | 9.4 | 12 | 3.2 | 5.8 |

磁体自屏蔽的优点是不但对外界不产生不良影响,而且避免了外界对主磁场的扰动。这不但保证了场的均匀性,而且保证了场的稳定性,对建筑物的要求大大降低,场地容易准备。如果不屏蔽,墙壁、天花板中的钢梁由于磁化会使磁体工作磁场的均匀性变差,需要就地进行专门的匀场,增加安装的工作量和技术难度。

有源自屏蔽的显著优点是总重量减轻,所付出的代价是主磁场$B_0$被抵消一些,需增大主线圈的安匝数,需要多花一些超导线,杜瓦体积也要大一些。

### 6. 无源磁屏蔽

在杜瓦瓶外面用铁块包围磁体形成柱形,构成磁路,这样外面杂散场会大大减小。无源屏蔽的优点是铁磁化后产生附加磁场$B_m$,和$B_0$方向相同,于是中心场强有所提高,这样可节省一些超导线。其缺点是把铁放在液氦杜瓦外面时,由于杜瓦瓶有凸出的瓶口,铁不易做到轴对称,会对$B_0$均匀性产生不良影响,尤其是超高场系统,杜瓦瓶口很大,如果把铁放在杜瓦瓶内紧贴线圈容易做到轴对称,屏蔽效果很好,对场均匀性没有不良影响,"增场"效果也更显著,但增加了杜瓦瓶的热负载,也增大了杜瓦体积和支撑。避免上述问题的一个办法是让铁磁材料远离杜瓦瓶,这就是磁屏蔽室的概念。哥伦比亚大学 5T MRI 系统就是采用这种方案:将磁体放在正中央,屏蔽室呈八棱柱形,门开在两端,铁墙厚度达 0.5m,总重达 200t。7T 全身系统都是用铁墙屏蔽室,需要耗费 2000t 低碳钢,最近也开始尝试用有源自磁屏蔽。总之,工程上要折中考虑各种情况,根据当时的技术水平和可能性进行选择,目前 1.5T 和 3T 都用有源自屏蔽。

### 7. 低温系统

液氦杜瓦的功能是有效地保存液氦。为了尽可能减少液氦的蒸发,应当尽量减少额外的热负载,针对三大传热机制,液氦杜瓦以高真空夹层和隔热材料减少对流;以辐射屏蔽和反射对抗外来辐射热;在真空腔内用热传导系数极低的细长吊杆悬挂支撑容有液氦的瓶胆以减少热传导负载。总之要把热负载减到最小,使液氦的蒸发越慢越好。但要注意,蒸发不可能减到零,因为热负载不可能是零。氦液面保持在一个大气压下,液氦温度是 4.2K;减压会进一步降温;如果加压,液氦会升温,也就增加了失超的危险性。液面的准确测量很关键,根据液面计读数,要及时补充液氦,只要有充足的液氦保持超导线圈泡在其内,就能确保超导电流永驻。因此,超导磁体可以 24h 工作,只要不出意外,可持续工作 10 年而不必重新励磁。

### 8. 制冷机

用制冷机循环制冷,氦的净损耗大大减少,现在有些超导 MRI 系统已经做到十年不用补充液氦。

磁体的功能是提供极化磁场 $B_0$,$B_0$ 越高得到的 $M_0$ 越大,提供的信噪比(SNR)越高,时空分辨率也就越高。因此,总是希望 $B_0$ 越高越好。然而,$B_0$ 越高,拉莫尔频率也越高,波长 $\lambda$ 越短,似稳条件要求 $\lambda \ll l$($l$ 是 RF 线圈的线度),因此,3T 以上,通用 RF 体线圈就难以工作。所以,典型的超导型 MRI 临床系统是 1.5T。现在,3T 系统已允许用于临床诊断,用"半腔式"线圈(TEM 模)作为 RF 发射体线圈。功能 MRI,由于头线圈尺寸比较小,$B_0$ 可以延伸提高到 7T 甚至 9.4T。除了似稳条件,波长 $\lambda$ 越短,辐射越强,与人体相互作用也就越强。因此,越是高场系统,面临的挑战也越多,另外,低场 MRI 系统,由于价格相对便宜、维护方便,也还有发展空间。

## 1.2.2 永磁磁体系统

### 1. 磁介质

磁介质分为有源材料和无源材料。有源材料能主动发出磁场强度($H$)线,是产生磁场强度的源;而无源材料由于磁导率($\mu$)很高,磁阻很小,有集中磁感应线的作用,经常用来构成磁路。这两种铁磁材料都是非线性材料,其物理性质有巨大差别,其磁滞回线如图 1.2.2 所示,$B_r$ 和 $-H_c$ 分别是剩磁强度和矫顽力,$H$ 是磁化场,$B$ 是材料内磁感应强度。当磁化场 $H=0$ 时,硬铁磁可以把磁化状态保留下来,而软铁磁则不能。20 世纪 80 年代发展起来的钕铁硼(NdFeB)材料是强磁材料,其磁能积高达约 $10\,000 \times 10\,000\text{GsOe}^{*}$ 以上,可使磁体体积大大缩小。纯铁、低碳钢、软铁氧体等属于软铁磁材料,其磁滞回线、剩磁 $B_r$ 和顽力 $H_c$ 如图 1.2.2 (b)所示。钕铁硼、钐钴(SmCo)、硬铁氧体等属于硬铁磁材料,其磁滞回线、剩磁 $B_r$ 和矫顽力 $H_c$ 如图 1.2.2(a)所示。中国科建安科公司生产的第一代 0.165T 系统是铁氧体材料,重达 90t。而用钕铁硼和铁混合磁体,0.2T 系统只有 20t 左右。NdFeB 的缺点是温度系数比较大,$B_r$ 为 $0.12\%/℃$,$H_c$ 为 $0.6\%/℃$,因而要求恒温条件,相对于超导磁体需要液氦、电磁体需要耗大量水电,恒温条件要低廉得多。

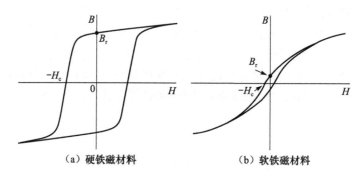

（a）硬铁磁材料　　　　　　（b）软铁磁材料

图 1.2.2　铁磁材料的磁滞回线

### 2. 磁体结构

永磁体结构类型很多,如图 1.2.3 所示。图 1.2.3(a)～图 1.2.3(c)所示三种结构是由有源材料和无源材料混合组成的,磁场 $B_0$ 由有源材料产生,无源材料构成磁路,通常称为铁轭。如果不构成磁路,磁感应线散在外空间的范围很大,这不仅对外面产生很强的磁扰动,而且外界很容易对工作磁场产生干扰,影响主磁场 $B_0$ 的均匀性和稳定性。如果有磁路,不仅避免了上面的问题,而且工作磁场会有明显的提高(20%左右)。有磁路时,一般不再需要专门的磁屏蔽,但是磁体室仍需要 RF 屏蔽和恒温控制。图 1.2.3(d)～图 1.2.3(f)所示结构是三种"魔形(magic)"结构,这种特殊结构可以不用无源材料,而完全由有源材料构成。有源材料

---

$*1\text{Oe}=79.5775\text{A/m}$。

一方面产生磁场,一方面构成磁路。这种磁体除了两端,几乎没有外散场,不需要磁屏蔽,结构紧凑,重量相对要轻得多,有可能产生很高的磁场,特别适合便携式核磁共振谱分析。

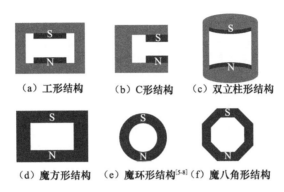

（a）工形结构　　　（b）C形结构　　　（c）双立柱形结构

（d）魔方形结构　　（e）魔环形结构[5-8]（f）魔八角形结构

图 1.2.3　永磁 MRI 磁体的典型结构

目前,在追求"开放"的前提下,C 形和双立柱形比较受欢迎,场强已经做到了0.5T。

### 3. 永磁 MRI 磁体系统结构

永磁 MRI 的磁体是一个偶极磁体,两个平面磁极相对,磁极间距为 60cm,磁极圆面积直径约 1.2m。在靠近磁极处安装抗涡流磁介质板、匀场板和三组平板形梯度线圈以及 RF 激发线圈。大体结构如图 1.2.4 所示,上、下净间隙约 40cm 以容纳病床。

## 1.2.3　电磁体

电磁体用软铁磁材料作铁芯,在铁芯上绕线圈,用恒流源励磁。这种磁体完全不用有源材料,一般用工业纯铁作磁极面,用低碳钢作磁轭(如 A3 钢)以构成磁路,如图 1.2.5 所示。对磁极的机械加工要求很高,平行度要求也很高。为了对抗边缘效应,磁极面外周凸起形成裙围。和超导磁体不同,在超导磁体中超导电流一经激发,电流就持续下去,电流源可拿走,而电磁体必须用恒流源维持,而且要求电流源高度稳定,稳定度至少要达到 $10^{-5}/24h$。一般要用核磁共振稳场。所有这些技术随核磁共振谱仪技术的发展早已成熟,不成问题。问题是磁体耗水、耗电量比较大,0.2T 电磁体的耗电可能高达 100kW,可能受到医院配电系统的制约,这可能是电磁体数量很少的主要原因。

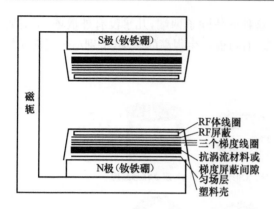

图 1.2.4 C形永磁体系统硬件配置结构示意图

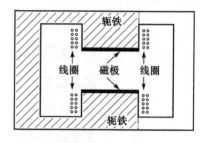

图 1.2.5 电磁体结构

由电流励磁产生磁场,无源材料构成磁路

# 1.3 MRI 梯度系统

在 MRI 中,梯度磁场的主要作用是对核磁共振信号进行空间编码,梯度磁场由梯度线圈产生,如图 1.3.1 所示。对于全身超导 MRI 系统,要求在 0.5mDSV 内产生足够强度的线性磁场梯度。例如,有 EPI(Echo Planar Imaging)序列的机器要求 25mT/m 以上梯度,运行 DTI(Diffusion Tensor Imaging)的机器配备 40～60mT/m 梯度或双梯度。由于梯度工作在脉冲状态,对梯度线圈有切换速度(slew rate)要求。对于永磁 MRI 系统,要求在 40cm×40cm×30cm 体积内提供强度为 15～20mT/m 的线性梯度。

1985 年以前,由于成像采集比较慢(分钟量级),对梯度开关要求不高,梯度幅度也不大(10mT/m)。1985 年快速成像发展起来,定域谱和谱成像也开始发展,尤其是高速成像(EPI)序列对梯度线圈提出了很高的质量要求,对强梯度驱动器也提出了很高的要求。

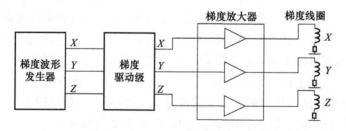

图 1.3.1 MRI 梯度系统组成框图

### 1.3.1 度量梯度线圈优劣的指标[9]

线圈效率 $\eta$ 是应用比较普遍的概念。当用载流线圈产生磁场时,无论直流磁场还是 RF 磁场,线圈效率定义为单位电流产生的磁感应强度,即

$$\eta = \frac{磁场强度}{电流强度}(Gs/A) \tag{1.3.1}$$

当用载流线圈产生梯度时,线圈效率定义为单位电流产生的梯度,即

$$\eta = \frac{梯度}{电流}((mT/m)/A) \tag{1.3.2}$$

式(1.3.1)和式(1.3.2)成立的条件是假设线圈骨架半径 $a=1.0\mathrm{m}$,其他半径可按比例折合。根据基本电路理论,线圈两端的电压正比于电流的变化率,即

$$U = L\frac{\mathrm{d}I}{\mathrm{d}t} + IR \tag{1.3.3}$$

式中,$L$ 是线圈自感;$R$ 是线圈导线的电阻;线圈的时间常数 $\tau=L/R$。要求短开关时间,即要求梯度线圈电感要尽可能小[10],小线圈自然电感小。然而成像体积一定时,其线性度就很差。这就是说,电感和线性度两个指标是冲突的,设计时,只能折中考虑。第三项指标要求线圈尽可能低功耗,功耗 $P_{\mathrm{diss}} = I^2R$,因而 $R$ 不能太大。第四项指标要求线性梯度覆盖的体积要尽可能大。第五项指标要求线圈与附近设施相互作用最小,即产生的涡流要尽可能小。可以看出,上述要求有一些相互冲突,如要增大线性梯度的体积范围就增大了储能,根据储能公式

$$W_s = \frac{1}{2}I^2L \tag{1.3.4}$$

电感必然增大。如果增大梯度强度,就要增大电感 $L$,或者增大电流 $I$,结果不是减慢开关速度就是增大功耗。因此,在这诸多因素中必须进行合理的折中。换句话说,对有些指标要作一些牺牲。对于 MRI,需要保证的指标是线圈效率、小电感和梯度均匀度三项。设梯度均匀度由式(1.3.5)描写[11]

$$\delta = \frac{1}{V}\iiint\limits_{V}\left[\frac{B - B_{理想}}{B_{理想}}\right]^2\mathrm{d}V \tag{1.3.5}$$

则梯度线圈优值可定义为

$$\beta = \frac{\eta^2}{L\sqrt{\delta}} \tag{1.3.6}$$

当半径归一化到 1m 时,此优值只依赖于线圈结构。

### 1.3.2 超导 MRI 梯度线圈传统结构

超导 MRI 主磁场 $B_0$ 都是用柱形螺线管产生的,并沿柱轴方向,取为 $z$ 轴,梯

度线圈也绕在一个同轴柱面上,所需要的梯度是 $G_x = \dfrac{dB_z}{dx}$,$G_y = \dfrac{dB_z}{dy}$,$G_z = \dfrac{dB_z}{dz}$。这样可以使 MRI 能够选择并成像任意取向的层面。$G_z$ 称为纵向梯度,$G_x$ 和 $G_y$ 称为横向梯度。一般情况下,$G_x$ 绕组旋转 90° 就可得到 $G_y$,因此,两个横向梯度绕组几何结构是完全相同的,只是其几何尺寸有差别。传统结构是指用分立绕组构成的线圈,而现代结构是由分布式电流线构成的线圈,需要用逆方法设计。

最原型的均匀场线圈是著名的亥姆霍兹对,由两个等同的同轴圆线圈隔开距离 $(d)$ 等于其半经 $(R)$ 组成,这种特定间隔 $d = R$ 使场展成泰勒级数时二次项对消,剩下最低高阶项是 $z^4$ 的函数。粗略地说,在线圈中心 $0.5R$ 球形体积内得到场均匀性在 5% 以内。这种技巧广泛地用于设计各种分立绕组线圈。

### 1. 纵向梯度线圈

最简单的也是最常用的 $z$-梯度是"麦克斯韦对"。两个等同圆线圈,其间距 $d = \sqrt{3}R$,$R$ 是线圈半经,通以反方向的电流(图 1.3.2)。这种线圈产生的 $z$ 向磁场为

$$B_z(z) = G_z(0)z + O[(z/d)^5] \qquad (1.3.7)$$

当 $d = \sqrt{3}R$ 时,校正到 5 阶,在 $0.5R$ 球内梯度均匀度在 5% 以内。超过 $0.5R$ 时,梯度均匀度急剧变坏。在原点,梯度效率是

$$\eta = \frac{8.085 \times 10^{-7}}{R^2} ((T/m)/A) \qquad (1.3.8)$$

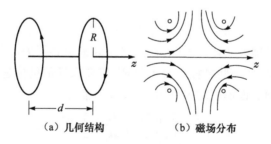

(a) 几何结构　　　　(b) 磁场分布

图 1.3.2 麦克斯韦对

如果用更多对线圈,适当选择对的位置和电流强度,则有可能消掉 3 阶、5 阶、7 阶奇数次导数,得到更均匀的线性梯度,这磁场为

$$B_z(z) = G_z(0)z + O[(z/d)^9] \qquad (1.3.9)$$

结果在 $0.8R$ 球内梯度均匀度好于 5%[12]。

### 2. 横向梯度线圈

传统横向梯度线圈,就是 Golay[13] 线圈,如图 1.3.3 所示,双马鞍形结构,八个 120°圆弧安排在柱面上。近处圆弧对中心张角为 68.7°,远端圆弧张角为 21.3°。为了得到最大效率,并形成回路,远端圆弧距中垂面的距离为 2.57R,R 是圆弧半径,其效率为

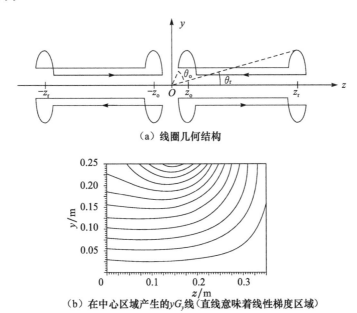

（a）线圈几何结构

（b）在中心区域产生的 $yG_y$ 线（直线意味着线性梯度区域）

图 1.3.3　Golay 型横向梯度线圈

由 4 个马鞍形线圈装在一个柱面上,适用于超导磁体孔,只有内弧产生的磁场 z 分量对 $G_y$ 有贡献,其他部分构成回路,外端弧对梯度贡献是负的,内弧张角 $\theta_0=67.5°$,外弧张角 $\theta_r=22.5°$,注:此角度略有修改[11]

$$\eta = \frac{9.18 \times 10^{-7}}{R^2}((\mathrm{T/m})/\mathrm{A}) \tag{1.3.10}$$

其产生的纵向磁场为

$$B_z(r,\theta,\varphi) = G_y(0)y + O(r^5) \tag{1.3.11}$$

在半径为 0.4R 球内 y-梯度均匀度在 5% 以内。由于线圈比较长,其电感也比较大。为了减小电感,也折中一些效率,允许更多的设计灵活性。在 Siebold[14] 的设计中,当用两组具有不同弧长和位置的 Golay 线圈时,有可能消掉 3 阶、5 阶、7 阶球谐波,使在 0.6R 球内梯度均匀度好于 5%[14]。当用五套 Golay 线圈,通过调内弧的角度、宽度和电流,消去 3 阶、5 阶、7 阶、9 阶谐波成分时,在 0.65R 球内梯度均匀度达到 1.2%,如图 1.3.4 所示。

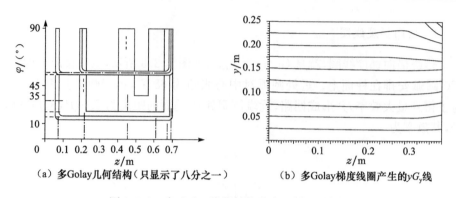

（a）多 Golay 几何结构（只显示了八分之一）      （b）多 Golay 梯度线圈产生的 $yG_y$ 线

图 1.3.4    多 Golay 线圈结构及产生的 $G_y$ 梯度

### 1.3.3    永磁或电磁 MRI 系统的梯度线圈结构

在永磁、电磁 MRI 系统中，纵向梯度仍可用麦克斯韦对产生。横向梯度则是用组合起来的安德森线圈[15]产生的。安德森线圈是由 4 根直载流导线组成的，4 根导线位于正方形的 4 个角上，距离都是 $2a$，如图 1.3.5 所示，要求导线长度比 $2a$ 大得多。这类结构比较适合于永磁、电磁体的两个平面磁极。如果导线无限长，这线圈可校正到 5 阶，在中心直径为 $a$ 的球内可给出线性梯度，其效率为

$$\eta = \frac{10^{-7}}{a^2}((\mathrm{T/m})/\mathrm{A}) \tag{1.3.12}$$

比麦克斯韦对低得多，这是因为直线路径距离位于原点的感兴趣体积比较远，这说明保持梯度线圈紧凑是重要的。安德森线圈尽管效率低和上升时间慢，但由于设计和制造简单，得到了广泛应用。用它组合起来可产生横向梯度，如图 1.3.6 所示，应用时 4 个矩形线圈串联供电，如果磁极面是圆形的，可把安德森线圈稍微修改以拟合磁极面的形状，如图 1.3.7 所示。

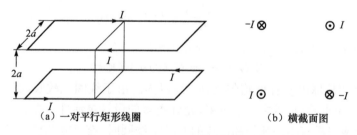

（a）一对平行矩形线圈                    （b）横截面图

图 1.3.5    安德森线圈

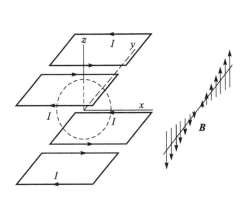

图 1.3.6　在永磁、电磁 MRI 系统中产生
横向梯度 $G_y$ 的梯度线圈

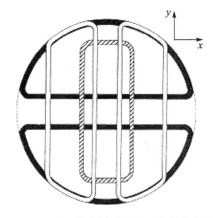

图 1.3.7　适于装在圆形磁极面上的梯度线圈
横向梯度线圈为 D 形结构

### 1.3.4　梯度线圈的新发展

1986 年 Turner[16] 提出设计梯度线圈
的逆方法，即目标场方法（target field
method）。其思想是根据所希望的梯度场
用傅里叶变换倒推出电流密度分布。对于
柱形超导 MRI 系统，事先假定电流被限制
在一个圆柱面上，根据预设的梯度，导出电
流分布。而对于平行平面磁极的永磁
MRI 系统，则假定电流被限制在平行平面
上一定半径圆内，根据预设的感兴趣体积
（Volume of Interest, VOI）内线性梯度导
出平面圆内电流分布。一般都是分布式电
流（图 1.3.8），可用印刷电路板技术制造
这样的梯度线圈。

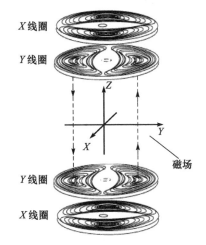

图 1.3.8　永磁 MR 成像仪上横向
梯度线圈配置示意
线圈是用逆方法设计的分布式双 D 形

目标场方法的威力是设计涡流自屏蔽梯度线圈。前面已经知道，EPI 是最快、
最理想的成像方法。而涡流问题一直是运行 EPI 序列的障碍之一。因此，目标场
方法和屏蔽梯度线圈是一次突破性的技术进展，屏蔽梯度线圈又分为有源屏蔽[17]
和无源屏蔽[18] 两类，有源屏蔽是在主梯度线圈（$\rho=a$）的外面再套一个屏蔽线圈
（$\rho=b, b>a$），屏蔽线圈的电流与主线圈的大体相反，使 $\rho \geqslant b$ 的空间外面磁通对消
为零。这样，附近金属中没有脉冲磁通，也就没有激发涡流之源，这就起到了涡流屏
蔽作用。无源屏蔽是用金属柱面代替上述屏蔽线圈。由于金属柱面中感应的涡电流

并不与梯度电流完全反相(法拉第定律决定),抵消机制并不理想。实际上,有源屏蔽使用更广泛,基本不用无源屏蔽。工程上,主线圈和屏蔽线圈应该一起设计。

### 1.3.5　梯度放大器和开关时间

梯度线圈需要电流源驱动以产生梯度磁场,因而梯度放大器实质上是电流放大器。这种放大器要能够输出正、负极性的脉冲电流,电流强度为几十安培到几百安培,要求电流可调,并且稳定,梯度线圈是电感元件(几十或几百微亨量级),直流电阻很小(几百毫欧),因而电流源的负载是大电感,小电阻。一般脉冲波形是梯形波,分三个时段:上升斜坡、平顶和下降斜坡。要求电流上升快,下降也快,平顶尽可能宽。

要求电流上升快,需要高电压,电压很高时,电流上升近似为线性 $U=LI_{max}/\tau$,$I_{max}$ 是放大器能达到的最大电流。在电流达到平顶时,峰功率 $P=UI=LI_{max}^2/\tau$。对于 $L=200\mu H$,梯度灵敏度 $C=30A/mT,\tau=0.6ms$ 的线圈,产生 $G=12mT/m$ 梯度,所需峰功率为 43kW,线圈储能 $W=0.5LI_{max}^2$。

因此,按照常规思路,这样的电流放大器技术难度令人望而生畏。其实,在平顶时段,电流恒定,$V=IR$,$dI/dt=0$,平顶功率 $P=I_{max}^2R$ 是有限的。现代梯度放大器用脉冲宽度调制,依靠绝缘栅双极型晶体管(Insulated Gate Bipolar Transistor ,IGBT)开关,利用电容充电储能、放电供能效应,在电流上升时由储能电容提供高电压,使电流线性快速上升;而在电流下降时段,利用电容提供很大负电压,以产生 $-dI/dt$,把线圈储能迅速送回电源。

梯度放大器也有采用主、从驱动方式的。图 1.3.9 是一个梯度放大器的简略框图。首先由梯度波形发生器产生 16bit 的标称幅度值(包括符号位),经 ADC 转换得到模拟电压值,对应梯度电流标称值,标称值经比例放大,调制脉冲宽度,用脉冲宽度控制开关电源。末级功率放大器工作在开关状态以提高效率,输出所需要的恒定电流(在脉冲平顶时)。

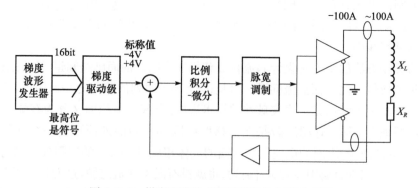

图 1.3.9　梯度电流放大器闭路调整电路示意图

### 1.3.6　振动伪影的校正[19]

在外磁场中脉冲电流不仅产生涡流,由于在磁场中受洛伦兹力作用梯度线圈发生振动也会对 $B_0$ 场产生扰动并产生机械噪声。与涡流有关的磁场扰动导致谱线形状畸变和信号损失,振动相关的调制导致大信号如水峰的不对称边带,如图 1.3.10 所示,是用 3D 定域体积(15mm×15mm×15mm)在离体生物样品中采集的,无(灰线)和有(黑线)梯度感应场扰动补偿的谱线。

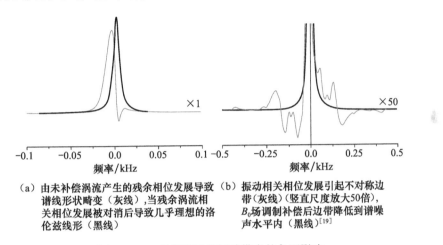

(a) 由未补偿涡流产生的残余相位发展导致谱线形状畸变(灰线),当残余涡流相关相位发展被对消后导致几乎理想的洛伦兹线形(黑线)

(b) 振动相关相位发展引起不对称边带(灰线)(竖直尺度放大50倍),$B_0$ 场调制补偿后边带降低到谱噪声水平内(黑线)[19]

图 1.3.10　梯度涡流和振动带来的负面影响

如果没有恰当的数字磁场波形的补偿,从低浓度代谢物产生的信号会被涡流或振动产生的畸变或边带伪影淹没。

## 1.4　MRI 的 RF 线圈系列

### 1.4.1　RF 线圈的功能和本征物理特性

RF 线圈有两个功能,其一是激发核自旋,其二是探测核进动。在激发模式工作时,作为一个变换器,它把 RF 功率变换为成像体积中的横向旋转的 RF 磁场 $B_1$,并要求这种转换是高效率的,即以最小 RF 功率产生最大 $B_1$ 场。在接收模式工作时,RF 线圈把进动的横向磁化强度 $M_\perp$ 转换为适于处理的电压信号,并要求在转换过程中,样品体积中本征信噪比有最小的下降。设计很好的线圈,作为发射器和接收器都应该是优良的、高效的,对于成像,在成像体积内发射和接收应该是空间均匀的,即 $B_1$ 场应该是均匀分布的。

但是,空间均匀性和高信噪比经常不能同时最佳化,提高空间均匀性就要增大线圈体积,这将增加所需要的 RF 功率,并减小信噪比。这和传统天线不同,虽然有人把 RF 线圈叫作天线,本质上它不是天线。发射天线是把输入的 RF 功率辐射到远处,可以把辐射效率做得很高。无线电接收天线是接收空间中的电磁波,而 MRI 的 RF 发射线圈则是把输入功率储存在线圈内,作为近区场存在,不希望有辐射,并希望损耗最小。虽然样品材料可以吸收显著的 RF 能量,但是核自旋吸收的 RF 能量却是微乎其微的。同样,MRI 接收线圈检测旋转着的核磁化强度,并未从核自旋提取显著的能量,能量从自旋到 RF 线圈的转移将会引起自由感应衰减(Free Induction Decay,FID)缩短。

把 MRI 的 RF 线圈看作磁能储存器件对设计好的 RF 线圈很关键,发射和接收线圈性能是否最佳就看它是否有效地储存磁能,为了有效地储存磁能,$LC$ 谐振电路是一个自然的选择。

### 1.4.2 $LC$ 谐振槽路

$LC$ 谐振电路如图 1.4.1 所示,对于串联谐振,其复阻抗

$$\widetilde{Z} = r + \mathrm{j}\omega L + \frac{1}{\mathrm{j}\omega C} = r + \mathrm{j}\left(\omega L - \frac{1}{\omega C}\right)$$

$$= r + \mathrm{j}\omega L \left(1 - \frac{1}{\omega^2 LC}\right) \tag{1.4.1}$$

当谐振时

$$\omega_0 = \frac{1}{\sqrt{LC}} \tag{1.4.2}$$

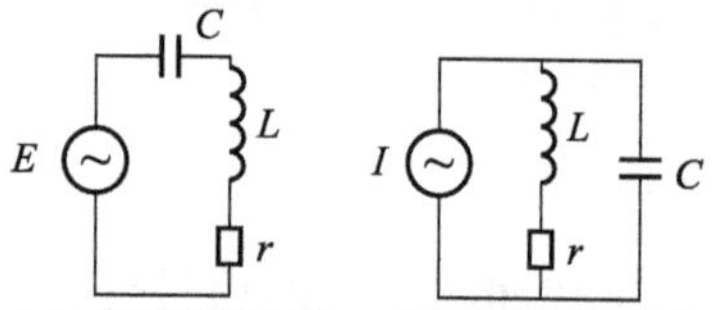

(a) 串联谐振电路　(b) 并联谐振电路

图 1.4.1　$LC$ 谐振电路

代入式(1.4.1),得 $\widetilde{Z} = r$,可见串联谐振电路在谐振时其阻抗为纯阻,且为最小值,$r$ 是电感线圈导线和电容引线的趋肤电阻。如果是理想串联谐振,$r = 0$,这意味着复阻抗有一个零点,复阻抗有零点也就意味着串联谐振。从式(1.4.1)看,当 $\omega > \omega_0$ 时,$\widetilde{Z}$ 的虚部为正,即虚部为感抗;当 $\omega < \omega_0$ 时,$\widetilde{Z}$ 的虚部为负,即虚部为容抗。串联谐振是电压谐振,适用于恒压源激励,对于并联谐振,其复阻抗为

$$\widetilde{Z} = (r + \mathrm{j}\omega L) \parallel \frac{1}{\mathrm{j}\omega C} = \frac{(r + \mathrm{j}\omega L)\frac{1}{\mathrm{j}\omega C}}{r + \mathrm{j}\omega L + \frac{1}{\mathrm{j}\omega C}} = \frac{r + \mathrm{j}\omega L}{1 - \omega^2 LC + \mathrm{j}\omega Cr}$$

复导纳与复阻抗互为导数,复导纳分母有理化后为

$$\widetilde{Y} = \frac{1}{\widetilde{Z}} = \frac{r + \mathrm{j}[\omega Cr^2 - \omega L(1 - \omega^2 LC)]}{r^2 + \omega^2 L^2}$$

于是复阻抗为

$$\widetilde{Z} = \frac{r^2 + \omega^2 L^2}{r + \mathrm{j}[\omega Cr^2 - \omega L(1 - \omega^2 LC)]} \tag{1.4.3}$$

当 $r=0$ 时,意味着复阻抗有一个极点,分母等于零的点叫极点,极点意味着并联谐振,令分母中虚部等于零,可解出谐振频率为

$$\omega_0 = \sqrt{\frac{1}{LC} - \left(\frac{r}{L}\right)^2} \tag{1.4.4}$$

一个复杂 $LC$ 电路可能有多个谐振频率,用复阻抗或复导纳来识别,当谐振($\omega = \omega_0$)时,并联谐振电路复阻抗为纯阻,且取极大值为

$$\tilde{Z}\left(r + \frac{\omega^2 L^2}{r}\right) = R_P \approx \frac{\omega^2 L^2}{r} \tag{1.4.5}$$

$R_P$ 通常称为分路电阻,并联谐振的等效电路如图 1.4.2 所示。如果 $r=0$,谐振时,$\tilde{Z}$ 将趋于无穷大,也是电路的极点。电路极点的性质反映并联谐振的特性,恒流源供电时,槽路总电压为

$$U = IR_P \tag{1.4.6}$$

于是电感线圈中的电流为

$$I_L = \frac{U}{\omega L} = \frac{IR_P}{\omega L} = I \frac{\omega^2 L^2}{\omega L r} = I \frac{\omega L}{r} = IQ \tag{1.4.7}$$

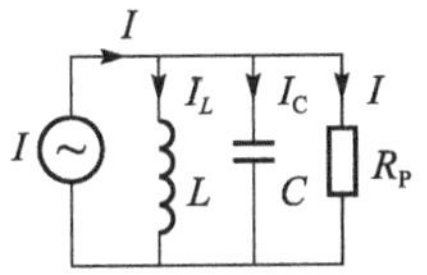

图 1.4.2　并联谐振的等效电路

式中,品质因数为

$$Q = \frac{\omega L}{r} = \frac{R_P}{\omega L} \tag{1.4.8}$$

$LC$ 谐振电路无载品质因数 $Q_0$ 的另一表达式为

$$Q_0 = \frac{\omega_0}{\Delta \omega} = \frac{f_0}{\Delta f} \tag{1.4.9}$$

式中,$\Delta \omega$ 或 $\Delta f$ 是带宽。一般情况下,$Q_0$ 越高表示线圈损耗越小($r$ 小),储能效率越高。在 MRI 中,RF 线圈必须覆盖相当宽的频带。实际上由于生理噪声存在,有载品质因数 $Q_L$ 不会太高,通常为 50 左右,所以,RF 线圈覆盖的频宽一般是足够的。

在谐振回路中,电感和电容构成对立面的双方,其复阻抗一正一负,其电流 $I_L$ 和 $I_C$ 相位差 $\pi$,$I_C$ 相对 $I_R$ 超前 $90°$,$I_L$ 相对 $I_R$ 落后 $90°$;其电压 $U_L$ 和 $U_C$ 恰好相反,$U_L$ 相对 $U_R$ 超前 $90°$,$U_C$ 相对 $U_R$ 落后 $90°$,在串联谐振时,由于 $U_L$ 和 $U_C$ 相位差 $\pi$,电容器中电能和电感中磁能互相转化,外电路电流 $I = I_R$,当用恒压源激励时,$U_L = U_C = QU$,因此是电压谐振,而在并联谐振时,$I_L$ 和 $I_C$ 相位差 $\pi$,$I_L \approx QI$,$I_C \approx QI$ 是电流谐振。

如果选择并联谐振,线圈在发射模式工作时,电流谐振将有可能使电感线圈中的电流放大 $Q$ 倍,可以非常有效地产生 $B_1$ 场。当线圈工作在接收模式时,$LC$ 则工作在串联谐振模式,由于电压谐振可以得到最大的电压信号。

实际上,对于 RF,理想的恒流源和理想的恒压源是不存在的,或者说是很难

得到的,有可能做到的是恒功率($P=IV$)激励,这需要专门的调谐、匹配和耦合技术,实际上纯粹的串联谐振或纯粹的并联谐振电路都不能工作在高功率状态。因为串联谐振时 $\tilde{Z}=r\approx0$,于是 $P=I^2r\approx0$。这表明 $LC$ 电路不能吸收功率,并联谐振时 $\tilde{Z}=R_P\rightarrow\infty$,功率 $P=\dfrac{U^2}{\tilde{Z}}=\dfrac{U^2}{R_P}\approx0$,说明也不能吸收功率。实用的是串、并联混合谐振,即电压、电流谐振都存在,式(1.4.7)也应修改,在这种匹配到 50Ω 的实际串、并联混合谐振电路中,虽然 $I_C=QI,U_C=QU$ 的关系不再满足,但谐振电流、电压增大的趋势(十几倍)仍存在,因此对于发射线圈,所选用的谐振电容和导体应有足够的耐压、耐流特性,即耐高功率。

### 1.4.3　RF 线圈设计考虑要点

(1) RF 线圈应能工作在所希望的工作频率($\omega_0=1/\sqrt{LC}=\gamma B_0$)上,线圈电感和调谐电容有时需要一起考虑,尤其是频率很高时。

(2) RF 线圈产生的 $B_1$ 场必须和 $B_0$ 垂直($\boldsymbol{B}_1\perp\boldsymbol{B}_0$),这是 NMR 所要求的强制性条件。

(3) RF 线圈要足够大,其产生的 $B_1$ 场足以覆盖成像体积。

(4) 在成像体积内,RF 体线圈产生的 $B_1$ 场要足够均匀$\left(\dfrac{\Delta B_1}{B_1}<5\%\right)$,因为 RF 场 $B_1(\boldsymbol{r})$ 的均匀度决定图像的均匀度。在发射 RF 脉冲时,$B_1$ 场均匀才能产生均匀的章动角 $\theta$ 从而得到均匀的 $M_{xy}(\boldsymbol{r})$,因为 $M_{xy}(\boldsymbol{r})=M_0\sin\theta(\boldsymbol{r}),\theta(\boldsymbol{r})=\gamma B_1(\boldsymbol{r})t_p\propto B_1(\boldsymbol{r})$,在接收信号期间,根据互易原理[20],$M_{xy}(\boldsymbol{r})$ 对线圈的耦合产生的信号也正比于 $B_1(\boldsymbol{r})$。

(5) 填充因子要好,在成像体积内 $B_1$ 的相对均匀性可以通过增大线圈来提高。然而,这种途径会增大线圈损耗,减少填充因子,如果更多组织包括在线圈内,则增加了额外的组织损耗。总之,RF 线圈要尽可能紧凑。

(6) RF 线圈损耗要最小,这要求品质因数 $Q_0$ 足够高。

(7) RF 线圈导体截面要足够大,耐得住 RF 功率脉冲发射期间的工作电流;并且调谐电容也应该耐得住最高工作电压,一般要求电容是无磁、高 $Q$、高功率的,且耐高压。

(8) RF 线圈在样品中产生的电场要最小,以减少介质极化损耗。

(9) RF 线圈与系统其余部分(如梯度线圈、匀场线圈等)的相互作用要最小,以减少涡流损耗,保证线圈的性能,于是需要同时考虑 RF 屏蔽。

(10) 尽可能允许正交激发和正交接收,正交激发节省一半 RF 功率,正交接收提高信噪比 $\sqrt{2}$ 倍,并避免频率混迭[21]。

(11) 线圈几何形状和尺寸要与待成像部位和磁孔空间都有很好的拟合性和

协调性,因为 MRI 磁孔空间很昂贵,应尽可能少占用磁孔空间,至少能被磁孔空间和人体允许。

在高场超导 MRI 系统中,由于 $B_0$ 沿轴向,RF 螺线管线圈无法满足 $B_1 \perp B_0$ 的要求,因此螺线管型 RF 线圈只能用在高场 NMR 波谱仪和永磁及电磁低场 MRI 系统中。

### 1.4.4　螺线管及变型螺线管线圈

#### 1. 谐振频率和线圈体积之间的关系

如果用传统多匝螺线管制作人体尺寸的线圈,其电感值将可能很大,当 $B_0$ 一定时,$\omega_0 = 1/LC$ 已固定,$L$ 很大,所配调谐电容势必很小,小到可以和分布电容相比较时,谐振频率很难稳定。设计高频谐振器需要降低电感和杂散电容,解决的办法是减少匝数,可减小电感,以提高频率。常规螺线管是匝串联方式,如果改为匝并联方式就可降低电感,匝并联的极端例子是如图 1.4.3 所示的单匝螺线管线圈。

#### 2. 复合变型螺线管线圈

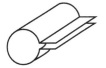

把螺线管线圈"压扁",分别贴近永磁 MRI 磁体的两个平面磁极,两个扁螺管外面磁通在成像 VOI 产生均匀横向 $B_1$ 场(垂直于 $B_0$),就可以作为永磁 MRI 的体发射线圈,如图 1.4.4(a)所示。这种变型螺管是正方形框架,两个平面间距

图 1.4.3　单匝
螺线管线圈

为 5~6cm,可用铜带条并联制作,如果把每个变型螺管替换为"垂直相套"的两个螺管,就有条件实现圆极化 $B_1$ 激发。

其实,永磁和电磁系统早期大都使用螺线管线圈。按身体部位,有胸线圈,腹线圈,乳房线圈,膝线圈,踝线圈,肩线圈,肘、腕线圈,耳线圈,指线圈等,因为要求开放,发展了 C 形磁体后,螺线管线圈的封闭性无法容忍,于是发展了开放式的体发射线圈。

### 1.4.5　蝶形线圈

对于 $B_0$ 在竖直方向的永磁 MRI,要产生水平方向的射频 $B_1$ 场,首先想到的是双蝶形线圈,如图 1.4.4(b)所示。实际上,蝶形体发射线圈是永磁 MRI 系统的第一代 RF 体发射线圈,类似于扁螺管情况,如果用两套这样的蝶形线圈垂直叠置(图 1.4.5(c)),也能实现正交圆极化 RF 激发。其实,在永磁 MRI 系统上,脊椎相位阵列线圈也必须用蝶形线圈实现。

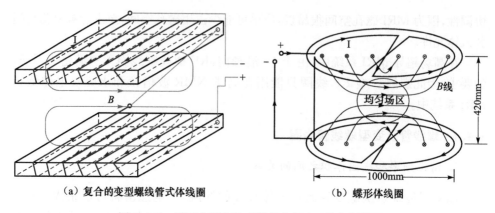

（a）复合的变型螺线管式体线圈　　　　　（b）蝶形体线圈

图 1.4.4　用于永磁 MR 成像仪上的 RF 体发射线圈

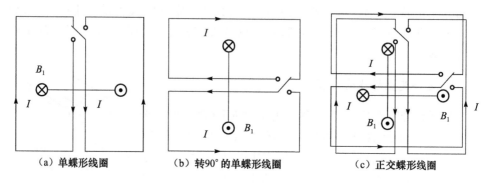

（a）单蝶形线圈　　　（b）转90°的单蝶形线圈　　　（c）正交蝶形线圈

图 1.4.5　正交蝶形圆极化 RF 线圈原理

图（c）由图（b）和图（a）叠加而成，上下极面各一副，

对于圆形磁极，以半圆形代替方形，如图 1.4.4(b) 所示

## 1.4.6　开放腔式线圈

一个新型正交线圈如图 1.4.6 所示。线圈主体是平面线圈（图 1.4.6(b)），类似于低通鸟笼线圈（见第 5 章）压平到一个平面上，其中一个环变成中心导电面，腿变为轮辐，辐条内接入电容。中心导电面仅几微米厚以防梯度涡流。为正交工作，在外环上进行正交激发以形成近似超导 MRI 中鸟笼的工作模式，产生圆极化 $B_1$ 场。平面线圈和梯度线圈之间有 RF 屏蔽，线圈平面与屏蔽面的间距约为 5cm。由于线圈由部分连续导体和导线构成，所以也有人称其为"腔式线圈"。

## 1.4.7　在圆柱内产生横向磁场的线圈

如果电流在一个无穷长柱面上沿 $z$ 轴方向流动，表面电流分布满足正弦或余弦规律

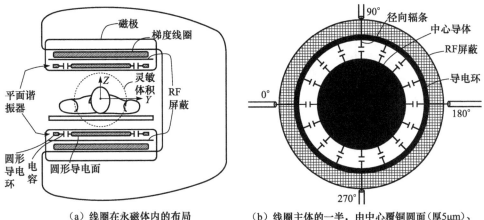

（a）线圈在永磁体内的布局

（b）线圈主体的一半，由中心覆铜圆面（厚5μm）、外导电圆环、其间径向辐条导体和电容以及RF屏蔽面组成，辐条电容类似于低通鸟笼线圈（1.4.8节）的腿电容

图 1.4.6　用于永磁 MRI 的腔式正交体线圈[22]

$$I = I_0 \sin\varphi \qquad (1.4.10)$$

则柱内将产生沿 $x$（或 $y$）方向的均匀磁场。理论上，可以给出严格证明[23,24]。工程应用不可能用无限长的柱，总是用有限长的柱，而且要构成回路。对 $\sin\varphi$ 规律最简单的近似是用两根载流导线分别位于 $\varphi = 90°$ 和 $\varphi = 270°$，在柱面上沿 $z$ 流动，如图 1.4.7 所示，两个端环对称地构成电流回路。

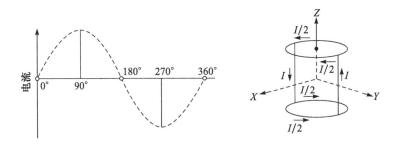

图 1.4.7　用四点拟合近似 $\sin\varphi$ 的电流分布

用六点拟合到 $\sin\varphi$ 会给出更均匀的横向磁场，如图 1.4.8 所示，是马鞍形线圈结构。在 $\varphi = 60°$ 和 $\varphi = 120°$ 电流为正方向且相等，在 $240°$ 和 $300°$ 电流恰相反，而在 $\varphi = 0°$ 和 $\varphi = 180°$ 没有电流，这样的电流分布可用马鞍形线圈来实现。马鞍形线圈由于两匝线并联，电感是低的，马鞍形线圈在 NMR 波谱仪中和 MR 成像仪中用了许多年，1985 年 Hayes 等[25]发明了鸟笼线圈。

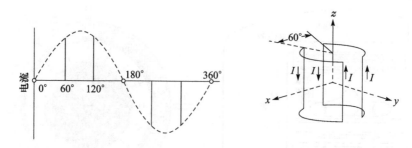

图 1.4.8　马鞍形线圈及其电流分布

### 1.4.8　鸟笼线圈

鸟笼线圈非常有效地模拟了 $\sin\varphi$ 的电流分布(图 1.4.9(c)),其产生的 $B_1$ 场均匀区比较大。设鸟笼半径为 $R$,轴上 RF 场为 $B_{10}$,离轴为 $\rho$ 处场强 $B_1(\rho)$ 对 $B_{10}$ 的偏离 $\dfrac{\Delta B}{B_{10}}$ 小于 5% 的区域为均匀区,则在 $\rho=0.6R$ 柱内均匀度好于 5%。这种线圈适合于超导 MRI 系统,大到体线圈、头线圈,小到手指线圈都可以用。现代 1.5T 超导 MR 成像仪的鸟笼形体线圈都集成在磁体中,封在塑料壳里面。鸟笼线圈的优点是允许正交激发和正交接收,填充因子也比较好,而且有两种结构,即低通鸟笼和高通鸟笼可以选择。鸟笼腿的数目是 4 的整数倍,最少是 8 腿,其中 0° 和 180° 两腿中无电流,非正交应用时可以省去。常用的有 8 腿(头线圈)、16 腿(体线圈)。腿越多,场均匀性区域越大,但腿越多,配电容也越多,电容要配一致不太容易。

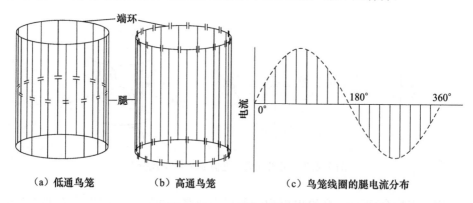

（a）低通鸟笼　　　　（b）高通鸟笼　　　　（c）鸟笼线圈的腿电流分布

图 1.4.9　16 腿鸟笼谐振器

前面已讲述,MRI 的 RF 谐振器所用的电容要求无磁、耐高压、高流、高功率、高 $Q$、高容量。这种电容比较贵,尤其是可调电容。鸟笼腿越多,所需电容个数越多,而且需要在若干电容中挑选容量一致的,可以说在 RF 谐振器的成本中,电容占相当大的比例。

鸟笼线圈最大的优势是允许正交激发和正交接收,与线激发相比,正交激发可以节省一半 RF 功率,并减少人体吸收率(SAR)。正交接收可以把信噪比提高$\sqrt{2}$倍[26]。正交线圈馈电电路如图 1.4.10 所示,其中耦合器兼 90°移相和功率等分以及 RF 发/收开关功能。

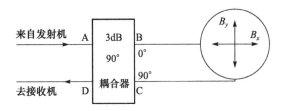

图 1.4.10　正交线圈馈电电路

### 1.4.9　RF 线圈系列

在 MR 成像仪中,使用的 RF 线圈不止一个,大体可以分为体线圈和表面线圈两大类。被成像物体或人体部位可以位于线圈内空间时,这种线圈叫体线圈。若线圈导体本身位于一个平面或开曲面内,被成像物体或部位位于其一侧,换句话说,线圈只能置于人体表面上,这种线圈叫表面线圈。全套体线圈可多达十余个,其中有鸟笼头线圈、膝盖线圈、肩圈线圈、颈线圈等。最大的是通用体线圈,它集成在室温孔中封在塑料罩里面。2T 以下 MRI 系统都有这种 RF 体线圈。3T 以上 MRI 系统由于 RF 波长效应,目前都没有这种通用体线圈。3T 质子的工作频率为 128MHz,其真空波长 $\lambda_0 = 2.35$m,而直径 0.6m 的鸟笼线圈端环周长 $l \cong 1.9$m,已不满足似稳条件 $l \ll \lambda_0$,线圈内 $B_1$ 场无法做成均匀场。况且人体水介电常数约为 80,折射率近似为 9,介质中波长 $\lambda$ 更短得多,称为介质共振,使得 $B_1$ 很不均匀。因此,对于 3T 和 3T 以上高场 MRI 系统,发展了横电磁模(TEM)式的谐振腔式线圈,称为 TEM 线圈。

### 1.4.10　TEM 线圈[27-30]

TEM 线圈外观跟屏蔽式鸟笼线圈很相似,但有本质区别。鸟笼端环中有 $\varphi$ 向电流,屏蔽筒端板中也有 $\varphi$ 向镜像电流;而 TEM 端板中没有 $\varphi$ 向电流。鸟笼线圈包围的 $r < 0.6R$ 的球形体积中只有横向磁场 $B_1$,几乎没有电场(可忽略);而 TEM 腔中有正交的电场和磁场 $B_1$。TEM 线圈可看成谐振单元的环形阵列,如图 1.4.11(a)所示。相对于波长,TEM 线圈尺度相对于鸟笼端环的电长度是小的;可以更有效地工作于较高频率上和较大尺度上;高度分布式、屏蔽的 TEM 设计提高了电流均匀性并限制了辐射损耗。TEM 线圈可用微带线制作,如图 1.4.11(b)所示。这种体线圈可用作胸、腹线圈,而头线圈由于尺度小仍有可能用鸟笼形头线圈。

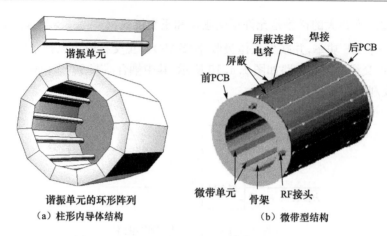

图 1.4.11　TEM 线圈几何结构[27]（彩图见文后）

### 1.4.11　表面线圈和相位阵列线圈

最简单的表面线圈是单圆环线圈，最早用于定域谱数据采集[31]。由于信噪比高，很快应用于成像中，表面线圈作用深度由其尺度决定，特别适合于脊椎成像，可以排除腹部运动伪影的困扰。然而脊椎很长，一个表面线圈远不能覆盖，因此需要几个线圈排列起来，这就是最早出现的相位阵列脊椎线圈[32]。由 4 个或 6 个表面线圈排列组成，用多路转换进行数据采集，然后用平方和重建合成完整的脊椎图像。1997年 Sodickson 等[33]提出并行采集算法 SMASH，1999 年 Pruessmann 等[34]提出并行采集算法 SENSE 之后，相位阵列线圈开始同时独立采集数据。然后数据合成重建一个完全的脊椎（近 0.5m 长）图像，从而加快了成像速度，MRI 进入并行成像的时代。

2000 年之后出现了各种相位阵列线圈，例如，8 通道、16 通道相位阵列头线圈，32 通道、96 通道相位阵列头线圈[35]和 128 通道相位阵列胸腹线圈[36]，如图 1.4.12 所示。用这些相位阵列线圈并行采集重建，几乎可以代替体线圈采集成

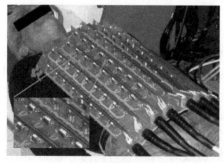

（a）胸前64元

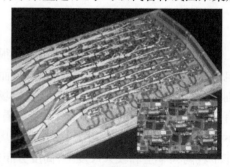

（b）背后64元

图 1.4.12　128 通道相位阵列 RF 接收线圈（照片）[35]（彩图见文后）

像。并行采集成像速度可以提高好几倍,取决于加速因子。

随着超高场 MRI 的出现,由于介质共振效应使 $B_1$ 场很不均匀,而且 RF 功率沉积(SAR)也成为一个限制,因此出现了并行发射相位阵列线圈[37,38],可以起到 RF 匀场作用并降低 SAR。并行发射(见 6.3 节)概念的提出对 RF 线圈设计提出了新的要求,需要软、硬件并行发展。

# 1.5 射频发射/接收系统

## 1.5.1 概述

MR 成像仪中 RF 系统分为发射链和接收链,发射链从频率合成器开始,经幅度调制、功率放大,到发射线圈为止。要求 RF 功率放大器在 $\omega_0$ 能产生 $2\sim15\,\mathrm{kW}$ 峰值功率。对 RF 功放的指标要求是线性度、谐波含量、波形畸变等。发射机与发射线圈连接,在发射期间,只接收线圈必须开路,以防止发射功率进入接收系统。在接收期间,发射线圈必须通过 T/R 开关置到开路状态,以避免噪声耦合进接收系统。

接收链从接收线圈开始,第一级放大器叫低噪声前置放大器,与接收线圈集成在一起,以避免长电缆引起的信号衰减,其放大倍数很低,仅为 20dB 左右。第二级放大器仍是 RF 放大器,然后经相敏检波解调,滤掉 $\omega_0$,经音频放大以驱动模数转换,最后把数字信号存入计算机经快速傅里叶变换产生图像。信号流程如图 1.5.1 所示,

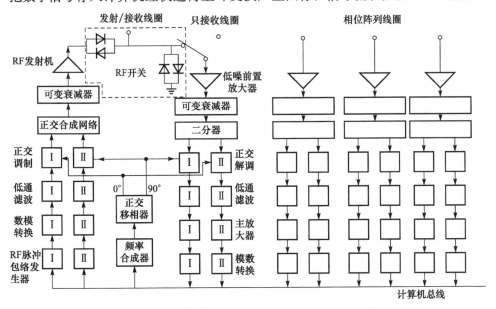

图 1.5.1 MRI 谱仪中 RF 系统发射链和接收链信号流程

是一种典型的方案。在高场 MRI 系统上，由于拉莫尔频率很高，先把载有 NMR 信号的射频变为中频，再进行后续的正交解调、放大等处理。全数字化是用 ADC 直接对中频信号离散化采样，然后进行数字正交解调。

在 MRI 射频系统中，有一些是商品仪器，如频率合成器、RF 发射机，也有一些是商品部件，如移相器、混合器、可调衰减器、ADC 和 DAC 等。值得注意的是，尽管发射机功率很大，峰值功率高达几千瓦到十几千瓦，然而单体元 NMR 信号却只有微伏量级，因此 RF 发/收开关是一个技术难点之一。下面将介绍和讨论各有关部件，主要是发射链的功能和原理。

### 1.5.2　发射/接收(T/R)开关

RF 线圈有双重功能，一方面从发射机接收 RF 脉冲功率对核自旋进行激发，另一方面在射频脉冲结束后，能将 NMR 信号送到接收机。或者说 RF 线圈有两种工作模式，分别为发射工作模式和接收工作模式，两种工作模式通过 T/R 开关[39]进行转换，所以 T/R 开关也叫双工器，类似于雷达中的双工器。T/R 开关的作用是在发射期间把 RF 线圈和发射机接通，安全可靠地把 RF 功率送入 RF 线圈谐振器，确保 RF 功率不串入(或泄漏入)接收机的前置放大器，以免损坏前置放大器。而在信号接收期间，必须可靠地切断发射机和长电缆，以免发射机噪声感应进入 RF 线圈和接收机前放，同时接收机回路迅速恢复到正常的接收工作状态。T/R 开关由 $D_1$、$D_2$ 二极管和 $\lambda/4$ 同轴线组成，如图 1.5.1 和图 1.5.2 所示。在发射期间，$D_1$ 导通，RF 功率可以进入 RF 线圈电路，这里需要说明 $\lambda/4$ 线的特性，设 $Z_c$ 是传输线特征阻抗，当长度为 $l$ 的传输线终端短路时，其输入阻抗由下式表达

$$Z_{in} = jZ_c \tan(2\pi l/\lambda) \tag{1.5.1}$$

当 $l=\lambda/4$ 时，$Z_{in}=jZ_c\tan(\pi/2)\to\infty$，当长度为 $l$ 的传输线终端开路时，其输入阻抗为

$$Z_{in} = -jZ_c \cot(2\pi l/\lambda) \tag{1.5.2}$$

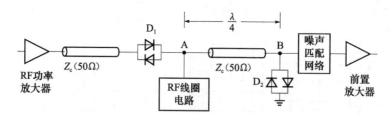

图 1.5.2　RF 线圈与 RF 功放以及前置放大器的接口、T/R 开关

当 $l=\lambda/4$ 时，$Z_{in}=-jZ_c\cot(\pi/2)\to0$，考虑到发射期间，$\lambda/4$ 线应起隔离作用，应逼近式(1.5.1)的条件，故在 $\lambda/4$ 线末端通过一对交叉二极管接地，这样在发射期间，由于 RF 电平高，$D_2$ 导通，B 点电位被二极管钳位在 0.8V 左右。由于二极管导通电阻 $R_D$ 很小，$R_D \ll Z_c$，$R_D$ 作为 $\lambda/4$ 的传输线的端接阻抗，$\lambda/4$ 线的输入阻抗为

$$Z_\mathrm{A} = Z_\mathrm{c}^2/R_\mathrm{D} \tag{1.5.3}$$

由于 $Z_\mathrm{A}$ 很高,流入 $\lambda/4$ 线的 RF 电流很小,即输入的 RF 功率极小,或者说从 A 点到 B 点是驻波,A 点在驻波波峰顶上,B 点在驻波波节部。从概念上说,驻波不能传输功率,只是代表一种电磁振动,因为终端短路的 $\lambda/4$ 线具有并联谐振电路的特性,其分路电阻很高,不能吸收可观的 RF 功率。即使有少量 RF 功率进入 $\lambda/4$ 线,也通过 $D_2$ 泄漏入地,没有功率进入前放,由于 $D_2$ 钳位,前置放大器受到保护。

在信号采集期间,由于 NMR 信号电平很低,$D_1$ 处于截止状态,所以有效地切断了发射机回路,同时 $D_2$ 也处于截止状态,B 点不再接地,AB 段 $\lambda/4$ 线满足式(1.5.2)的条件,产生零电阻成为一段正常的传输线,RF 线圈中 NMR 信号可以通过此传输线进入前放。

当 MRI 系统的工作频率很低($B_0$ 很低)时,$\lambda/4$ 线不太方便,可用一个等效集总元件电路取代,如图 1.5.3 所示,其输入阻抗为

$$\tilde{Z} = \frac{R_\mathrm{D}^2(1-\omega^2 LC)^2 + \omega^2 L^2}{R_\mathrm{D}+\mathrm{j}(1-\omega^2 LC)\left[R_\mathrm{D}^2\omega C(2-\omega^2 LC)-\omega L\right]} \tag{1.5.4}$$

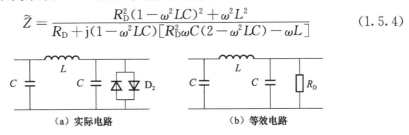

（a）实际电路　　　　　　　　　　　　　　　（b）等效电路

图 1.5.3　与 $\lambda/4$ 线功能等效的集总元件前置放大器保护电路

选择 $L$ 和 $C$ 使 $\dfrac{1}{\sqrt{LC}}=\omega_0$,则式(1.5.4)分母中虚部为 0,分子只剩一项

$$\tilde{Z} = \frac{\omega^2 L^2}{R_\mathrm{D}} \overset{\text{令}}{=} \frac{Z_\mathrm{c}^2}{R_\mathrm{D}} \tag{1.5.5}$$

式中,$Z_\mathrm{c}=\omega L=1/\omega C$。设 $\omega=2\pi\cdot 6.4\mathrm{Mrad/s}$,$R_\mathrm{D}=0.1\Omega$,$L=1.244\mu\mathrm{H}$,$C=497.4\mathrm{pF}$ 时,$Z_\mathrm{c}=50\Omega$,此网络可以起 $\lambda/4$ 线的作用。

T/R 开关,虽然原理上并不复杂,工程实现上却要小心。对于二极管 $D_1$,要求耐高压、耐强电流(耐高功率),工作频率要足够高,开关时间要足够快。发射期间,接通电阻要小,导通压降要低,对射频波引进的畸变要小。在采集期间,关断电阻要大(理想情况为无穷大),二极管非线性工作会畸变发射波形,尤其是在低电平时,$D_1$ 和 $D_2$ 一般都是用 PIN 二极管(需要有源偏置),在发射期间 $D_1$ 可给出一个很低的线性电阻,对发射波形影响很小。$D_2$ 导通电阻很小,接近于对地短路。在发射期间,PIN 二极管 $D_1$ 加正向偏压,把发射机与 RF 线圈接通。同时 PIN 二极管 $D_2$ 上也加同样的正向偏压,$D_2$ 导通把 $\lambda/4$ 线对地短路,保护前放。在接收模式时,PIN 二极管 $D_1$、$D_2$ 均反向偏置(负电压)处于开路状态。用 PIN 管的 T/R 开

关的一个实例如图 1.5.4 所示[40]。并联二极管提供更高的隔离度,而串联二极管在需要最小插入损耗时普遍应用。接收路径上有单个 PIN 二极管(UM4001B)与 90°π 网络并联,发射脉冲期间,$D_1$ 二极管正偏,导通电流 100mA,$D_1$ 通过电容 $C_s$ 把 RF 拉到地电位,使接收路径开路,于是保护前放不受发射脉冲伤害,而信号采集期间 $D_1$ 截止,接收路径总电长度是 180°。

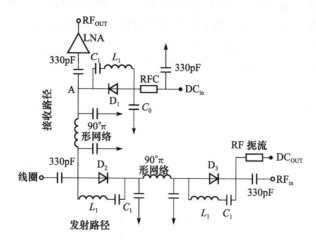

图 1.5.4　有有源偏置 PIN 二极管的 T/R 开关电路原理图

RF$_{in}$接到 RF 功率放大器输出端,前置放大器输出端 RF$_{out}$连接到系统接收机

在发射路径两个串联二极管截止时至少提供－20dB 隔离,防止从发射到接收路径的噪声耦合。高功率 PIN 二极管有较高的电容,一个串联 LC 网络与 PIN 二极管并联,串联谐振电阻最小以满足反偏条件。跨反偏二极管测量在拉莫尔频率的 $S_{21}$,选择 $L_1$ 和 $C_1$ 值谐振在 RF 脉冲的重复频率(低频),而在拉莫尔频率上最大化跨二极管两端的隔离。加 Ⅱ 形节是为了调整在发射路径的阻抗失配。

有时一个线圈发射,另一个线圈接收,上述 T/R 开关不起作用。在发射期间为了保护与接收线圈相连的前放,应该把接收线圈置于失谐状态(断开调谐电容或并联一只二极管短路谐振电压)。

### 1.5.3　RF 线圈的调谐和匹配

射频线圈作为电感元件与电容组成谐振电路工作在谐振状态,这就涉及调谐问题。调谐要用 RF 网络分析仪,在网络分析仪上调好谐振频率后放进 MRI 磁体内,往往需要重新调谐,原因主要有两方面:一方面是当线圈放进磁体中时,有效空间将会减小,导致其等效电感的减小,共振频率偏高;另一方面是实际成像过程中线圈都是有载的,线圈中存在分布电容,电容的容值与介电常数成正比。线圈空载时,内部介质为空气,加载后线圈内部有较大的空间充满了以水为主的介质,而水的介电常数为空气的 80 倍左右,这必然会很大地改变分布电容值,即改变线圈的谐振频率。因此空芯线圈经过粗调后,装上负载并放入磁体中成像之前一定要重新进行调谐。通常线圈上采用数个可变电容来简化调谐的过程。

　　在 RF 脉冲发射时,必须保证 RF 功率进入 RF 线圈。RF 线圈就是发射机的负载,发射机输出级有一个阻抗匹配网络。一般大功率系统都匹配 $50\Omega$ 电缆,要求 RF 线圈谐振电路与 $50\Omega$ 电缆匹配,才能有效地把 RF 功率耦合进 $LC$ 谐振回路。从前面的讨论可知,并联谐振时阻抗很大,接近无穷大,输入电流接近于零,因此并联谐振不能有效地吸收功率。串联谐振的阻抗很小,$r\ll Z_c$,电压也接近于零,也不能有效地接收功率。可以想象,把串、并联组合起来有可能把谐振电阻折合到 $50\Omega$。在串、并联组合时,要用尽可能少的元件(工程上要经济)。

　　有两种流行的容性匹配机制,$Z_c(50\Omega)$ 可看作功率源的内阻,把线圈电阻 $r$ 匹配到源阻抗 $Z_c$ 上,如图 1.5.5 所示。图 1.5.5(a)表示在串联 $LC_1r$ 谐振回路两端并联一个匹配电容 $C_2$,图 1.5.5(b)表示在并联 $LC_1r$ 谐振回路中串联一个匹配电容 $C_2$,把图 1.5.5(a)和图 1.5.5(b)等效为图 1.5.5(c)。源电压 $E$,源电阻 $Z_c$ 不变,匹配过程就是转换由 $L$、$C_1$、$r$ 和 $C_2$ 构成的网络在谐振频率 $\dfrac{1}{\sqrt{LC}}=\omega_0$ 的输入阻抗 $R_L=Z_c$。对于图 1.5.5(a)所示网络,阻抗匹配条件和谐振频率近似由式(1.5.6)给出

$$\begin{cases} Z_c \approx \dfrac{1}{r(\omega_0 C_2)^2} \\ \omega_0^2 = \dfrac{1}{L}\left(\dfrac{1}{C_1}+\dfrac{1}{C_2}\right) \end{cases} \tag{1.5.6}$$

对于图 1.5.5(b)所示的网络,阻抗匹配条件和谐振频率近似为

$$\begin{cases} Z_c \cong r\left(1+\dfrac{C_1}{C_2}\right)^2 \\ \omega_0^2 \approx \dfrac{1}{L(C_1+C_2)} \end{cases} \tag{1.5.7}$$

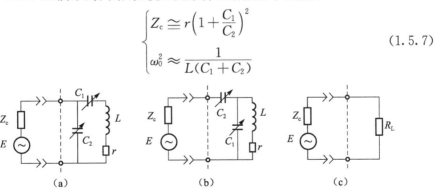

图 1.5.5　容性匹配网络

调节 $C_2$ 可以调匹配，$C_2$ 比 $C_1$ 小许多。另外，当调匹配时，$LC$ 回路可能会失谐，这时应微调 $C_1$ 以恢复谐振。总之，$C_1$、$C_2$ 要反复调，最后谐振、匹配都满足。当匹配耦合时，从发射机经 A 点到 RF 线圈是行波，RF 功率不断进入 RF 线圈，补充回路损耗以维持 $B_1$ 场。从 A 点到 B 点是驻波，不能传输功率。

阻抗匹配很重要，否则 RF 功率反射回发射机会把发射机烧毁，也可以用电感耦合，用一个电感作为主绕组，RF 线圈作为空心变压器的次级，通过调节两个电感之间的空间距离可以调节输入阻抗。

### 1.5.4　RF 线圈和接收机前置放大器的连接

接收线圈接收到的 MR 信号是微伏量级的信号，经不起外来干扰和长电缆的衰减，经低噪声前置放大器放大后就可以用长电缆引出磁体室，由后续电路进一步处理。从 RF 线圈到前放的连接，主要不考虑最佳功率传输，而考虑最佳噪声特性[41,42]。理想的前置放大器只放大信号和信号源噪声，而本身不带进额外噪声。一个前置放大器的最关键特征是它的噪声系数 $N_F$，它表示前置放大器加了多少额外的噪声到源阻抗产生的噪声上，放大器噪声由式(1.5.8)表示

$$N_F(\text{dB}) = 10\log\frac{P_{si}/P_{ni}}{P_{so}/P_{no}} > 0 \tag{1.5.8}$$

前放中只含有一支晶体管，如图 1.5.6 所示，不追求放大倍数（十几倍或二十几分贝即可），只追求低 $N_F$。晶体管本身必须是低噪声的，同时晶体管的 $N_F$ 是信号源阻抗的函数（图 1.5.7）。存在一个最佳源阻抗（$R_{opt}$），当信号源内阻等于最佳源阻

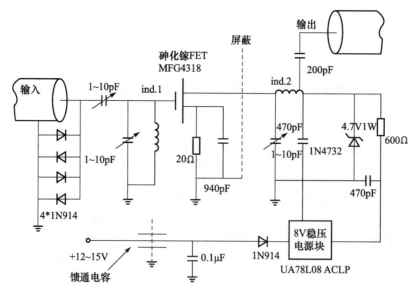

图 1.5.6　工作于 170MHz(4T)砷化稼 FET 前置放大器

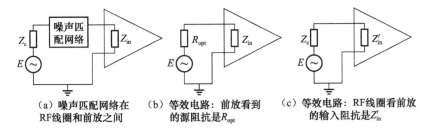

（a）噪声匹配网络在　　（b）等效电路：前放看到　　（c）等效电路：RF线圈看前放
RF线圈和前放之间　　　的源阻抗是$R_{opt}$　　　　的输入阻抗是$Z'_{in}$

图1.5.7　源阻抗和前放的匹配

抗时,晶体管的噪声系数最小(图1.5.8)。一般情况下,$R_{opt}$既不等于晶体管的输入阻抗,也不等于RF线圈的源阻抗(假定是$Z_c$)。为了使噪声特性最佳,前置放大器的前面必须包括一个匹配网络(图1.5.7(a)),它变换线圈的源阻抗$Z_c$等于晶体管的$R_{opt}$(图1.5.7(b))。一般情况下,RF线圈向前放方向看到的输入阻抗$Z'_{in}$(图1.5.7(c))不等于线圈源阻抗$Z_c$。如果$Z'_{in}$和$Z_c$差得太远,线圈在接收模式工作时会发生失谐,因此匹配网络还应使前放的等

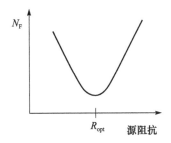

图1.5.8　晶体管噪声系数
是信号源阻抗的函数

效输入阻抗等于$R_{opt}$。如果$Z'_{in}=Z_c$,那么RF线圈作为前放的负载,和RF线圈作为发射机的负载一样。

### 1.5.5　正交混合器和正交调制器

混合器有功率等分、功率合成和$90°$移相的功能。功分器把一路信号均等地分为两路同幅、同相位的信号,信号幅度均衰减3dB。功率合成器把两路同幅、同相位(或同幅、反相)信号合成一路信号。这种合成可在低功率级上进行,也可在高功率水平上进行。正交移相器可以输出相位相差$90°$的两路信号,一路与原信号同相,另一路比原信号超前或落后$90°$。在正交调制中需要$90°$相移。

混合器元件有A、B、C、D四个端口(图1.4.10)。当从A输入时,B输出相位为$0°$,C输出相位为$90°$;当从B输入时,A输出相位为$0°$,D输出相位为$90°$。

### 1.5.6　发射通道

RF发射通道包括主频率源(频率合成器)、波形发生器、正交调制器、RF功率放大器、RF门、传输线、耦合电路和RF线圈。RF脉冲包络波形发生器可在计算机内由程序产生。为保证MRI系统相干运行,发射机RF源、相敏检波器参考RF都必须由同一个主振器同步。主振器频率长、短期稳定性很重要,分别好于1ppm

和 0.1ppm。用频率合成器输出的共振频率 $f_0$ 作为时钟的同步信号。

### 1.5.7 RF 功率放大器

在人体成像中使用大发射线圈时经常需要短 90°脉冲和短 180°脉冲,所需要的峰值功率典型为几千瓦。在绝大多数成像应用中线性放大器(A 类或 AB 类)是需要的,一般其输出阻抗设计为 50Ω,这样线圈可得到最大功率。RF 功放的线性非常重要,如 sinc 函数形状的脉冲,其主叶对应高功率放大,其副叶对应低功率放大。如果放大器非线性,sinc 脉冲的主叶、副叶不按比例放大,那么得到的激发频谱就偏离了所预期的结果,其后果可想而知。

然而如果大功率发射机设计成 A 类,效率又太低。庆幸的是,对于 AB 类放大器,可以通过 RF 脉冲包络反馈进行调整,即把放大的 RF 信号包络与设定的包络进行比较,用误差信号反馈调整输入以补偿到输出与预期的相吻合。

### 参 考 文 献

[1] 俎栋林. 核磁共振成像学. 北京:高等教育出版社,2004.

[2] Zhang Y, Han S, Feng Z X. The investigation of the superconducting NMR-imaging main magnets. IEEE Transactions on Magnetics,1989,25(2):1881-1884.

[3] Murphy M F. Superconducting magnets for whole body magnetic resonance imaging. IEEE Transactions on Magnetics,1989,25(2):1755-1758.

[4] Zu D L,Guo H,Song X Y,et al. A design of novel type SC magnet for super-high field fM-RI by using harmonic analysis method of magnetic vector potentials. Chinese Physics,2002, 11(10):1008-1012.

[5] Abele M G,Leupold H A. A general method for flux confinement in permanent—magnet structures. Journal of Applied physics,1988,64(10):5988.

[6] Leupold H A. Approuchs to permanent magnet circuit design. IEEE Transactions on Magnetics,1993,29:2341.

[7] Xia P C,Dong Z R,Zhao D X,et al. Design,construction and test of the AMS Permanent magnet. Proceedings of the 15th International Conference on Magnet Technology,1997: 389-392.

[8] 俎栋林,张必达,马学坤,等. 静磁边值问题和魔球魔环式永磁体. 大学物理,2001,20(3): 17-20.

[9] Turner R. Gradient coil design:A review of methods. Magnetic Resonance Imaging,1993, 11:903-920.

[10] Turner R. Minimum inductance coils. Journal of Physics E:Scientific Instruments,1988, 21:948-952.

[11] Jin J M. Electromagnetic Analysis and Design in MRI. Boca Raton,FL:CRC Press,1998,

83:90.

[12]　Suits B H, Wilken D E. Improved magnetic field gradient coils for NMR imaging. Journal of Physics E: Scientific Instruments, 1989, 22:565-573.

[13]　Golay M J E. US patent:3515979(1957);3569823(1971);3622869(1971).

[14]　Siebold H. Gradient field coils for MR imaging with high spectral purity. IEEE Transactions on Magnetics, 1990, 26(2):897-900.

[15]　Anderson W A. Electrical cuwent shims for correcting magnetic fields. Review of Scientific Instruments, 1961, 32:241.

[16]　Turner R. A target field approach to optimal coil design. Journal of physics D: Applied Physics, 1986, 19:L147-151.

[17]　Mansfield P, Chapman B. Active magnetic screering of gradient coils in NMR imaging. Journal of Magnetic Resonance, 1986, 66:573-576.

[18]　Turner R, Bowley R M. Passive screening of switched magnetic field gradients. Journal of Physics E: Scientific Instruments, 1986, 19:876-879.

[19]　Nixon T W, McIntyre S, Rothman D L, et al. Compensation of gradient-induced magnetic field perturbations. Journal of Magnetic Resonance, 2008, 192:209-217.

[20]　Hoult D I. The principle of reciprocity in signal strength calculations—a mathematical guide. Concepts in Magnetic Resonance, 2000, 12(4):173-187.

[21]　姜忠德,俎栋林,谷晓芳. MRI 系统中正交技术. 北京大学学报(自然科学版), 2006, 42 (3):320-323.

[22]　舒尔茨 V. 用于开放式 MRI 系统的平面 RF 谐振器:中国, CN1910467A. 2006.

[23]　俎栋林. 电动力学. 北京:清华大学出版社, 2006.

[24]　俎栋林,宋枭禹,贺强. 用磁标势求解稳态电流磁场边值问题. 大学物理, 2003, 21(4): 8-18.

[25]　Hayes E, Edelstein W A, Schenck J F, et al. An efficient highly homogeneous radiofrequency coil for whole-body NMR imaging at 1.5T. Journal of Magnetic Resonance, 1985, 63:622-628.

[26]　Chen C N, Hoult D I, Sank V J. Quadrature detection coils-a further $\sqrt{2}$ improvement in sensitivity. Journal of Magnetic Resonance, 1983, 54:324-327.

[27]　Vaughan J T, Adriany G, Snyder C J, et al. Efficient high-frequency body coil for high-field MRI. Magnetic Resonance in Medicine, 2004, 52:851-859.

[28]　Vaughan J T, Hetherington H P, Otu J O, et al. High frequency volume coils for clinical NMR imaging and spectroscopy. Magnetic Resonance in Medicine, 1994, 32:206-218.

[29]　Vaughan J T, Adriany G, Garwood M, et al. A detunable transverse electromagnetic (TEM) volume coil for high field NMR. Magnetic Resonance in Medicine, 2002, 47:990-1000.

[30]　Avdievich N I, Bradshaw K, Kuznetsov A M, et al. High-field actively detuneable transverse electromagnetic(TEM) coil with low-bias voltage for high-power RF transmission.

Magnetic Resonance in Medicine,2007,57:1190-1195.

[31] Ackerman J J H,Grove G H,Wong G G,et al. Mapping of metabolites in whole animals by 31P NMR using surface coils. Nature,1980,283:167.

[32] Roemer P B,Edelstein W A,Hayes C E,et al. The NMR phased array. Magnetic Resonance in Medicine,1990,16:192-225.

[33] Sodickson D K,Manning W J. Simultaneous acquisition of spatial harmonics(SMASH): Fast imaging with radiofrequency coil arrays. Magnetic Resonance in Medicine,1997,38: 591-603.

[34] Pruessmann K P,Weiger M,Scheidegger M B,et al. SENSE:Sensitivity encoding for fast MRI. Magnetic Resonance in Medicine,1999,42:952-962.

[35] Wiggins G C,Polimeni J R,Potthast A,et al. 96-Channel receive-only head coil for 3 tesla:Design optimization and evaluation. Magnetic Resonance in Medicine,2009,62:754-762.

[36] Hardy C J,Giaquinto R O,Piel J E,et al. 128-Channel body MRI with a flexible high-density receiver-coil array. Journal of Magnetic Resonance Imaging,2008,28:1219-1225.

[37] Zhu Y. Acceleration of focused excitation with a transmit coil array. ISMRM 10th Scientific Meeting,May18-24,2002:190.

[38] Zhu Y. Parallel excitation with an array of transmit coils. Magnetic Resonance in Medicine,2004,51(4):775-784.

[39] Sinkovits D W,Conradi M S. Improved rejection of transmitter noise:A convenient scheme with resonant crossed diodes. Journal of Magnetic Resonance,2004,171:11-14.

[40] Shajan G,Hoffmann J,Budde J,et al. Design and evaluation of an RF front-end for 9. 4 T human Magnetic Resonance in Medicine. Magnetic Resonance in Medicine,2011,66:596-604.

[41] Reykowski A,Wright S M,Porter J R. Design of matching networks for low noise preamplifiers. Magnetic Resonance in Medicine,1995,33:848-852.

[42] Cao X,Zu D,Zhao X,et al. The design of a low-noise preamplifier for MRI. Science China, 2011,54(7):1766-1770.

# 第2章  MRI 主磁体设计

超导 MRI 主磁体基本由轴对称圆环形绕组或螺管型线圈构成。计算方法可用标量势级数展开法,也可用矢量势级数展开法,然而最新技术是目标场方法。电磁铁 MRI 的磁体设计,主要用磁路定理和经验公式估算。永磁型 MRI 的磁体设计依靠磁路概念和有限元数值计算软件[1]。本章主要介绍 MRI 超导磁体和永磁体设计原理和计算方法以及匀场的概念、原理和设计方法。

## 2.1  轴对称磁场均匀性分析方法

轴对称螺管线圈绕组如图 2.1.1 所示,绕组内半径为 $a_1$,外半径为 $a_2$,长为 $2b$。线圈绕组截面为矩形,电流密度均匀分布。希望分析在中心球形区域产生的磁场,在中心区域无传导电流分布。磁场 $\boldsymbol{H}$ 满足 $\nabla \times \boldsymbol{H} = 0$,是无旋场,引进磁标势 $\boldsymbol{\Phi}$,$\boldsymbol{H} = -\nabla \boldsymbol{\Phi}$,$\boldsymbol{\Phi}$ 满足拉普拉斯方程 $\nabla^2 \boldsymbol{\Phi} = 0$,在球坐标系中 $\nabla^2 \boldsymbol{\Phi} = 0$ 可写为(附录 D)

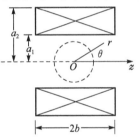

图 2.1.1  轴对称螺管线圈在中心球形区域产生磁场的坐标示意和线包尺寸表示

$$\frac{\partial}{\partial r}\left(r^2 \frac{\partial \Phi}{\partial r}\right) + \frac{1}{\sin\theta}\frac{\partial}{\partial \theta}\left(\sin\theta \frac{\partial \Phi}{\partial \theta}\right) + \frac{1}{\sin^2\theta}\frac{\partial^2 \Phi}{\partial \varphi^2} = 0 \tag{2.1.1}$$

其通解为满足边界条件的本征函数的叠加

$$\Phi(r,\theta,\varphi) = \sum_{n=0}^{\infty}(A_0 r^n + B_0 r^{-n-1})\sum_{m=0}^{n}\left[A_1 P_n^m(\cos\theta) + B_1 Q_n^m(\cos\theta)\right](A_2 \cos m\varphi + B_2 \sin m\varphi) \tag{2.1.2}$$

条件:①在 $Oz$ 轴上,$H$ 有界,$\Phi(z,\theta = 0、180°,\varphi)$ 有界,$\cos\theta = \pm 1$,当 $\cos\theta = 1$ 时,$Q_n^m(\cos\theta) \to \infty$,应舍去,故要求在式(2.1.2)中取系数 $B_1 = 0$;②整个载流系统具有轴对称性,问题与 $\varphi$ 无关,要求式(2.1.2)中取参数 $m = 0$;③在中心 $\Phi(0)$ 也有界,要求式(2.1.2)中取系数 $B_0 = 0$,于是通解式(2.1.2)简化为[2]

$$\Phi(r,\theta) = \sum_{n=1}^{\infty}A r^n P_n(\cos\theta), \quad r < a_1 \tag{2.1.3}$$

$A$ 与结构参数有关,待定,在 $z$ 轴上,$r=|z|$,$\theta=0°$或 $180°$。因此勒让德函数为

$$P_n(\cos\theta) = P_n(\pm 1) = (\pm 1)^n$$

于是 $r^n P_n(\cos\theta) = (\pm r)^n = z^n$,代入式(2.1.3),在 $Oz$ 轴上

$$\Phi(z) = \sum_{n=1}^{\infty} A z^n \tag{2.1.4}$$

这恰好是在 $z=0$ 处展开的泰勒级数,而泰勒展开系数为

$$A = \frac{1}{n!}\Phi^{(n)}(0), \quad n = 1,2,3,\cdots,\infty \tag{2.1.5}$$

式中,$\Phi^{(n)}(0) = \dfrac{\partial^n \Phi(z)}{\partial z^n}\bigg|_{z=0}$,是在原点 $O$ 的 $\Phi(z)$ 的各阶导数值。把式(2.1.5)代入式(2.1.4),注意到 $\Phi^{(n=0)}(0) = \Phi(0) = 0$,于是

$$\Phi(z) = \sum_{n=0}^{\infty} \frac{1}{n!}\Phi^{(n)}(0) z^n \tag{2.1.6}$$

在 $Oz$ 轴上,由 $\boldsymbol{H} = -\boldsymbol{\nabla}\Phi$,分量

$$H_z = \boldsymbol{e}_z \cdot \boldsymbol{H} = -\boldsymbol{e}_z \cdot (\boldsymbol{\nabla}\Phi) = -\frac{\partial \Phi}{\partial z} \tag{2.1.7}$$

因此

$$\Phi^{(n)}(0) = -H_z^{(n-1)}(0) \tag{2.1.8}$$

与结构参数有关,要分析的是 $H_z(r,\theta)$,把式(2.1.8)代入式(2.1.5),再代入式(2.1.3),得

$$\Phi(r,\theta) = -\sum_{n=1}^{\infty} \frac{H_z^{(n-1)}(0)}{n!} r^n P_n(\cos\theta) \tag{2.1.9}$$

在真空或空气中,$\boldsymbol{B} = \mu_0 \boldsymbol{H} = -\mu_0 \boldsymbol{\nabla}\Phi$,有

$$\boldsymbol{B}(r,\theta) = -\mu_0 \boldsymbol{\nabla}\Phi(r,\theta) \tag{2.1.10}$$

其分量(附录 D)

$$B_r(r,\theta) = -\mu_0 \frac{\partial \Phi(r,\theta)}{\partial r} = \sum_{n=1}^{\infty} \frac{B_z^{(n-1)}(0)}{(n-1)!} r^{n-1} P_n(\cos\theta) \tag{2.1.11}$$

$$B_\theta(r,\theta) = -\mu_0 \frac{1}{r} \frac{\partial \Phi(r,\theta)}{\partial \theta} = -\sum_{n=1}^{\infty} \frac{B_z^{(n-1)}(0)}{n!} r^{n-1} P_n'(\cos\theta)\sin\theta \tag{2.1.12}$$

有用场分量是 $B_z$,$B_\rho$ 越小越好,用 $B_r$ 和 $B_\theta$ 合成 $B_z$(图 2.1.2)

$$B_z(r,\theta) = B_r(r,\theta)\cos\theta - B_\theta(r,\theta)\sin\theta \tag{2.1.13}$$

把式(2.1.11)和式(2.1.12)代入(2.1.13),注意到递推公式(附录 B)

$$(1-\cos^2\theta)P_n'(\cos\theta) = n[P_{n-1}(\cos\theta) - \cos\theta P_n(\cos\theta)]$$

或

$$\frac{\sin^2\theta}{n}P_n'(\cos\theta) + \cos\theta P_n(\cos\theta) = P_{n-1}(\cos\theta)$$

于是式(2.1.13)可改写为

$$B_z(r,\theta) = \sum_{n=1}^{\infty} \frac{1}{(n-1)!} B_z^{(n-1)}(0) r^{n-1} P_{n-1}(\cos\theta)$$

$$= \sum_{n=0}^{\infty} \frac{1}{n!} B_z^{(n)}(0) r^n P_n(\cos\theta)$$

$$= B_z(0) + \sum_{n=1}^{\infty} \frac{1}{n!} B_z^{(n)}(0) r^n P_n(\cos\theta) \quad (2.1.14)$$

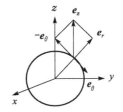

图 2.1.2　$B_r$ 和 $B_\theta$ 合成 $B_z$

第一项 $B_z(0)$ 与 $r$、$\theta$ 无关,代表均匀场,即系统中心场值,求和号中的项代表各阶高次谐波。展开式中零阶项为均匀场,高次项称为高次谐波,$B_z(0)$ 和 $B_z^{(n)}(z)$ 由载流系统的物理和几何参数确定,$B_z(0)$ 是电流密度 $J$ 和几何参数 $a_1$、$a_2$、$b$ 的函数,为了方便,定义结构参数

$$\alpha = \frac{a_2}{a_1}, \quad \beta = \frac{b}{a_1}, \quad \zeta = \frac{z}{a_1}(\text{无量纲}) \quad (2.1.15)$$

如果能把轴对称载流系统轴线上的 $B_z(0)$ 用初等方法求出来,那么式(2.1.14)中 $B_z(0)$ 就知道了,于是求和号中各阶高次谐波的系数就都可以求出来。然后借助于轴线上的 $B_z(z)$(也是一个边界条件)就可以求得系统中心一个球形区域($r<a_1$)内任一点的磁场值。由电工学知识可知,一个均匀密绕有限长螺线管轴线上的 $B_z$ 可用毕奥-萨伐尔定律对电流积分求得为

$$B_z(\zeta) = \frac{\mu_0}{2} J a_1 \left\{ (\zeta+\beta) \ln \frac{\alpha + [\alpha^2 + (\zeta+\beta)^2]^{\frac{1}{2}}}{1 + [1 + (\zeta+\beta)^2]^{\frac{1}{2}}} - (\zeta-\beta) \ln \frac{\alpha + [\alpha^2 + (\zeta-\beta)^2]^{\frac{1}{2}}}{1 + [1 + (\zeta-\beta)^2]^{\frac{1}{2}}} \right\}$$

$$(2.1.16)$$

令 $\zeta=0$ 可求得

$$B_z(0) = \mu_0 J a_1 \beta \ln \frac{\alpha + (\alpha^2 + \beta^2)^{\frac{1}{2}}}{1 + (1 + \beta^2)^{\frac{1}{2}}} \quad (2.1.17)$$

为了方便求各阶导数值,引进 $c$ 参数

$$c_1 = \frac{1}{1+\beta^2}, \quad c_2 = \frac{\beta^2}{1+\beta^2}, \quad c_3 = \frac{\alpha^2}{\alpha^2+\beta^2}, \quad c_4 = \frac{\beta^2}{\alpha^2+\beta^2} \quad (2.1.18)$$

对于这样一个螺管电流系统,由于镜像对称,所以奇数次微商皆等于零,即

$$\frac{\partial B_z}{\partial z}\Big|_{z=0} = \frac{\partial^3 B_z}{\partial z^3}\Big|_{z=0} = \cdots = \frac{\partial^{2n+1} B_z}{\partial z^{2n+1}}\Big|_{z=0} = 0 \quad (2.1.19)$$

于是只剩偶次微商项不为零,式(2.1.14)可写为

$$B_z(r,\theta) = B_z(0) + \sum_{n=1}^{\infty} \frac{1}{(2n)!} B_z^{(2n)}(0) r^{2n} P_{2n}(\cos\theta) \quad (2.1.20)$$

$$= \mu_0 J a_1 \left[ M_0 + M_2 \left(\frac{r}{a_1}\right)^2 P_2(\cos\theta) + M_4 \left(\frac{r}{a_1^4}\right) P_4(\cos\theta) \right.$$

$$+ \cdots + M_{2n}\left(\frac{r}{a_1}\right)^{2n} P_{2n}(\cos\theta) + \cdots \bigg] \tag{2.1.21}$$

式中

$$M_2 = \frac{1}{2\beta}(c_1^{3/2} - c_3^{3/2}) \tag{2.1.22}$$

$$M_4 = \frac{1}{24\beta^3}\big[c_1^{3/2}(2 + 3c_2 + 15c_2^2) - c_3^{3/2}(2 + 3c_4 + 15c_4^2)\big] \tag{2.1.23}$$

$$M_6 = \frac{1}{240\beta^5}\big[c_1^{3/2}(8 + 12c_2 + 15c_2^2 - 70c_2^3 + 315c_2^4)$$
$$- c_3^{3/2}(8 + 12c_4 + 15c_4^2 - 70c_4^3 + 315c_4^4)\big] \tag{2.1.24}$$

$$M_8 = \frac{1}{896\beta^7}\big[c_1^{3/2}(16 + 24c_2 + 30c_2^2 + 35c_2^3 + 315c_2^4 - 2079c_2^5 + 3003c_2^6)$$
$$- c_3^{3/2}(16 + 24c_4 + 30c_4^2 + 35c_4^3 + 315c_4^4 - 2079c_4^5 + 3003c_4^6)\big] \tag{2.1.25}$$

$$M_{10} = \frac{1}{211\,520\beta^9}\big[c_1^{3/2}(128 + 192c_2 + 240c_2^2 + 280c_2^3 + 315c_2^4 - 2772c_2^5 + 42\,042c_2^6$$
$$- 128\,700c_2^7 + 109\,395c_2^8) - c_3^{3/2}(128 + 192c_4 + 240c_4^2 + 280c_4^3 + 315c_4^4$$
$$- 2772c_4^5 + 42\,042c_4^6 - 128\,700c_4^7 + 109\,395c_4^8)\big] \tag{2.1.26}$$

Garrett[3]于 1951 年首次导出轴向磁场按勒让德函数展开的一般理论,所用的是理想圆线圈,不考虑绕组截面积。Girard 和 Sauzade[2]于 1963 年对均匀电流密度矩形截面螺线管磁场轴向分量导出了本节展开式。

## 2.2 超导 MRI 主磁体设计思想及方法

超导 MRI 主磁体设计指标主要有两项,一项是中心场强 $B_0$,另一项是在一定空间区域中的均匀度,即

$$\frac{\Delta B}{B_0} = \frac{|B_{Zmax} - B_0|}{B_0} \tag{2.2.1}$$

难点更在均匀度,要求在 0.5m DSV 内均匀度达 ppm 量级,策略是消高次谐波。

### 2.2.1 厚壁螺管亥姆霍兹对

一般教科书介绍的是一对单匝线圈构成的亥姆霍兹对。现在介绍体线圈构成的亥姆霍兹对[4],要消掉偶次谐波,单螺管不行,用一对螺管线圈有可能消掉偶次项,图 2.2.1 所示的一对螺管可看作一个总长为 $2(2b+c)$ 的大螺管载流+$J$ 和一个长度为 $2c$ 的小螺管载流-$J$ 的叠加。长螺管标为 1 号,短螺管为 2 号。

长螺管为 $\alpha_1 = \dfrac{a_2}{a_1} \overset{令}{=} \alpha, \beta_1 = 2\beta + g$,电流密度为 $+J, \beta = \dfrac{b}{a_1}, g = \dfrac{c}{a_1}$。

短螺管为 $\alpha_2 = \alpha, \beta_2 = g$,电流密度为 $-J$,则中心场强为

$$B_z(0) = \mu_0 J a_1 \left\{ \beta_1 \ln \frac{\alpha + (\alpha^2 + \beta_1^2)^{1/2}}{1 + (1 + \beta_1^2)^{1/2}} \right.$$

$$\left. - g \ln \frac{\alpha + (\alpha^2 + g^2)^{1/2}}{1 + (1 + g^2)^{1/2}} \right\} \quad (2.2.2)$$

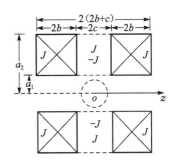

图 2.2.1　厚壁螺管亥姆霍兹对参数定义

根据式(2.1.20)~式(2.1.22),二次谐波磁场可写为

$$B_z^{(2)}(r,\theta) = \mu_0 J a_1 \left\{ \frac{1}{\beta_1}(c_1^{3/2} - c_3^{3/2}) - \frac{1}{g}(D_1^{3/2} - D_3^{3/2}) \right\} \left( \frac{r}{a_1} \right)^2 P_2(\cos\theta)$$

$$(2.2.3)$$

根据式(2.1.18),式(2.2.3)中 $c$ 参数为

$$c_1 = \frac{1}{1 + \beta_1^2}, \quad c_2 = \frac{\beta_1^2}{1 + \beta_1^2}, \quad c_3 = \frac{\alpha^2}{\alpha^2 + \beta_1^2}, \quad c_4 = \frac{\beta_1^2}{\alpha^2 + \beta_1^2} \quad (2.2.4)$$

类似于式(2.1.18)引进 $D$ 参数

$$D_1 = \frac{1}{1 + g^2}, \quad D_2 = \frac{g^2}{1 + g^2}, \quad D_3 = \frac{\alpha^2}{\alpha^2 + g^2}, \quad D_4 = \frac{g^2}{\alpha^2 + g^2} \quad (2.2.5)$$

式(2.2.2)~式(2.2.5)中

$$\beta_1 = \frac{2b + c}{a_1}, \quad \alpha = \frac{a_2}{a_1}, \quad g = \frac{c}{a_1} \quad (2.2.6)$$

要消除二次谐波,只要令式(2.2.3)中大括号中因子等于零,即

$$\frac{1}{\beta_1}(c_1^{3/2} - c_3^{3/2}) - \frac{1}{g}(D_1^{3/2} - D_3^{3/2}) = 0 \quad (2.2.7)$$

二次谐波消去后,得到的是 4 阶场,即最低高次谐波为 4 阶,因奇数阶不存在,所以

$$B_z(r,\theta) = B_z(0) + B_z^{(4)} \quad (2.2.8)$$

但要注意,两线圈必须严格对称,否则不但二次项消不干净,奇次项(1、3)也不一定为零。理想亥姆霍兹线包产生的磁场不包含二次谐波,其均匀度由四次项决定,通常称为 4 阶磁场,其均匀度远不能满足 MRI 的要求。

## 2.2.2　高均匀度 MRI 主磁体设计的数学模型[5]

单螺管产生的磁场由式(2.1.21)表示,对于多螺管结构,只要具有轴对称性和镜面对称性,就可以利用叠加原理,将其产生的磁场看成几个矩形截面螺管所产生的磁场的叠加,叠加结果可表示为

$$B_z(r,\theta) = \mu_0 J a_1 \left\{ \sum_{i=1}^{n} (-1)^i M_0(\alpha_i, \beta_i) + \sum_{i=1}^{n} (-1)^i M_2(\alpha_i, \beta_i) P_2(\cos\theta) \left(\frac{r}{a_1}\right)^2 + \cdots \right\}$$

(2.2.9)

用两个亥姆霍兹对,有可能消去 2、4、6 阶谐波,得到 8 阶场,用 3 对亥姆霍兹线圈,有可能消去 2、4、6、8、10 阶谐波,得到 12 阶磁场,令

$$\begin{cases} \sum_{i=1}^{n} (-1)^i M_2(\alpha_i, \beta_i) = 0 \\ \sum_{i=1}^{n} (-1)^i M_4(\alpha_i, \beta_i) = 0 \\ \quad\vdots \\ \sum_{i=1}^{n} (-1)^i M_{2(n-1)}(\alpha_i, \beta_i) = 0 \end{cases}$$

(2.2.10)

消去 2~2(n-1) 阶谐波后,就能得到 2n 阶场,其中心场强为

$$B_0 = \mu_0 J a_1 \sum_{i=1}^{n} (-1)^i M_0(\alpha_i, \beta_i)$$

(2.2.11)

对于两对亥姆霍兹线圈,n=4;而对于 3 对亥姆霍兹线圈,n=6。这里需要说明:超导磁体设计和常规磁体设计有一个很大的差别,对于超导磁体,电流密度 $J$ 必须小于超导线(NbTi)的临界电流密度 $J_c$,而 $J_c$ 是超导线所在地磁场的函数,$J_c$ 不是被 $B_0$ 限定而是被线包上最大磁场值 $B_m$ 限定。而临界电流密度随外磁场 $B_m$ 增大而降低(B-J 特性),如图 2.2.2 所示。对于铌钛超导体有以下经验公式:

$$J_c = -400 B_m + 4200 (\text{A/mm}^2)$$

(2.2.12)

一般 $B_m > B_0$,其值与位置、磁体几何结构、物理参数都有关系。它也是磁体的一个参数,事先难以确定,$B_m$ 越大,所允许的超导线工作电流越低。因此,要达到所要求的场强所用超导线就越多,磁体成本也就随之升高,设超导电流密度 $J$ 取为

$$J = \lambda \cdot k \cdot f(B_m)$$

(2.2.13)

式中,$J$ 是绕组中平均电流,有绝缘层时,$J = \dfrac{NI}{S}$;$\lambda$ 为占空比,一般取 $\lambda = 0.6 \sim 0.7$;$k$ 是退化系数。临界电流密度 $J_c$ 是短样测试得到的,做成长线绕成磁体后,$J_c$ 更低些,称为退化效应(图 2.2.3)。因此,$k < 1$,一般取 $k = 0.8$,设最大磁场为

$$B_{\max} = q(\alpha_i, \beta_i)$$

(2.2.14)

式中,$q$ 是磁体参数。另外,为了节省超导线,可要求线圈导线体积 $V_{coil} \rightarrow V_{min}$,磁体体积 $V_{mag} \rightarrow V_{min}$。应该把式(2.2.10)~式(2.2.14)联立求解。用 $N_{2n}$ 代表 $\sum_{i=1}^{n} (-1)^i M_{2n}(\alpha_i, \beta_i)$,则设计超导 MRI 主磁体的数学模型是一个非线性规则问题[5-7],如下:

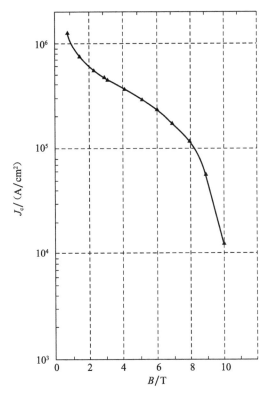

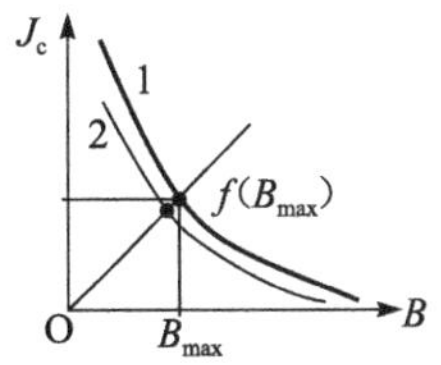

图 2.2.3　超导线临界电流
是所在处磁场的函数

曲线 2 表示退化效应

图 2.2.2　铌钛线临界电流密度随磁感应变化关系曲线

$$\begin{cases} J = \lambda k f(B_m) \\ J < J_c \\ J_c = -400B_m + 4200(\mathrm{A/mm^2}) \\ B_m = q(磁体参数) \\ \mu_0 J a_1 N_0 = B_0 \\ N_2 = 0 \\ N_4 = 0 \\ \quad\vdots \\ N_{2(n-1)} = 0 \\ V_{coil} \to 最小 \\ V_{mag} \to 最小 \end{cases} \qquad (2.2.15)$$

这问题联立求解一般很难，一般是固定 $B_0$，内孔径 $2a_1$，先不考虑 $V_{coil}$、$V_{mag}$ 最小化，由 $B_0$ 按经验估定最大场强初值 $B_m$，通过数值方法解非线性方程组

$$\begin{cases} J = \lambda k f(B_{\mathrm{m}}) \\ \mu_0 J a_1 N_0 - B_0 = 0 \\ N_2 = 0 \\ N_4 = 0 \\ \quad\vdots \\ N_{2(n-1)} = 0 \end{cases} \qquad (2.2.16)$$

算出工作电流密度 $J$ 和几何参数 $\alpha_i$、$\beta_i$。然后计算磁体线圈的磁场分布,用计算机优化算法搜索出最大场强值 $B_{\max}$,看 $B_{\max}$ 与预定最大场强初值 $B_{\mathrm{m}}^*$ 的差是否小于计算精度所要求的一个小正值 $\varepsilon$,即

$$| B_{\max} - B_{\mathrm{m}}^* | < \varepsilon \qquad (2.2.17)$$

如果不满足,取

$$B_{\mathrm{m}} = \frac{1}{2}(B_{\max} + B_{\mathrm{m}}^*) \qquad (2.2.18)$$

再重复以上计算步骤,直到式(2.2.17)满足,确定出一组磁体参数。对于这样参数的磁体,计算 0.5m DSV 内的均匀度(过直径截面内 1/4 象限即可,而测量时则需要测整个球面,并多测几个球面),看均匀场要求是否满足,再看线圈体积、磁体体积等。主线圈提供基础场,基础场越好,后续的匀场越容易。

### 2.2.3　电磁场计算软件和优化算法

现代电磁设计都离不开大型计算机分析软件,在全世界各实验室广泛流行的著名电磁场分析软件有 Opera、URMEL、URMEL-T、MAFIA、Poisson、Superfish 等,数值计算软件 MATLAB,著名商业软件 ANSYS、Ansoft。其中 URMEL、UR-MEL-T、Poisson、Supirfish 是为计算二维轴对称电磁系统发展的;Opera 分为 Opera 2D 和 Opera 3D;MAFIA、ANSYS、Ansoft 都是三维计算软件。工程实践证明,基于有限元算法的三维商业软件 ANSYS、Ansoft 更适合磁体设计计算,其功能强大,使用灵活方便,后处理功能也很丰富。其有限元算法有可能与一些优化算法集成在一起运行。

现代电磁工程设计不但需要电磁场计算,更需要寻优,即从众多解决方案中找出最优解。为此发展了许多优化算法[8,9],在关于 MRI 磁体优化设计的文献中见到的有随机搜索法(random search technique)[10]、牛顿-辛普森法(iterative New-ton-Raphson procedure)[11]、Levenberg-Marquard 法[12]、线性规划[13,14]、序列二次规划(Sequential Quadratic Programming,SQP)[15]、遗传算法[16,17]、模拟退火算法[18-20]以及逆方法[21]。因为线圈层数和匝数都是离散变量,而模拟退火算法和遗传算法可以方便地对离散变量进行优化,同时它们又是全局优化算法,能够避免设计结果陷入局部最优,而具有全局收敛性,所以受到特别的重视。

# 2.3　六线圈 MRI 主磁体系统设计

在 MRI 主磁体技术发展过程中,曾有过四线圈系统(双亥姆霍兹线圈对),由于均匀度不高(6 阶场),早已经淘汰,流行比较长时间的是六线圈(三对亥姆霍兹线圈)结构。

## 2.3.1　相同半径六线圈结构

将六线圈配成三对,如图 2.3.1 所示,具有镜面($z=0$)对称性,设这三对线圈的内、外半径均相同,分布在相同圆柱面上,其内直径为 $a_1$,外直径为 $a_2$,则

$$\alpha_1 = \alpha_2 = \alpha_3 = \alpha_4 = \alpha_5 = \alpha_6 = \alpha = \frac{a_2}{a_1} \tag{2.3.1}$$

$$\beta_i = \frac{l_i}{a_1}, \quad i = 1,2,\cdots,6 \tag{2.3.2}$$

六线圈所产生的场叠加,得

$$B_z(r,\theta) = \mu_0 J a_1 \Big[ N_0 + N_2 \Big(\frac{r}{a_1}\Big)^2 P_2(\cos\theta) + N_4 \Big(\frac{r}{a_1}\Big)^4 P_4(\cos\theta)$$
$$+ \cdots + N_{2n} \Big(\frac{r}{a_1}\Big)^{2n} P_{2n}(\cos\theta) \Big] \tag{2.3.3}$$

式中

$$\begin{cases} N_0(\alpha,\beta_1,\beta_2,\cdots,\beta_6) = M_0(\alpha,\beta_1) - M_0(\alpha,\beta_2) \\ \qquad\qquad\qquad\quad + M_0(\alpha,\beta_3) - M_0(\alpha,\beta_4) + M_0(\alpha,\beta_5) - M_0(\alpha,\beta_6) \\ N_2(\alpha,\beta_1,\beta_2,\cdots,\beta_6) = M_2(\alpha,\beta_1) - M_2(\alpha,\beta_2) \\ \qquad\qquad\qquad\quad + M_2(\alpha,\beta_3) - M_2(\alpha,\beta_4) + M_2(\alpha,\beta_5) - M_2(\alpha,\beta_6) \\ \qquad\qquad\qquad\qquad\qquad\qquad \vdots \\ N_{2n}(\alpha,\beta_1,\beta_2,\cdots,\beta_6) = \sum_{i=1}^{6} M_{2n}(\alpha,\beta_i)(-1)^{i-1} \end{cases} \tag{2.3.4}$$

要求六线圈产生 12 阶磁场,可建立如下非线性方程组:

$$\begin{cases} N_0(\alpha,\beta_1,\beta_2,\cdots,\beta_6) - \dfrac{B_0}{\mu_0 J a_1} = 0 \\ N_2(\alpha,\beta_1,\beta_2,\cdots,\beta_6) = 0 \\ N_4(\alpha,\beta_1,\beta_2,\cdots,\beta_6) = 0 \\ N_6(\alpha,\beta_1,\beta_2,\cdots,\beta_6) = 0 \\ N_8(\alpha,\beta_1,\beta_2,\cdots,\beta_6) = 0 \\ N_{10}(\alpha,\beta_1,\beta_2,\cdots,\beta_6) = 0 \end{cases} \tag{2.3.5}$$

七个未知数,六个方程,存在一个自由解参量。

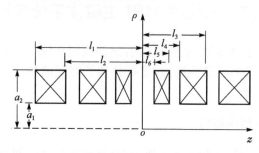

图 2.3.1 相同半径且同轴镜面对称六线圈结构

只画出纵截面的一半,六线圈配为 3 对,其内半径为 $a_1$,外半径为 $a_2$,

各线圈的长度可用到中垂面的距离参数 $l_i$ 算出来

固定 $a_1$,如果选择 $\alpha = \dfrac{a_2}{a_1}$(选 $a_2$)作为自由解参量,那么给定一个 $\alpha$ 值,解方程组(2.3.5)就可以得到 $\beta_1, \beta_2, \cdots, \beta_6$,即得 $l_1, l_2, \cdots, l_6$,一组唯一解。有了这组解,再算 $B_{\max}$,看预设的 $J$ 是否小于 $J_c(B_{\max})$。$N_2 \sim N_{10}$ 阶谐波消去之后,12 阶场(理论上)为

$$B_z(r,\theta) = B_0 + B_z^{(12)} + B_z^{(14)} + \cdots$$

$$= \mu_0 J a_1 \left[ N_0 + N_{12} \left( \frac{r}{a_1} \right)^{12} P_{12}(\cos\theta) + N_{14} \left( \frac{r}{a_1} \right)^{14} P_{14}(\cos\theta) + \cdots \right]$$

$$(2.3.6)$$

其均匀度为

$$\frac{\Delta B_z}{B_0} = \frac{N_{12} \left( \dfrac{r}{a_1} \right)^{12} P_{12} + N_{14} \left( \dfrac{r}{a_1} \right)^{14} P_{14}}{N_0} \qquad (2.3.7)$$

注意,由于大而厚的超导线圈具有机械不稳定性,设计的参数 $\alpha$ 最好不要超过 1.3。对于 $1.3 < \alpha < 1.6$ 的超导线圈,通常具有锻炼效应[8]。

### 2.3.2 不同内径的六线圈结构

外径相同内径不同的同轴对称六线圈结构如图 2.3.2 所示,其几何参数为

$$\alpha_1 = \frac{a_2}{a_1}, \quad \alpha_2 = \frac{a_2}{a_3}, \quad \alpha_3 = \frac{a_2}{a_5} \qquad (2.3.8)$$

$$\beta_1 = \frac{l_1}{a_1}, \quad \beta_2 = \frac{l_2}{a_1}, \quad \beta_3 = \frac{l_3}{a_3}, \quad \beta_4 = \frac{l_4}{a_3}, \quad \beta_5 = \frac{l_5}{a_5}, \quad \beta_6 = \frac{l_6}{a_5} \quad (2.3.9)$$

三对线圈产生的磁场叠加结果为

$$B_z(r,\theta)$$

$$= \mu_0 J \Big\{ \big[ a_1(M_{01} - M_{02}) + a_3(M_{03} - M_{04}) + a_5(M_{05} - M_{06}) \big]$$

$$+\left[\frac{1}{a_1}(M_{21}-M_{22})+\frac{1}{a_3}(M_{23}-M_{24})+\frac{1}{a_5}(M_{25}-M_{26})\right]r^2P_2(\cos\theta)$$

$$+\left[\frac{1}{a_1^3}(M_{41}-M_{42})+\frac{1}{a_3^3}(M_{43}-M_{44})+\frac{1}{a_5^3}(M_{45}-M_{46})\right]r^4P_4(\cos\theta)+\cdots$$

$$+\left[\frac{1}{a_1^{2n-1}}(M_{2n,1}-M_{2n,2})+\frac{1}{a_3^{2n-1}}(M_{2n,3}-M_{2n,4})\right.$$

$$+\left.\frac{1}{a_5^{2n-1}}(M_{2n,5}-M_{2n,6})\right]r^{2n}P_{2n}(\cos\theta)+\cdots\bigg\} \tag{2.3.10}$$

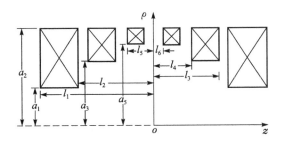

图 2.3.2　不同内径的镜像对称同轴六线圈结构

消去 2、4、6、8、10 阶谐波,保留 0 阶和 12 阶,建立非线性方程组为

$$\begin{cases} a_1(M_{01}-M_{02})+a_3(M_{03}-M_{04})+a_5(M_{05}-M_{06})-\dfrac{B_0}{\mu_0 J}=0 \\[2mm] \dfrac{1}{a_1}(M_{21}-M_{22})+\dfrac{1}{a_3}(M_{23}-M_{24})+\dfrac{1}{a_5}(M_{25}-M_{26})=0 \\[2mm] \dfrac{1}{a_1^3}(M_{41}-M_{42})+\dfrac{1}{a_3^3}(M_{43}-M_{44})+\dfrac{1}{a_5^3}(M_{45}-M_{46})=0 \\[2mm] \dfrac{1}{a_1^5}(M_{61}-M_{62})+\dfrac{1}{a_3^5}(M_{63}-M_{64})+\dfrac{1}{a_5^5}(M_{65}-M_{66})=0 \\[2mm] \dfrac{1}{a_1^7}(M_{81}-M_{82})+\dfrac{1}{a_3^7}(M_{83}-M_{84})+\dfrac{1}{a_5^7}(M_{85}-M_{86})=0 \\[2mm] \dfrac{1}{a_1^9}(M_{10,1}-M_{10,2})+\dfrac{1}{a_3^9}(M_{10,3}-M_{10,4})+\dfrac{1}{a_5^9}(M_{10,5}-M_{10,6})=0 \end{cases} \tag{2.3.11}$$

未知参数比方程多三个,有三个自由解,可自由选择,如选定 $\alpha_1$、$\alpha_2$、$\alpha_3$ 即 $a_1$、$a_3$ 和 $a_5$,解方程可求出 $\beta_i(i=1,2,\cdots,6)$,也可选定 $l_1$(短磁体)、$l_2$ 和 $\alpha_1$,求解 $l_3\sim l_5$ 和 $\alpha_2$、$\alpha_3$。总之,可调参数多一些,达到目标的可能性会大一些。

### 2.3.3　铁屏蔽 1.5T 六线圈 MRI 磁体设计实例

1.5T MRI 可以用有源屏蔽,也可以用无源(铁)屏蔽。唐昕等[22]设计的铁屏蔽六线圈主磁体几何结构如图 2.3.3 所示。考虑到铁屏材料的非线性采用迭代法解非线性方程,并考虑到磁体结构有轴对称性,采用二维有限元方法计算铁屏蔽超导磁体产生的磁场分布。先用有限元法求得 DSV 内的 $B_z$ 分布为

$$B_z = B_0 + \sum_n A_n \cdot r^n \cdot P_n(\cos\theta) \tag{2.3.12}$$

然后使用线性规划法求出展开项系数 $A_n$,可计算到第 12 阶系数。

　　为了得到性价比高的磁体,需要优化设计,将线圈和铁屏的几何结构参数设为优化变量,如图 2.3.3(b)所示,$x_i(i=1,2,\cdots,6)$ 为线圈的位置变量,$y_i(i=1,2,3,4,5)$ 为铁屏的厚度、长度和位置变量,$n_i(i=1,2,3)$ 和 $m_i(i=1,2,3)$ 分别为线圈的绕线层数和单层匝数变量。其中 $x_i$ 和 $y_i$ 设为连续变量,$m_i$ 和 $n_i$ 设为离散变量,构造优化目标函数如下:

$$E = W_1 \cdot (B_0 - B_{obj}) + \sum_{n=1}^{N} w_n \cdot |A_n| \cdot R_{dsv}^n$$

$$+ W_2 \cdot \sum_{m=1}^{M} BS_m + W_3 \cdot V_{coil} + W_4 \cdot W_{shield} \tag{2.3.13}$$

式中,第一项用于优化磁体中心磁场强度,$B_0$ 为中心磁场计算值,$B_{obj}$ 为目标磁场强度(1.5T);第二项用于优化磁场均匀度,$A_n$ 可由式(2.3.12)计算得到,$R_{dsv}$ 为均匀度半径;第三项用于优化逸散磁场范围,$BS_m$ 为目标 5Gs 线上若干点的磁通密度之和;第四项计算主线圈体积,用于优化超导线材用量;第五项用于优化铁屏重量,$W_{shield}$、$W_1$、$W_2$、$W_3$、$W_4$ 和 $w_n$ 为权重系数。采用模拟退火优化算法可以方便地处理离散变量 $n_i$ 和 $m_i$,与基于有限元方法的磁体磁场计算程序(ANSYS)有机结合起来,使铁屏和线圈的尺寸、位置可以同时进行优化。

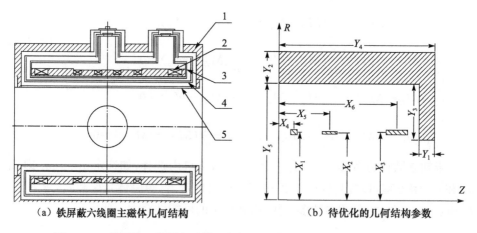

（a）铁屏蔽六线圈主磁体几何结构　　　　　　（b）待优化的几何结构参数

图 2.3.3　铁屏蔽六线圈主磁体几何结构及其待优化的几何结构参数[9,22]

1 为铁屏;2 为超导线圈;3 为盛液氦的第一层冷屏;4 为中间绝热屏;5 为外绝热屏,与铁屏一体处于室温;$x_1$、$x_2$ 和 $x_3$ 分别表示三对线圈的径向位置;$x_4$、$x_5$ 和 $x_6$ 分别表示三对线圈的轴向位置;$y_1 \sim y_5$ 分别是铁屏的厚度、长度和位置参数

模拟退火优化计算最终得到的磁体参数最优解如表2.3.1所示,磁场计算结果如图2.3.4所示,图2.3.4(a)为成像区400mm DSV内磁通密度分布云,图2.3.4(b)为磁体外部逸散场分布。结果显示,该磁体主场$B_0=1.5T$,400mm的成像均匀区内磁场均匀度为2.9ppm(磁场最大差距与主磁场的相对偏差)。磁体总长度为1.72m,外径为1.88m,线包中最大$B_m=4.2T$,磁体总重量为14t左右。

表2.3.1 1.5T铁屏超导磁体设计变量优化结果

| 线圈匝、层数 | $N_1=27$匝 | $N_2=63$匝 | $N_3=89$匝 | $N_4=28$层 | $N_5=16$层 | $N_6=28$层 |
|---|---|---|---|---|---|---|
| 线圈位置/mm | $X_1=526.1$ | $X_2=523.6$ | $X_3=527.0$ | $X_4=85.5$ | $X_5=285.1$ | $X_6=657.2$ |
| 铁屏参数/mm | $Y_1=150.0$ | $Y_2=160.0$ | $Y_3-290.0$ | $Y_4=860.0$ | $Y_5=780.0$ | |

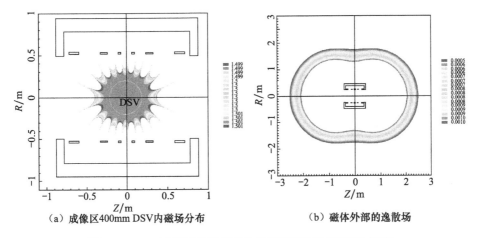

(a)成像区400mm DSV内磁场分布    (b)磁体外部的逸散场

图2.3.4 1.5T铁屏蔽超导磁体磁场计算结果(彩图见文后)

如果建立优化目标函数时将决定超导线临界电流的最大磁通密度$B_m$,即式(2.2.12),考虑在内,即将降低$B_m$作为优化目标之一,有可能获得更低的$B_m$,超导线工作电流$J$就可以取更大值,从而有可能进一步减小体积,降低成本。还应该说明,该磁体设计者[9,22]出于低成本考虑省去了超导匀场线圈(在2.6节讨论)。一般来说,对于超导MRI磁体,尤其是高场是绝对不可省的,对于较低场的1.5T,如果经验、体验已经十分丰富,对于均匀度有绝对的把握,省去超导匀场线圈也是不无可能的。

## 2.4　多层端校正单螺线管 MRI 磁体设计

### 2.4.1　磁矢势的格林函数展开[4]

对于球面电流分布体系,在球坐标系中其磁矢势为

$$\boldsymbol{A} = \frac{\mu_0}{4\pi} \int \frac{\boldsymbol{\pi} \mathrm{d}s'}{R} \tag{2.4.1}$$

式中,$\boldsymbol{\pi}$ 为面电流密度;$\mu_0$ 为真空磁导率。若观察点 $P$ 取在 $x$-$z$ 平面上,其纬角为 $\theta$,方位角 $\phi=0$,如图 2.4.1 所示,则

$$A_y = A_\varphi = \frac{\mu_0}{4\pi} \int \frac{\pi_y \mathrm{d}s'}{R} \tag{2.4.2}$$

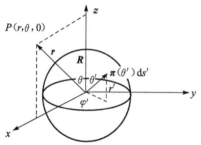

计算式(2.4.2)的积分,必须选取直角坐标系,将 $\boldsymbol{\pi}$ 投影到 $x,y,z$ 轴上,则有

$$\begin{cases} \pi_y = \pi(\theta')\cos\varphi' \\ \pi_x = -\pi(\theta')\sin\varphi' \\ \pi_z = 0 \end{cases} \tag{2.4.3}$$

图 2.4.1　球面电流分布体系
带撇号变量描写电流源坐标,
不带撇号的变量描写场点坐标

矢势分量和电流分量对应为

$$\begin{cases} A_x = -A_\varphi \sin\varphi \\ A_y = A_\varphi \cos\varphi \end{cases} \tag{2.4.4}$$

此处由于取 $\phi=0$,于是 $A_y=A_\varphi$,又由 $\mathrm{d}s'=a^2\sin\theta'\,\mathrm{d}\theta'\,\mathrm{d}\varphi'$,$a$ 为球面半径,代入式(2.4.2)得

$$A_y = \frac{\mu_0 a^2}{4\pi} \iint \frac{\pi(\theta')\cos\varphi'\sin\theta'\,\mathrm{d}\theta'\,\mathrm{d}\varphi'}{R} \tag{2.4.5}$$

把格林函数 $1/R$ 展开为

$$\frac{1}{R} = \begin{cases} 1/\{a[1+(r/a)^2 - 2(r/a)\cos\Theta]^{1/2}\}, & r < a \\ 1/\{r[1+(a/r)^2 - 2(a/r)\cos\Theta]^{1/2}\}, & r > a \end{cases} \tag{2.4.6}$$

式中

$$\cos\Theta = \cos\theta\cos\theta' + \sin\theta\sin\theta'\cos\varphi' \tag{2.4.7}$$

对于磁体设计,这里只对 $r<a$ 的区域感兴趣,由勒让德母函数,球内格林函数可展开为

$$\frac{1}{R} = \sum_{l=0}^{\infty} P_l\cos(\Theta)\left(\frac{r}{a}\right)^l \frac{1}{a} \tag{2.4.8}$$

利用加法定理(附录 B)得

$$P_l(\cos\Theta) = \frac{4\pi}{2l+1} \sum_{m=0}^{l} \sum_{k=1}^{2} Y_{lm}^{(k)}(\theta,\varphi) Y_{lm}^{(k)}(\theta',\varphi') \tag{2.4.9}$$

将式(2.4.8)代入式(2.4.9)然后再代入式(2.4.5)中,得

$$A_\varphi = \frac{\mu_0 a^2}{4\pi} \int_0^{2\pi} \int_0^{\pi} \pi(\theta') \cos\varphi' \sum_{l=0}^{\infty} \frac{4\pi r^l}{(2l+1)a^{l+1}} \sum_{m=0}^{l} \sum_{k=1}^{2} Y_{lm}^{(k)}(\theta,\varphi) Y_{lm}^{(k)}(\theta',\varphi') \sin\theta' \mathrm{d}\theta' \mathrm{d}\theta'$$

根据球谐函数的正交归一性得

$$A_\varphi = \frac{\mu_0}{2} \sum_{l=0}^{\infty} \frac{(l-1)!r^l}{(l+1)!a^{l-1}} P_l^1(\cos\theta) \cos\varphi \int_0^{\pi} \pi(\theta') P_l^1(\cos\theta') \sin\theta' \mathrm{d}\theta' \tag{2.4.10}$$

此式也可以用来计算载流螺线管内的磁矢势。

### 2.4.2　载流螺线管中心球(r<a)区域内磁矢势的级数表达式

关于赤道面即 $z=0$ 平面对称且与 $z$ 轴同轴的线圈系统,根据连带勒让德函数的奇偶性可知,只有当 $l=2n+1$ 时,$A_\varphi$ 才不为 0[4],于是

$$A_\varphi = \mu_0 I \sum_{n=0}^{\infty} \frac{1}{(2n+1)(2n+2)} \frac{r^{2n+1}}{a^{2n}} \sin\alpha P_{2n+1}^1(\cos\alpha) P_{2n+1}^1(\cos\theta), \quad r<a \tag{2.4.11}$$

对于载流螺线管磁场,设单位长度上有 $n_0$ 匝线圈(匝密度),以 $n_0 I_0 \mathrm{d}z = I$ 代入式(2.4.11),有

$$\mathrm{d}A_\varphi = -\mu_0 n_0 I_0 \sum_{n=0}^{\infty} \frac{1}{(2n+1)(2n+2)} \left(\frac{r}{a}\right)^{2n+1} \sin\alpha P_{2n+1}^1(\cos\theta) P_{2n+1}^1(\cos\alpha) \mathrm{d}z$$

由于 $z = R\cot\alpha$, $\mathrm{d}z = -\dfrac{R}{\sin^2\alpha}\mathrm{d}\alpha$,代入上式并对 $\alpha$ 从 $\pi/2$ 到 $\alpha_0 = \arctan\left(\dfrac{R}{L}\right)$ 积分,如图 2.4.2 所示。因此有限长度(2L)螺管在其内部产生的矢势为

$$A_\varphi = -\mu_0 n_0 I_0 \sum_{n=0}^{\infty} \frac{1}{(2n+1)(2n+2)} \frac{r^{2n+1}}{R^{2n}}$$

$$\cdot P_{2n+1}^1(\cos\theta) \int_{\pi/2}^{\alpha_0} P_{2n+1}^1(\cos\alpha) \sin^{2n}\alpha \, \mathrm{d}\alpha \tag{2.4.12}$$

式中,$R$ 为螺管半径;$2L$ 为螺管长度。为了简化书写,定义函数

$$F^{(n)}(\alpha) = \int_{\pi/2}^{\alpha_0} P_{2n+1}^1(\cos\alpha) \sin^{2n}\alpha \, \mathrm{d}\alpha \tag{2.4.13}$$

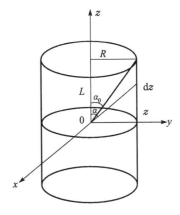

图 2.4.2　载流螺管中匝元对中心张角的定义

则式(2.4.12)可简写为

$$A_\varphi = -\mu_0 n_0 I_0 \sum_{n=0}^{\infty} \frac{1}{(2n+1)(2n+2)} \frac{r^{2n+1}}{R^{2n}} P_{2n+1}^1(\cos\theta) F^{(n)}(\alpha), \quad r < R$$

$$(2.4.14)$$

由 $A_\varphi$ 求磁场,根据 $\boldsymbol{B} = \boldsymbol{\nabla} \times \boldsymbol{A}$,在球坐标系中(附录 D),有

$$\begin{cases} B_r = \dfrac{1}{r\sin\theta} \dfrac{\partial}{\partial\theta}(\sin\theta A_\varphi) \\ B_\theta = -\dfrac{1}{r} \dfrac{\partial}{\partial r}(r A_\varphi) \end{cases}$$

$$(2.4.15)$$

故当 $n=0$ 时

$$A_\varphi^{(0)} = -\frac{\mu_0 n_0 I_0}{2} r \sin\theta \cos\alpha_0 \qquad (2.4.16)$$

可以算得

$$B_r^{(0)} = \mu_0 n_0 I_0 \cos\alpha_0 \cos\theta$$
$$B_\theta^{(0)} = -\mu_0 n_0 I_0 \cos\alpha_0 \sin\theta$$

$$(2.4.17)$$

$$\boldsymbol{B}(0) = \mu_0 n_0 I_0 \cos\alpha_0 (\cos\theta \boldsymbol{e}_r - \sin\theta \boldsymbol{e}_\theta) = \mu_0 n_0 I_0 \cos\alpha_0 \boldsymbol{e}_z \qquad (2.4.18)$$

当 $n=1$ 时,算得

$$A_\varphi^{(1)} = -\frac{1}{8} \mu_0 n_0 I_0 \frac{r^3}{R^2} P_3^1(\cos\theta) F^{(1)}(\alpha_0) \qquad (2.4.19)$$

$$B_r^{(1)} = -\frac{3}{2} \mu_0 n_0 I_0 \left(\frac{r}{R}\right)^2 P_3^1(\cos\theta) F^{(1)}(\alpha_0) \qquad (2.4.20)$$

$$B_\theta^{(1)} = \frac{1}{2} \mu_0 n_0 I_0 \left(\frac{r}{R}\right)^2 P_3^1(\cos\theta) F^{(1)}(\alpha_0) \qquad (2.4.21)$$

对于 $n$ 阶谐波,有

$$A_\varphi^{(n)} = -\frac{1}{3072} \mu_0 n_0 I_0 \frac{r^{2n+1}}{R^{2n}} P_{2n+1}^1(\cos\theta) F^{(n)}(\alpha_0) \qquad (2.4.22)$$

式中,$F^{(n)}(\alpha_0)$ 根据式(2.4.13)的积分可以求得,其最低阶的 $F^{(0)}(\alpha_0) = \cos\alpha_0$,
$F^{(1)}(\alpha_0) = \cos^5\alpha_0 - 2\cos^3\alpha_0 + \cos\alpha_0$。

### 2.4.3　端补偿结构[24]

从 $\boldsymbol{B}(0) = \mu_0 n_0 I_0 \cos\alpha_0 (\cos\theta \boldsymbol{e}_r - \sin\theta \boldsymbol{e}_\theta) = \mu_0 n_0 I_0 \cos\alpha_0 \boldsymbol{e}_z$ 不难看出,当螺管无限长时,$\boldsymbol{B}(0) = \mu_0 n_0 I_0$,即管内的磁场仅与导线内的电流和单位长度匝数成正比,且是均匀的。但是,工程上只能做有限长的磁体,超高场超导 MRI 主磁体的"长径比"一般不小于 2。

从式(2.4.22)可见,有限长螺管磁体的谐波成分很多,不可能产生很高的均匀度。如果在螺线管的两端叠加一定长度的超导线绕组,在磁体中心一定 DSV 内,有可能对消高次谐波。

如图 2.4.3 所示,设补偿线圈的长度为 $L-z$,这对补偿线圈在中心区域产生的矢势为

$$A_\varphi = -\mu_0 n_0 I_0 \sum_{n=0}^\infty \frac{1}{(2n+1)(2n+2)} P_{2n+1}^1(\cos\theta)$$
$$\cdot \frac{r^{2n+1}}{R^{2n}} \int_\alpha^{\alpha_0} P_{2n+1}^1(\cos\alpha)\sin^{2n}\alpha \, d\alpha \qquad (2.4.23)$$

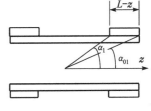

图 2.4.3　螺线管的端补偿结构

如果补偿线圈长度为 $L$,式(2.4.23)中积分限将变为从 $\pi/2$ 到 $\alpha_0$,于是式(2.4.23)就变为式(2.4.12)。为了方便,令

$$\int_\alpha^{\alpha_0} P_{2n+1}^1(\cos\alpha)\sin^{2n}\alpha \, d\alpha = F^{(n)}(\alpha_0) - F^{(n)}(\alpha) \qquad (2.4.24)$$

由于 $P_{2n}^1(\cos\alpha)$ 可用初等函数表示出来,所以式(2.4.23)的积分可以积出来,不难得到各阶谐波,如 $n=0$ 谐波为

$$A_\varphi^{(0)} = -\frac{\mu_0 n_0 I_0}{2} r \sin\theta (\cos\alpha - \cos\alpha_0) \qquad (2.4.25)$$

$n$ 阶谐波为

$$A_\varphi^{(n)} = -\frac{\mu_0 n_0 I_0}{(2n+1)(2n+2)} P_{2n+1}^1(\cos\theta) \frac{r^{2n+1}}{R^{2n}} \big[ F^{(n)}(\alpha_0) - F^{(n)}(\alpha) \big]$$
$$(2.4.26)$$

### 2.4.4　多层端补偿结构[24]

一层端补偿只能对消一阶谐波,几层端补偿可对消多阶高次谐波。图 2.4.4 所示结构是有三个补偿层和一个主层的螺管,不妨用 $i$ 代表由内向外的层号,有

$$F^{(q)}(\alpha) = \int_{\alpha_{0i}}^{\alpha_i} P_{2q+1}^1(\cos\alpha)\sin^{2q}\alpha \, d\alpha = F^{(q)}(\alpha_i) - F^{(q)}(\alpha_{0i}) \qquad (2.4.27)$$

$$B_0 = B_z^{(0)} = \mu_0 n_0 I_0 \Big( \sum_{i=0}^3 \cos\alpha_{0i} - \sum_{i=1}^3 \cos\alpha_i \Big) \qquad (2.4.28)$$

式中,$B_0$ 是由主线圈与三个补偿线圈分别产生的零次谐波场叠加的结果,同样可以得到各阶谐波,即

$$\begin{cases} B_r^{(1)} = \frac{3}{2}\mu_0 n_0 I_0 \Big(\frac{r}{R_1}\Big)^2 P_3(\cos\theta) \Big[ \sum_{i=1}^3 \Big(\frac{R_1}{R_i}\Big)^2 F^{(1)}(\alpha_i) - \sum_{i=0}^3 \Big(\frac{R_1}{R_i}\Big)^2 F^{(1)}(\alpha_{0i}) \Big] \\ B_\theta^{(1)} = -\frac{1}{2}\mu_0 n_0 I_0 \Big(\frac{r}{R_1}\Big)^2 P_3^1(\cos\theta) \Big[ \sum_{i=1}^3 \Big(\frac{R_1}{R_i}\Big)^2 F^{(1)}(\alpha_i) - \sum_{i=0}^3 \Big(\frac{R_1}{R_i}\Big)^2 F^{(1)}(\alpha_{0i}) \Big] \end{cases}$$
$$(2.4.29)$$

$$\begin{cases} B_r^{(2)} = -\dfrac{15}{8}\mu_0 n_0 I_0 \left(\dfrac{r}{R_1}\right)^4 P_5(\cos\theta)\left[\sum_{i=1}^{3}\left(\dfrac{R_1}{R_i}\right)^4 F^{(2)}(\alpha_i) - \sum_{i=0}^{3}\left(\dfrac{R_1}{R_i}\right)^4 F^{(2)}(\alpha_{0i})\right] \\[4mm] B_\theta^{(2)} = \dfrac{3}{8}\mu_0 n_0 I_0 \left(\dfrac{r}{R_1}\right)^4 P_5^1(\cos\theta)\left[\sum_{i=1}^{3}\left(\dfrac{R_1}{R_i}\right)^4 F^{(2)}(\alpha_i) - \sum_{i=0}^{3}\left(\dfrac{R_1}{R_i}\right)^4 F^{(2)}(\alpha_{0i})\right] \end{cases}$$

$$(2.4.30)$$

$$\begin{cases} B_r^{(3)} = \dfrac{7\mu_0 n_0 I_0}{16}\left(\dfrac{r}{R_1}\right)^6 P_7(\cos\theta)\left[\sum_{i=1}^{3}\left(\dfrac{R_1}{R_i}\right)^6 F^{(3)}(\alpha_i) - \sum_{i=0}^{3}\left(\dfrac{R_1}{R_i}\right)^6 F^{(3)}(\alpha_{0i})\right] \\[4mm] B_\theta^{(3)} = -\dfrac{1}{16}\mu_0 n_0 I_0 \left(\dfrac{r}{R_1}\right)^6 P_7^1(\cos\theta)\left[\sum_{i=1}^{3}\left(\dfrac{R_1}{R_i}\right)^6 F^{(3)}(\alpha_i) - \sum_{i=0}^{3}\left(\dfrac{R_1}{R_i}\right)^6 F^{(3)}(\alpha_{0i})\right] \end{cases}$$

$$(2.4.31)$$

式中,$R_0$、$R_1$、$R_2$ 和 $R_3$ 分别表示主层与第一、二、三补偿层的半径。令前三阶谐波等于零,则有如下方程组:

$$\begin{cases} \sum_{i=1}^{3}\left(\dfrac{R_1}{R_i}\right)^2 F^{(1)}(\alpha_i) - \sum_{i=0}^{3}\left(\dfrac{R_1}{R_i}\right)^2 F^{(1)}(\alpha_{0i}) = 0 \\[4mm] \sum_{i=1}^{3}\left(\dfrac{R_1}{R_i}\right)^4 F^{(2)}(\alpha_i) - \sum_{i=0}^{3}\left(\dfrac{R_1}{R_i}\right)^4 F^{(2)}(\alpha_{0i}) = 0 \\[4mm] \sum_{i=1}^{3}\left(\dfrac{R_1}{R_i}\right)^6 F^{(3)}(\alpha_i) - \sum_{i=0}^{3}\left(\dfrac{R_1}{R_i}\right)^6 F^{(3)}(\alpha_{0i}) = 0 \end{cases}$$

$$(2.4.32)$$

可见,一、二、三阶谐波被消除的条件就是方程组(2.4.32)的解。由此解可确定补偿线圈的长度,这就是最佳补偿长度。前三阶谐波消掉后,第四、五阶谐波变为最低谐波,由它们决定主磁体磁场的均匀度。

### 2.4.5 多子层补偿结构

如果要求场强很高,如 4T 或 4T 以上,单子层结构是无能为力的,但是可以采用多子层补偿,如图 2.4.4 所示。在这种情况下,只需把方程组(2.4.32)修改为

$$\begin{cases} \sum_{i=1}^{3}\sum_{j=0}^{N-1} R_{ij}^{-2} F^{(1)}(\alpha_i) - \sum_{i=0}^{3}\sum_{j=0}^{N-1} R_{ij}^{-2} F^{(1)}(\alpha_{0ij}) = 0 \\[4mm] \sum_{i=1}^{3}\sum_{j=0}^{N-1} R_{ij}^{-4} F^{(2)}(\alpha_i) - \sum_{i=0}^{3}\sum_{j=0}^{N-1} R_{ij}^{-4} F^{(2)}(\alpha_{0ij}) = 0 \\[4mm] \sum_{i=1}^{3}\sum_{j=0}^{N-1} R_{ij}^{-6} F^{(3)}(\alpha_i) - \sum_{i=0}^{3}\sum_{j=0}^{N-1} R_{ij}^{-6} F^{(3)}(\alpha_{0ij}) = 0 \end{cases}$$

$$(2.4.33)$$

式中,下角标 $j$ 代表子层序号为 $0\sim N-1$;角标 $i$ 的含义与式(2.4.32)的一致。解方程组(2.4.33)得到 $\alpha_1$、$\alpha_2$、$\alpha_3$(图 2.4.5)。由这三个角度可以精确确定各个补偿层的长度。设计的 4T MRI 磁体主线圈整体结构如图 2.4.5 所示,磁体线圈详细数据见文献[24]。此结构比值 $B_m/B_0 = 1.39$,比 2.3.3 节铁屏 1.5T 磁体(最大

$B_m = 4.2T$ 的 $B_m/B_0 = 4.2T/1.5T = 2.8$ 低一半多。根据图 2.2.2 所示的铌钛线临界电流随最大磁场 $B_m$ 的变化曲线，此结构允许的临界电流大约为 200 000A/cm²。这意味着对于直径 1mm 铌钛超导线所允许的临界电流为 1570A，考虑退化效应($k=0.8$)后，导线临界电流为 1256A。

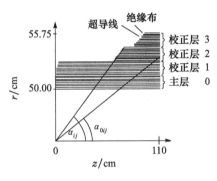

图 2.4.4　多子层补偿结构
只画出 1/4

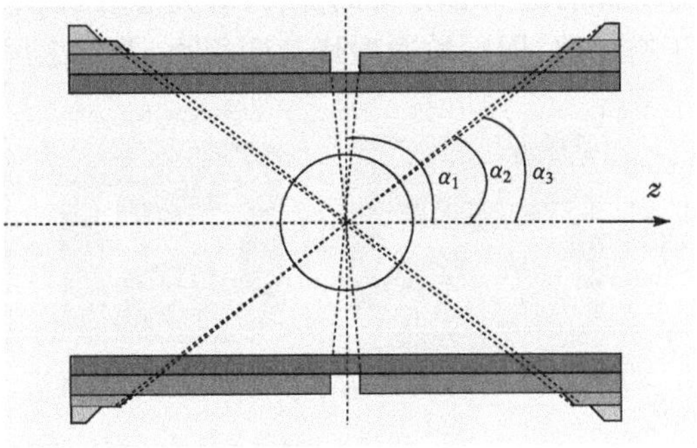

图 2.4.5　设计的 4T MRI 磁体
主线圈整体结构

对于 7T 磁体设计，必须增大长度，进一步降低 $B_m/B_0$ 值，否则所允许的铌钛线临界电流将急剧降低，导致磁体效率大大降低，成本急剧上升。

## 2.5　永磁 MRI 磁体设计

夏平畴[1]设计了我国第一台永磁 MRI 磁体，MRI 业界经过多年努力积累了丰富的经验。Podol'skii[25]于 2000 年提出了常规永磁 MRI 磁体的优化设计的流程和方法，并给出了许多重要尺寸之间的经验关系。永磁 MRI 磁体设计可概括为六个环节：磁体结构规划、用磁路定理进行磁路估算、用有限元软件进行磁场计算、用优化算法进行磁体几何尺寸优化、多机制匀场方案设计和温控设计。

### 2.5.1　磁体结构设定

考虑到均匀度和足够大成像区(40cm DSV 或 40cm×40cm×30cm 椭球)以及尽可能大的开放度，经过多年的发展和探索，MRI 永磁磁体形成了比较成熟的结构，即两个相对的磁极(钕铁硼磁钢)，两个磁极上分别有一块极板(电工纯铁)。标准磁钢块为 5cm×5cm×2.5cm，几百上千磁钢块规则排列构成磁极，纯铁极板起平滑磁力线作用。因为 NdFeB 磁钢规格本身存在一定的误差，充磁后磁化强度 $M_0$ 在不同磁钢块之间也存在微小不一致性，还有磁体装配过程中的偏差、磁钢块磕碰，都会使主磁场发生偏差，最后可能不均匀度达到一两千 ppm。永磁磁体的两极面上的铁极板本身能起到平滑的匀场作用。两个平行极面相对，间距约为

62cm,中心 30cm×40cm×40cm 为成像区域。两个磁极用轭铁(低碳钢)连接构成磁路,这种结构也经历了一个演变发展过程,根据轭铁形式的不同出现过一系列不同结构的磁体,如图 2.5.1 所示。其中以 C 形磁体的开放度为最佳,已经成为目前全身永磁 MRI 的主流磁体结构。这种结构开放度大,其开放角度超过 280°,允许对患者进行各方位的操作,并为患者提供充分的舒适度和接受度。这种结构由于有磁路,周围散逸磁场范围很小,兼具磁屏蔽效果,降低了对扫描室面积的要求。

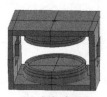 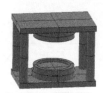  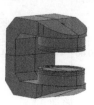

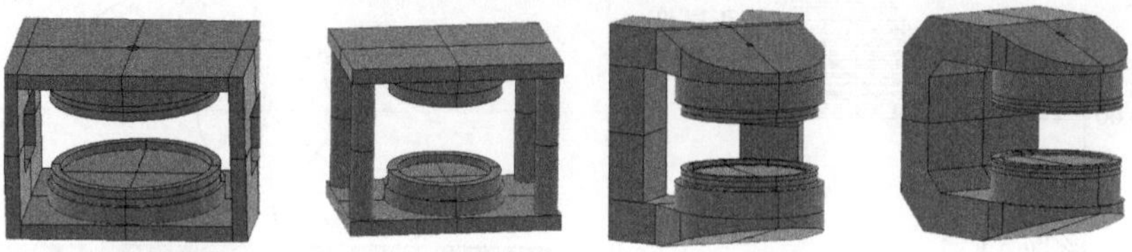

　（a）框架式磁体　　　（b）四立柱形磁体　　（c）双立柱形磁体　　　（d）C形磁体

图 2.5.1　永磁 MRI 磁体结构示意图

### 2.5.2　磁路定理

根据电磁理论[4],静磁场满足如下麦克斯韦方程组

$$
\begin{cases}
\oiint_s \boldsymbol{B} \cdot \mathrm{d}\boldsymbol{S} = 0 \\
\oint_L \boldsymbol{H} \cdot \mathrm{d}\boldsymbol{l} = \sum I
\end{cases}
\tag{2.5.1}
$$

式中,第一个方程是磁通连续性定理;第二个是安培环路定理。由式(2.5.1)可以得到磁路基本定理,即磁路基尔霍夫定理

$$
\begin{cases}
\sum \Phi_i = 0 \\
\sum H_i L_i = \sum NI
\end{cases}
\tag{2.5.2}
$$

式中,第一个方程表示在磁路中任意节点,进入的磁通和离开的磁通的代数和为零;第二个方程表示沿磁路的任意闭合回路,磁位降的代数和等于磁回路中所有磁动势之和。在永磁磁体磁路中磁动势由钕铁硼磁钢提供,钕铁硼是有源磁块,可代替安匝数。

磁路定义为一组闭合磁力线经过的全部路径,磁路的基本规律是磁路定理,这是磁路设计和计算的出发点。磁路定理的优势基于严格的电磁场理论原理。

典型的永磁 MRI 磁体磁场分布示意图如图 2.5.2 所示,可用来进行磁路分析。可以看到,磁钢内部的磁通 $\Phi_m$ 从磁钢出来后一部分 $\Phi_g$ 提供给磁体的工作气隙(包含了成像区域),另一部分则从极板或磁钢的侧面漏掉形成漏磁通 $\Phi_L$,没有进入工作气隙,因此方程组(2.5.2)的第一个方程可以写成

$$\Phi_m = \Phi_g + \Phi_L \qquad (2.5.3)$$

在方程(2.5.3)中如果令 $\Phi_L = (\sigma - 1)\Phi_g$，则有 $\Phi_m = \sigma\Phi_g$，其中 $\sigma$ 称为漏磁系数。在永磁机构中，根据磁体结构尺寸和磁性材料的性能，漏磁系数的变化范围很大(理论上是从 1 到无穷大)。在实际工程应用中，可以根据具体的磁体结构和经验估计一个漏磁系数(在图 2.5.2 所示的永磁磁体中，有时选定为 $\sigma = 2$)。引入漏磁系数后，方程(2.5.3)可以写为

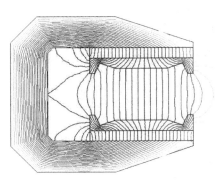

图 2.5.2　典型的永磁 MRI
磁体磁场分布示意图

$$B_m S_m = \sigma B_g S_g \qquad (2.5.4)$$

考虑磁体磁路的磁位差的时候，要考虑当磁场通过轭铁和极板时也会产生磁位差，设磁体的磁钢、轭铁、极板和工作气隙中磁场强度分别为 $H_m$、$H_y$、$H_p$ 和 $H_g$，磁钢、轭铁、极板和工作气隙中的磁路长度分别为 $L_m$(磁钢的总厚度)、$L_y$、$L_p$ 和 $L_g$。这样方程组(2.5.2)的第二个方程可以写成

$$H_m L_m = H_g L_g + H_y L_y + H_p L_p \qquad (2.5.5)$$

由方程(2.5.5)可看出，如果在铁磁材料的轭铁或极板磁路中出现饱和或各部分接触不好形成空气隙的情况，则其磁压降将大大增加，从而工作气隙的磁场强度会减弱。因此在磁体优化设计的时候一定要注意减少在轭铁和极板中的磁饱和情况。

另外还有一个重要的方程可以由永磁材料的退磁曲线(图 2.5.3)获得，由于磁钢工作在退磁曲线上，所以其磁场强度和磁感应强度满足以下关系：

$$H_m = \frac{H_{cb}}{B_r} B_m - H_{cb} \qquad (2.5.6)$$

其中，$H_{cb}$ 是磁钢的矫顽力；$B_r$ 是磁钢的剩磁。这个方程有一定的近似成分，因为退磁曲线在膝点下方并非线性。磁钢的负载线表示磁钢的负载能力，由于静磁场和静电场规律的相似性，将永磁机构类比电路，形成磁路的概念，引入磁阻、磁势和磁通等集总参数来描述永磁机构的性质，如果把磁钢的负载磁阻(外磁阻)设为 $R_L$，负载磁势(磁压降)为 $U_L$，则有

$$U_L = H_m L_m = R_L \Phi_m = R_L B_m S_m \qquad (2.5.7)$$

由方程(2.5.7)可以推出

$$\frac{B_m}{H_m} = \frac{L_m}{S_m R_L} \qquad (2.5.8)$$

方程(2.5.8)就是图 2.5.3 中的负载线，负载线和退磁曲线的交点就是磁钢的工作点。永磁磁钢的磁能积为

$$W_\mathrm{m} = B_\mathrm{m}H_\mathrm{m} \tag{2.5.9}$$

磁能积曲线如图 2.5.3 所示。将方程(2.5.6)代入方程(2.5.9),并对磁能积求极值,可以得到磁钢磁能积最大时的工作点,即 $B_\mathrm{m} = (1/2)B_\mathrm{r}$,这一点称为理想工作点。

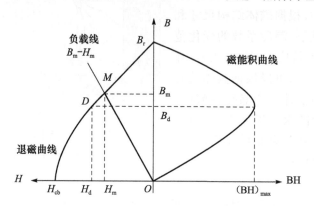

图 2.5.3    永磁材料退磁曲线、磁能积曲线和工作负载线示意图

在利用磁路定理对磁体大体尺寸进行粗略计算的时候,磁体形式结构已经预先选定。要根据给定的工作气隙的磁场强度和气隙的磁路长度估算磁钢的尺寸和工作点,把方程(2.5.4)、方程(2.5.5)和方程(2.5.6)结合起来,$\sigma$ 可以根据磁体结构给出一个经验值,轭铁和极板中如果没有出现饱和,其磁导率仍很大,其上的磁压降基本可以忽略。因此三个方程中有四个未知数 $B_\mathrm{m}$、$H_\mathrm{m}$、$L_\mathrm{m}$ 和 $S_\mathrm{m}$。其中 $S_\mathrm{m}$ 可以根据获得适当磁场均匀度所要求的气隙长度 $L_\mathrm{g}$(极板间距)与磁极的直径 $d_\mathrm{m}$ 经验比例获得[25]。一般取 $d_\mathrm{m}/L_\mathrm{g}$ 为 2~2.5。然后就剩下三个未知数,可以用这三个方程来求解了。运用磁路设计的原理计算磁体的大体尺寸和工作点的例子请参考文献[1]。

从方程(2.5.6)中可以看出,永磁磁体磁钢的工作点是与磁钢的负载磁阻,即外磁阻紧密联系的。对于图 2.5.2 所示的磁体结构,其漏磁是很大的,漏磁磁阻和主磁路磁阻(由工作气隙、轭铁和极板的磁阻串联形成)是并联关系,并且漏磁磁阻很小,因此,并联起来使整个负载磁阻大大降低,从而负载线的斜率就比较大。因此,一般来说这种结构磁钢的工作点都高于理想工作点,磁钢的磁能的利用效率比较低。衡量永磁机构磁能利用效率有一个效率系数 $\eta$,其定义是

$$\eta = \frac{W_\mathrm{g}}{W_\mathrm{m}} = \frac{\mu_0 H_\mathrm{g}^2 V_\mathrm{g}}{B_\mathrm{m}H_\mathrm{m}V_\mathrm{m}} \tag{2.5.10}$$

式中,$W_\mathrm{g}$ 是工作气隙磁能(有效利用的磁能);$W_\mathrm{m}$ 是磁钢提供的磁能。

### 2.5.3    磁场计算和优化的有限元方法

永磁机构产生的磁场可以用如下麦克斯韦方程组加上一定的边界条件来解,即

$$\begin{cases} \boldsymbol{B} = \mu\boldsymbol{H} + \boldsymbol{J}_0 \\ \nabla \cdot \boldsymbol{B} = 0 \\ \nabla \times \boldsymbol{H} = 0 \end{cases} \Rightarrow \begin{cases} \nabla^2 \varPhi = 0, & \text{在空气中} \\ \nabla^2 \varPhi = -\nabla \cdot \boldsymbol{J}_0, & \text{在硬磁材料中} \\ \nabla \cdot (\mu \nabla \varPhi) = 0, & \text{在软磁材料中} \end{cases} \qquad (2.5.11)$$

其中, $\varPhi$ 是磁标势; $\mu$ 是材料的磁导率; $\boldsymbol{J}_0$ 是永磁材料磁极化强度矢量。由于模型中有铁磁材料(磁化率非线性介质),导致磁场难以解析计算,所以一般采用数值解法,即有限元方法。相对于超导 MRI 磁体轴对称,永磁 MRI 磁体结构复杂,对建模要求很高,网格划分复杂,计算规模很大,一般要求三维有限元计算。

对于复杂的磁体结构,并且包含非线性铁磁介质,方程组(2.5.11)很难用解析的方法来解,因此一般用数值解法,最常用的是有限元方法。基于该方程组,使用 Galerkin 方法可得到有限元矩阵方程[32]。使用二阶三角形和四边形单元划分网格,为保证磁场计算精度,在关键区域(成像区)单元边长设为 1mm 左右。采用预条件双共轭梯度法求解稀疏矩阵方程,考虑到铁屏材料的非线性,采用牛顿-辛普森迭代法求解非线性方程组(2.5.11),得到磁标势 $\varPhi$,然后根据式(2.5.12)得到 $\boldsymbol{H}$

$$\boldsymbol{H} = -\nabla\varPhi \qquad (2.5.12)$$

目前大规模的三维有限元计算可以使用成熟的商业有限元软件,其中 ANSYS 在电磁场计算方面功能非常强大,而且使用灵活方便,后处理功能非常丰富。唐昕团队使用 ANSYS 的参数化语言 APDL 进行编程,针对不同的 MRI 永磁磁体结构编制了一系列专用的设计工具。这些设计工具的特点如下:

(1) 程序模块化,结构化,最大限度地考虑了代码的可重用性和可扩展性,避免开发人员的重复工作,可以方便地在一个磁体开发团队内共同使用。

(2) 优化过程面向对象,即对同一磁体结构的任意变化,基本不需要修改代码。一般的面向过程的有限元磁体计算程序,对模型进行修改往往会造成模型各部分的编号和属性发生混乱,这样就需要对程序进行大量的调整才能正确计算。在唐昕团队的程序中,当修改发生后,有根据每个部分的几何标志重新定位该部分的功能,因此不需要对程序进行修改就能正确计算。

(3) 设计工具与 MATLAB、VC 和 VB 等高级编程语言实现灵活接口,可方便地调用其数据处理功能和优化的工具包,这样设计工具就能够利用高级优化工具方便地对磁体关键尺寸进行优化设计。

## 2.5.4　磁体几何尺寸的优化

当磁体设计的上述三步实现后,就可以对磁体尺寸进行优化了。在保证达到设计指标要求(主磁场 $B_0$、成像区体积、均匀度)的前提下尽量缩小磁体的尺寸,以节约磁源材料、降低成本。对于 C 形磁体结构,主要是优化磁极的尺寸和极板的尺寸以及极面之间的间隙。这是一个典型的多参数多目标的优化问题。优化过程中需要重复计算永磁机构产生的磁场。对磁体几何尺寸的优化，应该用全局优化算法，如模拟退火和遗传算法，研究者在优化算法方面进行了一些探索[27]。

然而，MRI永磁磁体使用优化算法存在很大的困难，主要是因为磁体优化的设计变量比较多，造成问题的优化规模很大，而大规模三维有限元计算非常耗时。根据唐昕的经验，全局优化算法应该在主要尺寸已经确定的情况下，针对关键尺寸如极面的尺寸进行有限度的细微调整，也就是说在优化规模已经大大减小的时候使用。

极板形状，尤其是极面的设计对磁体均匀度至关重要，因此有人专门提出了一系列针对极面的优化方法。当然，对极面的优化也有人使用优化算法，如遗传算法和拓扑优化[28]等，但是使用优化算法上述困难同样存在。另外，Abele等[29]提出了一种解析的极面设计方法，将成像区磁场的磁标势展开成柱函数谐波，极面不同的形状改变可以对应成像区磁标势不同谐波的变化，这种变化可以抵消磁场分布的低阶谐波分量，从而使成像区磁场更加均匀，这样设计出来的磁极面形状如图2.5.4(b)所示，而传统的极面形状如图2.5.4(a)所示。后续研究[30]虽然取得了一定的进展，然而有其局限性，因为该方法有一个先天不足问题：其理论推导是基于极板铁磁材料的磁导率为无穷大，而实际上极板有很大一部分工作在磁化曲线的近饱和区，甚至是饱和区，因此磁导率极其有限，从而导致该方法的计算结果会偏离实际情况。另外，MRI永磁磁体的极面上要铺抑制涡流的材料（一般为叠片式的硅钢片）和梯度线圈，使用这种结构就很不方便。因此，在全身MRI永磁磁体上一直没有使用特殊的极面形状，在桌面MRI/NMR系统的小型永磁磁体上才能够比较方便地实现这种特殊的极面形状。

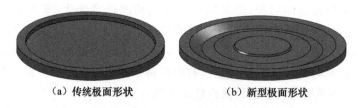

（a）传统极面形状　　　　　　　　（b）新型极面形状

图2.5.4　MRI永磁磁体极面形状设计示意图

## 2.5.5　匀场设计

磁体加工制造出来，其磁场基础均匀度与设计结果是有偏差的，这主要是由材料性能偏差和加工安装误差造成的。另外，运输过程中的振动和周围环境铁磁物质对磁体磁场均匀度都会造成一定的影响。因此，对制造的永磁体进行匀场是不可缺少的步骤。一般全身永磁MRI系统要求磁体中心的40cm球内，磁场均匀度小于 30ppm(成像区内磁场峰峰差值相对中心场偏差)。

匀场方法分为有源(也叫主动,active)匀场和无源(也叫被动,passive)匀场。有源匀场方法是在磁体两个相对的极面上布置一组或几组匀场线圈,利用匀场线圈通电流产生的磁场对主磁场进行匀场。无源匀场是指不用电流线圈进行的匀场,通常包括机械匀场和贴片垫补匀场。

无源匀场一般作为匀场的粗调,在系统安装之前完成,而有源匀场作为匀场的细调,在系统工作中可以根据情况随时进行调节。主要是对因不同的患者身体磁化率不同对磁场造成的细微影响进行匀场,也叫动态匀场,即每一个患者做扫描之前做一次有源匀场,或者针对特定的成像部位或对特定的区域进行匀场,可以起到改善图像质量的作用。关于有源匀场线圈设计将在 3.3 节详细讨论,这里只讨论无源匀场。

1) 机械匀场

机械匀场通过机械调节装置改变磁体中磁性部件的位置和尺寸以调整磁场分布,从而达到匀场的目的。常用的永磁磁体机械匀场装置有可变极环,如图 2.5.5(a)所示,极环的高度、厚度和直径都可以机械调节。另外,还有一种装置在两个磁极的中心孔洞中设置可上下移动的磁钢部件,如图 2.5.5(b)所示。这种装置的作用是通过调节两块可移动磁钢的相对位置,可平衡因工程误差造成的上、下两个磁极产生的磁场不对称。

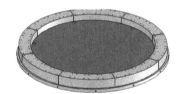 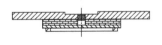

(a) 永磁磁体机械匀场装置——可变极板示意图　(b) 永磁磁体机械匀场装置,磁极中心孔中设置可上下移动的磁钢部件

图 2.5.5　永磁磁体机械匀场装置

机械匀场的基本过程是:①对磁场进行测量并分析其不均匀性;②用有限元方法模拟极环变动对成像区场的改变,通过分析和估计设计可变极环装置的变动方案;③实施变动;④再回到①将以上过程迭代数次,直到达到预期的效果。磁体刚加工出来时,其磁场成像区均匀度($\Delta B_{pp}/B_0$)一般为 1000~2000ppm。实施机械匀场通常能将均匀度改善到 1000ppm 以内,最重要的是改善场形,为后面的贴片垫补匀场奠定良好基础。

2) 贴片垫补匀场

贴片垫补匀场是指在磁极表面粘贴匀场片(铁片或磁片),铁片能调整磁力线疏密度,磁片能产生附加磁力线。通过匀场片调整来消除主磁场的非均匀分量,以使主磁场在 40cm 球内达到 10ppm(峰峰值)左右。

　　传统的被动匀场工作多数依靠经验完成。由于缺乏理论指导和匀场实践中的盲目性,匀场成为一个耗时费力的枯燥过程,并且匀场的效率和效果非常依赖于匀场人员的经验。一台永磁 MRI 磁体的匀场工作往往需要一个熟练的匀场工人 7～10 天的时间。而且磁体运输到场地后还需要进行一次匀场以消除震动对磁场均匀度的影响(这个过程一般需要耗时 3～5 天)。为了提高匀场效率和降低对人员的要求,发展了由计算机软件辅助的自动匀场方法[30,31]。

　　3) 自动匀场原理

　　MRI 永磁磁体有源磁片匀场的物理模型示意图如图 2.5.6 所示,上、下两个平板表示磁极面,两个磁极面中间的球形区域(图中虚线表示)代表磁体成像区域,即要求的磁场均匀区。由于理论上可以证明,整个成像区域磁场的最大最小值一定出现在球体外表面上。所以匀场的目标就是把成像区球面上各点处的磁场"拉平"。如图 2.5.6 所示,垫补的方法是在极面上贴一组磁性匀场片,用该组匀场片产生的磁场补偿成像区球面各点的不均匀度。传统手工匀场方法中匀场片多是铁片,但是铁的被动磁化取决于外场,导致铁片间有耦合效应,加上其磁化率非线性,不能准确定量计算。因此,自动匀场方法中匀场片选用有源磁片,永磁匀场片对外产生的场与外界的影响无关,片间无耦合,可以解析表达出来,计算和优化非常方便。

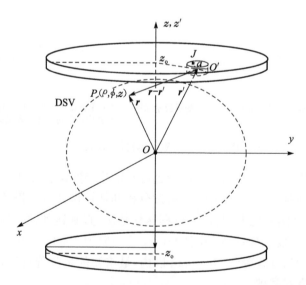

图 2.5.6　MRI 永磁磁体有源磁片匀场物理模型示意图

　　在全身 MRI 永磁磁体中,单个磁片的线度相对于磁片到成像区场点的距离是很小的,因此单个磁片对成像区球面各点产生的场可以近似为将磁片体积全部集中在磁片几何中心的磁偶极子(其磁矩 $\boldsymbol{m}$ 与磁体 $z$ 轴平行)所产生的场。在永磁 MRI 磁体中,只关心 $z$ 方向的场,根据磁偶极子产生的场,在极板上位置 $\boldsymbol{r}'$ 处,磁片在成像区表面 $\boldsymbol{r}$ 位置产生的在 $z$ 方向的场为

$$B_z(r) = \frac{\mu_0 m}{4\pi} \left[ \frac{3(z-z')^2 - |\boldsymbol{R}|^2}{|\boldsymbol{R}|^5} \right] = Q \left[ \frac{3(z-z')^2 - |\boldsymbol{R}|^2}{|\boldsymbol{R}|^5} \right] \quad (2.5.13)$$

式中,$|\boldsymbol{R}| = \sqrt{(x-x')^2 + (y-y')^2 + (z-z')^2}$,为场点和源点之间的距离;$\boldsymbol{r} = (x,y,z)$;$\boldsymbol{r}' = (x',y',z')$。式(2.5.13)表示的是在 $\boldsymbol{r}'$ 贴磁片对成像区 $\boldsymbol{r}$ 位置的场产生的影响,其中 $Q$ 为贴片系数,包含了磁片的磁化强度和体积、贴片数量等因素。令

$$F(r) = \frac{3(z-z')^2 - |\boldsymbol{R}|^2}{|\boldsymbol{R}|^5} \quad (2.5.14)$$

$F(\boldsymbol{r})$ 称为磁片的影响因子。如果将极板上全部贴片位置预先规定(共 $M$ 个位置),将磁化强度取定,贴一组磁片可以看作各个贴片位置分布特定的磁偶极的量,由于磁片可以正贴、反贴,其贴片系数可正可负,没有贴片的地方为零,于是贴片系数仅可用 $M \times 1$ 的矩阵来表示。计算这种磁片分布在成像区球面上 $N$ 个点(匀场测试点)产生的场。利用式(2.5.14)可以得到一个 $N \times M$ 的贴片影响因子矩阵 $\boldsymbol{F}$,可以求得该组磁片在各点产生的磁场 $\Delta \boldsymbol{B}$,这是一个 $N \times 1$ 的矩阵,即

$$\Delta \boldsymbol{B} = \boldsymbol{F} \cdot \boldsymbol{Q} \quad (2.5.15)$$

另外由式(2.5.14)可以求得该组磁片对于中心场的影响因子矩阵 $\boldsymbol{F}_0$,从而得到对中心场的磁场影响 $\Delta \boldsymbol{B}_0$。

$$\Delta \boldsymbol{B}_0 = \boldsymbol{F}_0 \cdot \boldsymbol{Q} \quad (2.5.16)$$

有源贴片垫补匀场的问题可描述为在满足补偿磁场不均匀度和限制中心磁场的变化约束条件下,就一个贴片量最少的贴片方案,可以用数学的语言表达出来,求以下目标函数最小时的贴片系数矩阵 $\boldsymbol{Q}$,即

$$\sum_{m=1}^{M} \alpha_m |Q_m| \quad (2.5.17)$$

式中,$\alpha_m$ 是加权系数,用这个系数可以对各个位置的贴片量进行控制。要求满足以下的约束条件:

$$-\delta_0 \leqslant \Delta \boldsymbol{B}_0 \leqslant \delta_0 \quad (2.5.18)$$

$$-\delta \leqslant \Delta \boldsymbol{B} - \Delta \boldsymbol{B}_0 \leqslant \delta \quad (2.5.19)$$

式中,$\delta_0$ 和 $\delta$ 分别是对中心场和磁场均匀度的约束。以上问题是一个典型的非线性目标规划问题,可以用非线性规划算法来解这个问题,如 SQP 方法[15]。

4) 匀场测试

匀场工作的基础是对磁场进行准确测量,如上所述,需要在成像区球面上测量一系列点的磁场值。一般使用专门的匀场测试架,测试架上可以固定高斯计

(Metrolab PT2025)的探头。探头的测试点是预先设计好的,将探头固定在测试架不同的位置上,转动测试架就可以对预定的测试点进行测量。将磁体成像区域(在磁体中心 400mm×400mm×300mm 的椭球)沿竖直方向分成 13 层,其中最上/下层为与磁体均匀区域相切的水平平面,其余各层分别用—E、—D、—C、—B、—A、0、A、B、C、D、E 表示,这 11 层沿成像区表面圆周方向各取 24 个测量点,点与点间等角度间隔 15°,采集位置的次序先后为均匀区中心→上下极点→—E→—D→—C→—B→—A→0→A→B→C→D→E→均匀区中心,测试数据通过 PT2025 的 RS232 接口输出到计算机,用一个专门的分析软件记录,按以上描述的规律将数据排列成一个矩阵(见文献[9]附录 2),发展的软件[9]可以对磁场的不均匀性进行分析。

5) 自动匀场步骤

自动匀场是使用计算机辅助的贴片匀场方法,其基本步骤是:①磁场测量和分析;②用自动匀场软件进行计算获得贴片方案;③实施贴片;④回到①将上述过程迭代两三次,直到达到匀场的预期效果。这个匀场过程一般能将成像区磁场均匀度从几百 ppm 提高到 20ppm 以下。0.5T 磁体匀场的结果是 400mm×400mm×300mm 椭球内磁场均匀度的均方根值为 3.19ppm,峰峰值为 17.88ppm;300mm 球内磁场均匀度均方根值为 2.66ppm,峰峰值为 11.45ppm。万东 0.5T 磁体的匀场使用机械匀场和贴片垫补匀场,其机械匀场用的可变极环和自动匀场用的贴片码盘如图 2.5.7 所示。

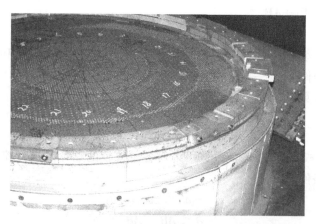

图 2.5.7　北京万东永磁 MRI 系统 0.5T 磁体可变极环及匀场码盘(彩图见文后)

## 2.5.6　温控方法

钕铁硼的温度系数比较大($B_r$ 温度系数为—0.11%/K),因此永磁磁体的磁场对外界温度很敏感,会导致主频漂移,不但影响 RF 激发脉冲的性能,也影响 RF

接收线圈的谐振特性,导致信噪比下降。另一方面,磁体各部分如果随温度变化不均衡,就会导致各部分磁性能出现差异,这将破坏磁场分布的均匀性,使图像信噪比下降。这种情况比较典型的是磁体上、下磁极平均温度不同,使成像区磁场分布沿磁极的轴向出现一个梯度。由此可见,为保证永磁 MRI 的性能和图像质量,对磁体进行温控是必需的。

温度控制系统可采用电子加热器与温度控制表进行反馈式闭环控制,目的是使磁体温度稳定在某一设定值,最大程度上消除外界温度变化对主磁场稳定性的影响,提高成像质量。该系统包括加热单元、温度传感器单元、保温单元、控制电路和报警单元,如图 2.5.8 所示。具体工作过程如下:控制与报警单元实时地从温度传感器(温度传感器加工磁体时预先埋设在磁钢中)获取当前 MR 磁体的温度信号并与预设温度进行比较,依据内置自动反馈控制 PID(比例积分微分)电路控制加热单元对磁体进行加热(用加热带或加热棒在磁体多个位置同时加热,保证磁体各部分温度均衡)直至磁体温度达到预设温度,安装在磁体上的保温单元(磁体整个外表面包保温棉)使磁体最大限度地吸收加热单元所产生的热量,提高加热效率,若系统内某一单元出现故障,报警单元可自动切断加热回路并蜂鸣报警。

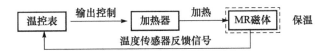

图 2.5.8　温度控制系统原理框图

设计温控系统的三个关键问题如下:

(1) 选择隔热性能好的保温材料,磁体表面要细致包裹,尽量避免漏热,使整个磁体受外界温度影响小。如果保温不够严密,在外界环境温度有较大变化的情况下,系统温控很难维持。

(2) 温度传感器的位置设置非常重要,传感器直接反映磁钢的温度变化是比较理想的。

(3) 针对特定的磁体温控系统,调整 PID 参数,通过实验总结出最佳的参数设置。

## 参 考 文 献

[1]　夏平畴. 永磁机构. 北京:北京工业大学出版社,2001.

[2]　Girard B,Sauzade M. Calcul des solenoides compenses du 6eme ordre a volume de bobinage minimum. Nuclear Instruments and Methods,1964,25:269-284.

[3]　Garret M W. Axially symmetric systems for generating and measuring magnetic fields. Journal of Applied Physics,1951,22:1091.

[4] 俎栋林. 电动力学. 北京：清华大学出版社，2006.

[5] Zhang Y, Han S, Feng Z X. The investigation of the superconducting NMR-imaging main magnets. IEEE Transactions on Magnetics, 1989, 25(2): 1881-1884.

[6] Feng Z X. Optimization of superconducting solenoid coil. IEEE Transactions on Magnetics, Mag, 1988, 24(2): 926.

[7] Drago G, Manella A, Nervi M, et al. A combined strategy for optimization in non linear magnetic problems using simulated annealing and search techniques. IEEE Transactions on Magnetics, 1992, 28(2): 1541-1544.

[8] 王秋良. 高磁场超导磁体科学. 北京：科学出版社，2008.

[9] 唐昕. MRI 系统永磁及超导磁体设计研究. 北京：北京大学博士学位论文，2010.

[10] Kalafala A K. A design approach for actively shielded magnetic resonance imaging: Magnets. IEEE Transactions on Magnetics, 1990, 26(3): 1181-1188.

[11] Ogle M D, D'Angelo J. Design optimization method for a ferromagnetically self-shield MR magnet. IEEE Transactions on Magnetics, 1991, 27: 1689-1691.

[12] Zhao H, Crozier S. A design method for superconducting MRI magnets with ferromagnetic material. Measurement Science and Technology, 2002, 13: 2047-2052.

[13] Kitamura M, Kakukawa S, Mori K, et al. An optimal design technique for coil configurations in iron-shielded MRI magnets. IEEE Transactions on Magnetics, 1994, 28: 2352-2355.

[14] Xu H, Steven M C, Greig C S, et al. Homogeneous magnets design using linear programming. IEEE Transactions on Magnetics, 2000, 36: 476-483.

[15] Han P. A globally convergent method for nonlinear programming. Optimization Theory and Applications, 1977, 22: 297-303.

[16] Noguchi S, Ishiyama A. An optimal design method for highly homogeneous and high-field superconducting magnets. IEEE Transactions on Magnetics, 1996, 32: 2655-2658.

[17] Nicholas R S, Richard E A. Genetic algorithms for MRI magnet design. IEEE Transactions on Applied Superconductivity, 2002, 12(1): 733-736.

[18] Ishiyama A, Shimizu K, Sakahara A. An optimal design method for multi-section superconducting magnets using modified simulated annealing. IEEE Transactions on Magnetics, 1994, 30: 3435-3438.

[19] Noguchi S, Ishiyama A. Optimal design method for MRI superconducting magnets with ferromagnetic shield. IEEE Transactions on Magnetics, 1997, 33: 1904-1907.

[20] Noguchi S, Ishiyama A. An optimal design method for high-field superconducting magnets with ferromagnetic shields. IEEE Transactions on Applied Superconductivity, 1997, 7: 439-442.

[21] Thompson M, Brown R, Srivastava V. An inverse approach to the design of MRI main magnets. IEEE Transactions on Magnetics, 1994, 30: 108-112.

[22] Tang X, Zu D, Wang T, et al. An optimizing design method for a compact iron shielded

superconducting magnet for use in MRI. Superconductor Science and Technology, 2010, 23:085008.

[23] 雷银照. 轴对称线圈磁场计算. 北京:中国计量出版社,1991.

[24] Zu D, Guo H, Song X, et al. A design of novel type SC magnet for super-high field FMRI by using harmonic analysis method of magnetic vector potentials. Chinese Physics, 2002, 11(10):1008-1012.

[25] Podol'skii A. Design procedure for permanent magnet assemblies with uniform magnetic fields for MRI devices. IEEE Transactions on Magnetics, 2000, 36(1):484-490.

[26] Jin J M. The Finite Element Method in Electromagnetics. New York: Wiley, 2002.

[27] Zhang Y, Xie D, Bai B, et al. New development of monohedral magnet for MRI using the combination of genetic algorithm and FEM-NESM. IEEE Transactions on Magnetics, 2008, 44(1):1266-1269.

[28] Connor M, Leonard J. Pole shape optimization using a tabu search scheme. IEEE Transactions on Magnetics, 2000, 36(1):1115-1118.

[29] Abele M, Jensen J. Hybrid pole pieces for permanent magnets. Journal of Applied Physics, 1996, 79(1):5199-5201.

[30] Dong K, Byung K, Joon L, et al. 3D optimal shape design of ferromagnetic pole in MRI magnet of open permanent-magnet type. IEEE Transactions on Magnetics, 2002, 12(1): 1467-1470.

[31] Tang X, Hong L, Zu D. Active ferromagnetic shimming of permanent magnet for magnetic resonance imaging scanner. Chinese Physics B, 2010, 19(7):078702.

[32] Zhang Y, Xie D, Bai B, et al. A novel optimal design of passive shimming for permanent MRI magnet. IEEE Transactions on Magnetics, 2008, 44(1):1058-1061.

# 第3章 匀场线圈设计和自动匀场原理

尽管磁体设计计算很精确,然而,加工工艺误差是不可避免的。线包置于液氦中降温,由于热胀冷缩,尤其线圈骨架和超导线热胀冷缩系数不可能完全匹配,各匝线圈导线相对位置还会产生一些偏差。磁体励磁起动后各处载流导线在自身建立的磁场中受到的洛伦兹力不尽相同,导致导线位移再次寻其平衡位置。结果导致磁体实际产生的磁场值偏离设计的理想值。补救的办法就是匀场,通过匀场校正可以把产生的偏差补偿到零以恢复原来的设计值。永磁体设计中由于材料非线性且非单值性(磁滞),不存在精确的解析计算方法,用磁路定理是估算,数值方法也是近似,因此匀场步骤是更不可或缺的。

## 3.1 磁标势球谐函数展开和解析匀场概念

### 3.1.1 有源匀场线圈的重要性

超导 MRI 磁体设计只有两个技术指标:①场强 $B_0$;②50cm DSV 内均匀度($\Delta B/B_0$)指标。也就是说主磁场 $B_0$ 的均匀度是 MRI 磁体的两个技术指标之一,决定磁体的性能。在同场强、同尺度的临床 MR 成像中间,磁场 $B_0$ 性能的优劣几乎唯一地取决于其均匀度指标。好磁体和差磁体的区别,其一在于其均匀度水平,其二在于梯度涡流的抑制水平。在 MR 成像仪中,主磁场均匀度直接影响图像的信噪比,以及谱线表观宽度和谱线分辨能力。一个超高场超导 MRI 磁体设计,如果只达到指标 $B_0$,而不能保证 50cm DSV 内均匀度(≤1ppm)指标,那么它是没有应用价值的,没有意义的。

要得到高均匀度的主磁场必须依靠一套互相独立可调的高精度纯谐波匀场线圈。因为理论上谐波磁场是正交的,这决定了谐波线圈之间没有互感,每个线圈电流可以独立调节,互不影响。只有用严格正交的谐波线圈才能执行匀场任务。

在超导 MRI 磁体中有低温匀场和室温匀场。低温匀场是指在液氦杜瓦瓶内有超导匀场线圈,这些线圈与主线圈、屏蔽线圈一起安装。室温匀场是指在室温孔内安装电流匀场线圈和无源铁匀场或有源磁片匀场。室温电流匀场一般用于动态的精细匀场,即在扫描时对患者磁化率梯度引起的不均匀性进行匀场。由于需要恒流源驱动,且电流有热效应,其匀场幅度有限,不能代替低温超导电流匀场。

对匀场的计算可分为解析法和数值法。对于匀场线圈的设计有正方法和逆方法(目标场方法),无论超导磁体还是永磁磁体都需要有匀场措施和步骤,本节重点介绍解析匀场,以建立谐波匀场的概念,对超导和永磁两类磁体都适用。

### 3.1.2　谐波匀场概念

MRI 主磁场 $\boldsymbol{B}_0$ 选在 $z$ 方向,在成像体积内,小的偏离用 $\boldsymbol{B}'$ 表示,那么总场是 $\boldsymbol{B}_0 + \boldsymbol{B}'$,即

$$| \boldsymbol{B}_0 + \boldsymbol{B}' | = [(B_0 + B_z')^2 + B_y'^2 + B_x'^2]^{\frac{1}{2}} \tag{3.1.1}$$

实际上,$B_0$ 在 T 量级,$B'$ 在 $10^{-4}$ T 量级,因此上面结果可展开,如下表示:

$$| \boldsymbol{B}_0 + \boldsymbol{B}' | = B_0 + B_z' + \frac{B_x'^2 + B_y'^2}{2B_0} + \cdots \tag{3.1.2}$$

在成像体积内,$B_z$ 是很大的量,$B_x$,$B_y$ 分量很小,至多是在 $10^{-3}$ Gs 量级上,因此可以忽略,只考虑 $B_z$ 分量即可。在 2.1 节已经知道,在 0.5 m DSV 内,磁标势 $\Phi$ 满足拉普拉斯方程,用球坐标系时,其通解式(2.1.2)可简化为

$$\Phi(r,\theta,\phi) = \sum_{n=0}^{\infty} \sum_{m=0}^{n} r^n P_n^m(\cos\theta)(A_n^m \cos m\phi + B_n^m \sin m\phi) \tag{3.1.3}$$

磁感应强度

$$\boldsymbol{B} = -\mu_0 \boldsymbol{\nabla}\Phi \tag{3.1.4}$$

球坐标和直角坐标之间的关系(图 3.1.1)是

$$X = r\sin\theta\cos\phi, \quad Y = r\sin\theta\sin\phi, \quad Z = r\cos\theta \tag{3.1.5}$$

其梯度变换关系为

$$\begin{bmatrix} \dfrac{\partial\Phi}{\partial X} \\[2mm] \dfrac{\partial\Phi}{\partial Y} \\[2mm] \dfrac{\partial\Phi}{\partial Z} \end{bmatrix} = \begin{bmatrix} \sin\theta\cos\phi & \dfrac{\cos\theta\cos\phi}{r} & \dfrac{\sin\phi}{r\sin\theta} \\[2mm] \sin\theta\sin\phi & \dfrac{\cos\theta\sin\phi}{r} & \dfrac{\cos\phi}{r\sin\theta} \\[2mm] \cos\theta & -\dfrac{\sin\theta}{r} & 0 \end{bmatrix} \begin{bmatrix} \dfrac{\partial\Phi}{\partial r} \\[2mm] \dfrac{\partial\Phi}{\partial\theta} \\[2mm] \dfrac{\partial\Phi}{\partial\phi} \end{bmatrix}$$

$$(3.1.6)$$

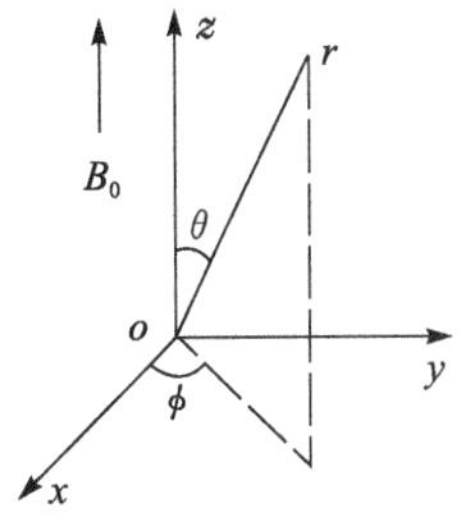

图 3.1.1　球坐标系

于是

$$B_z = -\mu_0 \frac{\partial\Phi}{\partial Z} = \mu_0 \left( -\cos\theta \frac{\partial\Phi}{\partial r} + \frac{\sin\theta}{r} \frac{\partial\Phi}{\partial\theta} \right) \tag{3.1.7}$$

把式(3.1.3)代入式(3.1.7)得

$$B_z = \mu_0 \sum_{n=1}^{\infty} \sum_{m=0}^{n} r^{n-1} \left[ (n-m)\cos\theta P_n^m(\cos\theta) + \sin\theta P_n^{m+1}(\cos\theta) \right] (A_n^m \cos m\phi + B_n^m \sin m\phi)$$

$$(3.1.8)$$

利用 $P_n^m$ 表达式(附录 B)和式(3.1.5),用直角坐标变量表示 $n \leqslant 4$ 阶,$m \leqslant 3$ 次的 $B_z$ 分量,则有[1]

$$B_z = A_0^0 + 2A_1^0 Z + 3A_1^1 X + 3B_1^1 Y + 3A_2^0(2Z^2 - X^2 - Y^2)/2 + 12A_2^1 ZX + 12B_2^1 ZY$$
$$+ 15A_2^2(X^2 - Y^2) + 15B_2^2(2XY) + A_3^0 Z[8Z^2 - 15(X^2 + Y^2)]/2$$
$$+ 15A_3^1 X(4Z^2 - X^2 - Y^2)/2 + 15B_3^1 y(4Z^2 - X^2 - Y^2)/2 + 90A_3^2 Z(X^2 - Y^2)$$
$$+ 90B_3^2 Z(2XY) + 105A_3^3 X(X^2 - 3Y^2) + 105B_3^3 Y(3X^2 - Y^2) + \cdots \quad (3.1.9)$$

式中,第一项 $A_0^0$ 与 $r,\theta$ 无关,代表均匀场,是叠加在 $B_0$ 上的一个直流项,由匀场系统的平均电流和结构参数确定;第二、三、四项代表一阶梯度谐波;第五至第九项代表二阶梯度谐波;第十至第十六项代表三阶梯度谐波(表 3.1.1);依次类推可知四阶及更高阶梯度谐波。每一个球谐波场对应特定的电流分布,可以用一定结构的电流环独立地产生出来。这样,就有可能设计特定结构的电流环或磁偶极片产生方向相反的特定谐波把这些多余的谐波抵消掉。

表 3.1.1　低阶匀场线圈产生的场和相关谐波函数在球和直角坐标系中的表达式

| 阶 $n$ | 次 $m$ | 缩写表示 | 系数($k_{nm}$) | 空间依赖 $r^n P_n^m(\theta,\varphi)$ 球坐标系 | 空间依赖 $r^n P_n^m(\theta,\varphi)$ 直角坐标系 |
|---|---|---|---|---|---|
| 0 | 0 | $Z^0$ | $A_{00}$ | 1 | 1 |
| 1 | 0 | $Z$ | $A_{10}$ | $r\cos\theta$ | $z$ |
| 1 | 1 | $X$ | $A_{11}$ | $r\sin\theta\cos\phi$ | $x$ |
| 1 | 1 | $Y$ | $B_{11}$ | $r\sin\theta\sin\phi$ | $y$ |
| 2 | 0 | $Z^2$ | $A_{20}$ | $r^2(3\cos^2\theta - 1)/2$ | $z^2 - (x^2 + y^2)/2$ |
| 2 | 1 | $XZ$ | $3A_{21}$ | $r^2\sin\theta\cos\theta\cos\phi$ | $xz$ |
| 2 | 1 | $YZ$ | $3B_{21}$ | $r^2\sin\theta\cos\theta\sin\phi$ | $yz$ |
| 2 | 2 | $X^2 - Y^2$ | $3A_{22}$ | $r^2\sin^2\theta\cos2\phi$ | $x^2 - y^2$ |
| 2 | 2 | $2XY$ | $3B_{22}$ | $r^2\sin^2\theta\sin2\phi$ | $2xy$ |
| 3 | 0 | $Z^3$ | $A_{30}$ | $r^3(5\cos^3\theta - 3\cos\theta)/2$ | $z[z^2 - 3(x^2 + y^2)/2]$ |
| 3 | 1 | $XZ^2$ | $\frac{3}{2}A_{31}$ | $r^3\sin\theta(5\cos^2\theta - 1)\cos\phi$ | $x(4z^2 - x^2 - y^2)$ |
| 3 | 1 | $YZ^2$ | $\frac{3}{2}B_{31}$ | $r^3\sin\theta(5\cos^2\theta - 1)\sin\phi$ | $y(4z^2 - x^2 - y^2)$ |
| 3 | 2 | $Z(X^2 - Y^2)$ | $15A_{32}$ | $r^3\sin^2\theta\cos\theta\cos2\phi$ | $z(x^2 - y^2)$ |
| 3 | 2 | $XYZ$ | $15B_{32}$ | $r^3\sin^2\theta\cos\theta\sin2\phi$ | $2xyz$ |
| 3 | 3 | $X^3$ | $15A_{33}$ | $r^3\sin^3\theta\cos3\phi$ | $x^3 - 3xy^2$ |
| 3 | 3 | $Y^3$ | $15B_{33}$ | $r^3\sin^3\theta\sin3\phi$ | $3x^2y - y^3$ |

　　磁场的球谐波展开是一个无穷级数,在 DSV 内球谐波基函数在数学上是正交完备的,也就是说任何磁场分布都可以用球谐波级数的叠加和来表达。一般来说球谐级数是随阶数升高而衰减的,即阶数越高幅度越小,到底配备到多少阶的匀场线圈需要根据场指标要求和经验来权衡。

### 3.1.3　匀场线圈设计目标

　　两类 MRI 系统,超导圆柱形磁体和永磁双平行平面磁极的 C 形磁体,其匀场线圈几何形态不同。对于偶极磁体,匀场结构需做成平板形贴近两个磁极面。而对于管形超导磁体,匀场结构需要置在同轴柱面上。除了结构不同,对匀场指标的要求也不同,因为对匀场线圈的需求不同。永磁 MRI 系统没有谱功能,均匀度要求低得多,匀场手段有很多,如机械匀场、无源铁片匀场、有源磁片匀场、有源电流线圈匀场等。很多永磁系统不用电流线圈匀场,只有高档永磁 MRI 配备有源线圈匀场,而且阶数不高,最多到三阶的纵向匀场。

超导 MRI 系统属于高端系统,而且一般要求 NMR 谱功能,因此场均匀度指标要求相当高。随着核磁共振软硬件和方法学的不断发展,目前总的趋势是场均匀度要求越来越高,相应的需要设计的匀场线圈阶数也更高,而不是仅满足于以往只有较低几阶匀场的程度,并且要求匀场线圈产生的谐波场的纯度也更高,以免导致不同匀场线圈之间的干扰。3.2 节将介绍其匀场线圈设计的正方法,3.3 节介绍其匀场线圈设计的逆方法,即目标场方法,3.4 节介绍永磁磁体匀场线圈设计的逆方法。

## 3.2  超导 MRI 磁体的匀场结构设计[2]

### 3.2.1  磁矢势、磁标势和纵向场 $H_z$ 的球谐函数级数表达

物理上可实现的场总可以借助于一组正交基表达出来。不论场的性质如何,总可以由一组具有适当本征值的本征函数的和来构造。同等关键的是用某种方式产生本征函数的能力,作为一级近似出现的不希望的函数可以对消掉,而希望的函数可以加起来。基矢函数的正交性保证这种操作是可行的。而对于无正交性的系统,这样的做法是困难的,通常也是不可能的。

虽然存在各种基矢,但是勒让德球谐函数是最方便的,前面已使用多次。勒让德球谐函数具有正交归一性和完备性,可以用来构成希尔伯特空间本征函数的正交基矢,支配静磁场产生的基本方程是高斯定理和安培环路定理。在无电流通过的体积内,静磁场 $H$ 满足

$$\nabla \cdot H = \nabla \times H = 0 \tag{3.2.1}$$

$$H = -\nabla\phi = \frac{1}{\mu_0}\nabla \times A \tag{3.2.2}$$

式中,$\phi$ 和 $A$ 分别是磁标势和磁矢势。显然

$$-\nabla \cdot \nabla\phi = \frac{1}{\mu_0}\nabla \times \nabla \times A = 0 \tag{3.2.3}$$

由于 $\nabla \times \nabla \times A = \nabla(\nabla \cdot A) - \nabla^2 A = 0$,而 $A$ 是无散的,有 $\nabla \cdot A = 0$。所以,就有

$$\nabla^2\phi = 0, \quad \nabla^2 A = 0 \tag{3.2.4}$$

从方程(3.2.1)可以看出 $H$ 也满足

$$\nabla^2 \boldsymbol{H} = 0 \tag{3.2.5}$$

实际上在笛卡儿坐标系中,由于 $H_x$、$H_y$、$H_z$ 是独立变量,$A_x$、$A_y$、$A_z$ 也都是独立变量,所以这些笛卡儿分量都满足拉普拉斯方程

$$\nabla^2 H_x = \nabla^2 H_y = \nabla^2 H_z = 0$$
$$\nabla^2 A_x = \nabla^2 A_y = \nabla^2 A_z = 0 \tag{3.2.6}$$

然而只有 $\phi$ 是一个标量,它保持优越地位。在无电流通过的感兴趣区域,用 $\phi$ 可以得到整个磁场,而不是分量。到底用哪个作为变量,还要看问题是否方便。在超导 MRI 磁体情况下,解拉普拉斯方程最方便的形式是使用球极坐标,其解具有如下形式:

$$T_n^m = C_n^m \begin{pmatrix} r^n \\ r^{-n-1} \end{pmatrix} P_n^m(\cos\theta) \begin{pmatrix} \sin m\varphi \\ \cos m\varphi \end{pmatrix} \tag{3.2.7}$$

式中,$C_n^m$ 是常数;$P_n^m$ 是连带勒让德函数;在 $r=0$ 处要求 $T_n^m$ 有限,$r^{-n-1}$ 函数应该排除;如果 $r \to \infty$ 时要求 $T_n^m$ 有限,则 $r^n (n>0)$ 函数应该排除;$T_n^m$ 通常叫球谐函数。在超导 MRI 磁体匀场设计中,需要求 $T_n^m$ 对 $x$、$y$、$z$ 的导数,这些导数也可以表示为其他球谐函数的和。

### 3.2.2　谐波的产生和计算

可以用载流线圈系统或者磁场已存在时用铁片来产生所需要的谐波。下面考虑微元电流和偶极子产生的场。考虑在 $Q$ 点电流微元 $I \mathrm{d}\boldsymbol{l}$ 在 $P$ 点产生的磁矢势,如图 3.2.1 所示,即

$$\mathrm{d}\boldsymbol{A} = \frac{\mu_0 I \mathrm{d}\boldsymbol{l}}{4\pi R} = \frac{\mu_0 I}{4\pi} \frac{\mathrm{d}\boldsymbol{l}}{|\boldsymbol{r} - \boldsymbol{r}'|} \tag{3.2.8}$$

把格林函数 $1/R$ 用球谐函数展开[2],得

$$\mathrm{d}\boldsymbol{A} = \frac{\mu_0 I \mathrm{d}\boldsymbol{l}}{4\pi r'} \sum_{n=0}^{\infty} \sum_{m=0}^{n} \varepsilon_m \frac{(n-m)!}{(n+m)!} P_n^m(\cos\alpha) \left(\frac{r}{r'}\right)^n P_n^m(\cos\theta) \cos[m(\varphi - \psi)] \tag{3.2.9}$$

式中,诺伊曼因子

$$\varepsilon_m = \begin{cases} 1, & m=0 \\ 2, & m \neq 0 \end{cases}$$

对于在 $Q$ 点的磁偶极子微元 $\mathrm{d}\boldsymbol{m}$,在 $P$ 点产生的标势为

$$\mathrm{d}\phi = -\frac{\mathrm{d}\boldsymbol{m}}{4\pi} \cdot \nabla \frac{1}{|\boldsymbol{r} - \boldsymbol{r}'|} = -\frac{\mathrm{d}\boldsymbol{m}}{4\pi} \cdot \frac{\boldsymbol{r} - \boldsymbol{r}'}{|\boldsymbol{r} - \boldsymbol{r}'|^3} \tag{3.2.10}$$

假定 $Q$ 点的主磁场在 $z$ 方向,则

$$\mathrm{d}\boldsymbol{m} = \chi H_z \mathrm{d}v \boldsymbol{k} \tag{3.2.11}$$

式中,$\chi$ 是铁的磁化率;$\mathrm{d}v$ 是铁微元体积;$\boldsymbol{k}$ 是 $z$ 方向单位矢量。用球谐函数展开,得

$$\mathrm{d}\phi = -\frac{\chi H_z \mathrm{d}v}{4\pi r'^2} \sum_{n=0}^{\infty} \sum_{m}^{n} \varepsilon_m \frac{(n-m+1)!}{(n+m)!} P_{n+1}^m(\cos\alpha)\left(\frac{r}{r'}\right)^n P_n^m(\cos\theta)\cos[m(\varphi-\psi)]$$

$$(3.2.12)$$

一般对于微元电流,计算磁矢势比较方便,而对于磁偶极子,计算磁标势比较方便。在圆筒状超导 MRI 磁体中,匀场结构都布置在不同半径的柱面上,用圆线圈产生纵向谐波,用椭圆线圈或电流弧产生径向谐波。纵向谐波具有轴对称性,因而匀场系统也具有轴对称性。径向谐波有绕 $z$ 轴的 $m$ 次对称,其电流系统也如此。

### 3.2.3　轴向谐波

首先考虑用电流产生纵向谐波,图 3.2.2 中一个以 $z$ 轴为轴的圆线圈对原点所张半角为 $\alpha$,对式(3.2.9)积分可求得圆环在 $P$ 点产生的矢势为

$$\boldsymbol{A} = \frac{\mu_0 I}{2}\sin\alpha \sum_{n=0}^{\infty} \frac{1}{n(n+1)} P_n^1(\cos\alpha)\left(\frac{r}{r'}\right)^n P_n^1(\cos\theta)(-\boldsymbol{i}\sin\varphi + \boldsymbol{j}\cos\varphi)$$

$$(3.2.13)$$

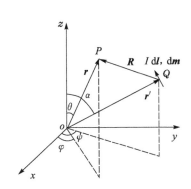

图 3.2.1　确定在 $Q$ 点电流微元或磁偶极子在 $P$ 点产生的磁场时所涉及的变量

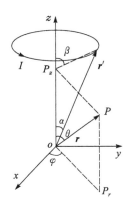

图 3.2.2　确定电流环在 $P$ 点激发的磁场所涉及的变量

由 $\boldsymbol{B}=\boldsymbol{\nabla}\times\boldsymbol{A}$ 可知

$$B_z = \frac{\partial A_y}{\partial x} - \frac{\partial A_x}{\partial y} \qquad (3.2.14)$$

为了求此微商,令

$$T_n^m = r^n P_n^m(\cos\theta)\cos[m(\varphi-\psi)] \qquad (3.2.15)$$

只要求得 $\dfrac{\partial T_n^m}{\partial x}$、$\dfrac{\partial T_n^m}{\partial y}$、$\dfrac{\partial T_n^m}{\partial z}$,磁场 $\boldsymbol{B}$ 就可以确定。可以利用式(3.1.6),通过求 $\dfrac{\partial T_n^m}{\partial r}$、$\dfrac{\partial T_n^m}{\partial \theta}$、$\dfrac{\partial T_n^m}{\partial \varphi}$,即可得到 $T_n^m$ 在直角坐标系中的微商,只是计算比较烦琐。如果用标

量势，计算会稍微简便些，图 3.2.2 所示圆线圈在轴上 $P_z$ 点产生的标势为

$$\phi = \frac{I}{2}(\cos\beta - 1) \tag{3.2.16}$$

式中，$\cos\beta = \dfrac{r'\cos\alpha - z}{\sqrt{(r'\cos\alpha - z)^2 + (r'\sin\alpha)^2}}$，令 $t = z/r'$，则式(3.2.16)可以改写为

$$\phi = -\frac{I}{2}\left[1 + \frac{t - \cos\alpha}{(1 + t^2 - 2t\cos\alpha)^{1/2}}\right] \tag{3.2.17}$$

利用勒让德母函数，$\phi$ 可写为

$$\phi = -\frac{I}{2}\left[1 + (t - \cos\alpha)\sum_{n=0}^{\infty} t^n P_n(\cos\alpha)\right] \tag{3.2.18}$$

在线圈区域除外的内空间所有点的标势都满足拉普拉斯方程，于是这线圈产生的标势应写为

$$\phi = \sum_{n=0}^{\infty} C_n r^n P_n(\cos\theta) \tag{3.2.19}$$

式中，$C_n$ 是待定系数；沿 $z$ 轴，$P_n(1) = 1$，则

$$\phi_z = \sum_{n=0}^{\infty} C_n z^n \tag{3.2.20}$$

令式(3.2.19)和式(3.2.18)相等，可确定 $C_n$，因而这线圈产生的势为

$$\phi = -\frac{I}{2}\left\{1 - \cos\alpha + \sum_{n=1}^{\infty}\left[P_{n-1}(\cos\alpha) - \cos\alpha P_n(\cos\alpha)\right]\left(\frac{r}{r'}\right)^n P_n(\cos\theta)\right\} \tag{3.2.21}$$

在求 $H_z = -\dfrac{\partial\phi}{\partial z}$ 时，会碰到式(3.2.15)表示的 $T_n^m$ 对 $z$ 的微商，由式(3.2.6)得

$$\frac{\mathrm{d}T}{\mathrm{d}z} = \cos\theta\frac{\partial T}{\partial r} - \frac{\sin\theta}{r}\frac{\partial T}{\partial\theta} \tag{3.2.22}$$

于是

$$\frac{\mathrm{d}T_n^m}{\mathrm{d}z} = r^{n-1}\cos[m(\varphi - \psi)]\{(n - m)\cos\theta P_n^m(\cos\theta) + \sin\theta P_n^{m+1}(\cos\theta)\} \tag{3.2.23}$$

利用恒等式

$$(2n+1)\sin\theta P_n^m(\cos\theta) = P_{n+1}^{m+1}(\cos\theta) - P_{n-1}^{m+1}(\cos\theta)$$
$$(2n+1)\cos\theta P_n^m(\cos\theta) = (n-m+1)P_{n+1}^m(\cos\theta) + (n+m)P_{n-1}^m(\cos\theta) \tag{3.2.24}$$

得到

$$\frac{\mathrm{d}T_n^m}{\mathrm{d}z} = r^{n-1}(n+m)P_{n-1}^m(\cos\theta)\cos[m(\varphi - \psi)] \tag{3.2.25}$$

于是用式(3.2.21)表达的 $\phi$ 对 $z$ 求微商，并利用式(3.2.25)的结果可以得到纵向

场 $H_z$ 为

$$H_z = -\frac{\partial \phi}{\partial z} = \frac{I}{2r'}\left\{\sum_{n=0}^{\infty}\left[P_n(\cos\alpha) - \cos\alpha P_{n+1}(\cos\alpha)\right](n+1)\left(\frac{r}{r'}\right)^n P_n(\cos\theta)\right\}$$

(3.2.26)

对于 $\theta = 0$，即在轴上

$$H_z = \frac{I}{2r'}\sum_{n=0}^{\infty}\sin\alpha P_{n+1}^1(\cos\alpha)\left(\frac{z}{r'}\right)^n$$

(3.2.27)

　　泰勒级数的系数也是各种相应带状(轴对称)谐波的系数。圆线圈是球带谐波设计的基本"构块"，把它们按一定方式配置，可以产生各种谐波，其轴向场按 $z^n$ 变化。图 3.2.3 给出了一些例子，如果想清除某一个谐波，就产生一个与它相反的谐波将其抵消掉。根据需要，线圈可以绕在柱面上、球面上或平面上。对于超导磁体的情况，匀场线圈都是绕在柱面上的。图 3.2.3 代表了一部分可能的设计，这些能产生 1、2、3、4 阶轴向梯度谐波，分别对应式(3.1.9)中的 $A_2^0$、$A_3^0$、$A_4^0$ 和 $A_5^0$ 项，这些谐波线圈都绕在柱面上。

　　每个设计首先考虑的是消除比希望产生的谐波阶数低的所有谐波并消去比它高的最低次同极性谐波。第二个考虑是结构尽可能简单，即尽可能少的匝数，并使所希望的梯度尽可能大。图 3.2.3 显示的这些结构除了 2 阶三线圈系统，都可达到上述两个目的。2 阶三线圈系统不能消除 4 阶谐波，因而 2 阶四线圈系统更优越。

　　需要指出，要 $H_z$ 产生 $z^p$ 变化，一般要用 $p+1$ 个线圈。在 $z^p$ 系统中，各线圈对总场的贡献可以用下式计算：

$$H_z = \sum_{q=1}^{p+1}\sum_{n=0}^{\infty}\frac{I_q}{2r_q'}\left(\frac{z}{r_q'}\right)^n(n+1)\left[P_n(\cos\alpha_q) - \cos\alpha_q P_{n+1}(\cos\alpha_q)\right]$$

(3.2.28)

式中，$q$ 是指第 $q$ 个线圈。图 3.2.3 中显示的 4 阶系统只有四个线圈，而在中心没有第五个线圈是碰巧的，对于单位电流，设柱半径为 $a$，这些匀场结构沿轴产生的梯度及希望的偏差如下。

　　1 阶二线圈系统：$0.64z/a^2$，$(5\pm0.63)\%$。

　　2 阶三线圈系统：$1.02z^2/a^3$，$(5\pm0.3)\%$。

　　3 阶四线圈系统：$1.29z^3/a^4$，$(5\pm0.6)\%$。

　　4 阶三线圈系统：$0.65z^4/a^5$，$(5\pm0.6)\%$。

　　2 阶四线圈系统：$1.83z^2/a^3$，$(5\pm0.8)\%$。

　　谐波的纯度一方面与不可避免的更高次未消掉的谐波有关；另一方面与不可避免的绕组误差引进少量低次谐波有关。靠近原点时 $r/r'$ 很小，由于其方次低，其影响不可忽视。一方面要注意保持尽可能高的加工精度；另一方面对于给定的成像体积和预留空间，线圈系统的尺寸应尽可能大。尽管如此，要产生高于 4 阶的匀场系统还是很困难的。

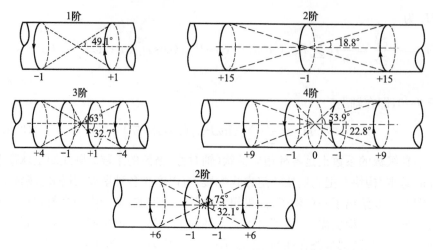

图 3.2.3　校正带状谐波的轴向匀场线圈的一些可能的设计

绕在柱面上的 1、2、3、4 阶谐波的电流校正系统

### 3.2.4　场分布和谐波的测量

测量磁场通常借助于高精度霍耳高斯计或小样品探头 NMR 磁强计。关键问题是测量的结果能用球谐函数解释，以发现或找出存在什么样的有害谐波，并检查设计的匀场系统、线圈、铁片等的性能。为达此目的，MRI 主磁场分布测量应该在柱坐标或球极坐标中进行，因为球谐波有两类，$m=0$ 的带状（zonal）谐波和 $m\neq0$ 的田状（tesseral）谐波。首先考虑带状谐波，即

$$T_n^m = C_n r^n P_n(\cos\theta), \quad m = 0 \tag{3.2.29}$$

式中，$P_n(\cos\theta)$ 为勒让德函数（附录 B 式(B.8)）。这些函数具有轴对称性，且在 $z$ 轴上 $\cos\theta=1$，$P_n(1)=1$，式(3.2.29)描写的带状谐波简化为泰勒级数 $T_n=C_n z^n$，如果沿 $z$ 轴测量 $H_z$，作出 $H_z$ 随 $z$ 变化的曲线，如果没有田状谐波干扰，就能确定描写各带状谐波成分强度的 $C_n$ 值，而田状谐波

$$P_n^m(x) = \sin^m\theta \frac{\partial^m}{\partial x^m} P_n(x), \quad x = \cos\theta \tag{3.2.30}$$

式中，$P_n^m(x)$ 为 $n$ 阶 $m$ 次连带勒让德函数，低阶 $P_n^m(x)$ 函数表达式可查附录 B 式(B.13)。显然，沿 $z$ 轴所有的田状谐波都为 0，不会对上述测量产生不良影响。一旦 $C_n$ 确定，那么偏离 $z$ 轴的带状谐波场也就知道了。这里有一个实际问题：当用 NMR 方法测场时，只给出场值而不能给出方向。然而，在绝大部分 NMR 实验中，占绝对优势的场是在 $z$ 方向。垂直分量 $H_x$ 和 $H_y$ 的干扰可以忽略。因此只要测得 $H_z$，通过式(3.2.25)对 $z$ 积分可得到 $T_n^m$，进而还可以得到磁标势 $\phi$。

偏离 $z$ 轴，带状谐波和田状谐波对场都有贡献。如何从测量的结果中得到田状谐波项在此已经从轴场曲线知道带状谐场，那么从对轴外场的测量结果中减去带状

谐波的贡献,剩下的就是田谐波项。这样的步骤工作量很大,需由计算机来做。

估算田状谐波有一个简单的办法,就是在不同的柱半径 $\rho$ 和不同高度 $z$(见图 3.2.1 或图 3.2.2)下进行测量,作出 $H_z(\rho,z)$-$\varphi$ 曲线。另外,也可以按不同球半径 $r$ 和不同纬度角 $\theta$ 进行扫场测量,作出 $H_z(r,\theta)$-$\varphi$ 曲线。观察方程(3.2.7)或

$$T_n^m = C_n^m r^n P_n^m (\cos\theta) \cos[m(\varphi-\psi)] \tag{3.2.31}$$

当保持 $r$ 和 $\theta$ 不变时,可看出 $H_z(r,\theta)$ 随 $\varphi$ 的变化,产生 $m$ 次正弦或余弦变化。方位角曲线图的傅里叶分析可直接揭示各次(不同 $m$ 值)场的幅值和相位 $\psi$。剩下的问题是对于给定的 $m$ 值确定谐波的强度和阶数 $n$。在许多实际情况中,最容易完成这一步的步骤是选取足够大小的柱半径 $\rho$,给出可靠的傅里叶分量,并且重复分析在不同 $(z,\rho)$ 值的柱场曲线图数据。仔细考察式(3.2.31)可得如下结果:

(1) $m=1$ 时,$rP_1^1(\cos\theta)=\rho$,$r^2 P_2^1(\cos\theta)=3\rho z$,$r^3 P_3^1(\cos\theta)=3(4\rho z^2-\rho^3)/2$ 等。

(2) $m=2$ 时,$r^2 P_2^2(\cos\theta)=\rho^2$,$r^3 P_3^2(\cos\theta)=15\rho^2 z$ 等。

(3) $m=3$ 时,$r^3 P_3^3(\cos\theta)=\rho^3$ 等。

在一个曲线中看它的各次随 $z$ 变化的规律,至少按通常低阶考虑,用 $z$ 的泰勒级数来分析,从而可以揭示各田状谐波的阶数。田状谐波匀场线圈结构更加复杂,由于分立导线匀场线圈已经基本不用了,所以这里不再赘述。上述内容的意义在于帮助建立匀场线圈构型的基本概念。目前流行用逆方法,即目标场方法设计匀场线圈,线圈导线呈分布式,但仍可看出分立导线线圈的影子,或者说用分立导线线圈构型的概念可以判别用逆方法设计的线圈的阶次。

## 3.3  超导 MRI 磁体匀场线圈设计目标场方法

电、磁场设计问题的正方法,是由电、磁源的分布推求电、磁场的分布。而逆方法则相反,是通过一定区域内的场分布反推其源的分布,3.2 节已讲述。1984 年 Romeo 和 Hoult[2] 提出了一整套设计超导 MRI 圆柱面形匀场线圈的数学框架,为匀场线圈的设计奠定了正方法的基础。其实,在发展 NMR 谱仪的早期,就已经有人采用球谐函数[3,4]来级数展开目标空间 VOI 内的主磁场,并提出每一个匀场线圈被设计为对应于一个谐波磁场,用来校正 NMR 主磁场中引起非均匀性的谐波成分,达到提高 NMR 磁场均匀度的目的,这也成为后来所有匀场线圈设计和工作的基本思路。这种方法的局限性在于所设计的匀场线圈产生的可用的谐波区域随阶数升高而减小,为克服此问题,目标场方法(逆方法)应运而生。

1986 年 Turner[5] 提出的目标场方法,开创了用逆方法设计电流线圈的新时代。然而,原始目标场方法由场反推电流,因为使用傅里叶变换,得到的电流分布在柱面上的分布长度无法事先限定。虽然 Turner[6] 通过切趾来限制电流分布,从而发展了他发明的目标场方法,然而却折中了所设计的线圈性能。

　　为了解决有限尺寸线圈设计问题,Forbes 和 Crozier[7,8] 提出了一种新的目标场方法,预先通过周期性的函数约束圆柱面上的电流密度分布,这样二维傅里叶变换数学问题转化为求解积分方程的问题。这很容易理解,由场反推电流是根据毕奥-萨伐尔定律求逆的,即求被积函数(电流密度)在有限长度圆柱面上的分布,转换为求解第一类 Fredholm 积分方程问题。逆方法一旦引入了约束,就会出现病态问题,为了解决由于有限尺寸限制带来的病态问题,Forbes 和 Crozier 通过 Tikhonovz 正则化方法[9] 来解第一类 Fredholm 积分方程,从而获得圆柱面上的电流密度分布。然后用流函数(stream function)方法[10] 将连续的电流密度分布离散化为分立的线圈导线分布。这方法需要选择正则化函数和惩罚函数,而这依赖于设计者的经验,而且所有目标场方法都需要设置目标场点的分布和目标场值,这也需要技巧和经验。对于有限长度柱面匀场线圈设计,2010 年刘文韬等[11,12] 提出了革新的目标场方法,直接建立谐波场系数和谐波电流系数之间的关系,只要指定 VOI 内一个场谐波就可直接计算出柱面上对应的电流密度。

　　这种刘氏目标场方法不再需要选择目标场点和设置目标场值(需要许多技巧[13] 和经验),因为指定一个场谐波系数就意味指定了目标区域内的所有目标场值,且是目标谐波的精确场值。它结合了逆方法和正方法两方面的优点,把目标场方法发展到极致,是当今最先进、最有魅力的目标场方法。所以本节和 3.4 节都详尽介绍这种刘氏方法。

### 3.3.1　建立磁场和电流之间谐波系数对应关系式[11,12]

　　如图 3.3.1 所示,位于线圈圆柱侧面上电流源点 $P'$ 坐标为 $r'(a,\psi,z')$,空间任意场点 $P$ 坐标为 $r(\rho,\varphi,z)$,从源点 $P'$ 指向场点 $P$ 的位移矢量记为 $\boldsymbol{R}=\boldsymbol{r}-\boldsymbol{r}'$。另外按照球坐标的表达,源点 $P'$ 坐标为 $r'(f,\alpha,\psi)$,空间场点 $P$ 坐标为 $r(r,\theta,\varphi)$。对于半径为 $a$ 的圆柱面上有限长度线圈,预先约束电流密度分布在 $-L/2<z<L/2$ 有限长度的范围内,用傅里叶展开为

$$\begin{cases} J_\psi = \cos k\psi \sum_{q=1}^{Q} U_q \big[ (1-\eta_{l+k})\sin(k_q z/2) + \eta_{l+k}\cos(k_q z) \big] \\ J_z = \sin k\psi \sum_{q=1}^{Q} \dfrac{k}{ak_q} U_q \big[ \eta_{l+k}\sin(k_q z) - 2(1-\eta_{l+k})\cos(k_q z/2) \big] \end{cases} \tag{3.3.1}$$

式中,$\eta_x = \dfrac{1+(-1)^x}{2} = \begin{cases} 1, & \text{当 } x \text{ 为偶数时} \\ 0, & \text{当 } x \text{ 为奇数时} \end{cases}$；$k_q = \dfrac{2\pi q}{L}$；$U_q$ 是电流展开系数。

　　电流密度已被分解为两个分量 $\boldsymbol{J} = J_\psi \hat{\boldsymbol{e}}_\psi + J_z \hat{\boldsymbol{e}}_z$,$\hat{\boldsymbol{e}}_\psi$ 和 $\hat{\boldsymbol{e}}_z$ 分别代表 $\psi$ 方向和 $z$ 方向的单位矢量,电流密度满足连续流动方程,即 $\boldsymbol{\nabla} \cdot \boldsymbol{J} = 0$,在柱坐标下柱面电流可以写为

$$\frac{\partial J_\psi}{a\partial\psi}+\frac{\partial J_z}{\partial z}=0 \qquad (3.3.2)$$

因此可以引入流函数 $S(\psi,z)$,其满足

$$\begin{cases} J_\psi=-\dfrac{\partial S}{\partial z} \\[3mm] J_z=\dfrac{\partial S}{a\partial\psi} \end{cases} \qquad (3.3.3)$$

流函数便可以写为

$$S(\psi,z)=\cos k\psi\sum_{q=1}^{Q}\frac{1}{k_q}U_q[2(1-\eta_{l+k})$$
$$\cdot\cos(k_q z/2)-\eta_{l+k}\sin(k_q z)] \qquad (3.3.4)$$

在柱坐标下推导的目标是要建立电流展开系数 $U_q$ 与目标谐波场展开系数 $b_{nm}$ 之间的解析关系式。为达此目的,把毕奥-萨伐尔定律

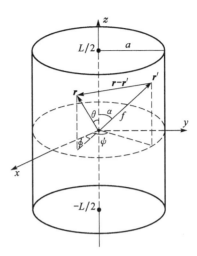

图 3.3.1　超导磁共振成像
柱面梯度线圈电流源点
及其产生的场点坐标表示

展开为傅里叶-勒让德级数。按照毕奥-萨伐尔公式,在圆柱面上源点 $r'(f,\alpha,\psi)$ 处,电流密度矢量微元 $J\mathrm{d}\sigma'$ 在线圈内场点 $r(r,\theta,\varphi)$ 产生磁感应矢量 $\mathrm{d}B$ 为

$$\mathrm{d}B=\frac{\mu_0}{4\pi}\,\nabla\,\frac{1}{|\,r-r'\,|}\times J\mathrm{d}\sigma' \qquad (3.3.5)$$

式中,$\mathrm{d}\sigma'=a\mathrm{d}\psi\mathrm{d}z$,是面积微元。在空间 $\rho<f_{\min}=a$ 区域内,格林函数 $\dfrac{1}{|\,r-r'\,|}$ 可用球谐波展开为[2]

$$\frac{1}{|\,r-r'\,|}=\frac{1}{f}\sum_{n=0}^{\infty}\sum_{m=0}^{n}\varepsilon_m\frac{(n-m)!}{(n+m)!}P_{nm}(\cos\alpha)\left(\frac{r}{f}\right)^n P_{nm}(\cos\theta)\cos[m(\phi-\psi)]$$
$$(3.3.6)$$

式中,$\varepsilon_m=\begin{cases}1,m=0\\2,m\neq0\end{cases}$;$P_{nm}(x)$ 是 $n$ 阶 $m$ 次连带勒让德函数($n\geqslant m\geqslant0$),如果 $m=0$,则 $P_{n0}=P_n$,0 阶连带勒让德函数具有轴对称性。把式(3.3.6)代入式(3.3.5),并对柱面积分[11]后,只取 $z$ 分量得

$$B_z=\sum_{n=0}^{\infty}\sum_{m=0}^{n}D_{nm}r^n P_{nm}(\cos\theta)\begin{pmatrix}\cos m\phi\\\sin m\phi\end{pmatrix} \qquad (3.3.7)$$

展开系数表达式为

$$D_{nm}=\frac{\mu_0 a}{4\pi}\int_{-L/2}^{L/2}\mathrm{d}z\int_0^{2\pi}\mathrm{d}\psi\varepsilon_m C_{nm}J_\psi\begin{pmatrix}\cos m\psi\\\sin m\psi\end{pmatrix}^{\mathrm{T}} \qquad (3.3.8)$$

定义其中的简化系数 $C_{nm}$ 为

$$C_{nm} = \frac{(n-m)!}{(n+m)!} \frac{1}{f^{n+2}} \frac{(n+1)P_{nm}(\cos\alpha) - (n-m+1)\cos\alpha P_{n+1,m}(\cos\alpha)}{\sin\alpha}$$

$$(3.3.9)$$

根据几何关系有

$$\begin{cases} f = \sqrt{a^2 + z^2} \\ \cos\alpha = z/\sqrt{a^2 + z^2} \end{cases} \tag{3.3.10}$$

将式(3.3.1)中 $J_\psi$ 的表达式代入式(3.3.8),可以得到

$$D_{nm} = \frac{\mu_0 a}{4\pi} \int_{-L/2}^{L/2} \mathrm{d}z \int_0^{2\pi} \mathrm{d}\psi \varepsilon_m C_{nm} \begin{pmatrix} \cos k\psi \cos m\psi \\ \cos k\psi \sin m\psi \end{pmatrix}^{\mathrm{T}}$$

$$\times \sum_{q=1}^Q U_q [(1-\eta_{l+k})\sin(k_q z/2) + \eta_{l+k}\cos(k_q z)] \tag{3.3.11}$$

对 $\psi$ 积分,可以进一步计算简化得到

$$D_{nm} = \mu_0 a \int_0^{L/2} \mathrm{d}z C_{nm} \delta_{km} \begin{pmatrix} 1 \\ 0 \end{pmatrix}^{\mathrm{T}}$$

$$\times \sum_{q=1}^Q U_q [(1-\eta_{n+m})(1-\eta_{l+k})\sin(k_q z/2) + \eta_{n+m}\eta_{l+k}\cos(k_q z)]$$

$$(3.3.12)$$

对于按照式(3.3.1)设定电流分布的线圈,如果给定阶和次分别为 $l$ 和 $k$,根据式(3.3.12)可以看到,只有一些特定的谐波场 $T_{nm} = b_{nm} r^n P_{nm}(\cos\theta)\cos m\varphi$ 会产生。首先,这些谐波场都只是关于 $\cos m\varphi$ 项的,关于 $\sin m\varphi$ 项的谐波不会出现,如果要设计关于 $\sin m\varphi$ 项的谐波线圈,可以通过旋转对应的 $\cos m\varphi$ 线圈的方法来解决(后面讨论);其次,对于 $\cos m\varphi$ 项的谐波也不是都会产生,需要满足一定的阶和次的对称性关系,即

$$m = k, \quad n = k + (l+k)\mathrm{mod}2 + 2(i-1), \quad i = 1, 2, \cdots \tag{3.3.13}$$

因此可以定义第 $i$ 个非零谐波场的系数为

$$D_i = \mu_0 a \int_0^{L/2} \mathrm{d}z C_{k+(l+k)\mathrm{mod}2+2(i-1),k} \sum_{q=1}^Q U_q [(1-\eta_{l+k})\sin(k_q z/2) + \eta_{l+k}\cos(k_q z)]$$

$$(3.3.14)$$

取前 $N$ 个非零谐波场,并提出 $U_q$,式(3.3.14)可以化为一个 $N \times Q$ 的系数矩阵 $\boldsymbol{D}$,其中矩阵的元素为

$$D(i,q) = \mu_0 a \int_0^{L/2} C_{k+(l+k)\mathrm{mod}2+2(i-1),k} [(1-\eta_{l+k})\sin(k_q z/2) + \eta_{l+k}\cos(k_q z)]\mathrm{d}z$$

$$(3.3.15)$$

再将前 $N$ 个非零谐波场的目标系数设置为目标谐波系数向量

$$\boldsymbol{A} = \begin{bmatrix} A_1 & A_2 & \cdots & A_N \end{bmatrix}^{\mathrm{T}} \tag{3.3.16}$$

这就构成了一个关于电流展开系数和谐波展开系数的矩阵方程

$$\boldsymbol{A}(N \times 1) = \boldsymbol{D}(N \times Q)\boldsymbol{U}(Q \times 1) \tag{3.3.17}$$

通过直接矩阵求逆的计算，可以得到电流展开系数为

$$\boldsymbol{U} = \boldsymbol{D}^{-1}\boldsymbol{A} \tag{3.3.18}$$

给定 VOI 内目标谐波场系数 $\boldsymbol{A}$ 就可以用方程(3.3.18)计算柱面上对应的谐波电流系数 $\boldsymbol{U}$，如何设置目标谐波场系数 $\boldsymbol{A}$ 将在后面讨论。

### 3.3.2　目标谐波场系数设置[11,12]

如何设置场谐波展开系数向量 $\boldsymbol{A}$，在这里先举几个例子作为示范以加深理解。为了方便运用，把常用的 4 阶以下的场谐波展开系数向量 $\boldsymbol{A}$ 列在表 3.3.1 中。从表 3.3.1 可查看到，对应于所设计的不同谐波匀场线圈，它能产生的非零谐波场是哪些项，相对应的这些非零谐波场如何设置其目标谐波系数。

表 3.3.1　不同类型的匀场线圈产生的非零谐波场和设计中目标谐波系数的设置示例

| 线圈类型$(l,k)$ | 非零谐波场 | 目标谐波系数设置 |
|---|---|---|
| (1,0) | $T_{1,0}, T_{3,0}, T_{5,0}, T_{7,0}, T_{9,0}, \cdots$ | $[b_{1,0}^{\text{Target}}, 0, 0, 0, \cdots, 0]^{\text{T}}$ |
| (1,1) | $T_{1,1}, T_{3,1}, T_{5,1}, T_{7,1}, T_{9,1}, \cdots$ | $[b_{1,1}^{\text{Target}}, 0, 0, 0, \cdots, 0]^{\text{T}}$ |
| (2,0) | $T_{0,0}, T_{2,0}, T_{4,0}, T_{6,0}, T_{8,0}, \cdots$ | $[0, b_{2,0}^{\text{Target}}, 0, 0, \cdots, 0]^{\text{T}}$ |
| (2,1) | $T_{2,1}, T_{4,1}, T_{6,1}, T_{8,1}, T_{10,1}, \cdots$ | $[b_{2,1}^{\text{Target}}, 0, 0, 0, \cdots, 0]^{\text{T}}$ |
| (2,2) | $T_{2,2}, T_{4,2}, T_{6,2}, T_{8,2}, T_{10,2}, \cdots$ | $[b_{2,2}^{\text{Target}}, 0, 0, 0, \cdots, 0]^{\text{T}}$ |
| (3,0) | $T_{1,0}, T_{3,0}, T_{5,0}, T_{7,0}, T_{9,0}, \cdots$ | $[0, b_{3,0}^{\text{Target}}, 0, 0, \cdots, 0]^{\text{T}}$ |
| (3,1) | $T_{1,1}, T_{3,1}, T_{5,1}, T_{7,1}, T_{9,1}, \cdots$ | $[0, b_{3,1}^{\text{Target}}, 0, 0, \cdots, 0]^{\text{T}}$ |
| (3,2) | $T_{3,2}, T_{5,2}, T_{7,2}, T_{9,2}, T_{11,2}, \cdots$ | $[b_{3,2}^{\text{Target}}, 0, 0, 0, \cdots, 0]^{\text{T}}$ |
| (3,3) | $T_{3,3}, T_{5,3}, T_{7,3}, T_{9,3}, T_{11,3}, \cdots$ | $[b_{3,3}^{\text{Target}}, 0, 0, 0, \cdots, 0]^{\text{T}}$ |
| (4,0) | $T_{0,0}, T_{2,0}, T_{4,0}, T_{6,0}, T_{8,0}, \cdots$ | $[0, 0, b_{4,0}^{\text{Target}}, 0, \cdots, 0]^{\text{T}}$ |
| (4,1) | $T_{2,1}, T_{4,1}, T_{6,1}, T_{8,1}, T_{10,1}, \cdots$ | $[0, b_{4,1}^{\text{Target}}, 0, 0, \cdots, 0]^{\text{T}}$ |
| (4,2) | $T_{2,2}, T_{4,2}, T_{6,2}, T_{8,2}, T_{10,2}, \cdots$ | $[0, b_{4,2}^{\text{Target}}, 0, 0, \cdots, 0]^{\text{T}}$ |
| (4,3) | $T_{4,3}, T_{6,3}, T_{8,3}, T_{10,3}, T_{12,3}, \cdots$ | $[b_{4,3}^{\text{Target}}, 0, 0, 0, \cdots, 0]^{\text{T}}$ |
| (4,4) | $T_{4,4}, T_{6,4}, T_{8,4}, T_{10,4}, T_{12,4}, \cdots$ | $[b_{4,4}^{\text{Target}}, 0, 0, 0, \cdots, 0]^{\text{T}}$ |

**例 3.1**　对于设计线性 $z$ 匀场线圈，目标梯度场为 $G_z$，目标场分布为 $B_z = G_z r P_{10}(\cos\theta)$，谐波的阶和次分别为 $n=1$ 和 $m=0$。因此线圈的阶和次也设置为 $l=1$ 和 $k=0$。根据式(3.3.13)，$n=1+2(i-1)$，$i=1,2,3,\cdots$，这样设置的线圈不仅产生 $T_{10}$ 项谐波，同时也会产生如 $T_{30}, T_{50}, \cdots$ 的谐波项，将这些可能出现的谐波项的系数分别设置为 $A_1, A_2, A_3, \cdots$。因此，要设计梯度为 $G_z$ 的 $T_{10}$ 项匀场线圈，只需要令 $A_1 = G_z$，而其他谐波系数都为零，$A_2 = 0, A_3 = 0, \cdots, A_N = 0$。因此谐波系数向量设置为 $\boldsymbol{A} = [G_z \quad 0 \quad \cdots \quad 0]^{\text{T}}$，将其代入上面阐明的方法中，按步骤即可求

解出要求的谐波线圈。

**例 3.2**　对于设计纵向 2 阶匀场线圈,目标场分布为 $(B_z)_{20} = b_{20} r^2 P_{20}(\cos\theta)$, 谐波的阶和次分别为 $n=2$ 和 $m=0$。因此线圈的阶和次也设置为 $l=2$ 和 $k=0$。根据式(3.3.13),$n=0,2,4,\cdots$,这样设置的线圈也会产生如 $T_{00}$,$T_{20}$,$T_{40}$,$\cdots$ 的谐波项。因此谐波系数向量应该设置为

$$\mathbf{A} = \begin{bmatrix} 0 & b_{20} & 0 & \cdots & 0 \end{bmatrix}^T$$

**例 3.3**　对于设计田形 3 阶匀场线圈,目标场分布为 $(B_z)_{32} = b_{32} r^3 P_{32}(\cos\theta)$ $\cos 2\phi$,谐波的阶和次分别为 $n=3$ 和 $m=2$。因此线圈的阶和次也设置为 $l=3$ 和 $k=2$。根据式(3.3.13),$n=3,5,7,\cdots$,这样设置的线圈也会产生如 $T_{32}$,$T_{52}$, $T_{72}$,$\cdots$ 的谐波项。因此谐波系数向量应该设置为

$$\mathbf{A} = \begin{bmatrix} b_{32} & 0 & 0 & \cdots & 0 \end{bmatrix}^T$$

表 3.3.1 中,非零谐波场的阶和次都满足式(3.3.13),其规律主要是谐波场的次必须与线圈的次相同,而谐波场的阶与线圈的阶同奇偶,其中 $b_{l,k}^{\text{Target}}$ 为第 $l$ 阶和第 $k$ 次的匀场线圈设计时给定的目标谐波系数。然而,该谐波不一定是线圈产生的所有非零谐波中最低阶的那个谐波,如对于 $T_{4,0}$ 线圈,在其产生 $T_{4,0}$ 谐波的同时,还会产生更低阶的谐波,如 $T_{0,0}$ 和 $T_{2,0}$,当然也会产生其他高阶谐波,如 $T_{6,0}$、$T_{8,0}$ 等。为了设计出的线圈是纯 $T_{4,0}$ 谐波线圈,不与其他谐波线圈互扰,必须将除对应 $T_{4,0}$ 谐波项外的其他目标谐波系数都设置为零,而将 $T_{4,0}$ 谐波系数设置为 $b_{4,0}^{\text{Target}}$。

由于谐波设置不可能无穷多,对于比目标谐波的阶低的谐波必须设置,而对于比目标谐波的阶高的谐波,到底设置到哪一阶,应该根据匀场精度的要求而定。一般来说,越高阶的谐波,其幅度越小,对于场均匀度的影响越小,谐波展开是趋于收敛的,而过多的高阶谐波会导致目标场病态问题加重。因此,比较合理的安排是在病态问题较轻的基础上适当增加几个高于目标的谐波项用于设计计算,一般高阶谐波加到 2~4 个就可以了。

用上面说明的方法,所有的纵向匀场线圈和一半的田形匀场线圈都可以直接设计,将这些田形线圈按照适当的角度旋转即可以得到剩下的另一半田形匀场线圈。

不同于式(3.3.13),这里设计的谐波线圈都只是关于 $\cos k\phi$ 项的,见式(3.3.17)。下面介绍另外一半关于 $\sin k\phi$ 项的谐波线圈如何设计。这里用 $T_{nk}$ 和 $T'_{nk}$ 分别表示关于 $\cos k\phi$ 项和关于 $\sin k\phi$ 项的谐波线圈,由于 $\sin k\phi = \cos\left[k\left(\phi - \dfrac{\pi}{2k}\right)\right]$,$T'_{nk}$ 项的线圈只需要按照设计的 $T_{nk}$ 项线圈转过 $(90/k)°$ 即可。例如,产生 $b_{21} r^2 P_{21}(\cos\theta)\sin\phi$ 谐波的 $T'_{21}$ 线圈,可以由产生 $b_{21} r^2 P_{21}(\cos\theta)\cos\phi$ 谐波的 $T_{21}$ 线圈转过 $90°$ 得到;同样的,$T'_{31}$ 线圈也可以由 $T_{31}$ 线圈转过 $90°$ 得到;而 $T_{22}$ 和 $T_{32}$ 线圈转过 $45°$ 可以得到 $T'_{22}$ 和 $T'_{32}$ 线圈;$T_{33}$ 线圈转过 $30°$ 可得到 $T'_{33}$ 线圈。这样,

所有的阶和次的谐波匀场线圈都可以用这种方法设计。

### 3.3.3　匀场线圈设计结果

图 3.3.2～图 3.3.5 中(a)所示的是用上述方法设计的圆柱面 $T_{20}$、$T_{21}$、$T_{22}$、$T_{30}$ 项谐波匀场线圈的导线分布图。这些例子都是按照如下参数设计的:线圈圆柱面长度 $L=1.2\mathrm{m}$,圆柱底面半径 $a=0.6\mathrm{m}$,工作区域为 0.5m DSV。图中所有虚线表示电流与实线流向相反。图 3.3.2～图 3.3.5 中(b)和(c)所示的是各自线圈产生的 $B_z$ 场分别关于 $x$ 轴、$y$ 轴或 $z$ 轴的变化曲线。图中实线表示的是用毕奥-萨伐尔定律验证计算的线圈产生的实际磁场分布,而粗虚线表示的是在 0.5m DSV 范围内的理想谐波场分布,两者表现出很好的吻合度。在某些地方,线圈产生的实际磁场和理想谐波场有很小的偏差,这主要是由于电流离散化导致的误差。所有最优化的线圈电流展开取值为 $Q$,系数矩阵 $\boldsymbol{D}$ 的条件数(3.3.4 节讨论),最大误差

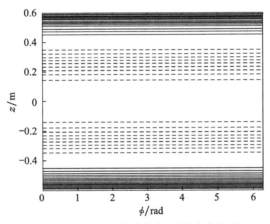

（a）导线分布（实、虚线表示电流方向相反）

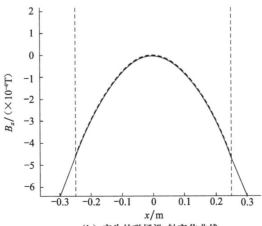

（b）产生的磁场沿 $x$ 轴变化曲线

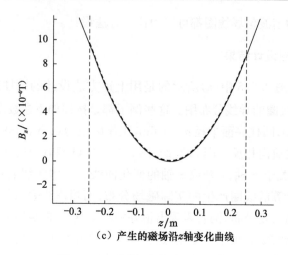

（c）产生的磁场沿$z$轴变化曲线

图 3.3.2　带状 $T_{20}$ 谐波匀场线圈

（b）和（c）中两条垂直虚线表示了设计目标区域的边界位置，目标区内虚线是理想值，实线是实际达到的值

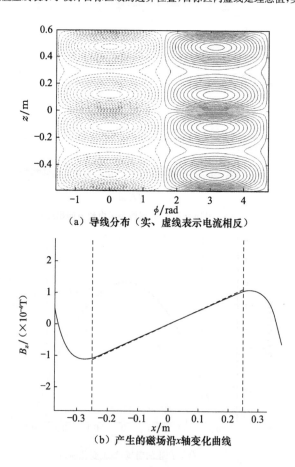

（a）导线分布（实、虚线表示电流相反）

（b）产生的磁场沿$x$轴变化曲线

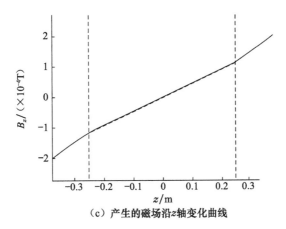

（c）产生的磁场沿z轴变化曲线

图 3.3.3　田形 $T_{21}$ 谐波匀场线圈

(b)和(c)中两条垂直虚线表示了设计目标区域的边界位置,目标区内虚线是理想目标值,实线是实际达到的值

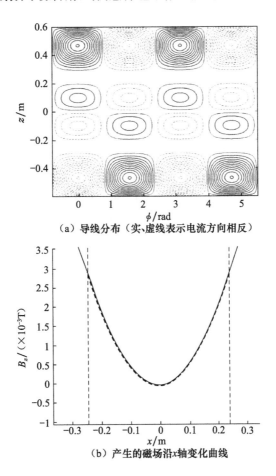

（a）导线分布（实、虚线表示电流方向相反）

（b）产生的磁场沿x轴变化曲线

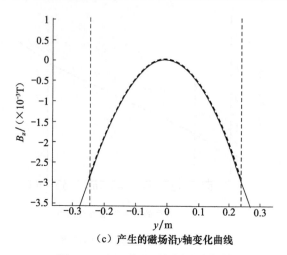

（c）产生的磁场沿y轴变化曲线

图 3.3.4　田形 $T_{22}$ 谐波匀场线圈

(b)和(c)中两条垂直虚线表示了设计目标区域的边界位置,目标区内虚线是理想目标值,实线是实际达到的值

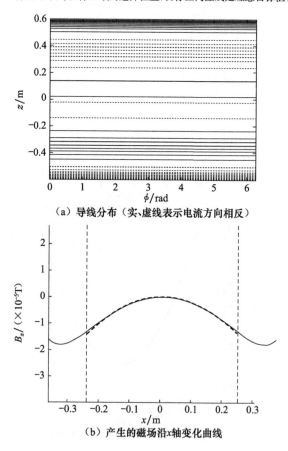

（a）导线分布（实、虚线表示电流方向相反）

（b）产生的磁场沿x轴变化曲线

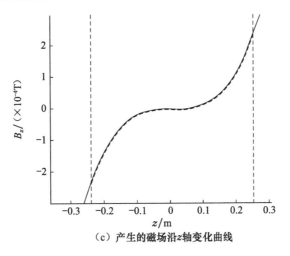

（c）产生的磁场沿z轴变化曲线

图 3.3.5　带状 $T_{30}$ 谐波匀场线圈

(b)和(c)中两条垂直虚线表示了设计目标区域的边界位置，目标区内
虚线是理想目标值，实线是实际达到的值，两者吻合很好

放大率为 $\kappa_{\max}$，单个线圈设计计算时间和线圈匀场效率都列在表 3.3.2 中，其中匀场线圈效率定义为

$$\text{Efficiency} = b_{nm}/I_0 \tag{3.3.19}$$

这里设计的线圈是满足超短腔、大孔径的超导 MRI 机器的尺寸要求的，其长径比 $L/D=1$，已经是很苛刻的设计要求了。

**表 3.3.2　所设计线圈参数列表**

| 线圈类型 | 最佳 Q 值 | 条件数 | $\kappa_{\max}$ | 计算时间/s | 匀场效率/(Gs/(m² · A)) |
|---|---|---|---|---|---|
| $T_{20}$ | 3 | 120 | 4.6 | 0.562 | 0.625 |
| $T_{21}$ | 3 | 126 | 18.1 | 1.200 | 0.065 |
| $T_{22}$ | 3 | 37.7 | 17.5 | 1.133 | 0.091 |
| $T_{30}$ | 3 | 1740 | 4.4 | 0.606 | 0.451 |
| $T_{40}$ | 4 | 4255 | 3.6 | 0.962 | 0.470 |

### 3.3.4　关于系数矩阵 $D$ 的条件数和矩阵方程病态问题的讨论

目标场设计方法中的电流与磁场的关系矩阵方程一般都存在不同程度的病态问题，病态问题是描述一个矩阵方程的解的稳定性问题，对于方程(3.3.17)，目标场矢量 $A$ 的变化带给方程的解 $U$ 的变化关系为

$$\frac{\| \Delta U \|}{\| U + \Delta U \|} \leqslant \| D \| \| D^{-1} \| \frac{\| \Delta A \|}{\| A \|} \tag{3.3.20}$$

式中，$\| D \|$ 是关系矩阵 $D$ 的范数，对于规模 $m \times n$ 的矩阵 $D$，一种常用的范数定

义为

$$\| \boldsymbol{D} \|_{\infty} = \max_{1 < i < m} \sum_{j=1}^{n} | d_{ij} | \tag{3.3.21}$$

目标场矢量 $A$ 的相对误差被放大了,其放大倍数定义为矩阵的条件数(condition number),即

$$\mathrm{cond}(\boldsymbol{D}) = \| \boldsymbol{D} \| \| \boldsymbol{D}^{-1} \| \tag{3.3.22}$$

以此来衡量矩阵方程的病态程度。矩阵 $\boldsymbol{D}$ 的条件数越小,矩阵方程(3.3.18)的解越稳定、可靠。反之,矩阵方程病态程度越高,解也就越不可靠。如果计算器的误差记为 $\varepsilon_{\mathrm{mach}}$,则方程解的误差为 $\mathrm{cond}(\boldsymbol{D}) \times \varepsilon_{\mathrm{mach}}$,若矩阵的条件数大到可以和 $1/\varepsilon_{\mathrm{mach}}$ 相当,则计算结果就会有很大的问题。对于 32 位的 PC,计算精度为 $\varepsilon_{\mathrm{mach}} = 2^{1-32} = 0.5 \times 10^{-9}$。以往对于条件数太大的病态问题,目标场方法必须结合 Tikhonov 正则化方法来求解[7,8],刘文韬等[11]发展的新方法的优点之一就是可以减轻病态程度。

对于一个特定的目标矢量 $A$,矩阵方程的病态程度并没有条件数表述得那么大。目标矢量 $A$ 的设置对于每个线圈都是固定值,而且 $A$ 矢量中只有一个非零元素,还可以通过归一化的方法将该非零元素归一化为单位值 1。对于这样的目标矢量设置,其实方程的病态远没有达到其系数矩阵的条件数所描述的程度。为此可以定义矩阵的误差放大率 $\kappa$ 为

$$\kappa = \frac{\| \Delta \boldsymbol{U} \| / \| \boldsymbol{U} \|}{\| \Delta \boldsymbol{A} \| / \| \boldsymbol{A} \|} \tag{3.3.23}$$

$\kappa$ 表示的是目标矢量的相对误差经过从矩阵方程得到的解的相对误差被放大的倍数。这样计算得到的放大率可以更加准确地描述在固定目标矢量 $A$ 的情况下,矩阵方程的病态程度和解的稳定性以及可靠性。所以在表 3.3.2 中,也计算了对于不同阶的线圈设计中系数矩阵的条件数。显然,当线圈阶数增加时,系数矩阵的条件数也急剧上升,说明对于高阶匀场线圈的设计有可能会遇到病态问题。对于 4 阶纵向匀场 $T_{4,0}$ 线圈的设计,其系数矩阵的条件数高达 4255,这是否意味着对于这么高阶的线圈设计,该方法已经有些不可靠了呢? 为此,刘文韬[12]对于 $T_{4,0}$ 线圈设计中的矩阵方程的稳定性和病态程度进行了更加深入的研究。以 $T_{4,0}$ 谐波线圈设计为例,给出其具体的设计矩阵的数值为

$$\boldsymbol{D} = \begin{bmatrix} 28.87 & 16.72 & -6.941 & -1.474 \\ -3.477 & -9.152 & -10.98 & -5.291 \\ 0.2122 & 1.400 & 2.735 & 2.835 \\ -0.004\,943 & -0.099\,86 & -0.3342 & -0.6080 \end{bmatrix} \times 10^{-3}$$

$$\boldsymbol{A} = \begin{bmatrix} 0 \\ 0 \\ 1 \\ 0 \end{bmatrix}, \quad \boldsymbol{U} = \begin{bmatrix} 17.36 \\ -23.52 \\ 16.74 \\ -5.484 \end{bmatrix} \times 10^{3}$$

给目标矢量 **A** 一个随机的扰动 $\Delta A$，然后计算误差放大率 $\kappa$，对于 $10^6$ 次完全随机计算，并控制 $\| \Delta A \| / \| A \| \leqslant 12\%$，当 $\Delta A = [-0.0004 \quad -0.0015 \quad -0.0095 \quad -0.0324]^\mathrm{T}$ 时，有最大的放大率 $\kappa_{\max} = 3.608$。对比矩阵的条件数 $\mathrm{cond}(\boldsymbol{D}) = 4255$，有 $\kappa_{\max} \ll \mathrm{cond}(\boldsymbol{D})$，即对于目标矢量 **A** 的扰动不会引起解 **U** 很大的不稳定性，说明这样的解是可靠的。在表 3.3.2 中，还列出了其他线圈设计时的最大误差放大率，都在合理范围内，说明该设计方法的有效性和设计结果的可靠性。

## 3.4　永磁 MRI 双平面匀场线圈设计

在永磁系统上，有源匀场方法是在磁体两个相对极面上布置一组匀场线圈，利用匀场线圈通电流产生的磁场对主磁场进行匀场。无源匀场一般作为匀场的粗调，在系统安装之前完成。而有源匀场作为匀场的细调，作为无源匀场的一个补充，是改善基础场的一个手段。设计有源匀场系统的关键问题是设计高阶匀场线圈，传统的设计方法是优化线圈的结构和形状来产生要求的磁场分布[1]，如前面所述，这是一种正方法。2004 年，Forbes 和 Crozier[14] 开始使用目标场方法为永磁 MRI 设计匀场和梯度线圈，实际上刘文韬等[12,15] 提出的新的目标场方法同样适用于这类永磁 MRI 结构，但理论公式需要重新推导。

### 3.4.1　双平面结构匀场线圈设计理论[12,15]

双平面结构的匀场线圈几何示意如图 3.4.1 所示，两个线圈分别位于 $z = \pm a$ 平面，最大半径为 $\rho_a$。$\boldsymbol{r}(r, \theta, \phi)$ 和 $\boldsymbol{r}'(f, \alpha, \psi)$ 分别为球坐标系中场点位矢和源点位矢。连续电流密度 $\boldsymbol{J}(\rho, \psi)$ 分布在线圈面内，可以写为切向和径向两个分量 $\boldsymbol{J} = J_\psi \hat{\boldsymbol{e}}_\psi + J_\rho \hat{\boldsymbol{e}}_\rho$，$\hat{\boldsymbol{e}}_\psi$ 和 $\hat{\boldsymbol{e}}_\rho$ 分别代表平面极坐标中 $\psi$ 方向和 $\rho$ 方向的单位矢量。两个分量 $J_\rho$ 和 $J_\psi$ 满足连续流动方程 $\dfrac{\partial}{\partial \rho}(\rho J_\rho) + \dfrac{\partial J_\psi}{\partial \psi} = 0$。因此可以引入流函数 $S(\rho, \psi)$，其与电流密度分量的关系为

$$\begin{cases} J_\psi = -\dfrac{\partial S}{\partial \rho} \\ J_\rho = \dfrac{\partial S}{\rho \partial \psi} \end{cases} \tag{3.4.1}$$

对于线圈双平面，有 $z = \pm a = f\cos\alpha$ 和 $\rho = f\sin\alpha$，如图 3.4.1 所示。流函数可以设置为

$$S^\pm (\rho, \psi) = (\pm 1)^{l+k} \cos k\psi \sum_{q=1}^{Q} U_q s_q(\rho), \quad 0 \leqslant \rho \leqslant \rho_a \tag{3.4.2}$$

式中，$l$ 和 $k$ 分别表示线圈的阶和次；而"$\pm$"记号分别表示上平面和下平面；流函数展开基 $s_q(\rho)$ 可以任意取，如取最简明的三角函数 $s_q(\rho) = \sin\dfrac{q\pi\rho}{\rho_a}$。这样，两个电

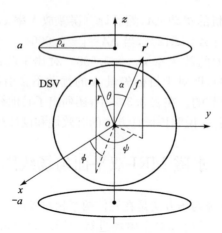

图 3.4.1　在双平面极坐标下双平面线圈及其产生的磁场在球极坐标下的关系表示图

流密度分量可以写为

$$\begin{cases} J_\phi^\pm = (\pm 1)^{l+k} \cos k\psi \sum_{q=1}^{Q} U_q j_{\phi,q}(\rho) \\[2mm] J_\rho^\pm = (\pm 1)^{l+k} \sin k\psi \sum_{q=1}^{Q} U_q j_{\rho,q}(\rho) \end{cases} \tag{3.4.3}$$

式中，$j_{\phi,q}(\rho)$、$j_{\rho,q}(\rho)$ 满足

$$\begin{cases} j_{\phi,q}(\rho) = -\dfrac{\partial s_q(\rho)}{\partial \rho} \\[3mm] j_{\rho,q}(\rho) = -\dfrac{k}{\rho} s_q(\rho) \end{cases} \tag{3.4.4}$$

式(3.4.3)中的 $U_q$ 是电流傅里叶展开系数，电流分布在上下两平面中是相同的，只是电流方向根据不同情况有所不同，当 $l+k$ 为偶(或奇)时，线圈磁场 $B_z$ 关于 $z=0$ 平面有偶(或奇)的对称性，上下两平面的电流同向(或反向)。在空间 $r < f_{\min} = a$ 区域内，格林函数 $\dfrac{1}{|\boldsymbol{r}-\boldsymbol{r}'|}$ 可展开为[2]

$$\frac{1}{|\boldsymbol{r}-\boldsymbol{r}'|} = \frac{1}{f} \sum_{n=0}^{\infty} \sum_{m=0}^{n} \varepsilon_m \frac{(n-m)!}{(n+m)!} P_{nm}(\cos\alpha) \left(\frac{r}{f}\right)^n P_{nm}(\cos\theta) \cos[m(\phi-\psi)] \tag{3.4.5}$$

式中，$\varepsilon_m = \begin{cases} 1, & m=0 \\ 2, & m \neq 0 \end{cases}$；$P_{nm}(x)$ 是连带勒让德函数。根据毕奥-萨伐尔定律并且考虑到 $\dfrac{\boldsymbol{r}-\boldsymbol{r}'}{(\boldsymbol{r}-\boldsymbol{r}')^3} = -\nabla \dfrac{1}{|\boldsymbol{r}-\boldsymbol{r}'|}$，则磁场可写为

$$\mathrm{d}\boldsymbol{B} = \frac{\mu_0}{4\pi} \nabla \frac{1}{|\boldsymbol{r}-\boldsymbol{r}'|} \times \boldsymbol{J} \mathrm{d}\sigma' \tag{3.4.6}$$

式中,积分面元 $\mathrm{d}\sigma' = \rho\,\mathrm{d}\rho\,\mathrm{d}\psi$。在匀场线圈设计中,只考虑 $z$ 方向分量,定义 $\boldsymbol{A} = \boldsymbol{\nabla}\dfrac{1}{|\boldsymbol{r}-\boldsymbol{r}'|}$,又因为在球坐标下有 $\boldsymbol{\nabla}\Phi = \dfrac{\partial\Phi}{\partial r}\hat{\boldsymbol{e}}_r + \dfrac{1}{r}\dfrac{\partial\Phi}{\partial\theta}\hat{\boldsymbol{e}}_\theta + \dfrac{1}{r\sin\theta}\dfrac{\partial\Phi}{\partial\phi}\hat{\boldsymbol{e}}_\phi$,并考虑到格林函数的互易性 $\boldsymbol{\nabla}\dfrac{1}{|\boldsymbol{r}-\boldsymbol{r}'|} = -\boldsymbol{\nabla}'\dfrac{1}{|\boldsymbol{r}-\boldsymbol{r}'|}$,磁场 $\mathrm{d}\boldsymbol{B}$ 的 $z$ 方向分量可写为

$$
\begin{aligned}
\mathrm{d}B_z ={}& \frac{\mu_0}{4\pi}\mathrm{d}\sigma'(A_x J_y - A_y J_x)\\
={}& \frac{\mu_0}{4\pi}\mathrm{d}\sigma'\big[(A_f\sin\alpha\cos\psi + A_\alpha\cos\alpha\cos\psi - A_\psi\sin\psi)(J_\psi\cos\psi + J_\rho\sin\psi)\\
&- (A_f\sin\alpha\sin\psi + A_\alpha\cos\alpha\sin\psi + A_\psi\cos\psi)(-J_\psi\sin\psi + J_\rho\cos\psi)\big]\\
={}& \frac{\mu_0}{4\pi}\mathrm{d}\sigma'[A_f J_\psi\sin\alpha + A_\alpha J_\psi\cos\alpha - A_\psi J_\rho]\\
={}& \frac{\mu_0}{4\pi}\mathrm{d}\sigma'\sum_{n=0}^{\infty}\sum_{m=0}^{n}\varepsilon_m\frac{(n-m)!}{(n+m)!}\frac{r^n}{f^{n+2}}P_{nm}(\cos\theta)\big[(n+1)J_\psi\sin\alpha P_{nm}(\cos\alpha)\cos m(\varphi-\psi)\\
&- J_\psi\cos\alpha\frac{\partial P_{nm}(\cos\alpha)}{\partial\alpha}\cos m(\varphi-\psi) + mJ_\rho\frac{P_{nm}(\cos\alpha)}{\sin\alpha}\sin m(\varphi-\psi)\big]
\end{aligned}
$$

$$\tag{3.4.7}$$

根据连带勒让德函数的微分性质[16]有

$$
\frac{\mathrm{d}P_{nm}(\cos\alpha)}{\mathrm{d}\alpha} = \frac{1}{\sin\alpha}\big[(n-m+1)P_{n+1,m}(\cos\alpha) - (n+1)\cos\alpha P_{nm}(\cos\alpha)\big]
$$

$$\tag{3.4.8}$$

再定义

$$
\begin{cases}
C_{nm} = \dfrac{(n-m)!}{(n+m)!}\dfrac{1}{f^{n+2}}\\[2mm]
C_{nm}^\rho = m\dfrac{P_{nm}(\cos\alpha)}{\sin\alpha}\\[2mm]
C_{nm}^\psi = \dfrac{1}{\sin\alpha}\big[(n+1)P_{nm}(\cos\alpha) - (n-m+1)\cos\alpha P_{n+1,m}(\cos\alpha)\big]
\end{cases}
$$

$$\tag{3.4.9}$$

将式(3.4.8)代入式(3.4.7),并用式(3.4.9)定义的表达式代替复杂的系数表达式,则式(3.4.7)可以简化为

$$
\begin{aligned}
\mathrm{d}B_z ={}& \frac{\mu_0}{4\pi}\mathrm{d}\sigma'\sum_{n=0}^{\infty}\sum_{m=0}^{n}\varepsilon_m C_{nm}r^n P_{nm}(\cos\theta)\big[C_{nm}^\psi J_\psi\cos m(\varphi-\psi) + C_{nm}^\rho J_\rho\sin m(\varphi-\psi)\big]\\
={}& \frac{\mu_0}{4\pi}\mathrm{d}\sigma'\sum_{n=0}^{\infty}\sum_{m=0}^{n}\varepsilon_m C_{nm}r^n P_{nm}(\cos\theta)\big[\cos m\varphi(C_{nm}^\psi J_\psi\cos m\psi - C_{nm}^\rho J_\rho\sin m\psi)\\
&+ \sin m\varphi(C_{nm}^\psi J_\psi\sin m\psi + C_{nm}^\rho J_\rho\cos m\psi)\big]
\end{aligned}
$$

$$\tag{3.4.10}$$

引入二维行向量

$$D'_{nm} = \frac{\mu_0}{4\pi} d\sigma' \varepsilon_m C_{nm} (C_{nm}^{\psi} J_{\psi} \cos m\psi - C_{nm}^{\rho} J_{\rho} \sin m\psi, C_{nm}^{\psi} J_{\psi} \sin m\psi + C_{nm}^{\rho} J_{\rho} \cos m\psi)$$

$$(3.4.11)$$

则式(3.4.10)可以进一步简化为

$$dB_z = \sum_{n=0}^{\infty} \sum_{m=0}^{n} D'_{nm} r^n P_{nm} (\cos\theta) \begin{pmatrix} \cos m\varphi \\ \sin m\varphi \end{pmatrix} \qquad (3.4.12)$$

需要注意到式(3.4.11)中的双平面表面电流 $J_{\psi}$、$J_{\rho}$ 应该分别包括上、下两个平面 $J_{\psi}^{\pm}$、$J_{\rho}^{\pm}$。对式(3.4.12)积分得到

$$B_z = \sum_{n=0}^{\infty} \sum_{m=0}^{n} D_{nm} r^n P_{nm} (\cos\theta) \begin{pmatrix} \cos m\varphi \\ \sin m\varphi \end{pmatrix} \qquad (3.4.13)$$

式中,谐波展开系数具体表达为

$$D_{nm} = \frac{\mu_0}{4\pi} \int_0^{\rho_a} \int_0^{2\pi} \rho \, d\psi \, d\rho \varepsilon_m C_{nm} \begin{bmatrix} (C_{nm}^{\psi+} J_{\psi}^+ + C_{nm}^{\psi-} J_{\psi}^-) \cos m\psi - (C_{nm}^{\rho+} J_{\rho}^+ + C_{nm}^{\rho-} J_{\rho}^-) \sin m\psi \\ (C_{nm}^{\psi+} J_{\psi}^+ + C_{nm}^{\psi-} J_{\psi}^-) \sin m\psi + (C_{nm}^{\rho+} J_{\rho}^+ + C_{nm}^{\rho-} J_{\rho}^-) \cos m\psi \end{bmatrix}^{\mathrm{T}}$$

将式(3.4.3)代入,得到

$$D_{nm} = \frac{\mu_0}{4\pi} \sum_{q=1}^{Q} U_q \int_0^{\rho_a} \int_0^{2\pi} \rho \, d\psi \, d\rho \varepsilon_m C_{nm}$$

$$\times \begin{bmatrix} [C_{nm}^{\psi+} + (-1)^{l+k} C_{nm}^{\psi-}] j_{\psi,q} \cos k\psi \cos m\psi - [C_{nm}^{\rho+} + (-1)^{l+k} C_{nm}^{\rho-}] j_{\rho,q} \sin k\psi \sin m\psi \\ [C_{nm}^{\psi+} + (-1)^{l+k} C_{nm}^{\psi-}] j_{\psi,q} \cos k\psi \sin m\psi + [C_{nm}^{\rho+} + (-1)^{l+k} C_{nm}^{\rho-}] j_{\rho,q} \sin k\psi \cos m\psi \end{bmatrix}^{\mathrm{T}}$$

$$(3.4.14)$$

根据连带勒让德函数的奇偶性[16],即 $P_{nm}(-\cos\alpha) = (-1)^{n+m} P_{nm}(\cos\alpha)$ 和三角函数的正交性

$$\begin{cases} \int_0^{2\pi} \sin k\psi \sin m\psi \, d\psi = (\varepsilon_m - 1)\pi \delta_{km} \\ \int_0^{2\pi} \cos k\psi \cos m\psi \, d\psi = 2\pi \delta_{km} / \varepsilon_m \\ \int_0^{2\pi} \sin k\psi \cos m\psi \, d\psi = 0 \end{cases} \qquad (3.4.15)$$

式中,$\delta_{ij} = \begin{cases} 1, & i=j \\ 0, & i\neq j \end{cases}$,为克罗内克函数(Kronecker function),所以式(3.4.14)可化简为

$$D_{nm} = \frac{\mu_0}{2} \int_0^{\rho_a} \rho \, d\rho C_{nm} \sum_{q=1}^{Q} U_q \begin{bmatrix} [1+(-1)^{n+m+l+k}] \delta_{k,m} (C_{nm}^{\psi} j_{\psi,q} - C_{nm}^{\rho} j_{\rho,q}) \\ 0 \end{bmatrix} \qquad (3.4.16)$$

对于第 $l$ 阶和第 $k$ 次的匀场线圈,只能产生特定阶和次的谐波场,即

$$r^n P_{nm}(\cos\theta)\cos m\varphi \tag{3.4.17}$$

式中,$m$ 和 $n$ 满足

$$\begin{cases} m = k, \\ n = k + (l+k)\bmod 2 + 2(i-1), \quad i = 1, 2, \cdots \end{cases} \tag{3.4.18}$$

只写出这些特定的谐波,式(3.4.16)可以最终化简为

$$D(i) = \mu_0 \int_0^{\rho_a} \rho \, d\rho C_{nk} \sum_{q=1}^{Q} U_q (C_{nk}^{\psi} j_{\psi,q} - C_{nk}^{\rho} j_{\rho,q}) \tag{3.4.19}$$

将式(3.4.4)代入,并提取出电流系数 $U_q$,可以得到一个系数矩阵 $\boldsymbol{D}$,其中矩阵元素为

$$D(i,q) = \mu_0 \int_0^{\rho_a} \rho \, d\rho C_{nk} \left( C_{nk}^{\rho} \frac{k}{\rho} s_q(\rho) - C_{nk}^{\psi} \frac{\partial s_q(\rho)}{\partial \rho} \right) \tag{3.4.20}$$

因此,第 $l$ 阶和第 $k$ 次匀场线圈产生的磁场最后可以表达为

$$B_z = \sum_{n=1}^{\infty} \sum_{q=1}^{Q} U_q D(i,q) r^n P_{nk}(\cos\theta)\cos k\varphi \tag{3.4.21}$$

为了求解电流系数 $\boldsymbol{U} = [U_1, U_2, \cdots, U_Q]^{\mathrm{T}}$,设置谐波系数向量为

$$\boldsymbol{A} = \begin{bmatrix} A_1 & A_2 & \cdots & A_N \end{bmatrix}^{\mathrm{T}} \tag{3.4.22}$$

式中,谐波数 $N$ 满足条件 $Q \geqslant N \geqslant (l-k)/2 + 1$,其中第 $i$ 个元素为

$$A_i = \delta_{l,n} b_{nm} = \delta_{l,k+(l+k)\bmod 2 + 2(i-1)} b_{nm} \tag{3.4.23}$$

式中,$b_{nm}$ 是第 $n$ 阶和第 $m$ 次的目标谐波场系数,当 $n=1$ 时,代表的是线性梯度场,可用于空间编码梯度也可以线性匀场;当 $n \geqslant 2$ 时,表示的是高阶匀场谐波场。最终得到矩阵方程为

$$\boldsymbol{D}\boldsymbol{U} = \boldsymbol{A} \tag{3.4.24}$$

电流系数向量 $\boldsymbol{U}$ 可以直接通过矩阵求逆得到

$$\boldsymbol{U} = \boldsymbol{D}^{-1}\boldsymbol{A} \tag{3.4.25}$$

将得到的电流系数代入流函数的表达式(3.4.2),再用流函数等值线离散法,可以求出具体线圈导线的分布图。

如何设置谐波展开系数向量 $\boldsymbol{A}$,情况与 3.3.2 节类似,这里不再赘述。

### 3.4.2　典型设计结果

图 3.4.2 所示为用刘文韬等上述新方法设计的 $T_{20}$、$T_{21}$、$T_{22}$、$T_{33}$ 项谐波匀场线圈的导线分布图[15]。图 3.4.3 所示为 $T_{32}$ 项谐波匀场线圈的导线分布图和 DSV 内谐波场随三维坐标的变化。这些例子都是按照如下参数设计的:线圈面分布在 $z = \pm a$ 双平面,$a = 0.2\mathrm{m}$,最大半径为 $\rho_a = 0.40\mathrm{m}$,DSV 工作区域为 $0.3\mathrm{m}$ 球。图中所有虚线表示电流与实线流向相反。这种平面线圈由于匀场电流不大(1~2A),可以

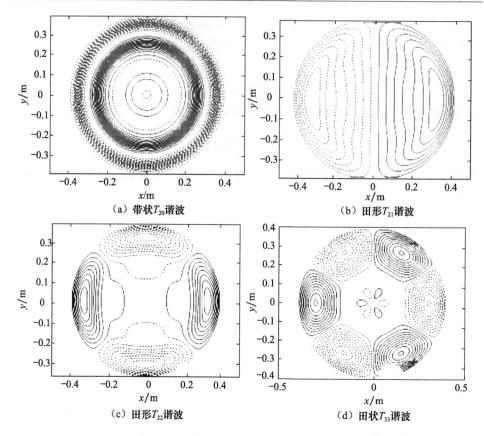

（a）带状$T_{20}$谐波　　　　　　　　　（b）田形$T_{21}$谐波

（c）田形$T_{22}$谐波　　　　　　　　　（d）田状$T_{33}$谐波

图 3.4.2　设计的 $T_{20}$，$T_{21}$，$T_{22}$，$T_{33}$ 项谐波匀场线圈的导线分布[12,15]

（a）、（c）、（d）上下两线圈面的电流流向一致，而（b）上下两线圈面电流流向相反

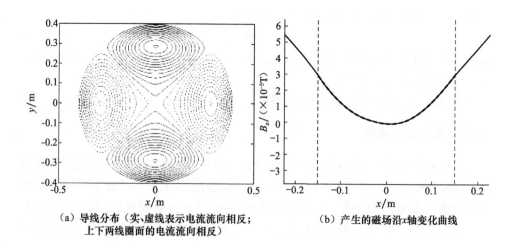

（a）导线分布（实、虚线表示电流流向相反；　　　　　（b）产生的磁场沿$x$轴变化曲线
　　　上下两线圈面的电流流向相反）

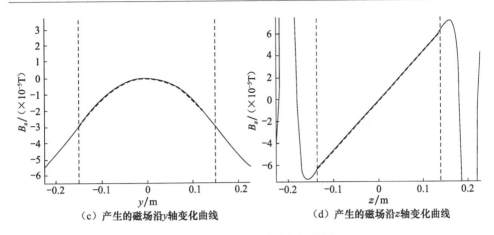

（c）产生的磁场沿 $y$ 轴变化曲线　　　　（d）产生的磁场沿 $z$ 轴变化曲线

图 3.4.3　田状 $T_{32}$ 谐波匀场线圈

（a）、（c）、（d）中两条垂直虚线表示 DSV 的边界位置，目标区内虚线是理想目标值，实线是实际达到的，两者吻合很好

用很薄（如 0.2mm）的双面覆铜的印刷电路板制作，把计算得到的离散化的封闭导线环路径在适当位置切口，然后串联起来，如图 3.4.4(a)所示，需要交叉的线路可从背面走出，如图 3.4.4(b)所示。每个平面线圈最后只有两个引出端，然后再与对面的平面线圈串联，最后接匀场电流源的一路。

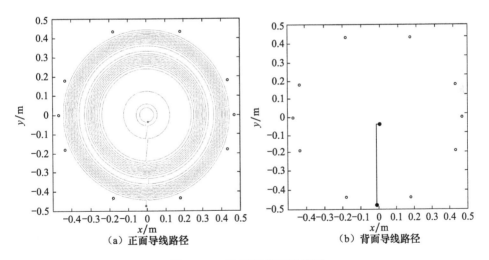

（a）正面导线路径　　　　　　　　（b）背面导线路径

图 3.4.4　$T_{20}$ 谐波线圈连线图

线圈面分布在 $z=\pm a$ 双平面，$a=0.22$m，最大半径为 $\rho_a=0.45$m，DSV 工作区域为 0.3m 球

用逆方法设计匀场线圈，得到的离散导电路径有时某些地方过于密集，不便走线时，可以加导线最小间距约束，即可以把目标场方法和模拟退火方法结合起来，形成一种混合的匀场线圈优化方法[17]。

对于临床超导 MRI 设备,为了帮助患者克服幽闭恐惧感,主磁体长度越来越短,成为发展趋势,而成像空间仍要求 50cm DSV。对于这样比较苛刻的几何条件,匀场线圈的设计难度增高。因此,这一课题是 MRI 业界在不断研究和亟待解决的问题,况且随着国际 MRI 机器市场竞争加剧,著名国际磁体公司分别被三大跨国公司收购,形成垄断局面。例如,牛津超导 MRI 磁体过去是面向全世界的,谁都可以购买,自 2003 年被西门子收购后,别人不能再购买高水平 MRI 磁体,只能买二、三流的 MRI 磁体。因此,中国要发展高端 MRI 技术,赶超世界水平,磁体是技术瓶颈之一,必须自己钻研超导 MRI 磁体设计技术,其中包括匀场线圈设计和屏蔽梯度设计技术。

# 3.5　在活体内自动匀场

室温匀场线圈用于人体内的自动匀场,定域 MR 谱[18] 需要匀场,脑功能 (functional)MRI(简称为 fMRI)[18] 也需要匀场,因为人体内磁化率效应[18] 造成的体内场不均匀。

## 3.5.1　人体内磁化率效应

患者进入磁场后,产生磁化强度 $M=\chi H_0$,$\chi$ 是材料磁化率,人头内不同组织磁化率数据虽然相差不太大,但与空腔空气磁化率相差很大(表 3.5.1)。因此,在空腔和组织界面附近由于磁化率效应导致磁场均匀度降低达 ppm 量级,引起信号损失和图像几何畸变伪影。这种磁化率效应随 $B_0$ 升高而增大,通过匀场恢复磁场均匀度就是在线动态匀场。超高场最大的优势就是定域谱成像,要求体内待观察区域场均匀度达到 $0.01\sim0.1$ppm 水平。因此,在线匀场设施是必不可少的。

表 3.5.1　人头内不同组织的磁化率数值

| 物质 | $\chi/(\times10^{-6})$ | 物质 | $\chi/(\times10^{-6})$ |
|---|---|---|---|
| 空气 | 0.4 | 血 | $-8.5$ |
| 水 | $-9.0$ | 灰质 | $-9.0$ |
| 脂肪 | $-7.8$ | 白质 | $-8.8$ |
| 骨 | $-8.4$ | | |

## 3.5.2　FID 匀场

图 3.5.1 显示了从激发体积接收到的自由感应衰减(FID)信号的两个例子。$\Delta B_0$ 引起 $T_2^*$ 缩短和 FID 更快衰减(图 3.5.1(a))。如果具有各个球谐波分量如何贡献给 $\Delta B_0$ 的专门知识,就知道 FID 本身就有清楚的体现,手动调节匀场线圈中的电流可使信号衰减速度最小化(图 3.5.1(b))。如果用计算机代替人手进行调整就是自动匀场,用一个搜索算法寻找匀场电流以使复 FID 幅度的时间积分最

大化,以达到样品匀场的目的。不直接测量 $\Delta B_0$,而是通过观察 FID 并使磁化率效应对 FID 的影响最小化,这种方法也叫"盲"匀场法。

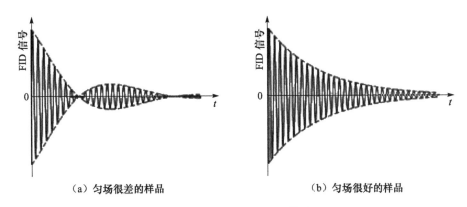

（a）匀场很差的样品　　　　　　　　　　（b）匀场很好的样品

图 3.5.1　接收到的 FID 信号

这种方法有缺点,一方面由于迭代很费时间,依赖于操作者的技巧和起始条件;另一方面,在远离磁体中心的位置,不同匀场线圈相互作用,如果使用一阶以上匀场线圈,FID 方法的调整将变得很困难。因此,FID 方法一般只限于用 $x$、$y$、$z$ 线性梯度的一阶匀场。

### 3.5.3　基于场-map 的匀场

Prammer 等[19]引进了测量 $\Delta B_0$（场-map）的概念,分析其谐波成分,依此调匀场线圈中的电流。测量人体内磁场 $\Delta B_0$ 通常用双回波 3D 梯度回波序列（图 3.5.2）,局部磁场畸变将修改那个区域中自旋的相位。第一和第二回波时间之间（$\Delta T_E$）由局部场感应的相位差（$\Delta\phi$）可表达为

$$\Delta\phi(r) = -\gamma\Delta B_z(r)\Delta T_E \tag{3.5.1}$$

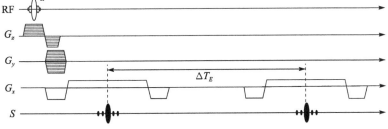

图 3.5.2　双回波 GE 场-map 序列时序图

两个回波的相位解卷绕后各自相位成像,两个相位像逐像素相减,就可以得到与磁场偏差成比例的场-map,即 $\Delta B_0$ 分布

$$\Delta B_0 = \frac{\phi_{TE_2} - \phi_{TE_1}}{\gamma(TE_2 - TE_1)} \tag{3.5.2}$$

式中，$\Delta B_0$ 是一个数据矩阵。各个匀场线圈的磁场分布可以通过球谐波计算作为场数据 $B(r)$ 在相同的矩阵点产生。设 $B_0^{shim}$ 是描写匀场的矩阵，$B_0^{shim} = [B_0^{\{0,0\}}, B_0^{\{1,0\}}, B_0^{\{1,1\}}, \cdots, B_0^{\{n,m\}}]$，$B_0^{\{n,m\}}$ 是在 $\{n,m\}$ 匀场线圈通入单位电流（1A）在设定的一套测量点产生的磁场。设 $I^{\{n,m\}}$ 是为产生 $n$ 阶 $m$ 次球谐波 $B_0^{\{n,m\}}$ 在匀场线圈中通入的电流，当满足

$$I^{shim} B_0^{shim} = -\Delta B_0 \tag{3.5.3}$$

时，就能达到匀场目标。由此解出各个匀场线圈应通入的电流为

$$I^{shim} = -\Delta B_0 (B_0^{shim})^+ \tag{3.5.4}$$

式中，$(B_0^{shim})^+$ 是 $B_0^{shim}$ 的广义逆矩阵；$I^{shim} = [I^{\{0,0\}}, I^{\{1,0\}}, I^{\{1,1\}}, \cdots, I^{\{n,m\}}]$。

　　Gruetter 等[20,21]发展了一个快速自动匀场技术，称为 FASTMAP（Fast, Automatic Shimming Technique by Mapping Along Projections），不用采整幅 $\Delta B_0$ 分布图像，只需沿 6 个方向测量 $\Delta B_0$ 就能给出足够的信息来确定一、二阶匀场线圈的最佳电流。其改进版是 FASTERMAP（Fast, Automatic Shimming Technique with improved Efficiency and Reliabilty for Mapping Along Projections）[22]和 RASTAMAP（Robust Automated Shimming Technique using Arbitrary Mapping Acquisition Parameters）[23]。许多临床 MR 成像仪都是用这类方法执行自动匀场。

　　匀场线圈允许的最大电流由匀场电流驱动源最大输出和线圈导线截面积决定，最大电流限制了其产生的球谐波的最大幅度，在求解方程（3.5.3）或方程（3.5.4）时应该考虑到。

### 3.5.4　动态匀场

　　动态匀场[24-26]也称为动态匀场刷新（Dynamic Shim Updating, DSU），类似于基于场-map 的匀场，涉及通过拟合 $-\Delta B_0$ 场的匀场电流的计算。然而，在动态匀场中，这拟合对于多层面数据采集的各个层面是分开执行的，因为匀场区域的尺寸在某一维降低为单层面，从而减小了匀场的范围，所以特征化场变化所需要的球谐波数目随之减少。作为一个例子，图 3.5.3(a)显示了用图 3.5.2 所示序列得到的人脑的由磁化率感应的场分布图（$\Delta B_0$-map）。

　　图 3.5.3(b)显示的是模拟的全局匀场（用 3.5.3 节的方法）后的残余 $\Delta B_0^{res}$-map，使用了一、二阶谐波匀场。图 3.5.3(c)显示的是动态匀场（只对轴位面）后的残余 $\Delta B_0^{res}$-map。图 3.5.4 显示全局匀场和用不同数目匀场线圈对不同选层方向进行动态匀场后的残场偏差的方均根值。由此可看出，对于人头动态匀场一般均好于全局匀场。在动态匀场中，用轴位面的动态匀场效果一般好于用矢位或冠位

面,尤其是对轴位面的 0 阶匀场效果更显著。

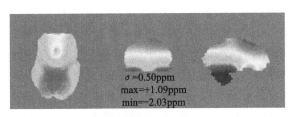

$\sigma=0.50$ppm
max$=+1.09$ppm
min$=-2.03$ppm

(a) 匀场前 $\Delta B_0$-map

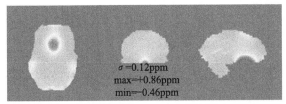

$\sigma=0.12$ppm
max$=+0.86$ppm
min$=-0.46$ppm

(b) 模拟的全局匀场后的残余 $\Delta B_0^{res}$-map(使用的匀场线圈高到三阶)

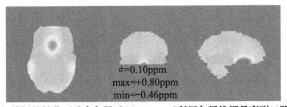

$\sigma=0.10$ppm
max$=+0.80$ppm
min$=-0.46$ppm

(c) 模拟的轴位面动态匀场后 $\Delta B_0^{res}$-map(所用匀场线圈最高到二阶)

-0.6 -0.4 -0.2 0.0 +0.2 +0.4 +0.6
磁场偏差 $\Delta B_0$ /ppm

图 3.5.3 磁化率感应的残余磁场 $\Delta B_0^{res}$[27](彩图见文后)

从左到右分别是轴位面、冠位面和矢位面,$\sigma$ 是 $\Delta B_0^{res}$ 的方均根值,max 和 min 分别表示 $\Delta B_0^{res}$ 的最大和最小值

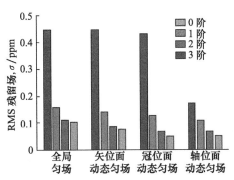

图 3.5.4 在人头中用 0 阶、1 阶、2 阶和 3 阶线圈进行全局匀场和分别对

矢位、冠位、轴位层面进行动态匀场后残余场偏差 $\Delta B_0^{res}$ 的方均根值的直方图[27](彩图见文后)

在进行体内定域谱测量，只需要局部激发时，可以只对局部区域进行匀场，所需要的球谐波数也少一些，匀场电流调整比全局匀场要快得多。

要想通过动态匀场得到更均匀的磁场，可能需要更大的匀场电流，如 $0\sim\pm5A$。对于很高档的成像仪，匀场线圈中的电流还要能较快速地开关切换，这就需要线圈电感低一些，使其上升时间小到 $\leqslant100ms$，而不是 $\leqslant1s$。虽然有人提议匀场线圈也应考虑有源屏蔽或预强调电流驱动以限制匀场电流改变时感应的涡流效应。但是，考虑到磁孔空间的有限性，加有源屏蔽不太现实，宁可放松上升时间，不可追求过快的匀场速度。

### 3.5.5　$z$-匀场

在多层面成像中，磁化率造成的 $\Delta B_0$ 引起信号损失，$\Delta B_0$ 可分为层面内的变化 $\Delta B_{xy}$ 和层面方向的变化 $\Delta B_z$。

MRI 用梯度 $G_x$ 和 $G_y$ 对 MR 信号进行平面内的空间定位，磁化率引起的 $\Delta B_0$ 在层面内梯度 $\Delta G_x$ 和 $\Delta G_y$ 修改了 $G_x$ 和 $G_y$，从而引起信号错位。图像被影响的范围可从像素带宽推断出来，像素带宽是采集 $K$-空间一行数据所需时间的倒数。例如，典型 EPI 序列在频率编码方向有 $2000Hz$ 的像素带宽，而在相位编码方向只有 $31Hz$ 的像素带宽。当 $\Delta B_0$ 幅度接近像素带宽时，图像会变得显著畸变。因此，EPI 图像经常在相位编码方向显著畸变而在频率编码方向没有畸变。

磁化率引起的 $\Delta B_0$ 在层面方向的梯度引起信号损失，图 3.5.5(a) 显示选层梯度 $G_z$ 脉冲和层面内自旋相位 $\Delta\phi$ 的演变；图 3.5.5(b) 显示在梯度脉冲上的额外的磁化率感应的梯度 $\Delta G_z$ 和相位分散 $\Delta\phi$，$G_z$ 脉冲不再保证最后的自旋相位是相同的，于是来自具有相反相位的一对自旋的信号相互对消，导致具有较大 $\Delta G_z$ 的区域信号损失，这信号损失量依赖于 $G_z$、$\Delta G_z$、$T_E$ 和层厚。因此，这对单射序列[28]影响很大，因为其最小回波时间比较长，尤其在很高 $B_0$ 的高场，$\Delta G_z$ 很大，此效应就特别大。

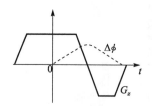
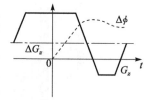

（a）一个重聚选层梯度脉冲$G_z$（实线）　　　（b）有额外磁化率感应的梯度$\Delta G_z$（虚线）

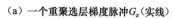

图 3.5.5　跨层面相散 $\Delta\phi$（虚线）的演变

对于第二种情况，磁化率引起的信号损失可以通过 $z$-匀场技术来补偿。Yang

等[29]提出一个多梯度回波磁化率不均匀性补偿(Multi-Gradient Echo with Susceptibility Inhomogeneity Compensation,MGESIC)技术,脉冲序列的 4 回波方案如图 3.5.6 所示,图中 $G_c t_c$ 面积决定 $z$-方向补偿作用,而与位置无关,只要在读出脉冲之前就行。用此序列在 3T 进行嗅觉皮层 fMRI 研究,第一个回波像(图 3.5.7(a))与常规 GE 像一样,在额叶皮层和下侧颞叶皮层区显示信号空,是磁化率伪影,额叶皮层信号损失依赖于各人的蝶窦的解剖特征,受影响范围很大。下侧颞叶皮层的信号损失是由于听道和乳突小房引起的磁化率梯度,磁化率伪影也很严重。这些区域功能激活被这些伪影阻碍,图 3.5.7(b)和图 3.5.7(c)是增加了补偿($G_c t_c$)后采集的回波像。这样就产生了对磁化率感应的层面方向梯度有不同补偿的一组图像,这些图像通过不同的方法[29-31]结合可以给出整个层面信号很好的无伪影的图像(图 3.5.7(d))。

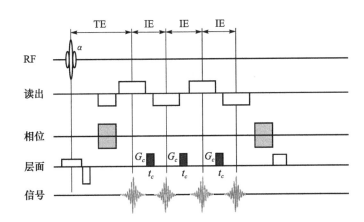

图 3.5.6　MGESIC 脉冲序列时序图

在层面维补偿梯度 $G_c$ 时,宽 $t_c$ 位于各个读出梯度之间,这里显示的是 4 回波方案,
图中 IE 是回波之间的间隔时间

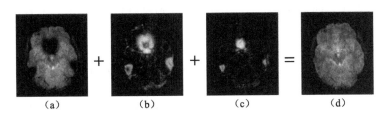

图 3.5.7　Yang 等给出的 $z$-匀场的一个例子[29]

具有选层梯度脉冲重聚叶的时间积分的梯度回波脑图像

(a)、(b)和(c)三者结合起来给出具有均匀强度的一个(d),补偿(b)和

(c)依次是重聚梯度面积的 20% 和 40%[32]

基于 EPI 序列的脑功能 MRI 常用其 TE 匹配到灰质的 $T_2^*$，因此也遭受由 $\Delta G_y$ 和 $\Delta G_z$ 引起的信号损失。在 EPI 的相位编码方向伪影更强，在该方向磁化率梯度移动回波时间引起 BOLD（Blood Oxygen Level Dependent）灵敏度损失。Deichmann 等[32]利用预备相位编码梯度结合 $z$-匀场来恢复这些移动的回波从而减轻 BOLD 损失。

对于高档高场超导 MRI，除了液氦杜瓦内有一套匀场线圈，在室温孔内还装备有 15 个室温匀场线圈（$Z^0$, $X$, $Y$, $Z$, $Z^2$, $X^2 - Y^2$, $ZX$, $ZY$, $2XY$, $Z^3$, $Z^2X$, $Z^2Y$, $Z(X^2 - Y^2)$, $Z(2XY)$, $Z^4$）。这套线圈在进行活体定域谱或成像时用于在线匀场。其实，在用围成圆周的多通道 RF 线圈欠采样并行成像时，这二阶梯度也可以用于空间编码[33,34]，例如，"O-空间成像[35-37]"就是利用二阶梯度 $Z^2 = z^2 - \dfrac{1}{2}(x^2 + y^2)$ 辅助 $x$、$y$ 线性梯度获得高加速倍数的，可使加速倍数 $R$ 超过线圈数[35]，而在欠采样 SENSE 和 GRAPPA 并行采集重建中，加速倍数 $R$ 永远小于线圈个数。需要注意，二阶梯度线圈兼作空间编码时，需要适当提高其强度。

## 参 考 文 献

[1]　Anderson W A. Electrical current shims for correcting magnetic fields. Review of Scientific Instruments, 1961, 32(3): 241-250.

[2]　Romeo F, Hoult D I. Magnet field profiling: Analysis and correcting coil design. Magnetic Resonance in Medicine, 1984, 1: 44-65.

[3]　Morse P M, Feshbach H. Methods of Theoretical Physics. New York: McGraw-Hill, 1953.

[4]　Golay M J E. Field homogenizing coils for nuclear spin resonance instrumentation. Review of Scientific Instruments, 1958, 29(4): 313-315.

[5]　Turner R. A target field approach to optimal coil design. Journal of Physics D: Applied Physics, 1986, 19: 147-151.

[6]　Turner R. Electrical Coils: US, 5289151. 1994.

[7]　Forbes L K, Crozier S. A novel target-field method for finite-length magnetic resonance shim coils: I. zonal shims. Journal of Physics D: Applied Physics, 2001, 34: 3447-3455.

[8]　Forbes L K, Crozier S. A novel target-field method for finite-length magnetic resonance shim coils: II. tesseral shims. Journal of Physics D: Applied Physics, 2002, 35: 839-849.

[9]　Groetsch C W. The Theory of Tikhonov Regularization for Fredholm Equations of The First Kind. London: Pitman Publishing Limited, 1984.

[10]　Tomasi D. Stream function optimization for gradient coil design. Magnetic Resonance in Medicine, 2001, 45: 505.

[11]　Liu W, Zu D, Tang X. A novel approach to designing cylindrical-surface shim coils for a superconducting magnet of magnetic resonance imaging. Chinese Physics B, 2010, 19(1): 018701.

[12] 刘文韬. 临床 MRI 及便携 NMR 梯度和匀场线圈设计新方法研究. 北京:北京大学博士学位论文,2011.

[13] Liu W,Zu D,Tang X,et al. Anovel target-field method for MRI biplanar gradient coildesign. Journal of Physics D:Applied Physics,2007,40:4418-4424.

[14] Forbes L,Crozier S. Novel target field method for designing shielded biplanar shim and gradient coils. IEEE Transactions on Applied Superconductivity,2004,40(1):1929-1938.

[15] Liu W,Tang X,Zu D. Anovel target-field approach to design bi-planar shim coils for permanent-magnet MRI. Concepts in Magnetic Resonance B,2010,37B(1):29-38.

[16] 吴崇试. 数学物理方法. 2 版. 北京:北京大学出版社,2003.

[17] Qi F,Tang X,Jin Z,et al. Hybrid optimization method for biplanar coil design. Journal of Physics D:Applied Physics,2007,40(1):2988-2993.

[18] 俎栋林,高家红. 核磁共振成像——生理参数测量原理和医学应用. 北京:北京大学出版社,2014.

[19] Prammer M G,Haselgrove J C,Shinnar M,et al. A new approach to automatic shimming. Journal of Magnetic Resonance,1988,77:40-52.

[20] Gruetter R,Boesch C. Fast,noniterative shimming of spatially localized signals. <i>in vivo</i>analysis of the magnetic field along axes. Journal of Magnetic Resonance,1992,96:323-334.

[21] Gruetter R. Automatic, localized in vivo adjustment of all first-and second-order shim coils. Magnetic Resonance in Medicine,1993,29(6):804-811.

[22] Shen J,Rycyna R E,Rothman D L. Improvements on an in vivo automatic shimming method(FASTERMAP). Magnetic Resonance in Medicine,1997,38(5):834-839.

[23] Klassen L M,Menon R S. Robust automated shimming technique using arbitrary mapping acquisition parameters(RASTAMAP). Magnetic Resonance in Medicine,2004,51(5):881-887.

[24] Blamire A M,Rothman D L,Nixon T. Dynamic shim updating:A new approach towards optimized whole brain shimming. Magnetic Resonance in Medicine,1996,36(1):159-165.

[25] Morrell G,Spielman D. Dynamic shimming for multi-slice magnetic resonance imaging. Magnetic Resonance in Medicine,1997,38(3):477-483.

[26] de Graaf R A,Brown P B,McIntyre S,et al. Dynamic shim updating(DSU)for multislice signal acquisition. Magnetic Resonance in Medicine,2003,49(3):409-416.

[27] Poole M. Improved equipment and techniques for dynamic shimming in high field MRI. 诺丁汉:英国诺丁汉大学博士学位论文,2007.

[28] 俎栋林,高家红. 核磁共振成像——物理原理和方法. 北京:北京大学出版社,2014.

[29] Yang Q X,Dardzinski B J,Li S,et al. Multi-gradient echo with susceptibility inhomogeneity compensation(MGESIC):Demonstration of fMRI in the olfactory cortex at 3. 0 T. Magnetic Resonance in Medicine,1997,37(3):331-335.

[30] Yang Q X,Williams G D,Demeure R J,et al. Removal of local field gradient artifacts in

$T_2^*$-weighted images at high fields by gradient-echo slice excitation profile imaging. Magnetic Resonance in Medicine,1998,39(3):402-409.

[31] Constable R,Spencer D. Composite image formation in z-shimmed functional MR imaging. Magnetic Resonance in Medicine,1999,42(1):110-117.

[32] Deichmann R,Josephs O,Hutton C,et al. Compensation of susceptibility-induced BOLD sensitivity losses in echo-planar fMRI imaging. Neuro Image,2002,15(1):120-135.

[33] Hennig J,Welz A M,Schultz G,et al. Parallel imaging in non-bijective,curvilinear magnetic field gradients:A concept study. Magnetic Resonance Materials in Physics,Biology and Medicine,2008,21:5-14.

[34] Schultz G,Ullmann P,Lehr H,et al. Reconstruction of MRI data encoded with arbitrarily shaped,curvilinear,nonbijective magnetic fields. Magnetic Resonance in Medicine,2010, 64:1390-1403.

[35] Stockmann J P,Ciris P A,Galiana G,et al. O-Space imaging:Highly efficient parallel imaging using second-order nonlinearfields as encoding gradients with no phase encoding. Magnetic Resonance in Medicine,2010,64:447-456.

[36] Tam L K,Stockmann J P,Galiana G,et al. Null space imaging:Nonlinear magnetic encoding fields designed complementary to receiver coil sensitivities for improved acceleration in parallel imaging. Magnetic Resonance in Medicine,2012,68:1166-1175.

[37] Stockmann J P,Galiana G,Tam L,et al. In vivo O-Space imaging with a dedicated 12cm $Z^2$ insert coil on a human 3T scanner using phase map calibration. Magnetic Resonance in Medicine,2013,69:444-455.

# 第 4 章  MRI 梯度线圈设计和二阶梯度空间编码

MRI 梯度线圈一般专指磁场的一阶导数,主要用于空间编码,此外也用于扩散、流动补偿、速度编码、破坏相位、自补偿相位等众多功能。磁场的二阶、三阶和更高阶梯度都用于匀场。其实一阶导数也用于匀场,实际上,室温一阶匀场就是梯度线圈兼任的,把一阶匀场电流源和梯度放大器并联接到梯度线圈上,梯度线圈就可身兼二职了。

梯度线圈与匀场线圈(就一阶梯度来说)最显著的差别是:匀场电流很小(几安培),且调好后电流保持恒定,而梯度电流一般很大(几十到几百安培),且为脉冲式。所以梯度线圈有许多特殊问题,最显著的是需要屏蔽以避免涡流;电感要小以提高切换速度;功耗要小以减小发热;支撑要坚固以抵抗振动等。

梯度在成像区域的线性度与梯度强度分别关系到 MRI 成像的畸变程度与空间分辨率,这两者共同决定了图像质量,其中梯度强度还与梯度回波时间相关,最大梯度强度和切换率关系到 EPI 能否运行。总之,梯度线圈的质量决定 MRI 的性能和功能。

近几年来对于并行成像提出了用二阶梯度进行空间编码的新概念[1-4],并成为研究热点。因此,本章主要讨论一阶线性梯度的设计方法,并介绍 O-空间成像新概念。其实,第 3 章讨论的匀场线圈已包括二阶梯度,只是用于空间编码时,需要自屏蔽和加大功率。

对于梯度线圈和屏蔽线圈的设计方法,从解析公式入手,建立磁场梯度基本概念,然后重点讨论梯度线圈设计的逆方法。超导 MRI 和永磁 MRI 磁体模型不同,其梯度线圈几何结构不同,前者为圆柱形,后者为平行双平面形,将分别讨论。本章 4.1 节～4.5 节介绍圆柱型梯度线圈的设计,4.6 介绍平面型梯度线圈的设计,4.7 节介绍 O-空间成像原理。

## 4.1  分立导线梯度线圈的解析公式

### 4.1.1  纵向梯度

著名的麦克斯韦对线圈(尺寸相等,同轴放置,间距 $L=\sqrt{3}R$,电流方向相反)如图 1.3.2 所示,在中心 $0.5R$ 球体积内可产生偏离线性不超过 $5\%$ 的纵向梯度[5,6],两个单圆环线圈既可以布置在一个圆柱上,也可以布置在两个相对的平行平面上。因此,单麦克斯韦对线圈作为纵向梯度,既适合超导 MRI 也适合永磁 MRI。若用多对线圈提高谐波纯度有可能降低偏离度(如<2%)或扩大线性区体积。然而,对于超导 MRI,多对线圈布置在柱面上,半径相同而距离不同;而对于永磁 MRI,多对线圈布置在双平面上,距离相同而半径不同。可见两者结构迥异。本节讨论超导 MRI 梯度线圈设计,在同轴柱面上设第 $n$ 对线圈分别位于 $z=z_n$ 和 $z=-z_n$,载电流为 $I_n$,根据毕奥-萨伐尔定律很容易写出轴线上磁场表达式为

$$B_z(z) = \frac{\mu_0 I_n R^2}{2}\left[\frac{1}{[(z-z_n)^2+R^2]^{3/2}} - \frac{1}{[(z+z_n)^2+R^2]^{3/2}}\right] \quad (4.1.1)$$

如果有 $N$ 对这样的线圈,只需将式(4.1.1)对 $N$ 求和,即

$$B_z(z) = \frac{\mu_0 R^2}{2}\sum_{n=1}^{N} I_n\{[(z-z_n)^2+R^2]^{-3/2} - [(z+z_n)^2+R^2]^{-3/2}\}$$

$$(4.1.2)$$

由于电流体系反对称,式(4.1.2)在 $z=0$ 点的偶阶导数全为零。通过适当选择 $z_n$ 和 $I_n$,可以消除 3、5、7 等奇数阶导数。于是由一阶导数提供的线性梯度均匀区被扩大。式(4.1.2)第 $2m+1$ 阶导数由下式给出[7]:

$$\frac{\mathrm{d}^{2m+1}B_z}{\mathrm{d}z^{2m+1}}\bigg|_{z=0} = \sum_{n=1}^{N}\mu_0 I_n\frac{(2m+2)!}{(z_n^2+R^2)^{m+1}}[P_{2m+1}(\xi_n) - \xi_n P_{2m+2}(\xi_n)] \quad (4.1.3)$$

式中,$\xi_n = z_n/\sqrt{z_n^2+R^2}$;$P_{2m+1}$ 是第 $2m+1$ 阶勒让德函数。如果用两对线圈选择 $Z_1=0.44R, Z_2=1.19R, I_2/I_1=7.47$,就可以消掉 3、5、7 阶导数[8],结果在 $0.8R$ 球体积内梯度均匀度好于 5%。单麦克斯韦对的线性梯度 5% 均匀区只有 $0.5R$,多麦克斯韦对所付出的代价是线圈效率降为

$$\eta = \frac{2.809\times10^{-7}}{R^2}((\mathrm{T/m})/\mathrm{A}) \quad (4.1.4)$$

### 4.1.2　横向梯度

根据毕奥-萨伐尔定律,如图 4.1.1 所示的电流体系所产生的磁场为

$$B_z(y,z) = \frac{\mu_0 I}{2\pi}\Big[\frac{b-y}{(b-y)^2+(d-z)^2} - \frac{b+y}{(b+y)^2+(d-z)^2}$$
$$+ \frac{b-y}{(b-y)^2+(d+z)^2} - \frac{b+y}{(b+y)^2+(d+z)^2}\Big] \quad (4.1.5)$$

为了方便,可把式(4.1.5)改写为一个复函数的实部[9]

$$B_z(y,z) = \frac{\mu_0 I}{2\pi}\mathrm{Re}[(b+\mathrm{i}d)-(y+\mathrm{i}z)]^{-1} = \frac{\mu_0 I}{2\pi}\mathrm{Re}[\rho \mathrm{e}^{\mathrm{i}\varphi}-\xi]^{-1}$$

$$(4.1.6)$$

式中,$\rho \mathrm{e}^{\mathrm{i}\varphi}=b+\mathrm{i}d$;$\xi=y+\mathrm{i}z$。把式(4.1.6)在原点附近展成泰勒级数

$$B_z(\xi) = \frac{\mu_0 I}{2\pi\rho} \mathrm{Re} \sum_{n=0}^{\infty} (\xi/\rho)^n \left[ \mathrm{e}^{-\mathrm{i}(n+1)\varphi} + \mathrm{e}^{\mathrm{i}(n+1)\varphi} + \mathrm{e}^{-\mathrm{i}(n+1)(\pi-\varphi)} + \mathrm{e}^{\mathrm{i}(n+1)(\pi-\varphi)} \right]$$

$$= \frac{\mu_0 I}{\pi\rho} \sum_{n=0}^{\infty} \frac{\mathrm{Re}(\xi)^n}{\rho^n} [1 + (-1)^{n+1}] \cos(n+1)\varphi, \quad |\xi| < \rho \qquad (4.1.7)$$

显然式(4.1.7)中偶数阶项全为零，$B_z$ 是 $\xi$ 的奇函数，于是可写为

$$B_z(\xi) = \frac{2\mu_0 I}{\pi\rho} \left[ \frac{x}{\rho}\cos 2\varphi - \frac{\mathrm{Re}(\xi^3)}{\rho^3}\cos 4\varphi + \frac{\mathrm{Re}(\xi^5)}{\rho^5}\cos 6\varphi + \cdots \right], \quad |\xi| < \rho$$

$$(4.1.8)$$

式中，第一项正是沿 $y$ 轴的线性梯度项；后面的依次是 3、5、7 阶等高次谐波。如果令
$\varphi=22.5°$ 或 $67.5°$，则 $\cos 4\varphi=0$，三次谐波消失，即如果选择 $d/$
$b=\cos 22.5°=0.924$ 或选择 $d/b=\cos 67.5°=0.383$，则 $y$-梯
度中不包含三阶谐波成分。实际线圈都包含电流返回路径，
如图 1.3.3 所示。

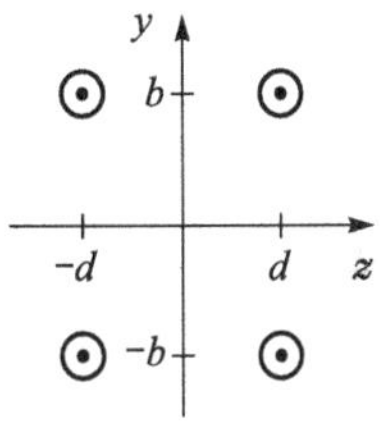

在超导 MR 成像仪中，梯度线圈绕在一个圆柱面上，这样
图 4.1.1 所示的四直线就变成图 1.3.3 中所示的四个内圆
弧。八根沿 $z$ 轴的直线和四个外圆弧提供返回路径，这就是
双马鞍形或 Golay 线圈。平行于 $z$ 轴的导线不产生 $z$ 方向磁
场，对横向梯度无影响。为了确定内、外弧的长度和位置，只
考虑在半径为 $R$ 的圆柱面上一个圆弧产生的磁场的 $z$ 分量。
根据电磁场理论[5]有

图 4.1.1　四个沿 $x$
轴的直载流导线
其坐标分别为 $(x,b,d)$，
$(x,-b,d)$，$(x,b,-d)$
和 $(x,-b,-d)$

$$\nabla \times \boldsymbol{B} = \mu_0 \boldsymbol{j} \qquad (4.1.9)$$

$$\nabla \cdot \boldsymbol{B} = 0 \qquad (4.1.10)$$

对式(4.1.9)两边取旋度，然后把方程(4.1.10)代入得

$$\nabla \times \nabla \times \boldsymbol{B} = \nabla(\nabla \cdot \boldsymbol{B}) - \nabla^2 \boldsymbol{B} = \mu_0 \nabla \times \boldsymbol{j}$$

即

$$\nabla^2 \boldsymbol{B} = -\mu_0 \nabla \times \boldsymbol{j} \qquad (4.1.11)$$

显然，在无电流的区域，$\boldsymbol{B}$ 及其三个正交分量都满足拉普拉斯方程，于是

$$\nabla^2 B_z = 0 \qquad (4.1.12)$$

在球坐标系中分离变量可得到方程(4.1.12)的形式解为[7]

$$B_z(r, \theta, \varphi) = \sum_{n=0}^{\infty} \sum_{m=0}^{n} r^n P_n^m(\cos\theta)(A_{nm}\cos m\varphi + B_{nm}\sin m\varphi) \qquad (4.1.13)$$

式中，$A_{nm}$ 和 $B_{nm}$ 是待定系数；$P_n^m(\cos\theta)$ 是连带勒让德函数。若 $z_0$ 处弧长度对轴张
角从 $\varphi_1$ 到 $\varphi_2$，则 $A_{nm}$ 和 $B_{nm}$ 分别由下面的公式给出：

$$A_{nm} = \frac{\mu_0 I}{4(1+\delta_{m0})\pi} \int_{\varphi_1}^{\varphi_2} \frac{R}{r_0^{n+2}} f_{nm}(\theta_0) \cos m\varphi \, \mathrm{d}\varphi \qquad (4.1.14)$$

$$B_{nm} = \frac{\mu_0 I}{4\pi} \int_{\varphi_1}^{\varphi_2} \frac{R}{r_0^{n+2}} f_{nm}(\theta_0) \sin m\varphi \, d\varphi \tag{4.1.15}$$

式(4.1.14)中,$\delta_{m0} = \begin{cases} 1, & m=0 \\ 0, & m\neq 0 \end{cases}$;$r_0 = \sqrt{R^2 + Z_0^2}$;而

$$f_{nm}(\theta_0) = \frac{(n-m)!}{(n+m)!} \{2(n+1)\sin\theta_0 P_n^m(\cos\theta_0)$$
$$- \cos\theta_0 [P_n^{m+1}(\cos\theta_0) - (n+m)(n-m+1)P_n^{m-1}(\cos\theta_0)]\}$$
$$\tag{4.1.16}$$

式中,$\sin\theta_0 = R/r_0$;$\cos\theta_0 = Z_0/r_0$。前十个 $f_{nm}$ 函数列在下面:

$$f_{00}(\theta_0) = 2\sin\theta_0$$

$$f_{10}(\theta_0) = 6\sin\theta_0\cos\theta_0$$

$$f_{11}(\theta_0) = \cos^2\theta_0 - 2\sin^2\theta_0$$

$$f_{20}(\theta_0) = 3(4\sin\theta_0\cos^2\theta_0 - \sin^3\theta_0)$$

$$f_{21}(\theta_0) = \cos^3\theta_0 - 4\sin^2\theta_0\cos\theta_0$$

$$f_{22}(\theta_0) = \frac{1}{4}(3\sin^3\theta_0 - 2\sin\theta_0\cos^2\theta_0)$$

$$f_{30}(\theta_0) = 5(4\sin\theta_0\cos^3\theta_0 - 3\sin^3\theta_0\cos\theta_0) \tag{4.1.17}$$

$$f_{31}(\theta_0) = \frac{1}{4}(4\sin^4\theta_0 - 27\sin^2\theta_0\cos^2\theta_0 + 4\cos^4\theta_0)$$

$$f_{32}(\theta_0) = \frac{1}{4}(5\sin^3\theta_0\cos\theta_0 - 2\sin\theta_0\cos^3\theta_0)$$

$$f_{33}(\theta_0) = \frac{1}{24}(3\sin^2\theta_0\cos^2\theta_0 - 4\sin^4\theta_0)$$

现在考虑图 1.3.3 中四个内弧产生的磁场。设各弧本身的角度为 $\psi$,可得出,四个圆弧对 $A_{nm}$ 的贡献是零,即 $A_{nm}=0$,而且当 $n$ 或 $m$ 是偶数时 $B_{nm}=0$,只有当 $n$ 和 $m$ 都是奇数时,$B_{nm}\neq 0$,结果是

$$B_{nm} = \frac{2\mu_0 I}{m\pi} \frac{R}{r_0^{n+2}} f_{nm}(\theta_0)(-1)^{\frac{m-1}{2}} \sin\frac{m\psi}{2} \tag{4.1.18}$$

因此,在式(4.1.17)中列出的前十个 $B_{nm}$ 中,只有 $B_{11}$、$B_{31}$ 和 $B_{33}$ 不为零,于是磁场表达式化为

$$B_z(r,\theta,\varphi) = -B_{11}r\sin\theta\sin\varphi + B_{31}r^3 P_3^1(\cos\theta)\sin\varphi + B_{33}r^3 P_3^3(\cos\theta)\sin 3\varphi + \cdots \tag{4.1.19}$$

在球坐标系中,$r\sin\theta\sin\varphi = y$,第一项正是 $y$ 方向线性梯度。由式(4.1.18),如果选择 $\psi = 2\pi/3 = 120°$,则 $B_{33} = 0$。适当选择 $\theta_0$ 可使 $B_{31} = 0$。由式(4.1.17),令

$$4\sin^4\theta_0 - 27\sin^2\theta_0\cos^2\theta_0 + 4\cos^4\theta_0 = 0 \tag{4.1.20}$$

可求出两个解,即

$$\begin{cases} \theta_0 = 21.27° & \text{或 } Z_0 = 2.57R \\ \theta_0 = 68.73° & \text{或 } Z_0 = 0.39R \end{cases} \tag{4.1.21}$$

消掉 3 阶项后,磁场表达式化为

$$B_z(r,\theta,\varphi) = -B_{11}y + O(r^5) \tag{4.1.22}$$

与式(1.3.11)比较,可知 $B_{11} = G_y$。如果计算出 $B_{11}$,就得到了梯度强度。如果要缩短磁体的长度,梯度线圈也必须缩短,上述结构显得过长。第二种方案是令

$$f_{31}(\theta_{01}) - f_{31}(\theta_{02}) = 0 \tag{4.1.23}$$

式中,$\theta_{01}$ 和 $\theta_{02}$ 分别是四个内弧和四个外弧的角位置,其解为

$$\begin{cases} \theta_{01} = 68.2° & \text{或 } Z_{01} = 0.40R \\ \theta_{02} = 31.37° & \text{或 } Z_{02} = 1.64R \end{cases} \tag{4.1.24}$$

这比第一种方案明显缩短。

Golay 线圈的梯度均匀度不太好,进一步提高均匀度的办法是如图 1.3.4 所示用多套 Golay(不同弧长和不同位置)消掉式(4.1.19)中更多高阶项[8,10]。这些改进的结构可分为三类,第一类是把内弧分为两组,弧长(120°)不变,一组置于 $z_1$ 和 $-z_1$,载电流 $I_1$,另一组置于 $z_2$ 和 $-z_2$,载电流 $I_2$。为消掉 $B_{31}$、$B_{51}$ 和 $B_{71}$,令

$$I_1 f_{n1}(\theta_1) + I_2 f_{n1}(\theta_2) - (I_1 + I_2) f_{n1}(\theta_{02}) = 0, \quad n = 3,5,7 \tag{4.1.25}$$

若令 $z_{02} = 2.0R$,可求出一组解为 $z_1 = 0.22R$,$z_2 = 0.80R$,$I_1/I_2 = 1.81$。第二类设计是两套 Golay 在相同位置,但弧长不同,一套的弧长为 $\Psi_1$,载流为 $I_1$,另一套为 $\Psi_2$ 和 $I_2$。要消掉 $m = 3、5、7$ 的 $B_{nm}$ 项,可令

$$I_1 \sin\frac{m\psi_1}{2} + I_2 \sin\frac{m\psi_2}{2} = 0, \quad m = 3,5,7 \tag{4.1.26}$$

一组有用的解是 $\Psi_1 = 72°$,$\Psi_2 = 144°$,$I_1/I_2 = -0.618$[8]。第三类设计是上述两类的组合,即两套分裂弧有不同的弧长和不同的位置,以消去 $n$ 和 $m$ 为 3、5、7 的 $B_{nm}$ 项,剩下 $B_{91}$ 项。这样得到的梯度在 $0.6R$ 半径球内均匀度在 5% 以内。

至于 $x$-梯度,和 $y$-梯度结构完全一样,只是空间上差 90°。

## 4.2　柱面电流系统磁矢势和磁场的傅里叶-贝塞尔展开

1986 年英国学者 Turner[11] 提出设计 MRI 梯度线圈目标场方法,这一创新的逆方法引起了研究者的极大兴趣,从此梯度线圈设计目标场方法成为主流方法,其基础建立在电磁场理论公式严格的数学推导上。本节是为 4.3~4.5 节介绍原创目标场方法进行的数学铺垫。针对超导 MRI 圆柱面型梯度线圈结构,所用数学工具是以贝塞尔函数为基函数的傅里叶变换。首先把磁场变换到其傅里叶空间。

### 4.2.1 磁矢势的傅里叶-贝塞尔展开[12]

设电流分布在半径为 $a$ 的柱面上,如图 4.2.1 所示,其面电流密度可表示为

$$\boldsymbol{J} = \boldsymbol{F}(\varphi', z')\delta(\rho - a) \tag{4.2.1}$$

柱面电流只有两个分量 $J_{\varphi'}$ 和 $J_{z'}$。其产生的磁矢势 $\boldsymbol{A} = \dfrac{\mu_0}{4\pi}\displaystyle\int \dfrac{\boldsymbol{J}\mathrm{d}v'}{|\boldsymbol{r} - \boldsymbol{r}'|}$,按传统习惯约定,带撇的坐标描写源点,不带撇的坐标描写场点。为了计算柱坐标系中磁矢势的三个分量,需要把面电流投影到三个不带撇的坐标方向上,如图 4.2.2 所示。不难看出

$$\begin{cases} J_\rho = J_{\varphi'}\sin(\varphi - \varphi') \\ J_\varphi = J_{\varphi'}\cos(\varphi - \varphi') \\ J_z = J_{z'} \end{cases} \tag{4.2.2}$$

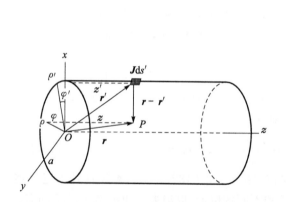

图 4.2.1 柱面电流系统坐标示意
电流只有 $J_{\varphi'}$ 和 $J_{z'}$ 分量

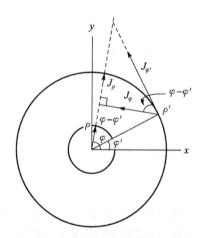

图 4.2.2 柱面电流 $J_{\varphi'}$ 投影到 $\rho$ 方向
得到 $J_\rho$,投影到 $\varphi$ 方向得到 $J_\varphi$

代入矢势 $\boldsymbol{A}$ 中得到

$$\begin{cases} A_\rho = \dfrac{\mu_0}{4\pi}\displaystyle\int \dfrac{J_{\varphi'}(\boldsymbol{r}')\sin(\varphi - \varphi')}{|\boldsymbol{r} - \boldsymbol{r}'|}\mathrm{d}v' \\[2mm] A_\varphi = \dfrac{\mu_0}{4\pi}\displaystyle\int \dfrac{J_{\varphi'}(\boldsymbol{r}')\cos(\varphi - \varphi')}{|\boldsymbol{r} - \boldsymbol{r}'|}\mathrm{d}v' \\[2mm] A_z = \dfrac{\mu_0}{4\pi}\displaystyle\int \dfrac{J_z(\boldsymbol{r}')}{|\boldsymbol{r} - \boldsymbol{r}'|}\mathrm{d}v' \end{cases} \tag{4.2.3}$$

式中,格林函数 $1/|\boldsymbol{r} - \boldsymbol{r}'|$[5] 在柱坐标系中可以展开为傅里叶-贝塞尔级数(见附录

C 式(C. 1))。

$$\frac{1}{|\,\boldsymbol{r}-\boldsymbol{r}'\,|} = \frac{1}{\pi}\sum_{m=-\infty}^{\infty}\int_{-\infty}^{\infty}\mathrm{d}k\,\mathrm{e}^{\mathrm{i}m(\varphi-\varphi')}\,\mathrm{e}^{\mathrm{i}k(z-z')}\begin{cases}\mathrm{I}_m(k\rho)\mathrm{K}_m(ka),&\rho\leqslant a\\\mathrm{I}_m(ka)\mathrm{K}_m(k\rho),&\rho>a\end{cases}$$

$$(4.2.4)$$

式中,$\mathrm{I}_m$ 和 $\mathrm{K}_m$ 分别是第一类和第二类变形贝塞尔函数。并定义面电流的傅里叶变换为

$$F_z^m(k) = \frac{1}{2\pi}\int_{-\pi}^{\pi}\mathrm{d}\varphi\,\mathrm{e}^{-\mathrm{i}m\varphi}\int_{-\infty}^{\infty}\mathrm{d}z\mathrm{e}^{-\mathrm{i}kz}J_z(\varphi,z)\qquad(4.2.5)$$

$$F_\varphi^m(k) = \frac{1}{2\pi}\int_{-\pi}^{\pi}\mathrm{d}\varphi\,\mathrm{e}^{-\mathrm{i}m\varphi}\int_{-\infty}^{\infty}\mathrm{d}z\mathrm{e}^{-\mathrm{i}kz}J_\varphi(\varphi,z)\qquad(4.2.6)$$

把式(4.2.4)代入式(4.2.3)并利用式(4.2.5)和式(4.2.6),矢量势各分量改写为

$$A_z = \frac{\mu_0 a}{2\pi}\sum_{m=-\infty}^{\infty}\int_{-\infty}^{\infty}\mathrm{d}k\,\mathrm{e}^{\mathrm{i}m\varphi}\mathrm{e}^{\mathrm{i}kz}\begin{cases}\mathrm{I}_m(k\rho)\mathrm{K}_m(ka)F_z^m(k),&\rho<a\\\mathrm{I}_m(ka)\mathrm{K}_m(k\rho)F_z^m(k),&\rho>a\end{cases}\quad(4.2.7)$$

$$A_\varphi = \frac{\mu_0 a}{4\pi}\sum_{m=-\infty}^{\infty}\int_{-\infty}^{\infty}\mathrm{d}k\,\mathrm{e}^{\mathrm{i}m\varphi}\mathrm{e}^{\mathrm{i}kz}\begin{cases}[\mathrm{I}_{m-1}(k\rho)\mathrm{K}_{m-1}(ka)+\mathrm{I}_{m+1}(k\rho)\mathrm{K}_{m+1}(ka)]F_\varphi^m(k),\\\quad\rho<a\\[\mathrm{I}_{m-1}(ka)\mathrm{K}_{m-1}(k\rho)+\mathrm{I}_{m+1}(ka)\mathrm{K}_{m+1}(k\rho)]F_\varphi^m(k),\\\quad\rho>a\end{cases}$$

$$(4.2.8)$$

$$A_\rho = \frac{-\mathrm{i}\mu_0 a}{4\pi}\sum_{m=-\infty}^{\infty}\int_{-\infty}^{\infty}\mathrm{d}k\,\mathrm{e}^{\mathrm{i}m\varphi}\mathrm{e}^{\mathrm{i}kz}\begin{cases}[\mathrm{I}_{m-1}(k\rho)\mathrm{K}_{m-1}(ka)-\mathrm{I}_{m+1}(k\rho)\mathrm{K}_{m+1}(ka)]F_\varphi^m(k),\\\quad\rho<a\\[\mathrm{I}_{m-1}(ka)\mathrm{K}_{m-1}(k\rho)-\mathrm{I}_{m+1}(ka)\mathrm{K}_{m+1}(k\rho)]F_\varphi^m(k),\\\quad\rho>a\end{cases}$$

$$(4.2.9)$$

利用递推公式

$$\mathrm{I}_{m-1}(z_1)-\mathrm{I}_{m+1}(z_1) = \frac{2m}{z_1}\mathrm{I}_m(z_1)\qquad(4.2.10a)$$

$$\mathrm{K}_{m-1}(z_2)-\mathrm{K}_{m+1}(z_2) = -\frac{2m}{z_2}\mathrm{K}_m(z_2)\qquad(4.2.10b)$$

$$\mathrm{I}_{m-1}(z_1)+\mathrm{I}_{m+1}(z_1) = 2\mathrm{I}'_m(z_1)\qquad(4.2.10c)$$

$$\mathrm{K}_{m-1}(z_2)+\mathrm{K}_{m+1}(z_2) = -2\mathrm{K}'_m(z_2)\qquad(4.2.10d)$$

把式(4.2.10)四个式子作运算$\dfrac{(4.2.10a)\times(4.2.10b)+(4.2.10c)\times(4.2.10d)}{2}$得

$$\mathrm{I}_{m-1}(z_1)\mathrm{K}_{m-1}(z_2)+\mathrm{I}_{m+1}(z_1)\mathrm{K}_{m+1}(z_2) = -\frac{2m^2}{z_1 z_2}\mathrm{I}_m(z_1)\mathrm{K}_m(z_2)-2\mathrm{I}'_m(z_1)\mathrm{K}'_m(z_2)$$

$$(4.2.10e)$$

把式(4.2.10)四个式子作运算(4.2.10a)$\times K_{m-1}(z_2)$+(4.2.10b)$\times I_{m+1}(z_1)$得

$$I_{m-1}(z_1)K_{m-1}(z_2) - I_{m+1}(z_1)K_{m+1}(z_2)$$

$$= 2m\left[\frac{1}{z_1}I_m(z_1)K_{m-1}(z_2) - \frac{1}{z_2}I_{m+1}(z_1)K_m(z_2)\right] \qquad (4.2.10f)$$

再作$\dfrac{(4.2.10c)-(4.2.10a)}{2}$运算,得

$$I_{m+1}(z_1) = -\frac{m}{z_1}I_m(z_1) + I'_m(z_1) \qquad (4.2.10g)$$

再作$\dfrac{(4.2.10b)+(4.2.10d)}{2}$运算,得

$$K_{m-1}(z_2) = -\left[\frac{m}{z_2}K_m(z_2) + K'_m(z_2)\right] \qquad (4.2.10h)$$

把式(4.2.10g)、式(4.2.10h)代入式(4.2.10f)中,得

$$I_{m-1}(z_1)K_{m-1}(z_2) - I_{m+1}(z_1)K_{m+1}(z_2) = -2m\left[\frac{1}{z_1}I_mK'_m + \frac{1}{z_2}I'_mK_m\right]$$

$$(4.2.10i)$$

分别把式(4.2.10e)和式(4.2.10l)代入式(4.2.8)和式(4.2.9)化简,得

$$A_\varphi = -\frac{\mu_0 a}{2\pi}\sum_{m=-\infty}^{\infty}\int_{-\infty}^{\infty}dk\,e^{im\varphi}e^{ikz}F_\varphi^m(k)\begin{cases}\dfrac{m^2}{k^2\rho a}I_m(k\rho)K_m(ka) + I'_m(k\rho)K'_m(ka), \\[2mm] \rho < a \\[2mm] \dfrac{m^2}{k^2\rho a}I_m(ka)K_m(k\rho) + I'_m(ka)K'_m(k\rho), \\[2mm] \rho > a\end{cases}$$

$$(4.2.11)$$

$$A_\rho = \frac{i\mu_0 a}{2\pi}\sum_m\int_{-\infty}^{\infty}dk\,e^{im\varphi}e^{ikz}F_\varphi^m(k)\begin{cases}\dfrac{m}{k\rho}I_m(k\rho)K'_m(ka) + \dfrac{m}{ka}I'_m(k\rho)K_m(ka), \\[2mm] \rho < a \\[2mm] \dfrac{m}{ka}I_m(ka)K'_m(k\rho) + \dfrac{m}{k\rho}I'_m(ka)K'_m(k\rho), \\[2mm] \rho > a\end{cases} \qquad (4.2.12)$$

### 4.2.2　磁场的傅里叶-贝塞尔积分表示

根据$\boldsymbol{B} = \boldsymbol{\nabla}\times\boldsymbol{A}$,由矢势分量$A_\rho$、$A_\varphi$、$A_z$可计算磁场,在柱坐标系中[13]

$$\boldsymbol{\nabla}\times\boldsymbol{A} = \boldsymbol{e}_\rho\left(\frac{1}{\rho}\frac{\partial A_z}{\partial\varphi} - \frac{\partial A_\varphi}{\partial z}\right) + \boldsymbol{e}_\varphi\left(\frac{\partial A_\rho}{\partial z} - \frac{\partial A_z}{\partial\rho}\right) + \boldsymbol{e}_z\frac{1}{\rho}\left[\frac{\partial(\rho A_\varphi)}{\partial\rho} - \frac{\partial A_\rho}{\partial\varphi}\right]$$

$$(4.2.13)$$

将式(4.2.11)和式(4.2.12)代入式(4.2.13),注意运用变形贝塞尔方程[13]

$$I''_m + \frac{1}{k\rho}I'_m - \left(1 + \frac{m^2}{k^2\rho^2}\right)I_m = 0$$

不难算得

$$B_z(\rho,\varphi,z) = -\frac{\mu_0 a}{2\pi}\sum_{m=-\infty}^{\infty}\int_{-\infty}^{\infty}\mathrm{d}k\,\mathrm{e}^{\mathrm{i}m\varphi}\mathrm{e}^{\mathrm{i}kz}\,|\,k\,|\,F_\varphi^m(k)\begin{cases}\mathrm{I}_m(|\,k\,|\,\rho)\mathrm{K}'_m(|\,k\,|\,a), & \rho \leqslant a \\ \mathrm{I}'_m(|\,k\,|\,a)\mathrm{K}_m(|\,k\,|\,\rho), & \rho > a\end{cases}$$

$$(4.2.14)$$

式中,撇号、双撇号分别表示一阶和二阶导数。在圆柱面上电流连续性方程为

$$\boldsymbol{\nabla} \cdot \boldsymbol{J} = 0 \tag{4.2.15}$$

在柱坐标系中等价于 $J_\varphi$、$J_z$ 分量满足

$$\frac{1}{a}\frac{\partial J_\varphi}{\partial \varphi} = -\frac{\partial J_z}{\partial z} \tag{4.2.16}$$

根据傅里叶变换导数定理 $F\left\{\dfrac{\mathrm{d}J_z(\phi,z)}{\mathrm{d}z}\right\} = \mathrm{i}kF_z^m(k)$,$F\left\{\dfrac{\mathrm{d}J_\varphi(\varphi,z)}{\mathrm{d}\varphi}\right\} = \mathrm{i}mF_\varphi^m(k)$,对

式(4.2.16)两边进行傅里叶变换,可得到 $k$ 域电流连续性方程为

$$F_z^m(k) = -\frac{m}{ka}F_\varphi^m(k) \tag{4.2.17}$$

把式(4.2.7)、式(4.2.11)和式(4.2.12)代入式(4.2.13)并利用式(4.2.17)不难
得到

$$B_\varphi(\rho,\varphi,z) = -\frac{\mu_0 a}{2\pi}\sum_{m=-\infty}^{\infty}\int_{-\infty}^{\infty}\mathrm{d}k\,\mathrm{e}^{\mathrm{i}m\varphi}\mathrm{e}^{\mathrm{i}kz}\frac{m}{\rho}F_\varphi^m(k)\begin{cases}\mathrm{I}'_m(|\,k\,|\,\rho)\mathrm{K}_m(|\,k\,|\,a), & \rho \leqslant a \\ \mathrm{I}'(|\,k\,|\,a)\mathrm{K}_m(|\,k\,|\,\rho), & \rho > a\end{cases}$$

$$(4.2.18)$$

$$B_\rho(\rho,\varphi,z) = \frac{\mathrm{i}\mu_0 a}{2\pi}\sum_{m=-\infty}^{\infty}\int_{-\infty}^{\infty}\mathrm{d}k\,\mathrm{e}^{\mathrm{i}m\varphi}\mathrm{e}^{\mathrm{i}kz}\,|\,k\,|\,F_\varphi^m(k)\begin{cases}\mathrm{I}'_m(k\rho)\mathrm{K}'_m(ka), & \rho \leqslant a \\ \mathrm{I}'_m(ka)\mathrm{K}'_m(k\rho), & \rho > a\end{cases}$$

$$(4.2.19)$$

**例 4.1**　设计麦克斯韦对线圈以产生纵向梯度。

**解**　麦克斯韦对如图 1.3.2 所示,其电流分布可表示为 $J_\varphi = I\left[\delta\left(z - \dfrac{d}{2}\right) - \delta\left(z + \dfrac{d}{2}\right)\right]$,代入式(4.2.6)算得

$$F_\varphi^m(k) = \frac{1}{2\pi}\int_{-\pi}^{\pi}\mathrm{d}\varphi\int_{-\infty}^{\infty}\mathrm{d}z\,\mathrm{e}^{-\mathrm{i}kz}I\left[\delta\left(z - \frac{d}{2}\right) - \delta\left(z + \frac{d}{2}\right)\right]$$

$$= I(\mathrm{e}^{-\mathrm{i}kd/2} - \mathrm{e}^{\mathrm{i}kd/2}) = -2\mathrm{i}I\sin(kd/2) \tag{4.2.20}$$

代入式(4.2.14)计算柱内 $z$ 向磁场

$$B_z(\rho,\varphi,z) = -\frac{\mu_0 Ia\mathrm{i}}{\pi}\int_{-\infty}^{\infty}\mid k\mid \mathrm{e}^{\mathrm{i}kz}\sin\frac{kd}{2}\mathrm{I}_0(\mid k\mid\rho)\mathrm{K}_0'(\mid k\mid a)\mathrm{d}k$$

$$= \frac{-\mu_0 Ia\mathrm{i}}{\pi}\int_{-\infty}^{\infty}\mid k\mid(\cos kz+\mathrm{i}\sin kz)\sin\frac{kd}{2}\mathrm{I}_0(\mid k\mid\rho)\mathrm{K}_1(\mid k\mid a)\mathrm{d}k$$

根据三角函数的奇偶性,并注意到 $\mathrm{K}_0'=\mathrm{K}_1$,上式可简化为

$$B_z(\rho,\varphi,z) = \frac{2\mu_0 Ia}{\pi}\int_0^{\infty}k\sin kz\sin\frac{kd}{2}\mathrm{I}_0(k\rho)\mathrm{K}_1(ka)\mathrm{d}k \qquad (4.2.21)$$

式(4.2.21)是 $z$ 的奇函数,因此,其值和其对 $z$ 的偶阶导数在 $z=0$ 处等于零。这一阶导数提供 $z$-梯度,适当选择 $d$ 可使 $B_z$ 的三阶导数等于零以提高梯度的均匀性。这要求(注意到 $\mathrm{I}_0(0)=1$)

$$\int_0^{\infty}k^4\sin\frac{kd}{2}\mathrm{K}_1(ka)\mathrm{d}k = 0 \qquad (4.2.22)$$

通过数值方法解积分方程(4.2.22)可求得 $d=\sqrt{3}a$。

对于由两个麦克斯韦对 $\left(\text{电流 }I_1,\text{位置}\pm\dfrac{d_1}{2};\text{电流 }I_2,\text{位置}\pm\dfrac{d_2}{2}\right)$ 构成的梯度线圈,其 $B_z$ 由下式给出:

$$B_z(\rho,\varphi,z) = \frac{2\mu_0 a}{\pi}\int_0^{\infty}\sin kz\left(I_1\sin\frac{kd_1}{2}+I_2\sin\frac{kd_2}{2}\right)k\mathrm{I}_0(k\rho)\mathrm{K}_1(ka)\mathrm{d}k$$

$$(4.2.23)$$

通过选择 $d_1$、$d_2$ 和电流比 $I_2/I_1$ 可消掉 3、5 和 7 阶导数,这要求

$$I_1\int_0^{\infty}\sin\frac{kd_1}{2}k^n\mathrm{K}_1(ka)\mathrm{d}k+I_2\int_0^{\infty}k^n\sin\frac{kd_2}{2}\mathrm{K}_1(ka)\mathrm{d}k = 0,\quad n=4,6,8$$

$$(4.2.24)$$

## 4.3 目标场方法

目标场方法是 Turner[11] 于 1986 年提出来的,是对传统线圈设计方法的一个革命,它很快成为了设计梯度线圈的主流技术。该方法的基本原理是首先指定一个半径小于线圈半径的柱面上的场为希望值,即给定 $B_z(c,\varphi,z)$。设圆柱面载流线圈半径为 $a$,则 $c<a$。把 $B_z(c,\varphi,z)$ 代入式(4.2.14),得

$$B_z(c,\varphi,z) = -\frac{\mu_0 a}{2\pi}\int_{-\infty}^{\infty}\sum_{m=-\infty}^{\infty}\mathrm{e}^{\mathrm{i}m\varphi}\mathrm{e}^{\mathrm{i}kz}\mid k\mid F_{\varphi}^m(k)\mathrm{I}_m(\mid k\mid\rho)\mathrm{K}_m'(\mid k\mid a)\mathrm{d}k,\quad c<a$$

$$(4.3.1)$$

对方程(4.3.1)两边分别进行傅里叶变换,先对左端进行傅里叶变换,有

$$b_z^m(c,k) = \frac{1}{2\pi} \int_{-\infty}^{\infty} \int_{-\pi}^{\pi} \mathrm{e}^{-im\varphi} \mathrm{e}^{-ikz} B_z(c,\varphi,z) \mathrm{d}\varphi \mathrm{d}z \qquad (4.3.2)$$

再对方程(4.3.1)的右边进行傅里叶变换,得$-\mu_0 a |k| F_\varphi^m(k) \mathrm{I}_m(|k|c) \mathrm{K}_m'(|k|a)$,于是有

$$b_z^m(c,k) = -\mu_0 a |k| F_\varphi^m(k) \mathrm{I}_m(|k|c) \mathrm{K}_m'(|k|a) \qquad (4.3.3)$$

由方程(4.3.3)反解出 $F_\varphi^m(k)$,得

$$F_\varphi^m(k) = -\frac{b_z^m(c,k)}{\mu_0 a |k| \mathrm{I}_m(|k|c) \mathrm{K}_m'(|k|a)}, \quad c \leqslant a \qquad (4.3.4a)$$

代入 $k$ 域电流连续性方程(4.2.17),可得到

$$F_z^m(k) = -\frac{m}{ka} F_\varphi^m(k) \qquad (4.3.4b)$$

一旦得到 $F_z^m(k)$ 和 $F_\varphi^m(k)$,通过傅里叶逆变换就可以求出产生 $B_z(c,\varphi,z)$ 的柱面电流,即

$$J_z(\varphi,z) = \int_{-\infty}^{\infty} \sum_{m=-\infty}^{\infty} \mathrm{e}^{im\varphi} \mathrm{e}^{ikz} F_z^m(k) \mathrm{d}k \qquad (4.3.5a)$$

$$J_\varphi(\varphi,z) = \int_{-\infty}^{\infty} \sum_{m=-\infty}^{\infty} \mathrm{e}^{im\varphi} \mathrm{e}^{ikz} F_\varphi^m(k) \mathrm{d}k \qquad (4.3.5b)$$

式中,$J_z(\varphi,z)$ 和 $J_\varphi(\varphi,z)$ 分别是空间域真实的电流密度分布的纵向分量和角向分量。

就上面所述,目标场方法是求在柱面 $\rho=c(<a)$ 上产生指定的希望场的电流在 $\rho=a$ 上的分布。然而我们的兴趣是体积而不仅是柱面。现在看场在其他点是如何变化的。把式(4.3.4a)代入式(4.2.14),得

$$B_z(\rho,\varphi,z) = \frac{1}{2\pi} \int_{-\infty}^{\infty} \sum_{m=-\infty}^{\infty} \mathrm{e}^{im\varphi} \mathrm{e}^{ikz} \frac{\mathrm{I}_m(|k|\rho)}{\mathrm{I}_m(|k|c)} b_z^m(c,k) \mathrm{d}k, \quad \rho < a \qquad (4.3.6)$$

要使 $F_\varphi^m(k)$ 存在,式(4.3.4a)右端必须随 $k \to \infty$ 而趋近于零。而当 $k \to \infty$ 时

$$k \mathrm{K}_m'(ka) \mathrm{I}_m(kc) \to \mathrm{e}^{-k(a-c)} \qquad (4.3.7)$$

这就要求 $b_z^m(ck)$ 比 $\mathrm{e}^{-k(a-c)}$ 更快地趋近于零。这就意味着式(4.3.6)中对积分的贡献主要来自于小 $k$ 值,然而对于小 $k$

$$\mathrm{I}_m(k\rho) \approx \left(\frac{k\rho}{2}\right)^{|m|} \qquad (4.3.8)$$

因此,式(4.3.6)可表示为

$$B_z(\rho,\varphi,z) \approx \frac{1}{2\pi} \sum_{m=-\infty}^{\infty} \left(\frac{\rho}{c}\right)^{|m|} \mathrm{e}^{im\varphi} \int_{-\infty}^{\infty} \mathrm{e}^{ikz} b_z^m(c,k) \mathrm{d}k, \quad \rho \leqslant a \qquad (4.3.9)$$

令

$$B_z^m(c,z) = \int_{-\infty}^{\infty} e^{ikz} b_z^m(c,k) \mathrm{d}k \tag{4.3.10}$$

则

$$B_z(\rho,\varphi,z) \approx \frac{1}{2\pi} \sum_{m=-\infty}^{\infty} \left(\frac{\rho}{c}\right)^{|m|} e^{im\varphi} B_z^m(c,z), \quad \rho \leqslant a \tag{4.3.11}$$

对于纵向梯度，目标场 $B_z(c,\varphi,z)$ 与 $\varphi$ 无关，即 $m=0$，于是 $B_z(\rho,\varphi,z) \approx B_z(c,z)$，这正是所预期的结果。如果目标场是 $x$-梯度，即

$$B_z(c,\varphi,z) = G_x c \cos\varphi g(z) = G_x (e^{i\varphi} + e^{-i\varphi}) \frac{c}{2} g(z) \tag{4.3.12}$$

式中，$G_x$ 是常数；$g(z)$ 代表随 $z$ 的变化。将式(4.3.12)中的 $B_z^{(1)}(c,z) = \frac{1}{2} G_x c g(z)$ 代入式(4.3.11)，对于 $m=\pm 1$

$$B_z(\rho,\varphi,z) \approx \frac{\rho}{c} (e^{i\varphi} + e^{-i\varphi}) G_x \frac{c}{2} g(z) = G_x \rho \cos\varphi g(z) = G_x x g(z) \tag{4.3.13}$$

这正是所希望的 $x$-梯度场。一般来说，$B_z(\rho,\varphi,z)$ 的方位角方向的变化和目标场 $B_z(\rho,\varphi,z)$ 是一样的，在 $0\rho$ 和 $z$ 方向的变化也是类似的。

　　目标场方法有时产生一个电流急剧变化的解，这种解对线圈加工造成困难，虽然它能精确匹配所给定的目标场。如果先把方程(4.3.4)乘以一个高斯函数，去除高频谱成分后，再进行傅里叶变换获得 $J_z(\varphi,z)$ 和 $J_\varphi(\varphi,z)$ 就可以克服上述问题。也就是说，所给的目标场不宜过于理想。Turner[14] 建议的高斯函数是

$$t(k) = e^{-2k^2 h^2} \tag{4.3.14}$$

这里 $h$ 值要足够大，要保证当 $k \rightarrow \infty$ 时，$F_\varphi^m(k) t(k)$、$F_z^m(k) t(k) \rightarrow 0$，以使式(4.3.4) 的傅里叶逆变换存在。Turner 称此步骤为变迹法或切趾法(apodization)，$h$ 称为变迹长度。

　　下面举例说明用目标场方法的设计步骤，为设计 $z$-梯度线圈，选择 $B_z(\rho,\varphi,z)$ 为

$$B_z(c,\varphi,z) = G_z z g(z) \tag{4.3.15}$$

式中，$G_z$ 是常数；$g(z)$ 规定随 $z$ 的变化，如令

$$g(z) = \left[1 + \left(\frac{z}{d}\right)^6\right]^{-1} \tag{4.3.16}$$

这里选择 $d = 1.7a$，以使对于小 $z$，$g(z) \approx 1$。这样指定的场如图 4.3.1(a)实线所示。从式(4.3.2)，有

$$b_z^{(m)}(c,k) = \delta_{m0} G_z \widetilde{g}(k) \tag{4.3.17}$$

式中

$$\delta_{m0} = \begin{cases} 1, & m = 0 \\ 0, & m \neq 0 \end{cases} \quad \text{而} \quad \widetilde{g}(k) = \int_{-\infty}^{\infty} z g(z) e^{-ikz} \mathrm{d}z \tag{4.3.18}$$

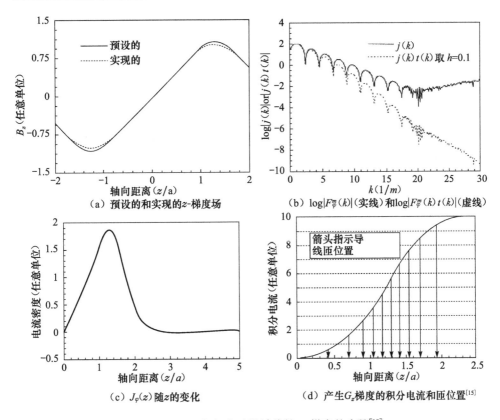

（a）预设的和实现的z-梯度场

（b）$\log|F_\varphi^m(k)|$（实线）和$\log|F_\varphi^m(k)t(k)|$（虚线）

（c）$J_\varphi(z)$随$z$的变化

（d）产生$G_z$梯度的积分电流和匝位置[15]

图 4.3.1　用目标场方法设计线性 $z$-梯度的步骤[15]

从式(4.3.4)得到

$$\begin{cases} F_\varphi^m(k) = -\dfrac{\delta_{m0} G_z \widetilde{g}(k)}{\mu_0 a \mid k \mid I_0(\mid k \mid c) K_0'(\mid k \mid a)} \\ F_z^m(k) = 0 \end{cases} \quad (4.3.19)$$

$F_\varphi^m(k)$显示为图 4.3.1(b)中的实曲线。当 $k \to \infty$ 时，$F_\varphi^m(k) \to \infty$，因此，其傅里叶逆变换不存在。用变迹法可以克服此困难，把式(4.3.19)乘以式(4.3.14)并取 $h = 0.1$，这样当 $k \to \infty$ 时 $F_\varphi^m(k)t(k) \to 0$，如图 4.3.1(b)中虚线所示。取其傅里叶逆变换，得到电流

$$J_\varphi(\varphi, z) = -2 \frac{\mathrm{i} G_z}{\mu_0 a} \int_0^\infty \frac{\widetilde{g}(k) \sin kz}{k I_0(kc) K_0'(ka)} t(k) \mathrm{d}k \quad (4.3.20)$$

这电流密度随 $z$ 的变化曲线显示在图 4.3.1(c)中。积分电流由下式计算

$$I(z) = \int_0^z J_\varphi(z') \mathrm{d}z' \quad (4.3.21)$$

如果用分立导线实现,由 $I(z)$ 可确定匝的位置,如图 4.3.1(d)所示。正像所预期的,由于用了变迹法,实现的梯度场(图 4.3.1(a)虚线)不同于预定的梯度场,但由于 $h=0.1$,这差很小,是可容忍的。为了设计 $x$-梯度线圈,选择 $B_z(c,\varphi,z)$ 为

$$B_z(c,\varphi,z) = G_x x g(z) = G_x \frac{c}{2}(\mathrm{e}^{\mathrm{i}\varphi} + \mathrm{e}^{-\mathrm{i}\varphi})g(z) \tag{4.3.22}$$

式中,$G_x$ 是常数;$g(z)$ 代表随 $z$ 变化的因子。为了满足连续性条件式(4.2.15)或式(4.2.17),要求 $g(z)$ 必须满足

$$\int_{-\infty}^{\infty} g(z)\mathrm{d}z = 0 \tag{4.3.23}$$

这样一种选择如图 4.3.2(a)所示。从式(4.3.2)有

$$b_z^{(m)}(c,k) = G_x \frac{c}{2}(\delta_{m,-1} + \delta_{m,1})g(k) \tag{4.3.24}$$

式中

$$g(k) = \int_{-\infty}^{\infty} g(z)\mathrm{e}^{-\mathrm{i}kz}\mathrm{d}z \tag{4.3.25}$$

把式(4.3.24)代入式(4.3.4),求得 $F_\varphi^m(k)$,如图 4.3.2(b)中实曲线所示,这曲线表明当 $k\to\infty$ 时,$F_\varphi^m(k)$ 振荡且缓慢趋于 $\infty$,乘以变迹函数式(4.3.14)($h=0.13$)后新曲线如图 4.3.2(b)中虚线所示。取其傅里叶逆变换得

$$J_\varphi(\varphi,z) = -\frac{2cG_x}{\mu_0 a}\cos\varphi\int_0^{\infty}\frac{g(k)\cos kz}{k\,\mathrm{I}_1(kc)\mathrm{K}_1'(ka)}t(k)\mathrm{d}k \tag{4.3.26a}$$

$$J_z(\varphi,z) = -\frac{2cG_x}{\mu_0 a^2}\sin\varphi\int_0^{\infty}\frac{g(k)\sin kz}{k^2\,\mathrm{I}_1(kc)\mathrm{K}_1'(ka)}t(k)\mathrm{d}k \tag{4.3.26b}$$

求出的电流分布如图 4.3.2(c)所示,所实现的梯度场如图 4.3.2(a)中虚线所示[15]。满足条件式(4.3.23)都可以,图 4.3.3 显示了另外一种选择[15]。

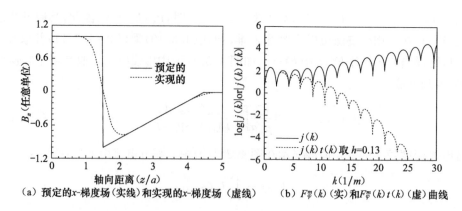

　(a) 预定的 $x$-梯度场(实线)和实现的 $x$-梯度场(虚线)　　(b) $F_\varphi^m(k)$(实)和 $F_\varphi^m(k)t(k)$(虚)曲线

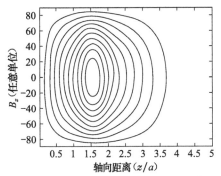

（c）求出的电流分布（显示的只是双马鞍形结构的四分之一）

图 4.3.2　用目标场方法设计横向梯度 $G_x$ 的步骤和过程

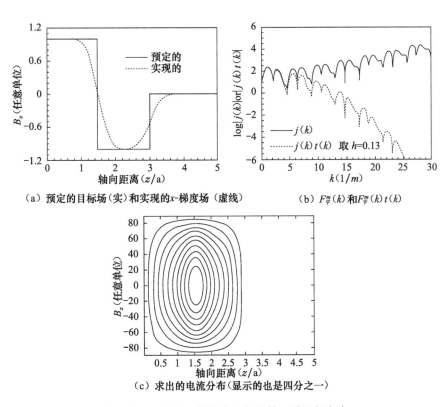

（a）预定的目标场（实）和实现的 $x$-梯度场（虚线）　　　（b）$F_{\varphi}^{m}(k)$ 和 $F_{\varphi}^{m}(k)t(k)$

（c）求出的电流分布（显示的也是四分之一）

图 4.3.3　设计 $x$-梯度线圈的另外一种选择方案

## 4.4　自屏蔽梯度线圈

目标场方法最大的威力是用来设计自屏蔽线圈。自屏蔽又分为无源自屏蔽和有源自屏蔽[16]两类,前者用金属筒做屏蔽;后者通常是两个同轴柱面电流系统,内柱面电流产生主磁场或主梯度,外柱面电流通常与内柱面电流方向相反,以抵消外柱面外面的磁通,使磁通不进入附近金属内,从而避免涡流产生,达到自屏蔽的目的。用目标场方法可同时确定两个柱面上的电流分布,或者说内柱面电流确定之后,用目标场方法确定外柱面的电流,这样定出的电流既可以达到完善的屏蔽作用,又不会破坏主线圈产生的场或梯度的均匀性。

设电流分布在半径分别为 $\rho=a$ 和 $\rho=b$ 的两个柱面上,即

$$\boldsymbol{J} = \mathrm{F}(z,\varphi)\delta(\rho-a) + f(z,\varphi)\sigma(\rho-b) \tag{4.4.1}$$

式中,$a$、$b$ 分别是内、外柱面的半径。把式(4.4.1)进行傅里叶变换后代入式(4.2.19),在 $\rho \geqslant b$ 的外域

$$B_\rho(\rho,\varphi,z) = \frac{\mathrm{i}\mu_0}{2\pi}\sum_m\int_{-\infty}^{\infty}\mathrm{d}k\,\mathrm{e}^{\mathrm{i}m\varphi}\mathrm{e}^{\mathrm{i}kz}\mid k\mid\{a\mathrm{F}_\varphi^m(k)\mathrm{I}_m'(ka)\mathrm{K}_m'(k\rho)$$
$$+bf_\varphi^m(k)\mathrm{I}_m'(kb)\mathrm{K}_m'(k\rho)\} \tag{4.4.2}$$

自屏蔽要求 $B_\rho\mid_{\rho=b}=0$,由式(4.4.2)可知应该有

$$a\mathrm{F}_\varphi^m(k)\mathrm{I}_m'(ka)\mathrm{K}_m'(kb) + bf_\varphi^m(k)\mathrm{I}_m'(kb)\mathrm{K}_m'(kb) = 0$$

于是可求出屏蔽电流

$$f_\varphi^m(k) = -\mathrm{F}_\varphi^m(k)\frac{a\mathrm{I}_m'(ka)}{b\mathrm{I}_m'(kb)} \tag{4.4.3a}$$

$$f_z^m(k) = -\mathrm{F}_z^m(k)\frac{a^2\mathrm{I}_m'(ka)}{b^2\mathrm{I}_m'(kb)} \tag{4.4.3b}$$

$\mathrm{F}_\varphi^m(k)$ 可以用目标场方法确定,主线圈内的磁场由下式给出:

$$B_z(\rho,\varphi,z) = \frac{\mu_0 a}{2\pi}\int_{-\infty}^{\infty}\sum_{m=-\infty}^{\infty}\mathrm{e}^{\mathrm{i}m\varphi}\mathrm{e}^{\mathrm{i}kz}\mid k\mid\mathrm{F}_\varphi^m(k)\left[\frac{\mathrm{I}_m'(\mid k\mid a)}{\mathrm{I}_m'(\mid k\mid b)}\mathrm{K}_m'(\mid k\mid b)\right.$$
$$\left.-\mathrm{K}_m(\mid k\mid a)\right]\mathrm{I}_m(\mid k\mid\rho)\mathrm{d}k,\quad\rho\leqslant a \tag{4.4.4}$$

其傅里叶逆变换是

$$b_z^m(\rho,k) = \mu_0 a\mid k\mid\mathrm{F}_\varphi^m(k)\left[\frac{\mathrm{I}_m'(\mid k\mid a)}{\mathrm{I}_m'(\mid k\mid b)}\mathrm{K}_m'(\mid k\mid b)\right.$$
$$\left.-\mathrm{K}_m'(\mid k\mid a)\right]\mathrm{I}_m(\mid k\mid\rho),\quad\rho\leqslant a \tag{4.4.5}$$

在目标柱面($\rho=c<a$)上预定所希望的场,可求出所需要的电流

$$\mathrm{F}_\varphi^m(k) = \frac{b_z^m(c,k)}{\mu_0 a\mid k\mid\mathrm{I}_m(\mid k\mid c)}\left[\frac{\mathrm{I}_m'(\mid k\mid a)}{\mathrm{I}_m'(\mid k\mid b)}\mathrm{K}_m'(\mid k\mid b) - \mathrm{K}_m'(\mid k\mid a)\right]^{-1}$$

$$\tag{4.4.6}$$

对式(4.4.6)进行傅里叶逆变换,可求得主线圈中的 $F_\varphi(\varphi,z)$ 和 $F_z(\varphi,z)$。利用式(4.4.3)可求屏蔽线圈中的电流 $f_\varphi(\varphi,z)$ 和 $f_z(\varphi,z)$。

**例 4.2**　设计自屏蔽的麦克斯韦对线圈。

主麦克斯韦线圈中电流的傅里叶变换由式(4.2.20)给出,而在屏蔽线圈中电流的傅里叶变换是

$$f_\varphi^m(k) = 2\mathrm{i}I\,\frac{a\mathrm{I}_1(|\,k\,|\,a)}{b\mathrm{I}_1(|\,k\,|\,b)}\sin\frac{kd}{2} \tag{4.4.7}$$

在主线圈内的磁场 $B_z$ 由下式给出:

$$B_z(\rho,\varphi,z) = \frac{2\mu_0 Ia}{\pi}\int_0^\infty \sin kz\,\sin\frac{kd}{2}k\mathrm{I}_0(k\rho)\Big[\mathrm{K}_1(ka) - \frac{\mathrm{I}_1(ka)}{\mathrm{I}_1(kb)}\mathrm{K}_1(kb)\Big]\mathrm{d}k \tag{4.4.8}$$

为了消掉 $B_z$ 中的三阶导数,令

$$\int_0^\infty k^4\sin\frac{kd}{2}\Big[\mathrm{K}_1(ka) - \frac{\mathrm{I}_1(ka)}{\mathrm{I}_1(kb)}\mathrm{K}_1(kb)\Big]\mathrm{d}k = 0 \tag{4.4.9}$$

通过数值方法解积分方程(4.4.9),对于给定的 $a$、$b$ 可求出所希望的 $d$。

# 4.5　最小电感[14,17,18]和最小功耗[15,19]梯度线圈

根据电动力学[5],线圈自感公式是

$$L = \frac{\mu_0}{4\pi I^2}\iint_{VV'}\frac{\boldsymbol{J}(\boldsymbol{r})\cdot\boldsymbol{J}(\boldsymbol{r}')}{|\,\boldsymbol{r}-\boldsymbol{r}'\,|}\mathrm{d}v'\mathrm{d}v \tag{4.5.1}$$

对于柱($\rho=a$)面电流,无径向分量,这电流密度为

$$\boldsymbol{J}(\boldsymbol{r}') = [\boldsymbol{e}_{\varphi'}J_\varphi(\varphi',z') + \boldsymbol{e}_{z'}J_z(\varphi',z')]\delta(\rho'-a) \tag{4.5.2}$$

将式(4.5.2)代入式(4.5.1),电感公式可改写为(参考式(4.2.2))

$$\begin{aligned}
L =&\frac{\mu_0 a^2}{4\pi I^2}\int_{-\infty}^\infty\int_0^{2\pi}\int_{-\infty}^\infty\int_0^{2\pi}\frac{1}{|\,\boldsymbol{r}-\boldsymbol{r}'\,|}[J_z(\varphi,z)J_{z'}(\varphi',z')\\
&+J_\varphi(\varphi,z)J_{\varphi'}(\varphi',z')\cos(\varphi-\varphi')]\mathrm{d}\varphi'\mathrm{d}z'\mathrm{d}\varphi\mathrm{d}z
\end{aligned} \tag{4.5.3}$$

将式(4.2.4)代入式(4.5.3),得

$$\begin{aligned}
L =&\frac{\mu_0 a^2}{2I^2}\int_{-\infty}^\infty\sum_{m=-\infty}^\infty[2F_z^m(k)F_z^{-m}(-k) + F_\varphi^{m+1}(k)F_\varphi^{-m-1}(-k)\\
&+F_\varphi^{m-1}(k)F_\varphi^{-m+1}(-k)]\cdot\mathrm{I}_m(|\,k\,|\,a)\mathrm{K}_m(|\,k\,|\,a)\mathrm{d}k
\end{aligned} \tag{4.5.4}$$

改换指标,式(4.5.4)可改写为

$$\begin{aligned}
L =&\frac{\mu_0 a^2}{2I^2}\int_{-\infty}^\infty\sum_{m=-\infty}^\infty\{2F_z^m(k)F_z^{-m}(-k)\mathrm{I}_m(|\,k\,|\,a)\mathrm{K}_m(|\,k\,|\,a) + F_\varphi^m(k)F_\varphi^{-m}(-k)\\
&\cdot[\mathrm{I}_{m-1}(|\,k\,|\,a)\mathrm{K}_{m-1}(|\,k\,|\,a) + \mathrm{I}_{m+1}(|\,k\,|\,a)\mathrm{K}_{m+1}(|\,k\,|\,a)]\}\mathrm{d}k
\end{aligned} \tag{4.5.5}$$

利用递推公式(4.2.10e),式(4.5.5)可化为

$$L = \frac{\mu_0 a^2}{I^2} \int_{-\infty}^{\infty} \sum_{m=-\infty}^{\infty} \left\{ F_z^m(k) F_z^{-m}(-k) \mathrm{I}_m(\mid k \mid a) \mathrm{K}_m(\mid k \mid a) - F_\varphi^m(k) F_\varphi^{-m}(-k) \right.$$

$$\left. \cdot \left[ \mathrm{I}_m'(\mid k \mid a) \mathrm{K}_m'(\mid k \mid a) + \left(\frac{m}{ka}\right)^2 \mathrm{I}_m(\mid k \mid a) \mathrm{K}_m(\mid k \mid a) \right] \right\} \mathrm{d}k \quad (4.5.6)$$

利用方程(4.2.17)可将式(4.5.6)化为

$$L = -\frac{\mu_0 a^2}{I^2} \int_{-\infty}^{\infty} \sum_{m=-\infty}^{\infty} \mid F_\varphi^m(k) \mid^2 \mathrm{I}_m'(\mid k \mid a) \mathrm{K}_m'(\mid k \mid a) \mathrm{d}k \quad (4.5.7)$$

为了寻求具有最小电感的电流分布,并产生所希望的场,Turner[14]引入了一个辅助量

$$U = L + \frac{1}{I} \sum_{n=1}^{N} \lambda_n [B_n^{目标} - B_n] \quad (4.5.8)$$

式中,$\lambda_n$ 是拉格朗日乘子;$B_n^{目标}$ 是在第 $n$ 点的预定场;$B_n$ 是由电流在第 $n$ 点产生的场,即由式(4.2.14)计算的场。为了使 $U$ 最小,将 $U$ 对 $F_\varphi^{(m)}(k)$ 求微商并令其等于零

$$\frac{\partial U}{\partial F_\varphi^m} = \frac{\partial L}{\partial F_\varphi^m} - \frac{1}{I} \sum_{n=1}^{N} \lambda_n \frac{\partial B_n}{\partial F_\varphi^m} = 0 \quad (4.5.9)$$

由式(4.5.7)算得

$$\frac{\partial L}{\partial F_\varphi^m} = -\frac{2\mu_0 a^2}{I^2} \int_{-\infty}^{\infty} F_\varphi^m(k) \mathrm{I}_m'(\mid k \mid a) \mathrm{K}_m'(\mid k \mid a) \mathrm{d}k \quad (4.5.10)$$

由式(4.2.14)算得

$$\frac{\partial B_n}{\partial F_\varphi^m} = -\frac{\mu_0 a}{2\pi} \int_{-\infty}^{\infty} \mathrm{e}^{im\phi_n} \mathrm{e}^{ikz_n} \mid k \mid \mathrm{I}_m(\mid k \mid \rho_n) \mathrm{K}_m'(\mid k \mid a) \mathrm{d}k \quad (4.5.11)$$

把式(4.5.10)和式(4.5.11)代入式(4.5.9),得

$$F_\varphi^m = \frac{I \mid k \mid}{4\pi a \mathrm{I}_m'(\mid k \mid a)} \sum_{n=1}^{N} \lambda_n \mathrm{e}^{im\varphi_n} \mathrm{e}^{ikz_n} \mathrm{I}_m(\mid k \mid \rho_n) \quad (4.5.12)$$

按照式(4.5.12)对电流密度进行约束就可以使梯度线圈的电感最小。为了确定拉格朗日乘子 $\lambda_n$,把式(4.5.12)代入式(4.2.14)得

$$B_z(\rho, \varphi, z) = -\frac{\mu_0 I}{8\pi^2} \sum_{n=1}^{N} \lambda_n \int_{-\infty}^{\infty} \sum_{m=-\infty}^{\infty} k^2 \frac{\mathrm{K}_m'(\mid k \mid a)}{\mathrm{I}_m'(\mid k \mid a)} \mathrm{e}^{im(\varphi+\varphi_n)} \mathrm{e}^{ik(z+z_n)}$$

$$\cdot \mathrm{I}_m(\mid k \mid \rho_n) \mathrm{I}_m(\mid k \mid \rho) \mathrm{d}k \quad (4.5.13)$$

将 $n$ 个目标点的预定值 $B_n^{目标}$ 应用到式(4.5.13),得到一个矩阵方程

$$\boldsymbol{A}\boldsymbol{\lambda} = \boldsymbol{b} \quad (4.5.14)$$

式中,$\boldsymbol{\lambda}$ 和 $\boldsymbol{b}$ 都是列向量,$\boldsymbol{\lambda} = [\lambda_1, \lambda_2, \cdots \lambda_N]^\mathrm{T}$,$\boldsymbol{b} = [B_1^{目标}, B_2^{目标} \cdots B_N^{目标}]^\mathrm{T}$,上角标 T 表示转置;$\boldsymbol{A}$ 是矩阵,其元素由下式决定

$$A_{n',n} = -\frac{\mu_0 I}{8\pi^2} \int_{-\infty}^{\infty} \sum_{m=-\infty}^{\infty} k^2 \frac{K_m'(\mid k \mid a)}{I_m'(\mid k \mid a)} e^{im(\phi_{n'}+\phi_n)} e^{ik(z_{n'}+z_n)} I_m(\mid k \mid \rho_n) I_m(\mid k \mid \rho_{n'}) dk$$

$$(4.5.15)$$

显然，$\boldsymbol{A}$ 是一个对称矩阵。解方程(4.5.14)可得到 $\lambda_n$ 的值，把 $\lambda_n$ 代入式(4.5.12)可计算出 $F_\varphi^{(m)}(k)$，经傅里叶逆变换可求出实际的电流分布 $J_\varphi(\varphi,z)$ 和 $J_z(\varphi,z)$。

　　与上述同样的方法也可用来设计最小功耗梯度线圈，梯度线圈损耗的功率可表示为

$$P = \frac{a}{\sigma t} \int_{-\infty}^{\infty} \int_0^{2\pi} [\mid J_z(\varphi,z) \mid^2 + \mid J_\varphi(\varphi,z) \mid^2] d\varphi dz \qquad (4.5.16)$$

式中，$\sigma$ 是导体的电导率；$t$ 是导体的厚度。将式(4.3.5)代入式(4.5.16)并对 $\varphi$、$z$ 积分，注意利用附录 C 中式(C.2)可得

$$P = \frac{a}{\sigma t}(4\pi)^2 \int_{-\infty}^{\infty} \sum_{m=-\infty}^{\infty} [\mid F_\varphi^m(k) \mid^2 + \mid F_z^m(k) \mid^2] dk \qquad (4.5.17)$$

利用式(4.2.17)，式(4.5.17)可写为

$$P = \frac{a}{\sigma t}(4\pi)^2 \int_{-\infty}^{\infty} \sum_{m=-\infty}^{\infty} \mid F_\varphi^m(k) \mid^2 \left(1 + \frac{m^2}{k^2 a^2}\right) dk \qquad (4.5.18)$$

　　重复电感最小的步骤，只是将 $P/I^2$ 代替 $L$，就可以求出使功耗最小的电流分布。通过对 $L$ 和 $P$ 分配适当的权重也可以使两者都最小。图 4.5.1 显示了通过最小化电感和最小化功耗得到的屏蔽横向梯度的主线圈导线的布局[15,19]。

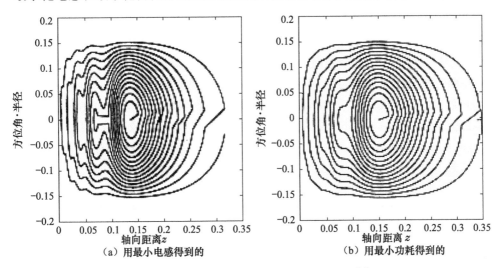

（a）用最小电感得到的　　　　　　　　（b）用最小功耗得到的

图 4.5.1　屏蔽横向梯度线圈主线圈匝布局[19]

主线圈半径为 0.1m，屏蔽线圈半径为 0.15m，线圈效率为 0.5(mT/m)/A，目标柱面半径为 0.01m 和 0.07m，目标点轴向间隙为 0.5mm，每柱面目标点数为 8

　　目标场方法具有极大的魅力，魔力般吸引着众多 MRI 硬件设计者。不断有人

在 Turner 的目标场方法的原型基础上进行改进,很快发展成为 MRI 梯度线圈设计的一种主流方法。对于超导 MRI 梯度线圈设计,Turner 原始目标场方法[11]不限制线圈长度,为了限制线圈长度,Turner 用了变迹法[14],但却折中了梯度线圈的性能。Forbes 和 Crozier[20,21]提出的有限长度匀场线圈设计目标场方法自然可以用来设计一阶梯度线圈。刘文韬等[22]提出的用于有限长度匀场线圈设计的新目标场方法也可以用来设计一阶梯度线圈。

# 4.6 永磁 MRI 平行双平面梯度线圈设计

在永磁 MRI 系统中通常用平面型梯度线圈[23],在超导 MRI 系统中偶尔也用插入式平面梯度线圈[24],原始目标场方法是针对超导 MRI 圆柱面梯度线圈设计提出的,1998 年 Liu 和 Truwit[25]把目标场方法用于设计平面梯度线圈,2004 年 Forbes 等[26-28]开始利用目标场方法设计永磁 MRI 的双平面匀场线圈。为了约束线圈尺寸,Forbes 和 Crozier 提出了一种新的目标场方法,预先通过周期性的函数约束线圈面上的电流密度分布,这样二维傅里叶变换问题转化为求解积分方程的问题。逆方法一旦引入约束,就会出现病态问题,为了解决由于有限尺寸限制带来的病态问题,Forbes 和 Crozier 用 Tikhonovz 正则化方法[29]来解第一类 Fredholm 积分方程,从而获得线圈面上的电流密度分布。Morrone[30]在其专利文献中,采用平面极坐标系,把电流限制在一个圆形区域内。Liu 和 Truwit[25]使用笛卡儿直角坐标系把电流限定在一个正方形区域内。对于解得的电流密度用流函数(stream function)方法[31]将连续的电流密度分布离散化为分立的线圈导线分布。刘文韬等[32-34]对这种平面梯度线圈设计目标场方法进行了实质性改进,实用性更强。

该方法采用周期性的三角函数作为基函数来级数展开表达线圈面上的电流密度分布,然后直接通过毕奥-萨伐尔定律推导出空间磁场 $z$ 分量 $B_z$ 的精确表达式,该解析表达式可以写为电流密度的二重积分形式。设定成像区域中目标场的 $B_z$ 值,而目标点的坐标代入电流密度的二重积分式计算得到磁场与电流展开系数对应的关系矩阵。从数学上,这样的矩阵方程很可能产生病态问题,但是通过巧妙地选取目标点和电流展开的阶数,可以直接得到矩阵方程的解,而不必用复杂的 Tikhonov 正则化方法。求得电流展开系数后,线圈面上的连续电流密度分布已经可以确定,利用流函数方法可把连续分布电流离散化,得到导线的位置分布。

## 4.6.1 双平面上线圈电流级数表示

对于平行平面磁极的永磁 MRI 磁体,梯度线圈一般被限定在 $z=\pm a$ 的平面上并且在半径为 $\rho_0 < \rho < \rho_m$ 的有限区域内。其中 $\rho_m$ 为可利用的线圈面最大半径,$\rho_0$ 是为线圈定位中心孔预留的圆半径,两个圆之间线圈走线。用平面极坐标系,

电流密度矢量 $\boldsymbol{J}$ 分解为径向分量 $J_\rho$ 和切向分量 $J_\varphi$，引入三角函数作为基函数将两个分量展开为级数求和的形式，即

$$
\begin{cases}
J_\rho = \displaystyle\sum_{q=1}^{Q} U_q \frac{k}{\rho} \sin[qc(\rho-\rho_0)]\sin k\varphi \\[3mm]
J_\varphi = \displaystyle\sum_{q=1}^{Q} U_q qc \cos[qc(\rho-\rho_0)]\cos k\varphi
\end{cases}
\tag{4.6.1}
$$

式中，$c = \dfrac{\pi}{\rho_m - \rho_0}$。电流满足连续性方程

$$
\boldsymbol{\nabla} \cdot \boldsymbol{J} = \frac{1}{\rho}\left[\frac{\partial}{\partial\rho}(\rho J_\rho) + \frac{\partial J_\varphi}{\partial\varphi}\right] = 0
\tag{4.6.2}
$$

式(4.6.1)中参数 $k$ 指定所设计线圈的阶数，当 $k=1$ 时产生横向线性梯度，即 $x$-梯度或 $y$-梯度；当 $k=0$ 时产生纵向线性梯度，即 $z$-梯度。

### 4.6.2　平面电流在其间 DSV 产生磁场的表达

设两个平面线圈分别处于 $z=+a$ 和 $z=-a$，如图 4.6.1 所示。电流分布于两圆环平面内，用极坐标表示，任意源点 $P'(\rho,$ $\varphi)$ 处的电流密度分量为 $J_\rho$、$J_\varphi$。由毕奥-萨伐尔定律，两平面电流在其间 DSV 内任意点 $P(x,y,z)$ 产生磁场为 $\boldsymbol{B}$，即

$$
\boldsymbol{B}(x,y,z) = \frac{\mu_0}{4\pi}\iint \frac{\boldsymbol{J}\mathrm{d}\sigma' \times \boldsymbol{R}}{\boldsymbol{R}^3}
\tag{4.6.3}
$$

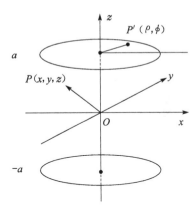

图 4.6.1　双平面梯度线圈系统坐标示意图

式中，$\boldsymbol{R}$ 是由源点 $P'(\rho,\varphi)$ 指向场点 $P(x,y,z)$ 的位移矢量；$\mathrm{d}\sigma'$ 是线圈平面上的积分面元。根据式(4.6.3)，可以写出 $B_z$ 分量为

$$
B_z(x,y,z) = \frac{\mu_0}{4\pi}\iint \frac{\mathrm{d}x'\mathrm{d}y'}{\boldsymbol{R}^3}\big[J_x(y-y') \\
- J_y(x-x')\big]
\tag{4.6.4}
$$

用极坐标表示为

$$
B_z(x,y,z) = \frac{\mu_0}{4\pi}\int_{\rho_0}^{\rho_m}\int_0^{2\pi} \frac{\rho\mathrm{d}\rho\mathrm{d}\varphi}{\boldsymbol{R}^3}\big[(J_\rho\cos\varphi - J_\varphi\sin\varphi)(y-\rho\sin\varphi) \\
- (J_\rho\sin\varphi + J_\varphi\cos\varphi)(x-\rho\cos\varphi)\big]
\tag{4.6.5}
$$

标记 $z=+a$ 和 $z=-a$ 两个平面分别为 $+$ 和 $-$ 平面，则两平面在空间叠加的场为

$$B_z(x,y,z) = \frac{\mu_0}{4\pi} \int_{\rho_0}^{\rho_m} \int_0^{2\pi} \frac{\rho \mathrm{d}\rho \mathrm{d}\varphi}{R_+^3} \left[ (J_\rho \cos\varphi - J_\varphi \sin\varphi)(y - \rho \sin\varphi) \right.$$

$$\left. - (J_\rho \sin\varphi + J_\varphi \cos\varphi)(x - \rho\cos\varphi) \right]$$

$$+ \frac{\mu_0}{4\pi} \int_{\rho_0}^{\rho_m} \int_0^{2\pi} \frac{\rho \mathrm{d}\rho \mathrm{d}\varphi}{R_-^3} \left[ (J_\rho \cos\varphi - J_\varphi \sin\varphi)(y - \rho \sin\varphi) \right.$$

$$\left. - (J_\rho \sin\varphi + J_\varphi \cos\varphi)(x - \rho\cos\varphi) \right] \tag{4.6.6}$$

式中

$$R_\pm = \left[ (x - \rho\cos\varphi)^2 + (y - \rho\sin\varphi)^2 + (z \mp a)^2 \right]^{\frac{1}{2}} \tag{4.6.7}$$

### 4.6.3　横向梯度设计表达式

电流密度表达式(4.6.1)是一个对 $q$ 的级数求和式,为了求解横向梯度,取 $k=1$ 代入式(4.6.6),注意到可以交换积分号与求和号的次序,并且可以把级数展开系数 $U_q$ 提取到积分号外面,经过整理可以得到

$$B_z = \sum_{q=1}^Q U_q \left\{ \frac{\mu_0}{4\pi} \int_{\rho_0}^{\rho_m} \int_0^{2\pi} \frac{\rho \mathrm{d}\rho \mathrm{d}\varphi}{R_+^3} \left[ (\sin\beta - qc\rho\cos\beta)(y - \rho\sin\varphi)\sin\varphi\cos\varphi \right. \right.$$

$$\left. - (\sin\beta\sin^2\varphi + qc\rho\cos\beta\cos^2\varphi)(x - \rho\cos\varphi) \right]$$

$$+ \frac{\mu_0}{4\pi} \int_{\rho_0}^{\rho_m} \int_0^{2\pi} \frac{\rho \mathrm{d}\rho \mathrm{d}\varphi}{R_-^3} \left[ (\sin\beta - qc\rho\cos\beta)(y - \rho\sin\varphi)\sin\varphi\cos\varphi \right.$$

$$\left. \left. - (\sin\beta\sin^2\varphi + qc\rho\cos\beta\cos^2\varphi)(x - \rho\cos\varphi) \right] \right\} \tag{4.6.8}$$

式中

$$\beta = qc(\rho - \rho_0) \tag{4.6.9}$$

$B_z$ 作为目标场点的值可以事先设定,目标场点的坐标是已知的,只要从式(4.6.8)反解出级数的各阶系数 $U_q$,根据式(4.6.1)就可以确定电流密度,为此定义

$$D_q = \frac{\mu_0}{4\pi} \int_{\rho_0}^{\rho_m} \int_0^{2\pi} \frac{\rho \mathrm{d}\rho \mathrm{d}\varphi}{R_+^3} \left[ (\sin\beta - qc\rho\cos\beta)(y - \rho\sin\varphi)\sin\varphi\cos\varphi \right.$$

$$\left. - (\sin\beta\sin^2\varphi + qc\rho\cos\beta\cos^2\varphi)(x - \rho\cos\varphi) \right]$$

$$+ \frac{\mu_0}{4\pi} \int_{\rho_0}^{\rho_m} \int_0^{2\pi} \frac{\rho \mathrm{d}\rho \mathrm{d}\varphi}{R_-^3} \left[ (\sin\beta - qc\rho\cos\beta)(y - \rho\sin\varphi)\sin\varphi\cos\varphi \right.$$

$$\left. - (\sin\beta\sin^2\varphi + qc\rho\cos\beta\cos^2\varphi)(x - \rho\cos\varphi) \right] \tag{4.6.10}$$

则式(4.6.8)可以写成

$$B_z = \sum_{q=1}^{Q} U_q D_q \tag{4.6.11}$$

式中，$D_q$ 是场点 $P$ 的坐标 $(x,y,z)$ 的函数；$B_z$ 正是对应于该场点 $P$ 处的磁场沿 $z$ 轴方向的分量；$U_q$ 是线圈平面电流密度的级数展开系数。只要求出 $\{U_q\}$，就得到了所要求的电流分布。为了解出 $\{U_q\}$，需要设定目标场点和目标场值。方程中共有 $Q$ 个未知数，所以最少需要设 $Q$ 个目标场点，列出 $Q$ 个方程才能全部解出 $\{U_q\}$。理论上的解法是设定 $Q$ 个目标场点 $P_i(x_i,y_i,z_i)$，$i=1,2,\cdots,Q$，由场点坐标唯一地确定出 $D_{iq}$ 的值，再给每个场点对应地赋上目标值 $B_i$，则有

$$
\begin{bmatrix} B_1 \\ B_2 \\ B_3 \\ \vdots \\ B_Q \end{bmatrix} =
\begin{bmatrix}
D_{11} & D_{12} & D_{13} & \cdots & D_{1Q} \\
D_{21} & D_{22} & D_{23} & \cdots & D_{2Q} \\
D_{31} & D_{32} & D_{33} & \cdots & D_{3Q} \\
\vdots & \vdots & \vdots &  & \vdots \\
D_{Q1} & D_{Q2} & D_{Q3} & \cdots & D_{QQ}
\end{bmatrix}
\begin{bmatrix} U_1 \\ U_2 \\ U_3 \\ \vdots \\ U_Q \end{bmatrix}
\tag{4.6.12}
$$

解这个矩阵方程，求出 $\{U_q\}$，就能得到所求的电流密度分布。

### 4.6.4　电流密度离散化

得到连续电流密度分布之后可用流函数方法[31]进行离散化以得到导线路径。由于电流密度满足稳恒流动条件 $\nabla \cdot \boldsymbol{J} = \dfrac{1}{\rho}\left[\dfrac{\partial}{\partial \rho}(\rho J_\rho) + \dfrac{\partial J_\varphi}{\partial \varphi}\right] = 0$，所以可以在线圈平面上引入标量函数 $S(\rho,\varphi)$，称为流函数，并使其满足

$$
\begin{cases}
\dfrac{\partial S}{\partial \rho} = -J_\varphi \\[2mm]
\dfrac{\partial S}{\partial \varphi} = \rho J_\rho
\end{cases}
\tag{4.6.13}
$$

由式(4.6.1)和式(4.6.13)，可以解得流函数为

$$S(\rho,\varphi) = -\sum_{q=1}^{Q} U_q \sin[qc(\rho-\rho_0)]\cos k\varphi \tag{4.6.14}$$

用 $S_{max}$ 表示在电流平面内流函数的最大值，$S_{min}$ 表示在电流平面内流函数的最小值，若导线匝数取为 $N$，则可以取流函数 $S(\rho,\varphi)$ 的一组等值线

$$S(\rho,\varphi) = S_{min} + (i+1/2)I_0, \quad i = 0,1,2,\cdots,N-1 \tag{4.6.15}$$

式中，$I_0 = (S_{max} - S_{min})/N$。这样得到的流函数的等值线的分布表示了梯度线圈的离散导线分布，完整的过程如图 4.6.2 所示。用流函数的方法得到的导线分布，保证了每一匝导线中的电流相等，均为 $I_0$，并可以方便地控制导线的匝数 $N$ 和导线中通过的电流值 $I_0$。

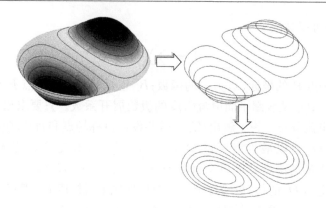

图 4.6.2　流函数离散化导线生成示意图

### 4.6.5　线圈性能验证和参数计算

由流函数离散法得到的分立式导线分布可以用来验算线圈的性能参数。线圈导线分布在 $z=\pm a$ 两个平面上,可以用一系列的坐标位置来表示导线布线的轨迹

$$c = \{c_i \mid x_i', y_i', z_i'\} \tag{4.6.16}$$

当轨迹的点密度足够大时,其中两个相邻点 $(c_i, c_{i+1})$ 之间构成的线段通入电流值 $I_0$ 可以视为电流元,在空间场点 $P(x, y, z)$ 处产生的磁场 $z$ 方向分量可以由毕奥-萨伐尔定律写出

$$\Delta B_z^{\text{cal}}(x, y, z) = \frac{\mu_0 I_0}{4\pi} \frac{(x_{i+1}' - x_i')(y - y_{i,i+1}') - (y_{i+1}' - y_i')(x - x_{i,i+1}')}{\left[(x - x_{i,i+1}')^2 + (y - y_{i,i+1}')^2 + (z - z_{i,i+1}')^2\right]^{\frac{3}{2}}}$$

$$\tag{4.6.17}$$

式中, $x_{i,i+1}' = \dfrac{x_i' + x_{i+1}'}{2}, y_{i,i+1}' = \dfrac{y_i' + y_{i+1}'}{2}, z_{i,i+1}' = \dfrac{z_i' + z_{i+1}'}{2}$ 为线段 $(c_i, c_{i+1})$ 的中点坐标。总的磁场值只需对所有电流元求和

$$B_z^{\text{cal}}(x, y, z) = \sum_i \Delta B_z^{\text{cal}}(x, y, z) \tag{4.6.18}$$

由式(4.6.18),可以验算线圈在空间任意位置产生的磁场大小,便可以知道线圈梯度在成像区域 DSV 中与目标理想梯度 $G$ 的偏离。由于梯度的功能是成像空间线性编码,所以采用线性空间扭曲度(spatial distortion)$\varepsilon$ 来衡量梯度的好坏程度,以 $x$-梯度为例,理想的目标场为 $xG_x$,成像区域 DSV 内最大偏离 $\varepsilon_{\max}$ 定义为

$$\varepsilon_{\max} = \max\left\{ \left. \frac{\mid xG_x - B_z^{\text{cal}}(x, y, z) \mid}{G_x \cdot \text{DSV}/2} \right|_{\text{DSV}} \right\} \times 100\% \tag{4.6.19}$$

另外一个重要的梯度性能指标是梯度效率 $\eta$,即通以单位电流时线圈产生的梯度强度为

$$\eta = \frac{G}{I_0} \tag{4.6.20}$$

其他线圈指标也都可以用分立导线分布的轨迹来计算,如电阻、电感等,计算这些参数时,还需要考虑到导线的宽度 $w$ 和厚度 $h$ 以及线圈导线的电阻率。考虑到线圈面上电流密度分布最大的地方,导线分布最为密集,由此可以计算出相邻导线的最小间距为

$$d_{\min} = \frac{I_0}{\max \| \boldsymbol{J} \|} \tag{4.6.21}$$

原则上导线宽度 $w \geqslant d_{\min}$,厚度 $h$ 则取决于采用的材料和制作工艺,导线宽度 $w$ 也不能过小,需要考虑到工艺实现的问题。

### 4.6.6　仿真计算和结果

仿真研究中根据实际设计的目标设定参数。横向梯度场取为 $G_x = 25 \text{mT/m}$,梯度线圈最大半径 $\rho_m = 0.42 \text{m}$,线圈中心孔径 $\rho_0 = 0.01 \text{m}$,主梯度线圈平面到中心平面的距离 $a = 0.23 \text{m}$。成像区域即磁场线性区域取为 $x$ 为 $-0.2 \sim 0.2 \text{m}$,$y$ 为 $-0.2 \sim 0.2 \text{m}$,$z$ 为 $-0.15 \sim 0.15 \text{m}$ 的椭球区。设计得到的线圈导线分布如图 4.6.3 所示,其中虚线中的电流流向与实线中的相反。

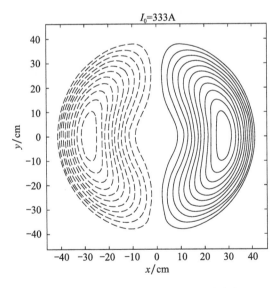

图 4.6.3　$Q=2$ 时梯度线圈平面导线分布图

### 4.6.7　目标场点选取和电流基函数个数 $Q$ 的选择

由于双平面横向梯度系统所具有的空间对称性,空间所有部分的磁场分布都

可以由第一卦限($x>0,y>0,z>0$)的磁场分布通过空间对称变换得到,所以在设置目标场点时只需要在第一卦限中设置即可。事实上,在数值实验中,刘文韬发现如果在其他卦限的空间对称点位置设置目标场点,矩阵方程表现得严重病态,甚至得不到解。因此根据设计要求,把目标场点设定在成像椭球区域的第一卦限中,以原点为顶点,边长为 5cm 的立方格点,共 29 个目标场点,目标值按照 $B_i=G_x x_i$ 来设置。

按照上述的目标场方法求解电流分布,然后用流函数的方法将电流密度离散化得到实际线圈导线的分布。理论上为了使矩阵方程有唯一解,应该让目标场点数和电流密度分布函数的展开项数 $Q$ 相等,才能使未知数个数和方程个数相等。然而实际上并不需要把 $Q$ 值取到 29 这么大,这是因为理论上的解虽然精确,但在工程上不一定合理。

从工程实际考虑,只需要一个合理的 $Q$,使得到的解有足够高的精度(VOI 内允许梯度线性度偏差 $<5\%$ 或 $3\%$),同时兼顾线圈效率高、功耗低、工艺上容易实现等其他要求。关键问题是确定式(4.6.1)中的指数 $Q$,不同的 $Q$ 确定不同的绕组结构,因为没有唯一解。对于 $Q=2\sim12$,刘文韬进行了一系列模拟计算。线圈设计的有效性是通过计算它产生的磁场来评价的。给定计算的电流密度分量和线圈绕组结构,通过毕奥-萨伐尔定律可以验算其产生的磁场。为了便于比较,在成像区域产生几乎同样梯度场的一系列梯度线圈,所得到的计算结果列在表 4.6.1 中。

**表 4.6.1 计算的对于不同指数 $Q$ 的横向梯度线圈的参数**

| $Q$ | 最大偏离 /% | 线圈效率 /[mT/(m·A)] | 匝数 | "小环"数 | 电流振荡周期数 | 线圈电感 /mH | 电阻/mΩ (设截面 10mm²) |
|---|---|---|---|---|---|---|---|
| 1 | 66.75 | 0.121 | 11 | 0 | 0 | 0.101 | 44.12 |
| 2 | 48.81 | 0.087 | 11 | 0 | 0 | 0.121 | 51.65 |
| 3 | 22.41 | 0.069 | 13 | 0 | 0 | 0.174 | 58.96 |
| 4 | 8.46 | 0.061 | 12 | 1 | 0 | 0.209 | 65.67 |
| 5 | 3.86 | 0.050 | 16 | 1 | 0 | 0.171 | 75.46 |
| 6 | 3.62 | 0.042 | 21 | 1 | 1 | 0.281 | 86.5 |
| 7 | 0.41 | 0.036 | 21 | 1 | 1 | 0.227 | 101.01 |
| 8 | 0.81 | 0.033 | 23 | 0 | 1 | 0.195 | 110.48 |
| 9 | 0.07 | 0.025 | 28 | 0 | 1 | 0.38 | 137.05 |
| 10 | 0.06 | 0.022 | 33 | 1 | 1 | 0.35 | 156.35 |
| 11 | 0.02 | 0.018 | 37 | 1 | 1 | 0.575 | 182.68 |
| 12 | 0.14 | 0.021 | 42 | 1 | 3 | 0.524 | 199.22 |

从表 4.6.1 中数据可以看到,随着 $Q$ 值的增大,在 40cm×40cm×30cm 椭球成像区域内梯度线性度越来越好,在 $Q$ 较大时,其最大线性偏差已经非常小了,说

明线圈能十分精确地产生目标梯度;但是,线圈的其他指标却在随着 $Q$ 的增大而变差。线圈平面内的小环数和电流振荡周期数的增大,直接导致线圈效率的下降,电感的增大使得梯度切换速率变小,整体电阻的增大进一步加大了线圈的功耗。由此可见,$Q$ 值不能取太大,只能权衡各个参数进行合理的折中。在最大线性度偏差<5%的要求下,$Q=5$ 的线圈最能同时符合精度和实际应用的需要。给出 $Q=5$ 最后的线圈设计样式及其产生的梯度场分布,如图 4.6.4(c)、图 4.6.4(d)所示。作为对比,给出图 4.6.4(a)、图 4.6.4(b)为 $Q=3$ 的情况。这里更高的精度表示其线性区域更大,当 $Q$ 继续增大时,精确度也提高,然而电流开始出现振荡,如图 4.6.5 所示。数学上更精确的解,由于其效率低、电阻大、电感大,且难于制造而变得没有实用价值。

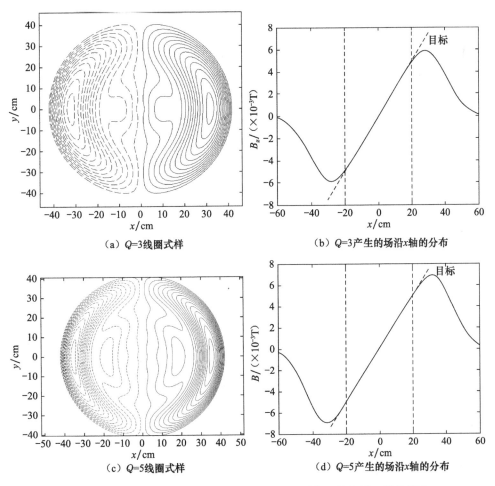

图 4.6.4  $Q=3$ 和 $Q=5$ 时的线圈式样及其分别产生的场沿 $x$ 轴的分布

(b)、(d)中斜向虚线表示目标梯度场,两条竖直虚线表示成像区域的边界

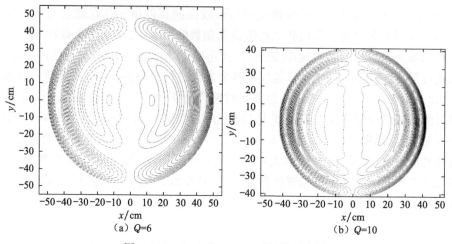

（a）$Q=6$　　　　　　　　　　（b）$Q=10$

图 4.6.5　$Q=6$ 和 $Q=10$ 时的线圈式样

　　一般来说,电磁场的边值问题都有唯一解。然而,一般情况下电磁场逆问题的解并不唯一。为了避开逆方法的病态问题,可以采用无限平面近似的傅里叶变换的方法。然而对于有限面积的积分方程方法,总是会涉及病态问题,作为目标场,方程左边 $B_z$ 的数值是已知的,积分号内核函数的数值也是已知的,待求的是积分号内的 $J_\rho$ 和 $J_\varphi$,实际上 $J_\rho$ 和 $J_\varphi$ 并不独立,它们满足连续性方程(4.6.2)。因此,方程(4.6.6)属于第一类 Fredholm 积分方程。这类方程的解有可能会导致"病态"问题,即对于给定的目标场 $B_z(x,y,z)$,没有唯一解或者稳定解满足积分方程。换句话说,方程的病态程度取决于目标场点的选取,尤其是系数矩阵方程(4.6.12),数学特征直接与目标场点相关。数值实验表明,当目标场点都取在第一卦限时,系数矩阵方程(4.6.12)病态较轻,因此可以简单地用矩阵求逆方法代替正则化方法来得到解。虽然没有唯一解,但是很容易得到近似的电流分布。在式(4.6.1)中取一个不大的 $Q$,用矩阵求逆方法就能解得一个近似的电流密度,而且当 $Q$ 取值合适时,得到的场能在一定精度内符合目标场。通过式(4.6.1)可以知道,$Q$ 的增大将导致电流振荡的增多,反向电流的抵消使得梯度线圈的效率降低并且难于制造,所以必须在精度和效率之间做一个折中。从这点来说,绝对精确的解是不必要的,满足一定精度的解即可。线圈设计的有效性是直接通过毕奥-萨伐尔定律来检验的,根据数值实验,高精度表现为更大的线性范围,也就是 $Q$ 越大,线性区域越大。把得到的电流密度 $J(\rho,\varphi)$ 代入式(4.6.8)计算目标区域中的梯度磁场,是对积分方程解的严格检验。因此,对于第一类 Fredholm 积分方程(4.6.6)不一定用 Tikhonov 正则化方法求解。用 Tikhonov 正则化方法求解的目标是找到唯一解,但是数学上的精确解从工程角度看不一定就是最优解,而且正则化参数和惩罚函数的选择也是凭借经验的。本章描述的方法也是有效的,而且更方便。通过数值计算实验,选取电流密度振荡尽可能少,而产生的梯度线性覆盖区域尽可能大的梯度线圈是可能的,并且结合线圈的性能优化,可以设计出性能优良的抗涡流自屏蔽梯度线圈。

## 4.7　二阶梯度编码 O-空间成像

MRI 用线性梯度对自旋拉莫尔频率进行空间编码,而线性梯度脉冲的爬升率(slew rate)受到严格限制,因为外周神经刺激。为了减轻外周神经刺激,Hennig等[1]首次提出用局部径向梯度在并行成像中进行空间编码,此方法称为 PatLoc(parallel imaging technique using local gradients)。其实,与其专门制作若干局部梯度线圈围在一个近似圆周上,不如直接利用 $Z2$ 梯度,其梯度沿径向。于是 Stockmann 等[2-4]提出了 O-空间成像技术。

### 4.7.1　O-空间成像思路

梯度场和 RF 线圈场形(profiles)基于不同物理机制,彼此并不互相干涉,因此,它们可以自由组合形成编码函数使并行成像最佳化。线性梯度场提供一个平面波编码函数,后者形成傅里叶变换积分的核。因此一旦 $K$-空间被完全扫描,线性梯度允许经过快速傅里叶变换直接快速重建图像。然而,当多个表面 RF 线圈围成一圈(如脑成像)时,对于整个 FOV,其场形平滑变化,其峰灵敏度区域定位于各个线圈朝向的角度方向。也就是说,这种阵列在角度方向提供了更多的空间编码信息,而笛卡儿线性梯度相位编码只在一维方向利用了表面线圈阵列的空间信息,另一维并没有利用。其结果是当用大量独立 RF 线圈在高加速因子($R$)运行时,其几何因子($g$)却显著降低。而用 $Z2$ 梯度($z^2-(x^2+y^2)/2$)则可以充分利用线圈提供的空间信息,有可能使并行成像的性能最佳化。具体来说,是用多个球谐波的线性组合形成特定的梯度形状,与 RF 线圈场形中包含的信息完全互补。

具体来说,是用 $Z2$ 球谐波和 $X$ 梯度以及 $Y$ 梯度的组合对轴位层面进行成像。因为 $Z2$ 梯度可沿径向提供极好的空间编码,而沿圆周排列线圈阵列沿圆周方向提供极好的空间编码。为了得到足够多投影,废弃传统相位编码,而是用 $X$ 和 $Y$ 梯度来移动 $Z2$ 函数的中心进行扫描。对于各个采集的回波,物体被投影到一组频率相等的圆环上,这组圆环关于在 FOV 内不同的圆心位置 CP(Center Placement)是同心圆,所以称作"O-空间成像"。通过移动 $Z2$ 二次形偏离中心,可保证有足够多重叠的等轮廓线是来自在 FOV 中心的不同投影,就可以恢复出该区域的特征。

在径向对称梯度存在的条件下采得的一个回波的傅里叶变换,产生这个物体在一组同心环上的一个投影,以此梯度提供径向空间定位,而表面线圈提供角向空间定位。读出梯度在两个维度上提供空间编码,一是靠通常的频率编码,二是通过增大梯度强度和更密集地采样回波。在笛卡儿并行成像中密集采样回波只提高读出方向分辨率而并不减少相位编码方向上的混叠量。

### 4.7.2 O-空间成像原理

用两个线性梯度和一个静场偏移量转移的 $G_{Z2}$ 梯度到 FOV 内一个希望的 CP（图 4.7.1）上，如此扫描完这方形 FOV。每次层面选择激发后，像传统投影成像那样，$G_x$、$G_y$ 和 $G_{Z2}$ 梯度联合用于对自旋的散相和聚相，脉冲序列如图 4.7.2 所示。对于回波信号 $s(t)$，信号方程是

$$s_{m,q}(t) = \iint \rho(x,y) C_q(x,y) \exp\left(-i2\pi G_{Z2} \frac{1}{2}\left((x-x_m)^2 + (y-y_m)^2\right)t\right) dx dy \quad (4.7.1)$$

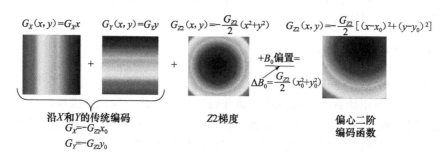

$G_X(x,y) = G_X x \qquad G_Y(x,y) = G_Y y \qquad G_{Z2}(x,y) = -\frac{G_{Z2}}{2}(x^2+y^2) \qquad G_{Z2}(x,y) = -\frac{G_{Z2}}{2}\left[(x-x_0)^2 + (y-y_0)^2\right]$

沿 $X$ 和 $Y$ 的传统编码
$G_X = -G_{Z2}x_0$
$G_Y = -G_{Z2}y_0$

Z2梯度

$+B_0$偏置=
$\Delta B_0 = \frac{G_{Z2}}{2}(x_0^2+y_0^2)$

偏心二阶
编码函数

图 4.7.1　通过结合两个线性梯度和 $G_{Z2}$ 梯度实现偏心
抛物状频率分布扫描完方形 FOV（彩图见文后）

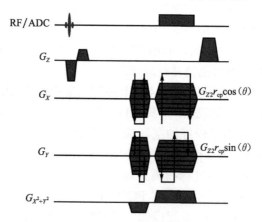

图 4.7.2　O-空间成像脉冲序列

O-空间成像脉冲序列与 GE 序列类似，只是径向轨迹通过增加 $G_{Z2}$ 梯度而被修改，轮辐角 $\theta$ 在 0 和 $2\pi$ 之间变化，$G_{Z2}$ 幅度按照关系 $G_{Z2} = G_{x_{max}}/r_{cp} = G_{y_{max}}/r_{cp}$ 选择，使中心位置在 $r_{cp}$ 的环，线性梯度移动编码场到中心在 $r_{cp}$ 的环上一个点（图 4.7.3(b)），读出梯度由 $G_x$、$G_y$ 和 $G_{Z2}$ 组合而不是单一线性梯度，投影总数 $M$，即 CP 个数等价于典型笛卡儿傅里叶序列中用的相位编码步数

式中, $\rho(x,y)$ 是物体自旋密度; $C_q(x,y)$ 是第 $q$ 接收线圈灵敏度轮廓; $(x_m,y_m)$ 指定第 $m$ 个 CP; $G_{Z2}$ 是 $Z2$ 球谐波的强度(Hz/cm$^2$)。梯度 $G_x$ 和 $G_y$ 的强度分别按照 $G_x = -G_{Z2}x_m$ 和 $G_y = -G_{Z2}y_m$ 选择,单位是 Hz/cm。在相继脉冲重复期间用不同的 CP 形成的回波组成重建图像的数据集,所用 CP 数等价于传统笛卡儿采样中的相位编码步数。在离散情况下,积分核用一个投影矩阵 $A_{t,m,q}$ 代替,矩阵中的行描写第 $q$ 个线圈第 $m$ 个 CP 第 $t$ 个时间点,而列对应物体中的体元素。把物体 $\rho$ 矢量化,用 $A$ 表示来自阵列线圈和所有 CP 的编码函数, $s$ 表示回波信号,则满足矩阵方程

$$s = A\rho \tag{4.7.2}$$

如果半径 $r_m$ 是相对于各个 CP 定义的,式(4.7.1)的积分可用极坐标写成

$$s_{m,q}(t) = \iint \rho(r_m,\varphi)C_q(r_m,\varphi)\exp\left(-\mathrm{i}2\pi G_{z2}\frac{1}{2}r_m^2 t\right)r_m\,\mathrm{d}r_m\,\mathrm{d}\varphi \tag{4.7.3}$$

作代换 $u = \frac{1}{2}r_m^2$ ,式(4.7.3)中径向积分变为一个傅里叶变换为

$$s_{m,q}(t) = \iint \rho(u,\varphi)C_q(u,\varphi)\exp(-\mathrm{i}2\pi G_{z2}ut)\,\mathrm{d}u\,\mathrm{d}\varphi \tag{4.7.4}$$

于是各个回波的傅里叶逆变换产生物体沿环绕第 $m$ 个 CP 的等轮廓线的投影 $P_{m,q}(u)$ ,这投影代表线圈轮廓加权的物体的能量弥散在一些环形区域,且随 $r_m$ 增大,环的宽度逐渐减小,如图 4.7.3(a)所示。

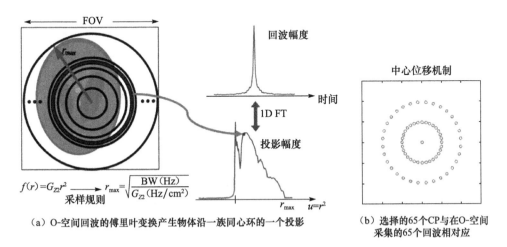

（a）O-空间回波的傅里叶变换产生物体沿一族同心环的一个投影　　（b）选择的65个CP与在O-空间采集的65个回波相对应

图 4.7.3　O-空间回波的傅里叶变换产生物体的投影

具有 33CP 和 17CP 的数据集是通过适当跳过内环或外环的一些 CP 得到的

因为编码函数不是傅里叶积分核的形式,数据不驻留在 $K$-空间,所以图像重

建不能用 $K$-空间密度补偿和方格化方法来实现,而是用下面两个算法之一直接解矩阵方程 $s=A\rho$ 来执行。两个算法,一是基于投影的空间域算法;二是基于回波的频率域算法。

若投影是用离散傅里叶变换得到的,投影 $P_{m,q}(u)$ 中的各点对应于物体位于第 $u$ 个等频环带内所有体元的强度总和。如果在读出期间采集样本数为 $N_s$,则有 $N_s$ 个等频环,最外环的半径为

$$r_{max} = \sqrt{BW/G_{Z2}} \tag{4.7.5}$$

式中,BW 是采样带宽。位于给定环内所有体元之和是被第 $q$ 个表面线圈灵敏度轮廓在环内各点加权的

$$P_{m,q}(u) = \sum_{x,y \in ringu} C_q(x,y)\rho(x,y) \tag{4.7.6}$$

考虑所有 $N_s$ 个环、$M$ 个 CP 和 $Q$ 个线圈,采集的投影总数 $P(u)$ 用一个矢量表示,物体体元 $\rho$ 也用一个矢量表示,用 $E$ 表示编码矩阵,它们满足下面的矩阵方程:

$$P(u) = E\rho \tag{4.7.7}$$

设重建图像有 $N \times N$ 个像素,投影总数为 $M \times Q$,则编码矩阵 $E$ 的规模是 $[MQ, N^2]$,理论上可通过广义逆来重建

$$\rho = (E^H E)^{-1} E^H P \tag{4.7.8}$$

### 4.7.3　O-空间成像模拟和实验结果

Stockmann 等[2]用人脑模体和数值模体进行 O-空间成像模拟实验,用围绕模体一圈的 8 线圈阵列和加速因子 $R = \{4,8,16\}$,对轴位层面进行 O-空间 $256 \times 256$ 重建,与时间等价的 SENSE、PatLoc 和径向重建进行比较,结果如图 4.7.4 所示。随 $R$ 增大超过 4 时,SENSE 和 PatLoc 重建迅速变坏,相比之下,O-空间重建图像性能退化缓慢,甚至当 $R$ 超过线圈数目时,图像仍是可接受的,这对于 SENSE 是根本不可能的。径向重建也不错,但在 $R=16$ 时,其图像已经显示有条纹伪影(看数字模体)和细节不清(尤其脑模中心)。

Stockmann 等[3]还用专门制作的可通 25A 电流、直径 12cm 的、带自屏蔽的插入式 Z2 梯度线圈和 8 通道并行发射/接收线圈在 3T 系统上对橘子进行 O-空间成像实验,与径向成像和笛卡儿 SENSE 成像的结果进行了比较(图 4.7.5)。在 $R=8$ 的欠采样重建中,噪声完全淹没了笛卡儿 SENSE 图像,而径向和 O-空间图像只是定性显示有噪声放大和分辨率损失,这些图像还暗示了径向成像的成熟性和 O-空间方法的新奇性。仔细的 O-空间校准、其轨迹最佳化、消除所有误差来源使 O-空间方法发展到成熟还有许多工作可做。预期 O-空间方法成熟的标志应该是如图 4.7.5 下排所示 $R=8$ 的 O-空间图像优于径向图像。

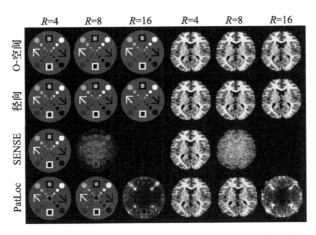

图 4.7.4　对于 8 线圈阵列围绕模体，作为加速因子的函数，O-空间、径向、
SENSE 和 PatLoc 256×256 重建图像的比较[2]

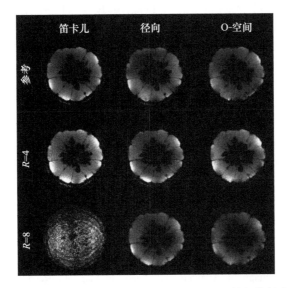

图 4.7.5[3]　上排比较全采样笛卡儿图像（384×384）和 256 轮辐的径向及 O-空间图像
（中心位置在 $r=4$cm），各个重建到 512×512，中下排图像分别是从 4 倍和 8 倍
欠采样数据（分别是 64 和 32 轮辐）重建的，FOV=10cm，TR=750ms

　　自 1975 年傅里叶成像发明之后，MRI 中傅里叶成像方法占据主流地位，CT 中所用的径向投影重建在 MRI 中受到冷落。然而近年来，径向扫描径向成像方法在 MRI 中复活，尤其在 MRI 心脏成像[35]、心血管造影等领域径向成像方法正在发挥威力。径向成像使用 $x$-、$y$- 线性梯度产生半径方向扫描轨迹，O-空间成像就是在其基础上再加一个 $Z2$ 梯度而已。

# 参 考 文 献

[1]　Hennig J, Welz A M, Schultz G, et al. Parallel: Imaging in non-bijective, curvilinear magnetic field gradients: A concept study. Magnetic Resonance Materials in Physics, Biology and Medicine, 2008, 21:5-14.

[2]　Stockmann J P, Ciris P A, Galiana G, et al. O-Space imaging: Highly efficient parallel imaging using second-order nonlinear fields as encoding gradients with no phase encoding. Magnetic Resonance in Medicine, 2010, 64:447-456.

[3]　Stockmann J P, Galiana G, Tam L, et al. In vivo O-space imaging with a dedicated 12cm $Z2$ insert coil on a human 3T scanner using phase map calibration. MRM, 2013, 69:444-455.

[4]　Galiana G, Peters D, Tam L, et al. Multiecho acquisition of O-space data. Magnetic Resonance in Medicine, 2014.

[5]　俎栋林. 电动力学. 北京:清华大学出版社, 2006.

[6]　贺强, 俎栋林, 宋枭禹, 等. MRI 纵向梯度线圈研究. 中国医学物理杂志, 2002. 19(1):9-11.

[7]　Romeo F, Hoult D I. Magnetic field profiling: Analysis and correcting coil design. Magnetic Resonance in Medicine, 1984, 1:44-65.

[8]　Suits B H, Wilken D E. Improving magnetic field gradient coils for NMR imaging. Journal of Physics E: Scientific Instruments, 1989, 22:565-573.

[9]　Mansfield P, Morris P G. NMR Imaging in Biomedicine. New York: Academic Press, 1982: 274.

[10]　Siebold H. Gradient field coils for MR imaging with high spectral purity. IEEE Transactions on Magnetics, 1990, 26:897-900.

[11]　Turner R. A target feld approach to optimal coil design. Journal of Physics D: Applied Physics, 1986, 19:L147-151.

[12]　Jackson J D. 经典电动力学. 朱培豫译. 北京:人民教育出版社, 1978:129-131.

[13]　吴崇试. 数学物理方法. 2 版. 北京:北京大学出版社, 2003.

[14]　Turner R. Minmum inductance coils. Journal of Physics E: Scientific Instruments, 1988, 21:948-952.

[15]　Jin J M. Electromagnetic Analysis and Design in Magnetic Resonance Imaging. Boca Raton, FL: CRC Press, 1998.

[16]　Mansfield P, Chapman B. Active magnetic screening of coils in NMR imaging. Journal of Magnetic Resonacce, 1986, 66:573-576.

[17]　Petropoulost L S, Martens M A, Brown R, et al. An MRI elliptical coil with minimum inductance. Measurement Science and Technology, 1993, 4:349-356.

[18]　Moon C H, Park H W, Lee S Y. A design method for minimum inductance planar MRI gradient coils considering the pole-piece effect. Measurement Science and Technology, 1999, 10:N136-N141.

[19]　Turner R. Gradient coil design: A review of methods. Magnetic Resonance Imaging, 1993,

11:903-920.

[20] Forbes L K,Crozier S. A novel target-field method for finite-length magnetic resonance shim coils:I. Zonal shims. Journal of Physics D:Applied Physics,2001,34:3447-3455.

[21] Forbes L K,Crozier S. A novel target-field method for finite-length magnetic resonance shim coils:II. Tesseral shims. Journal of Physics D:Applied Physics,2002,35:839-849.

[22] Liu W T,Zu D L,Tang X. A novel approach to designing cylindrical-surface shim coils for a superconducting magnet of magnetic resonance imaging. Chinese Physics B,2010,19(1):018701.

[23] Yoda K. Analytic design method of self-shielded planar coils. Journal of Applied Physics,1990,67:4349-4353.

[24] Martens M A,Petropoulos L S,Brown R W,et al. Insertable biplanar gradient coils for magnetic resonance imaging. Review of Scientific Instrumens,1991,62(11):2639-2645.

[25] Liu H,Truwit C L. True energy-minimal and finite-size biplanar gradient coil design for MRI. IEEE Transactions on Medical Imaging,1998,17(5):826-830.

[26] Forbes L K,Crozier S. Novel target-field method for designing shielded biplanar shim and gradient coils. IEEE Transactions on Magnetics,2004,40(4):1929-1938.

[27] Forbes L K,Brideson M A,Crozier S. A target-field method to design circular biplanar coils for asymmetric shim and gradient fields. IEEE Transactions on Magnetics,2005,41(6):2134-2144.

[28] Brideson M A Forbes L K,Crozier S. Winding patterns for bi-planar MRI shim coils with rectangular and circular target-field regions. Measurement Science and Technology,2004,15:1019-1025.

[29] Groetsch C W. The Theory of Tikhonov Regularization for Fredholm Equations of the First Kind. London:Pitman Publishing Limited,1984.

[30] Morrone T. Optimized gradient coils and shim coils for magnetic resonance scanning systems:USA,5760582. 1998.

[31] Tomasi D. Stream function optimization for gradient coil design. Magnetic Resonance in Medicine,2001,45:505.

[32] Liu W T,Zu D L,Tang X,et al. Target-field method for MRI biplanar gradient coil design. Journal of Physics D:Applied Physics,2007,40:4418-4424.

[33] Liu W T,Tang X,Zu D L. A novel target-field approach to design Bi-planar shim coils for permanent-magnet MRI. Concepts in Magnetic Resonance,2010,37B:29-38.

[34] 刘文韬. 临床 MRI 及便携 NMR 梯度和匀场线圈设计新方法研究. 北京:北京大学博士学位论文,2011.

[35] 朱艳春. 磁共振成像辐射状 K 空间采样方法及应用研究. 北京:北京大学博士学位论文,2014.

# 第 5 章　鸟笼式 RF 体线圈

RF 线圈和梯度线圈有本质的区别,梯度线圈就是纯电感线圈,直接通以电流就能产生梯度磁场,而 RF 线圈则是 $LC$ 驻波谐振器,在 1.4 节已经讨论过。鉴于鸟笼式 RF 线圈在超导 MR 成像仪中的重要性和复杂性,本章专门讨论鸟笼体线圈。为了分析鸟笼形谐振器的工作原理,需要借助于一些电路理论,如四端网络理论、滤波器理论、无耗传输线理论等。以此作为工具,分析鸟笼线圈的工作原理、设计方法和调试技术。第 6 章将讨论表面线圈、相位阵列线圈和并行成像原理。

## 5.1　无耗四端网络、传输线、滤波器理论[1]

图 1.4.9(a)、图 1.4.9(b)所示的低通、高通鸟笼谐振器可以等效为一个阻抗鸟笼(图 5.1.1)。因为在高频时,一段导线就相当于一个电感,其感抗为 $\tilde{Z}_L = j\omega L$,所串电容的容抗 $\tilde{Z}_c = 1/(j\omega C)$。如果把鸟笼用一个半纵面劈开展平就等效为如图 5.1.2 所示的梯形网络。这种梯形网络可看作由四端网路级联(链接)而成。

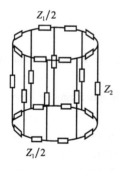

图 5.1.1　阻抗鸟笼

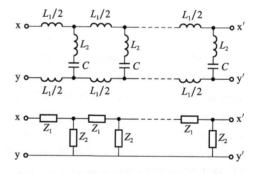

图 5.1.2　鸟笼谐振器等效为一个梯形网络
x 与 x′相连,y 与 y′相连

### 5.1.1　四端网络概念

四端网络有四个端,也叫双端口网络。其中两个端为输入端口,另两端为输出端口,中间可看作一个黑匣,如图 5.1.3 所示,输入端标 1 和 1′,输出端标 2 和 2′,其输入电压、电流为 $V_1$、$I_1$,输出电压、电流为 $V_2$、$I_2$。四端网络可分为有源四端网

络和无源四端网络,无源四端网络一般为线性
四端网络,由电感、电容和电阻组成。

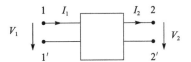

图 5.1.3　四端网络输入/输出
端口上电压、电流定义

　　这里讨论的鸟笼线圈属于无源线性网络,
基本无源四端网络按结构分,有Γ形、T 形、Π形
等,如图 5.1.4 所示。对比图 5.1.2 和图 5.1.4
可知,鸟笼谐振器属于平衡对称网络,有 N 条腿
的鸟笼可看成由 N 个Γ形四端网络链接起来的,简称级联,也可以看成由 N 个 T
形网络链接而成,或 N 个Π形网络级联而成,只是其串、并臂阻抗有不同的分配,
如图 5.1.5 所示。选用哪种模型来分析只是一个方便和习惯的问题,这里不妨选
用 T 形来分析。

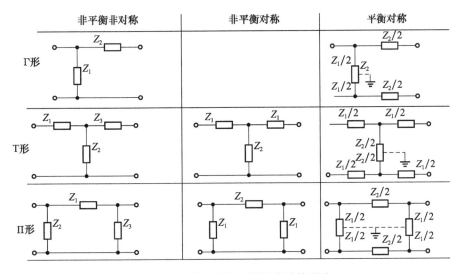

图 5.1.4　基本无源四端网络结构形式

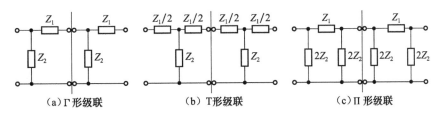

（a）Γ形级联　　　　　（b）T 形级联　　　　　（c）Π形级联

图 5.1.5　鸟笼谐振器单元的等效电路

## 5.1.2　T 形网络

　　对于如图 5.1.6 所示的 T 形网络单元,应用基尔霍夫定律得回路方程如下:

5.1.6　鸟笼线圈的 T 形网络单元

$$\begin{cases} V_1 = (Z_1/2 + Z_2)I_1 - Z_2 I_2 \\ V_2 = Z_2 I_1 - (Z_1/2 + Z_2)I_2 \end{cases} \quad (5.1.1)$$

写成矩阵形式为

$$\begin{bmatrix} V_1 \\ V_2 \end{bmatrix} = \begin{bmatrix} Z_1/2 + Z_2 & -Z_2 \\ Z_2 & -(Z_1/2 + Z_2) \end{bmatrix} \begin{bmatrix} I_1 \\ I_2 \end{bmatrix}$$

$$(5.1.2)$$

如果把电流 $I_1$、$I_2$ 当作自变量,电压 $V_1$、$V_2$ 当作因变量,可以得到阻抗矩阵,成为 T 形网络的 $Z$ 参数,即

$$\begin{bmatrix} V_1 \\ V_2 \end{bmatrix} = \begin{bmatrix} Z_{11} & Z_{12} \\ Z_{21} & Z_{22} \end{bmatrix} \begin{bmatrix} I_1 \\ I_2 \end{bmatrix} = \begin{bmatrix} Z_{ij} \end{bmatrix} \begin{bmatrix} I_1 \\ I_2 \end{bmatrix} \quad (5.1.3)$$

可见,$Z$ 参数方程就是回路电压方程,式(5.1.1)也可以改写成

$$\begin{bmatrix} I_1 \\ I_2 \end{bmatrix} = \begin{bmatrix} Y_{11} & Y_{12} \\ Y_{21} & Y_{22} \end{bmatrix} \begin{bmatrix} V_1 \\ V_2 \end{bmatrix} \quad (5.1.4)$$

$[Y_{ij}]$ 叫作导纳矩阵,也叫 $Y$ 参数,式(5.1.1)也可以改写成

$$\begin{bmatrix} V_1 \\ I_1 \end{bmatrix} = \begin{bmatrix} A_{11} & A_{12} \\ A_{21} & A_{22} \end{bmatrix} \begin{bmatrix} V_2 \\ I_2 \end{bmatrix} \quad (5.1.5)$$

$[A_{ij}]$ 称为 T 形网络的 $A$ 参数,式(5.1.1)也可以写成

$$\begin{bmatrix} V_2 \\ I_2 \end{bmatrix} = \begin{bmatrix} B_{11} & B_{12} \\ B_{21} & B_{22} \end{bmatrix} \begin{bmatrix} V_1 \\ I_1 \end{bmatrix} \quad (5.1.6)$$

$[B_{ij}]$ 称为 $B$ 参数,式(5.1.1)还可以写成 $H$ 参数、$G$ 参数。另外还有 20 世纪 70 年代发展起来的 $S$ 参数,这里从略。对于同一个网络,用不同参数描写是等价的($S$ 参数除外),参数之间可以互化。网络分析的理论基础是基尔霍夫定律,即回路电压和节点电流方程。由电路方程求解得到一组参数后,其他参数可以化出来,也有公式可查,或直接解式(5.1.1)而得到

$$\begin{cases} V_2 = \left(1 + \dfrac{Z_1}{2Z_2}\right)V_1 - \left(Z_1 + \dfrac{Z_1^2}{4Z_2}\right)I_1 \\ I_2 = -\dfrac{V_2}{Z_2} + \left(1 + \dfrac{Z_1}{2Z_2}\right)I_1 \end{cases} \quad (5.1.7)$$

即

$$\begin{bmatrix} V_2 \\ I_2 \end{bmatrix} = \begin{bmatrix} 1 + \dfrac{Z_1}{2Z_2} & Z_1 + \dfrac{Z_1^2}{4Z_2} \\ -\dfrac{1}{Z_2} & 1 + \dfrac{Z_1}{2Z_2} \end{bmatrix} \begin{bmatrix} V_1 \\ I_1 \end{bmatrix} \quad (5.1.8)$$

显然 $B$ 参数中的 $B_{11}$ 和 $B_{22}$ 无量纲,$B_{12}$ 是阻抗量纲,$B_{21}$ 是导纳量纲。在四端网络理论中,还有互易网络概念,如图 5.1.7 所示,若在输入端接电源,让输出端短路,

则得到短路电流 $I_{2s}$；若在输出端接电源，让输入端短路，则得到短路电流 $I_{1s}$；如果 $I_{1s}=I_{2s}$，则称此网络为互易四端网络。一般对称网络都是互易网络，互易网络的参数矩阵中只有三个独立元素，其行列式满足

$$| B_{ij} | = B_{11}B_{22} - B_{12}B_{21} = 1 \qquad (5.1.9)$$

对称网络的 $B$ 参数中有

$$B_{11} = B_{22} \qquad (5.1.10)$$

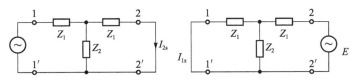

图 5.1.7 互易网络

当四端网络级联为复合网络(图 5.1.8)时，复合网络输入端口的电压、电流等于复合前第一个网络的输入电压、电流，其输出端口的电压、电流等于复合前最末一个网络的输出电压、电流。级联条件为

$$\begin{bmatrix} V_2^{(n)} \\ I_2^{(n)} \end{bmatrix} = \begin{bmatrix} V_1^{(n-1)} \\ I_1^{(n-1)} \end{bmatrix} \qquad (5.1.11)$$

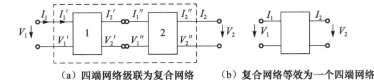

（a）四端网络级联为复合网络　　（b）复合网络等效为一个四端网络

图 5.1.8 复合网络

在处理级联四端网络时，以同一端口上的电压、电流作为自变量和因变量比较方便，即用 $B$ 参数最为方便。若有 $N$ 个四端网络级联，则这个复合网络的 $B$ 参数就等于各子网络的 $B_{ij}^{(k)}$ 的连乘，即

$$\begin{bmatrix} B_{11} & B_{12} \\ B_{21} & B_{22} \end{bmatrix} = \prod_{k=1}^{N} \begin{bmatrix} B_{ij}^{(k)} \end{bmatrix} \qquad (5.1.12)$$

### 5.1.3　四端网络的特征参数和传输线

#### 1. 均匀无耗传输线

均匀无耗传输线由分布参量(单位长度电感和单位长度电容)短双线或短同轴电缆级联而成，对于这种传输线通常用 $A$ 参数来分析，由于互易

$$| A_{ij} | = A_{11}A_{22} - A_{12}A_{21} = 1 \qquad (5.1.13)$$

只有三个独立参数，又由于对称

$$A_{11} = A_{22} \tag{5.1.14}$$

所以对称互易网络只有两个独立参数。$A_{11}$、$A_{22}$ 无量纲，$A_{12}$ 是阻抗量纲，$A_{21}$ 是导纳量纲，所以 $A_{12}$、$A_{21}$ 的积无量纲。比较方程(5.1.13)和双曲函数恒等式

$$\mathrm{ch}^2\gamma - \mathrm{sh}^2\gamma = 1 \tag{5.1.15}$$

可以猜想到 $A$ 参数可能与双曲函数有关，对于对称互易四端网络，由于只有两个独立参数，总可以找到一个 $Z_c$ 和 $\gamma$，使得 $A_{11} = A_{22} = \mathrm{ch}\gamma$，$A_{12}A_{21} = \mathrm{sh}^2\gamma$。考虑到 $A_{12}$ 量纲是阻抗，$A_{21}$ 量纲是导纳，可令 $A_{12} = Z_c\mathrm{sh}\gamma$，$A_{21} = \dfrac{1}{Z_c}\mathrm{sh}\gamma$，于是 $A$ 参数可表示为

$$[A_{ij}] = \begin{bmatrix} \mathrm{ch}\gamma & Z_c\mathrm{sh}\gamma \\ \dfrac{1}{Z_c}\mathrm{sh}\gamma & \mathrm{ch}\gamma \end{bmatrix} \tag{5.1.16}$$

在传输线中 $Z_c = \sqrt{\dfrac{L}{C}}$ 是特征阻抗，$\gamma$ 是传输常数。$B$ 参数与 $A$ 参数的关系是互为逆矩阵

$$[B_{ij}] = [A_{ij}]^{-1} = \begin{bmatrix} \mathrm{ch}\gamma & -Z_c\mathrm{sh}\gamma \\ -\dfrac{1}{Z_c}\mathrm{sh}\gamma & \mathrm{ch}\gamma \end{bmatrix} \tag{5.1.17}$$

**2. 互易对称四端网络的特征阻抗 $Z_c$**

比较式(5.1.17)和式(5.1.8)可得

$$\begin{cases} Z_c = \sqrt{Z_2\left(Z_1 + \dfrac{Z_1^2}{4Z_2}\right)} = \sqrt{Z_1Z_2 + \dfrac{Z_1^2}{4}} \\ \mathrm{ch}\gamma = 1 + Z_1/2Z_2 \end{cases} \tag{5.1.18}$$

一般四端网络的输入端特征阻抗用 $Z_{c1}$ 表示，输出端特征阻抗用 $Z_{c2}$ 表示，在此用图 5.1.6 说明 $Z_{c1}$ 的定义，令输出端 2 和 $2'$ 短路，从输入端 1 和 $1'$ 看进去的阻抗为

$$Z_{10} = \dfrac{Z_1}{2} + \dfrac{Z_1}{2} \,\|\, Z_2 = \dfrac{Z_1}{2} + \dfrac{Z_2\dfrac{Z_1}{2}}{Z_x + \dfrac{Z_1}{2}}$$

符号"$\|$"表示并联，再令 2 和 $2'$ 端开路，从 1 和 $1'$ 端看进去的阻抗 $Z_{1\infty} = \dfrac{Z_1}{2} + Z_2$，则定义

$$Z_{c1} \equiv \sqrt{Z_{10} \cdot Z_{1\infty}} = \sqrt{\dfrac{Z_1^2}{4} + Z_1Z_2} \tag{5.1.19}$$

即输入端特征阻抗 $Z_{c1}$ 等于输出端短路阻抗和开路阻抗的几何中项。同理，输出端

特征阻抗 $Z_{c2}$ 定义为

$$Z_{c2} = \sqrt{Z_{20} \cdot Z_{2\infty}} \qquad (5.1.20)$$

对称互易四端网络则满足 $Z_{c1} = Z_{c2} = Z_c$，所以不分输入、输出端，只有一个特征阻抗 $Z_c$。这种网络有如下特点。

若以 $Z_c$ 为负载，其输入阻抗 $Z_{in} = Z_c$；若以 $Z_c$ 为输入阻抗，其输出阻抗 $Z_{out} = Z_c$。$Z_c$ 是由网络内部参数确定的量，叫对称互易四端网络的特征阻抗，对称互易四端网络可直接链接，链接后仍是对称互易网络，仍具有以上两个特点。

3. 四端网络的传输常数 $\gamma$

**定义**　四端网络以它的特征阻抗为负载时，输入视在功率与输出视在功率之比的自然对数的一半定义为 $\gamma$，即

$$\gamma = \frac{1}{2} \ln \frac{\upsilon_1 i_1}{\upsilon_2 i_2} \qquad (5.1.21)$$

也只由网络内部参数确定。当负载 $Z_L = Z_c$ 时，输入阻抗 $Z_{in} = Z_c$，因此有 $\upsilon_1 = i_1 Z_c$，$\upsilon_2 = i_2 Z_c$，代入式(5.1.21)中，则有

$$\gamma = \frac{1}{2} \ln \frac{i_1^2}{i_2^2} = \ln \frac{i_1}{i_2}$$

$$= \frac{1}{2} \ln \frac{\upsilon_1^2}{\upsilon_2^2} = \ln \frac{\upsilon_1}{\upsilon_2} \qquad (5.1.22)$$

其电压和电流之间是否同相位，取决于 $Z_c$。由式(5.1.22)可知，$\dfrac{\upsilon_1}{\upsilon_2} = e^{\gamma}$，$\dfrac{i_1}{i_2} = e^{\gamma}$，或写成 $\dfrac{\upsilon_2}{\upsilon_1} = e^{-\gamma}$，$\dfrac{i_2}{i_1} = e^{-\gamma}$。$\gamma$ 通常为复数

$$\gamma = \alpha + j\beta \qquad (5.1.23)$$

式中，$\alpha$ 叫衰减常数；$\beta$ 叫相移常数

$$\alpha + j\beta = \frac{1}{2} \ln \frac{i_1 \upsilon_1}{i_2 \upsilon_2} = \frac{1}{2} \ln \left| \frac{i_1 \upsilon_1}{i_2 \upsilon_2} \right| + j \frac{1}{2} \arg \left( \frac{i_1 \upsilon_1}{i_2 \upsilon_2} \right) \qquad (5.1.24)$$

显然 $\alpha = \dfrac{1}{2} \ln \left| \dfrac{i_1 \upsilon_1}{i_2 \upsilon_2} \right|$，$\alpha$ 描写视在功率在传输过程中的衰减；$\beta = \dfrac{1}{2} \arg \left( \dfrac{i_1 \upsilon_1}{i_2 \upsilon_2} \right)$，$\beta$ 描写经一节网络后的相移量。$\alpha = 0$，意味着无损耗，$\alpha > 0$，意味着有损耗衰减，通常写成

$$\alpha = 20\log \left| \frac{i_1}{i_2} \right| = 20\log \left| \frac{\upsilon_1}{\upsilon_2} \right| \quad (dB) \qquad (5.1.25)$$

如果衰减 10 倍，就说衰减 20dB，100 倍即 40dB，60dB 即 1000 倍。$\beta$ 为

$$\beta = \arg \frac{\upsilon_1}{\upsilon_2} = \arg \frac{i_1}{i_2} \quad (rad) \qquad (5.1.26)$$

若 $\beta=\pi/2$ ,意味着输出电压比输入电压落后 $90°$ ,如果电压信号 $V_1=|V_1|\,\mathrm{e}^{\mathrm{i}\phi_1}$ 通过四端网络后变成 $V_2=|V_2|\,\mathrm{e}^{\mathrm{i}\phi_2}$ ,由

$$\beta=\phi_1-\phi_2 \tag{5.1.27}$$

可知输出端电压(电流)相对于输入端电压(电流)的相角有无移动。$\beta=0$ 意味着同相,$\beta>0$ 意味着输出相位滞后,$\beta<0$ 则意味着输出相位超前。如此可见,四端网络可以作为移相器,也可以作为衰减器等。由式(5.1.19)和式(5.1.20)可知,不对称四端网络可以变换阻抗。另外四端网络可以作为延迟线,也可作为滤波器。反过来说,上述这些不同功能的电路都可以用四端网络理论来分析。用四端网络理论分析谐振器,还是比较少见的,需要运用一定的技巧。由式(5.1.17)和式(5.1.6)可以写出

$$\begin{bmatrix} V_2 \\ I_2 \end{bmatrix}=\begin{bmatrix} \mathrm{ch}\gamma & -Z_c\,\mathrm{sh}\gamma \\ -\dfrac{1}{Z_c}\,\mathrm{sh}\gamma & \mathrm{ch}\gamma \end{bmatrix}\begin{bmatrix} V_1 \\ I_1 \end{bmatrix}$$

其归一化写法为

$$\begin{bmatrix} V_2 \\ Z_c I_2 \end{bmatrix}=\begin{bmatrix} \mathrm{ch}\gamma & -\mathrm{sh}\gamma \\ -\mathrm{sh}\gamma & \mathrm{ch}\gamma \end{bmatrix}\begin{bmatrix} V_1 \\ Z_c I_1 \end{bmatrix} \tag{5.1.28}$$

当 $N$ 节网络链接时,设 $Z_L=Z_c$ ,则有

$$\begin{bmatrix} V_N \\ Z_c I_N \end{bmatrix}=\begin{bmatrix} \mathrm{ch}\gamma & -\mathrm{sh}\gamma \\ -\mathrm{sh}\gamma & \mathrm{ch}\gamma \end{bmatrix}^N\begin{bmatrix} V_1 \\ Z_c I_1 \end{bmatrix} \tag{5.1.29a}$$

用双曲函数和差化积公式,式(5.1.29a)可化为

$$\begin{bmatrix} V_N \\ Z_c I_N \end{bmatrix}=\begin{bmatrix} \mathrm{ch}N\gamma & -\mathrm{sh}N\gamma \\ -\mathrm{sh}N\gamma & \mathrm{ch}N\gamma \end{bmatrix}\begin{bmatrix} V_1 \\ Z_c I_1 \end{bmatrix} \tag{5.1.29b}$$

$N$ 节复合网络的传输常数为

$$\Gamma=\sum_{i=1}^{N}\gamma_i\overset{\text{互易对称}}{=\!=\!=}N\gamma \tag{5.1.30}$$

分开实部和虚部,对于互易对称网络,有

$$\begin{cases} \alpha=\displaystyle\sum_{i=1}^{N}\alpha_i \\ \beta=\displaystyle\sum_{i=1}^{N}\beta_i \end{cases} \tag{5.1.31}$$

每一节衰减量可加起来,用分贝表示时,是代数加法。每一节的相移也可以直接加起来。

### 5.1.4　无损耗滤波器理论

用图5.1.6所示的T形网络作为滤波器时,由于对称互易,只有两个独立参

数 $Z_c$ 和 $\gamma$。对于滤波器,有通频带和阻频带。

$Z_c$＝实数,$\gamma$ 为纯虚数($\alpha=0,\gamma=\mathrm{j}\beta$)的频带定义为通频带。

$Z_c$＝虚数,$\gamma$ 有实部($\gamma=\alpha+\mathrm{j}\beta,\alpha\neq0$)的频带定义为阻频带。

由双曲函数半角公式,$2\mathrm{sh}^2\dfrac{\gamma}{2}=\mathrm{ch}\gamma-1,\mathrm{ch}\gamma=1+\dfrac{Z_1}{2Z_2}$,得

$$\mathrm{sh}\frac{\gamma}{2}=\sqrt{\frac{Z_1}{4Z_2}}=\mathrm{sh}\frac{\alpha+\mathrm{j}\beta}{2}=\mathrm{sh}\frac{\alpha}{2}\cos\frac{\beta}{2}+\mathrm{jch}\frac{\alpha}{2}\sin\frac{\beta}{2} \quad (5.1.32)$$

当 $Z_1$ 与 $Z_2$ 同号时,式(5.1.32)左边为实数,显然 $\mathrm{sh}\dfrac{\alpha}{2}\neq0$,即 $\alpha\neq0$,不满足通频带条件。当 $Z_1$ 与 $Z_2$ 异号时,式(5.1.32)左边为纯虚数,要求

$$\mathrm{sh}\frac{\alpha}{2}\cos\frac{\beta}{2}=0 \quad (5.1.33)$$

通频带条件为 $\alpha=0$,由式(5.1.32)有

$$\sin\frac{\beta}{2}=\sqrt{\left|\frac{Z_1}{4Z_2}\right|} \quad (5.1.34a)$$

由 $\left|\sin\dfrac{\beta}{2}\right|\leqslant1$,则要求

$$|Z_1|<4|Z_2| \quad (5.1.34b)$$

阻频带条件为 $\alpha\neq0$,由方程(5.1.33),要求 $\cos\dfrac{\beta}{2}=0$,即 $\beta=\pi$。由式(5.1.32),

$\mathrm{ch}\dfrac{\alpha}{2}=\left|\sqrt{\dfrac{Z_1}{4Z_2}}\right|>1$,即

$$|Z_1|>4|Z_2| \quad (5.1.35)$$

截止频率为通频带和阻频带的临界点,满足条件

$$Z_1+4Z_2=0 \quad (5.1.36)$$

### 1. 低通滤波器

低通滤波器 T 形节如图 5.1.9 所示。其截止频率由方程(5.1.36)确定

$$1+\frac{Z_1}{4Z_2}=0=1-\frac{1}{4}\omega^2L_1C$$

于是得到截止频率为

$$\omega_c=\frac{2}{\sqrt{L_1C}} \quad (5.1.37)$$

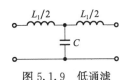

图 5.1.9　低通滤波器 T 形节

由式(5.1.34a),$\sin\dfrac{\beta}{2}=\dfrac{\omega}{\omega_c}$,因此在通频带($\omega<\omega_c$)内相移

常数、衰减常数、特征阻抗为

$$
\begin{cases}
\beta = 2\arcsin(\omega/\omega_c) \\
\alpha = 0 \\
Z_c = \sqrt{Z_1 Z_2 + \dfrac{Z_1^2}{4}} = \sqrt{\dfrac{L}{C}} \cdot \sqrt{1 - \dfrac{\omega^2}{\omega_c^2}}
\end{cases}
\tag{5.1.38}
$$

在阻带内相移常数、衰减常数、特征阻抗为

$$
\begin{cases}
\beta = \pi \\
\alpha = 2\mathrm{arch}\,\dfrac{\omega}{\omega_c} \\
Z_c = \mathrm{j}\sqrt{\dfrac{L}{C}} \cdot \sqrt{\dfrac{\omega^2}{\omega_c^2} - 1}
\end{cases}
\tag{5.1.39}
$$

低通滤波器的通、阻带中的 $\alpha$、$\beta$ 和特征阻抗 $Z_c$ 随频率的变化显示在图 5.1.10 中。多节级联时,考虑匹配,工作频率应取 $\omega \leqslant \omega_c/2$,从图 5.1.10 看,在 $\omega = \omega_c$ 处,$\alpha$ 变化不够陡峭,多级级联后,$\alpha_i$ 可加起来,总衰减变为 $\sum \alpha_i$。

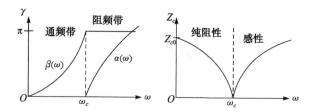

图 5.1.10　无耗低通滤波器的通、阻带中 $\alpha(\omega)$、$\beta(\omega)$ 和 $Z_c(\omega)$ 随频率的变化

### 2. 高通滤波器

高通滤波器 T 形节如图 5.1.11 所示。根据方程(5.1.36)可计算其截止频率为

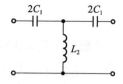

图 5.1.11　高通滤波器 T 形节

$$
\omega_c = \frac{1}{\sqrt{L_2 C_1}}
\tag{5.1.40}
$$

在通频带($\omega > \omega_c$)内

$$\begin{cases} \beta = 2\arcsin\dfrac{\omega_c}{\omega} \\[2mm] \alpha = 0 \\[2mm] Z_c = \sqrt{\dfrac{L}{C}} \cdot \sqrt{1 - \dfrac{\omega_c^2}{\omega^2}} \end{cases} \tag{5.1.41}$$

在阻频带($\omega < \omega_c$)内

$$\begin{cases} \beta = -\pi \\[2mm] \alpha = 2\mathrm{arch}\dfrac{\omega_c}{\omega} \\[2mm] Z_c = -\mathrm{j}\sqrt{\dfrac{L}{C}}\sqrt{\dfrac{\omega_c^2}{\omega^2} - 1} \end{cases} \tag{5.1.42}$$

高通滤波器的通、阻带中的 $\alpha$、$\beta$ 和特征阻抗 $Z_c$ 随频率的变化显示在图 5.1.12
中,多节链接时,考虑匹配,一般取 $\omega > 2\omega_c$,高通滤波器多节级联使用时,可增大
滤波锐度。

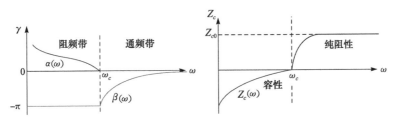

图 5.1.12　无耗高通滤波器通、阻带中 $\alpha(\omega)$、$\beta(\omega)$ 和 $Z_c(\omega)$ 随频率的变化

## 5.2　用行波理论分析鸟笼谐振器

1985 年 Hayes 等发明了鸟笼式 RF 线圈[2],满足超导 MR 成像仪的特别需
要,受到普遍关注。文献中提出了许多分析方法和简化模型。本节介绍借助于四
端网络、传输线理论的分析方法,5.3 节介绍借助于滤波器理论的分析方法,以求
对鸟笼式 RF 线圈的工作原理达到透彻的理解。

滤波器理论和传输线理论都是行波理论,而鸟笼谐振器是工作在驻波状态的,
用行波理论分析驻波谐振器似乎讲不通。其实,驻波是由行波迭加而成的,利用一
定技巧可把驻波分解成传播方向相反而又可以在空间重叠的两支行波。驻波鸟笼
谐振器可看成两支行波沿圆周传播,但它们正好相互逆行而叠加成驻波。为了应
用行波理论,需要降低其对称性,假定把鸟笼的一条腿撬起,并准备用电压源激励。
从撬起的腿向两边分叉可看成并联的两支梯形网络,它们都对称地终止到最后第
$N/2$ 条腿上,其等效电路如图 5.2.1 所示。

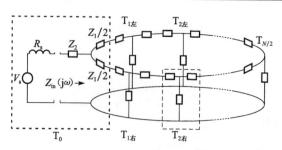

图 5.2.1　计算鸟笼谐振器输入阻抗的等效电路

分析谐振器的目的是得到谐振频率 $\omega_{0n}$、腿电流 $I_{cm}$、通频带 $\Delta F$、谐振峰高度 $A$ 和宽度 $\Delta f$、$Q$ 值以及损耗参数等与电路元件值(包括分布参量)的关系。

### 5.2.1　鸟笼谐振器的输入阻抗和输入导纳

根据戴文宁定理,发射机可以等效为一个理想电压源 $V_s$ 和一个内阻 $R_s$ 串联 (图 5.2.1)。$T_0$ 单元正是被激励的第 0 个 T 形节。这样整个网络的频率特性便由输入阻抗决定。

对于第 $m$ 个 T 形单元,其输出电压、电流与输入电压、电流的关系用 B 参数描写如下:

$$\begin{bmatrix} V_{m+1} \\ Z_c I_{m+1} \end{bmatrix} = \begin{bmatrix} \mathrm{ch}\gamma & -\mathrm{sh}\gamma \\ -\mathrm{sh}\gamma & \mathrm{ch}\gamma \end{bmatrix} \begin{bmatrix} V_m \\ Z_c I_m \end{bmatrix} \tag{5.2.1}$$

式中,$Z_c$ 是特征阻抗;$\gamma$ 是传输常数。根据 5.1 节式(5.1.18)~式(5.1.20)可知它们满足

$$Z_c = \sqrt{Z_1^2/4 + Z_1 Z_2}, \quad \mathrm{ch}\gamma = 1 + \frac{Z_1}{2Z_2}, \quad \mathrm{sh}\gamma = \frac{Z_c}{Z_2}$$

第 $N/2$ 节的输入电压、电流可以用第 1 个 T 形节的电压、电流表示出来

$$\begin{bmatrix} V_{N/2} \\ Z_c I_{N/2} \end{bmatrix} = \begin{bmatrix} \mathrm{ch}\gamma & -\mathrm{sh}\gamma \\ -\mathrm{sh}\gamma & \mathrm{ch}\gamma \end{bmatrix}^{N/2-1} \begin{bmatrix} V_1 \\ Z_c I_1 \end{bmatrix} = \begin{bmatrix} \mathrm{ch}\left(\frac{N}{2}-1\right)\gamma & -\mathrm{sh}\left(\frac{N}{2}-1\right)\gamma \\ -\mathrm{sh}\left(\frac{N}{2}-1\right)\gamma & \mathrm{ch}\left(\frac{N}{2}-1\right)\gamma \end{bmatrix} \begin{bmatrix} V_1 \\ Z_c I_1 \end{bmatrix}$$

$$\tag{5.2.2}$$

由电路的对称性,第 $N/2$ 节应劈为两半,其等效电路如图 5.2.2 所示。$T_{N/2}$ 节同时接收两边来的电压和电流,$Z_2$ 等效为两个 $2Z_2$ 并联,其腿电流可看成两半之和。于是,这第 $N/2$ 节的输入电压可写为

$$V_{\frac{N}{2}} = \left(\frac{Z_1}{2} + 2Z_2\right) I_{\frac{N}{2}} \tag{5.2.3}$$

在此,目的是求 $T_0$ 节的输入阻抗 $Z_{in}(\omega)$,这里先求 $T_1$ 节的输入阻抗。式(5.2.3) 已经给出了 $V_{\frac{N}{2}}$ 和 $I_{\frac{N}{2}}$ 的关系,可当成已知量。对式(5.2.2)求逆,可得到

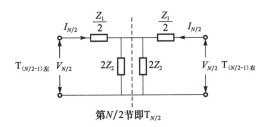

$$第N/2节即T_{N/2}$$

图 5.2.2　第 $N/2$ 个 T 形节是两支行波共同的终端

$$\begin{bmatrix} V_1 \\ Z_c I_1 \end{bmatrix} = \begin{bmatrix} \mathrm{ch}\left(\dfrac{N}{2}-1\right)\gamma & \mathrm{sh}\left(\dfrac{N}{2}-1\right)\gamma \\ \mathrm{sh}\left(\dfrac{N}{2}-1\right)\gamma & \mathrm{ch}\left(\dfrac{N}{2}-1\right)\gamma \end{bmatrix} \begin{bmatrix} V_{\frac{N}{2}} \\ Z_c I_{\frac{N}{2}} \end{bmatrix} \tag{5.2.4}$$

于是，第 1 节的输入阻抗为

$$Z_{\mathrm{in1}} = \frac{V_1}{I_1} = Z_c \frac{\dfrac{V_{\frac{N}{2}}}{I_{\frac{N}{2}}}\mathrm{ch}\left(\dfrac{N}{2}-1\right)\gamma + Z_c\mathrm{sh}\left(\dfrac{N}{2}-1\right)\gamma}{\dfrac{V_{\frac{N}{2}}}{I_{\frac{N}{2}}}\mathrm{sh}\left(\dfrac{N}{2}-1\right)\gamma + Z_c\mathrm{ch}\left(\dfrac{N}{2}-1\right)\gamma}$$

$$= Z_c\left[\frac{\left(\dfrac{Z_1}{2}+2Z_2\right)\mathrm{ch}\left(\dfrac{N}{2}-1\right)\gamma + Z_c\mathrm{sh}\left(\dfrac{N}{2}-1\right)\gamma}{Z_c\mathrm{ch}\left(\dfrac{N}{2}-1\right)\gamma + \left(\dfrac{Z_1}{2}+2Z_2\right)\mathrm{sh}\left(\dfrac{N}{2}-1\right)\gamma}\right] \tag{5.2.5}$$

那么，从第 0 节看进去的输入阻抗为

$$Z_{\mathrm{in}}(\gamma) = Z_2 + \frac{\left(\dfrac{Z_1}{2}+Z_{\mathrm{in1}}\right)}{2} = \frac{Z_1}{4} + Z_2 + \frac{Z_{\mathrm{in1}}}{2}$$

把式 (5.2.5) 代入上式，且利用式 (5.1.18) 的第一式，上式可化为

$$Z_{\mathrm{in}}(\gamma) = \left(\frac{Z_1}{4}+Z_2\right)\left[\frac{Z_c\mathrm{ch}\left(\dfrac{N}{2}-1\right)\gamma + \left(\dfrac{Z_1}{2}+Z_2\right)\mathrm{sh}\left(\dfrac{N}{2}-1\right)\gamma}{\dfrac{Z_c}{2}\mathrm{ch}\left(\dfrac{N}{2}-1\right)\gamma + \left(\dfrac{Z_1}{4}+Z_2\right)\mathrm{sh}\left(\dfrac{N}{2}-1\right)\gamma}\right] \tag{5.2.6}$$

利用双曲函数恒等式和式 (5.1.20)，式 (5.2.6) 可化为

$$Z_{\mathrm{in}}(\gamma) = \frac{Z_c\mathrm{sh}(N\gamma/2)}{\mathrm{ch}(N\gamma/2)-\mathrm{ch}\left(\dfrac{N}{2}-1\right)\gamma} = \frac{Z_c\mathrm{sh}(N\gamma/2)}{2\mathrm{sh}(\gamma/2)\mathrm{sh}\left(\dfrac{N-1}{2}\right)\gamma}$$

$$\tag{5.2.7}$$

考虑无损耗情况，$\alpha=0$，$\gamma=\mathrm{j}\beta(\omega)$，希望能用电路元件值来表示 $Z_{\mathrm{in}}$，直接计算阻抗很麻烦，计算导纳为

$$Y_{\text{in}}(\gamma) = Z_{\text{in}}^{-1}(\gamma) = \frac{2\text{sh}\frac{\gamma}{2}\text{sh}\frac{N-1}{2}\gamma}{Z_c\text{sh}\frac{N\gamma}{2}} \tag{5.2.8}$$

对于最简单的四腿鸟笼谐振器,将 $N=4$ 代入式(5.2.8),并利用双曲恒等式,得

$$Y_{\text{in}}(\gamma) = \frac{2\text{sh}\frac{\gamma}{2}\text{sh}\frac{3}{2}\gamma}{Z_c\text{sh}(2\gamma)} = \frac{\text{ch}(2\gamma)-\text{ch}\gamma}{2Z_c\text{sh}\gamma\text{ch}\gamma} = \frac{(2\text{ch}^2\gamma-1)-\text{ch}\gamma}{2Z_c\text{sh}\gamma\text{ch}\gamma}$$

把式(5.1.18)代入上式,上式可化为

$$Y_{\text{in}}(j\omega) = \frac{2(Z_1+3Z_2)}{(Z_1+2Z_2)(Z_1+4Z_2)} \tag{5.2.9}$$

使分母等于零的点称为极点,式(5.2.9)有两个极点,$Z_1+2Z_2=0$;$Z_1+4Z_2=0$。

对于低通鸟笼,令 $Z_1=j\omega L$,$Z_2=\dfrac{1}{j\omega C}$,代入极点方程,则得到两个谐振频率

$$\omega_1 = \sqrt{\frac{2}{LC}}, \quad \omega_2 = \frac{2}{\sqrt{LC}}$$

输入导纳的极点正是输入阻抗的零点,对应谐振峰的位置。对于八腿鸟笼线圈,输入导纳为

$$Y_{\text{in}}(j\omega) = \frac{2(Z_1+0.7530Z_2)(Z_1+2.445Z_2)(Z_1+3.802Z_2)}{[Z_1+(2-\sqrt{2})Z_2](Z_1+2Z_2)[Z_1+(2+\sqrt{2})Z_2](Z_1+4Z_2)}$$
$$\tag{5.2.10}$$

从式(5.2.10)可以看出 $N=8$ 时,$Y_{\text{in}}(j\omega)$ 有 4 个极点,对应 4 个谐振频率点。意味着八腿鸟笼线圈的 8 个驻波模由于两两简并变成了 4 个二重简并模。从式(5.2.9)和式(5.2.10)分母的 $N/2$ 个因子中可看出 $Z_2$ 的系数满足如下规律:

$$k_n = 4\sin^2(n\pi/N), \quad n=1,2,3,\cdots,N/2 \tag{5.2.11}$$

因此,极点方程为

$$Z_1+k_nZ_2=0 \tag{5.2.12}$$

驻波谐振模的频率可按顺序排列,当 $N=16$ 时,将有 8 个二重简并的驻波模;当 $N=32$ 时,将有 16 个二重简并的驻波模,依次类推。

### 5.2.2 鸟笼腿电流

鸟笼式线圈的腿电流是否满足 $\sin\theta$ 分布规律是最关心的问题。因为这是决定能否在线圈内产生均匀横向磁场的关键问题。根据图 5.2.1 所示的等效电路,理想电压源的电压为 $V_s$,内阻为 $R_s$ 时,从第 0 节看进去的等效输入电流 $I_s$ 为

$$I_s = \frac{V_s}{R_s+Z_{\text{in}}} \tag{5.2.13}$$

若腿编号为 $l_m = 1, 2, 3, \cdots, N$,那么流进第 1 节的电流为

$$I_1 = \frac{I_s}{2} = \frac{V_1}{Z_{in1}} \tag{5.2.14}$$

而

$$Z_{in} = Z_2 + \left(\frac{Z_1}{2} + Z_{in1}\right) \bigg/\!\!\bigg/ \left(\frac{Z_1}{2} + Z_{in1}\right) = Z_2 + \frac{Z_1}{4} + \frac{Z_{in1}}{2} \tag{5.2.15}$$

$$\therefore \quad Z_{in1} = 2(Z_{in} - Z_2 - Z_1/4) \tag{5.2.16}$$

代入式(5.2.14)得

$$I_1 = \frac{V_1}{Z_{in1}} = \frac{V_1}{2(Z_{in} - Z_2 - Z_1/4)} \tag{5.2.17}$$

$$\therefore \quad V_1 = 2I_1(Z_{in} - Z_2 - Z_1/4) \xlongequal{\text{根据式}(5.2.14)} I_s\left(Z_{in} - Z_2 - \frac{Z_1}{4}\right)$$

$$\xlongequal{\text{根据式}(5.2.13)} \frac{Z_{in} - Z_2 - Z_1/4}{R_s + Z_{in}} V_s \tag{5.2.18}$$

图 5.2.3 所示的第 $m$ 条腿中电流遵守节点电流定律,即

$$I_{\ell m} = I_m - I_{m+1} \tag{5.2.19}$$

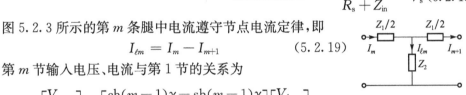

图 5.2.3　第 $m$ 节输入、
输出电流和腿电流

第 $m$ 节输入电压、电流与第 1 节的关系为

$$\begin{bmatrix} V_m \\ Z_c I_m \end{bmatrix} = \begin{bmatrix} \mathrm{ch}(m-1)\gamma & -\mathrm{sh}(m-1)\gamma \\ -\mathrm{sh}(m-1)\gamma & \mathrm{ch}(m-1)\gamma \end{bmatrix} \begin{bmatrix} V_1 \\ Z_c I_1 \end{bmatrix}$$

于是有

$$I_m = -\mathrm{sh}(m-1)\gamma \frac{V_1}{Z_c} + I_1 \mathrm{ch}(m-1)\gamma$$

而同理有

$$\begin{bmatrix} V_{m+1} \\ Z_c I_{m+1} \end{bmatrix} = \begin{bmatrix} \mathrm{ch}m\gamma & -\mathrm{sh}m\gamma \\ -\mathrm{sh}m\gamma & \mathrm{ch}m\gamma \end{bmatrix} \begin{bmatrix} V_1 \\ Z_c I_1 \end{bmatrix}$$

于是

$$I_{m+1} = -\frac{V_1}{Z_c} \mathrm{sh}m\gamma + I_1 \mathrm{ch}m\gamma$$

把 $I_m$ 和 $I_{m+1}$ 代入式(5.2.19),得第 $m$ 条腿中电流为

$$I_{\ell m} = I_m - I_{m+1} = = \frac{V_1}{Z_c}[\mathrm{sh}m\gamma - \mathrm{sh}(m-1)\gamma] + I_1[\mathrm{ch}(m-1)\gamma - \mathrm{ch}m\gamma] \tag{5.2.20}$$

$$\mathrm{sh}m\gamma = \mathrm{sh}[(m-1)\gamma + \gamma]$$

$$= \mathrm{sh}(m-1)\gamma\mathrm{ch}\gamma + \mathrm{ch}(m-1)\gamma\mathrm{sh}\gamma \qquad \leftarrow \text{把式}(5.1.20)\text{代入}$$

$$= \left(1 + \frac{Z_1}{2Z_2}\right)\mathrm{sh}(m-1) + \frac{Z_c}{Z_2}\mathrm{ch}(m-1)\gamma \tag{5.2.21}$$

$$\begin{aligned}
\mathrm{ch}m\gamma &= \mathrm{ch}[(m-1)\gamma+\gamma] \\
&= \mathrm{ch}(m-1)\gamma\,\mathrm{ch}\gamma+\mathrm{sh}(m-1)\gamma\,\mathrm{sh}\gamma \qquad \leftarrow \text{把式}(5.1.20)\text{代入} \\
&= \left(1+\frac{Z_1}{2Z_2}\right)\mathrm{ch}(m-1)\gamma+\frac{Z_c}{Z_2}\mathrm{sh}(m-1)\gamma
\end{aligned} \tag{5.2.22}$$

把式(5.2.21)、式(5.2.22)代入式(5.2.20)化简得

$$I_{\ell m}=\left[\mathrm{ch}(m-1)\gamma+\frac{Z_1}{2Z_c}\mathrm{sh}(m-1)\gamma\right]\frac{V_1}{Z_2}-\left[\frac{Z_1}{2Z_2}\mathrm{ch}(m-1)\gamma+\frac{Z_c}{Z_2}\mathrm{sh}(m-1)\gamma\right]I_1$$

将 $I_1=\dfrac{I_s}{2}$ 和式(5.2.18)代入上式,得

$$\begin{aligned}
I_{\ell m}=&\left[\mathrm{ch}(m-1)\gamma+\frac{Z_1}{2Z_c}\mathrm{sh}(m-1)\gamma\right]\left[\frac{Z_{\mathrm{in}}}{Z_2}-\frac{Z_1}{4Z_2}-1\right]I_s \\
&-\left[\frac{Z_1}{4Z_2}\mathrm{ch}(m-1)\gamma+\frac{Z_c}{2Z_2}\mathrm{sh}(m-1)\gamma\right]I_s \\
=&-I_s\mathrm{ch}m\gamma+\frac{Z_{\mathrm{in}}}{Z_c}I_s[\mathrm{sh}m\gamma-\mathrm{sh}(m-1)\gamma]
\end{aligned} \tag{5.2.23}$$

把腿电流归一化得

$$\frac{I_{\ell m}}{I_s}=-\mathrm{ch}m\gamma+\frac{Z_{\mathrm{in}}}{Z_c}[\mathrm{sh}m\gamma-\mathrm{sh}(m-1)\gamma],\quad m=1,2,3,\cdots,N \tag{5.2.24}$$

在谐振点 $Z_{\mathrm{in}}=0$,于是有

$$\frac{I_{\ell m}}{I_s}=-\mathrm{ch}m\gamma \tag{5.2.24a}$$

把式(5.2.7)表示的 $Z_{\mathrm{in}}(\gamma)$ 代入式(5.2.24),并化简,得

$$\frac{I_{\ell m}}{I_s}=\mathrm{ch}\left(\frac{N}{2}-m\right)\gamma\cdot\frac{\mathrm{sh}\dfrac{\gamma}{2}}{\mathrm{sh}\dfrac{N-1}{2}\gamma},\quad m=1,2,3,\cdots,N \tag{5.2.25}$$

由无耗滤波器理论可知,在通频带内 $\alpha=0$,有 $\gamma=\mathrm{j}\beta$。根据式(5.2.7)可知在谐振点上 $\mathrm{sh}\dfrac{N\gamma}{2}=0$。因此,对于通频带内的谐振点,满足关系

$$\begin{cases}\gamma=\mathrm{j}\beta \\ \mathrm{sh}(N\gamma/2)=0\end{cases} \tag{5.2.26}$$

式(5.2.26)等价于

$$\sin(N\beta/2)=0 \tag{5.2.26a}$$

或

$$\frac{N\beta}{2} = n\pi, \quad n = 1,2,3,\cdots \tag{5.2.26b}$$

于是对应谐振点的相移常数 $\beta$ 只能取分立值为

$$\beta_n = \frac{2n\pi}{N}, \quad n = 整数 \tag{5.2.27}$$

把 $\gamma = \mathrm{j}\beta$ 代入式(5.2.24a),再把式(5.2.27)代入,得

$$\frac{I_{\ell m}}{I_s} = -\mathrm{ch}(m\mathrm{j}\beta_n) = -\cos\frac{2mn\pi}{N} \tag{5.2.28}$$

这就证明了鸟笼腿电流的确按余弦规律分布。

在此列出双曲函数恒等式如下:

$$\mathrm{sh}(\alpha \pm \beta) = \mathrm{sh}\alpha\,\mathrm{ch}\beta \pm \mathrm{ch}\alpha\,\mathrm{sh}\beta, \qquad \mathrm{ch}(\alpha \pm \beta) = \mathrm{ch}\alpha\,\mathrm{ch}\beta \pm \mathrm{sh}\alpha\,\mathrm{sh}\beta$$

$$\mathrm{sh}2\alpha = 2\mathrm{sh}\alpha\,\mathrm{ch}\alpha, \qquad \mathrm{ch}2\alpha = \mathrm{ch}^2\alpha + \mathrm{sh}^2\alpha = 2\mathrm{ch}^2\alpha - 1$$

$$2\mathrm{sh}^2\frac{\alpha}{2} = \mathrm{ch}\alpha - 1, \qquad 2\mathrm{ch}^2\frac{\alpha}{2} = \mathrm{ch}\alpha + 1$$

$$\mathrm{ch}\alpha - \mathrm{ch}\beta = 2\mathrm{sh}\frac{\alpha+\beta}{2}\mathrm{sh}\frac{\alpha-\beta}{2}, \qquad \mathrm{ch}\alpha + \mathrm{ch}\beta = 2\mathrm{ch}\frac{\alpha+\beta}{2}\mathrm{ch}\frac{\alpha-\beta}{2}$$

$$\mathrm{ch}^2\gamma - \mathrm{sh}^2\gamma = 1$$

## 5.3 用滤波器理论分析鸟笼谐振器

鸟笼谐振器有低通型、高通型和带通型三种,其谐振模式有较大差别,下面将分别讨论。

### 5.3.1 低通鸟笼

低通鸟笼的 T 形节分为二元件模型和三元件模型两种,如图 5.3.1 所示。

在图 5.3.1(a)中

$$Z_1 = \mathrm{j}\omega L_1, \quad Z_2 = \frac{1}{\mathrm{j}\omega C_2} \tag{5.3.1}$$

在图 5.3.1(b)中

$$Z_1 = \mathrm{j}\omega L_1, \quad Z_2 = \mathrm{j}\left(\omega L_2 - \frac{1}{\omega C_2}\right) \tag{5.3.2}$$

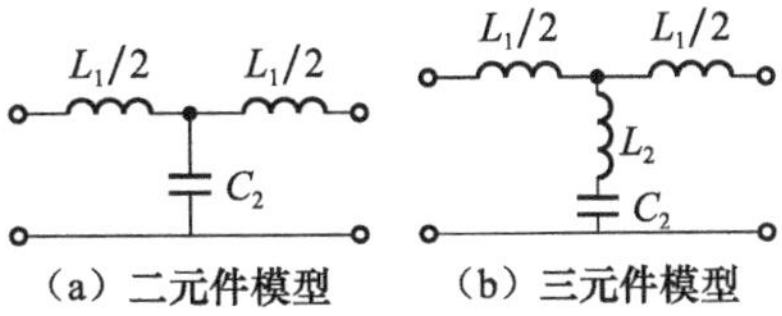

图 5.3.1　低通鸟笼两种模型

根据对式(5.2.10)的讨论,输入导纳的极点对应谐振峰位置,按图 5.3.1(a)来说,将方程(5.3.1)代入极点方程(5.2.12)得

$$\mathrm{j}\omega L_1 + \frac{k_n}{\mathrm{j}\omega C_2} = 0$$

再将式(5.2.11)代入上式,得到谐振频率

$$\omega_n = \sqrt{\frac{k_n}{L_1 C_2}} = \frac{2}{\sqrt{L_1 C_2}} \sin\frac{n\pi}{N}, \quad n = 1, 2, \cdots, \frac{N}{2} \tag{5.3.3}$$

下面求色散关系,由式(5.1.18)的 $\text{ch}\gamma = 1 + \frac{Z_1}{2Z_2}$,将 $\gamma = j\beta$ 代入,得 $\text{ch}j\beta = \cos\beta = 1 - \frac{1}{2}\omega^2 L_1 C_2$,于是得到

$$\omega = \frac{2}{\sqrt{L_1 C_2}} \sin\frac{\beta}{2} \tag{5.3.4}$$

式(5.3.4)为行波沿鸟笼端环传播时的色散关系。驻波谐振模要求谐振频率 $\omega$ 分立,因此,相应相移常数 $\beta$ 也取分立值,如式(5.2.27)表示,即 $\beta_n = 2n\pi/N$,于是

$$\omega_n = \frac{2}{\sqrt{L_1 C_2}} \sin\frac{\beta_n}{2} = 2\omega_{12}\sin\frac{n\pi}{N} \tag{5.3.5}$$

式中

$$\omega_{12} = \frac{1}{\sqrt{L_1 C_2}} \tag{5.3.6}$$

根据无耗滤波器理论,通带内相移 $\beta$ 取值范围满足 $0 < \beta < \pi$(图 5.1.10)或 $-\pi < \beta < 0$(图 5.1.12)时,驻波模分布在通频带内。

当 $n=1$ 时,$\omega_1 = 2\omega_{12}\sin(\pi/N)$;

当 $n=2$ 时,$\omega_2 = 2\omega_{12}\sin(2\pi/N)$;

$$\vdots$$

当 $n=N/2$ 时,$\omega_{N/2} = 2\omega_{12}\sin(\pi/2) = 2\omega_{12}$。

只有第 1 个模(偶极模)的相移 $\beta_1 = 2\pi/N$ 满足要求,相应于沿圆环周长电流波有一个波长。其他高次模依次为四极模、八极模等。四极模沿圆环周长电流波有两个波长,最高谐振频率 $\omega_{N/2}$ 沿圆环周长电流波有 $N/2$ 个波长。实际上 $\omega_{N/2}$ 正是截止频率,见式(5.1.37)。偶极模、四极模和八极模的 $B_1$ 场分布如图 5.3.2 所示。只有偶极模在圆柱内产生均匀射频 $B_1$ 磁场,其他高次模产生的 $B_1$ 场在圆柱中心为零,均不符合要求。

通带为 $0 \leqslant \omega \leqslant 2\omega_{12}$,带内 $\alpha(\omega)=0, 0 < \beta < \pi$。阻带为 $\omega \geqslant 2\omega_{12}$

$$\begin{cases} \alpha(\omega) = \ln\left[\dfrac{\dfrac{\omega}{2\omega_{12}} + \sqrt{\dfrac{\omega^2}{4\omega_{12}^2} - 1}}{\dfrac{\omega}{2\omega_{12}} - \sqrt{\dfrac{\omega^2}{4\omega_{12}^2} - 1}}\right] \\ \beta = \pi \end{cases} \tag{5.3.7}$$

图 5.3.3 显示了 8 腿双元件模型低通鸟笼线圈的通带和共振峰[3],$C_2 = 100\text{pF}$,

$L_1 = 36.85\text{nH}, R_1 = R_2 = 0.001\Omega$。第一个模共振在 63.86MHz,图 5.3.3(a)中实线是
$\alpha(\omega)$,虚线是 $\beta(\omega)$;图 5.3.3(b)显示的是导纳频率特性的对数曲线 $\log|y_{\text{in}}(\omega)|$,显示
在通带内有 4 个共振峰,截止频率 $f_c = 166.7\text{MHz}$。对于三元件模型(图 5.3.1(b)),
将式(5.3.2)代入极点方程(5.2.12),得到分立的驻波模频率

$$\omega_n = \sqrt{\frac{k_n}{(L_1 + k_n L_2)C_2}} \tag{5.3.8a}$$

将式(5.2.11)、式(5.2.27)代入式(5.3.8a)得

$$\omega(\beta_n) = \frac{\omega_{22}(2\omega_{12}\sin\beta_n/2)}{\sqrt{\omega_{22}^2 + (2\omega_{12}\sin\beta_n/2)^2}} \tag{5.3.8b}$$

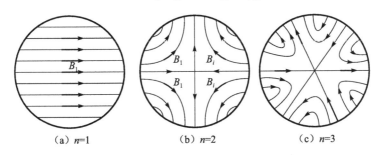

$$(a)\ n=1 \qquad\qquad (b)\ n=2 \qquad\qquad (c)\ n=3$$

图 5.3.2　在鸟笼线圈圆柱内偶极($n=1$)、四极($n=2$)和八极($n=3$)模产生的 $B_1$ 场分布

注意这 $B_1$ 场通量在圆周上在 $n$ 个地方进、出圆柱,随模次 $n$ 升高,中心 $B_1 = 0$ 区域越来越大,
最高次模只在近导体处产生磁场

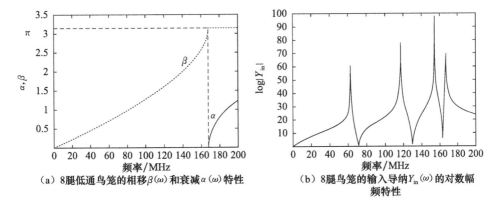

(a) 8 腿低通鸟笼的相移 $\beta(\omega)$ 和衰减 $\alpha(\omega)$ 特性　　　(b) 8 腿鸟笼的输入导纳 $Y_{\text{in}}(\omega)$ 的对数幅
　　　　　　　　　　　　　　　　　　　　　　　　　　　　频特性

图 5.3.3　8 腿低通鸟笼的频带特性和谐振模式

第一个模共振在 63.86MHz

式中

$$\omega_{ij} = 1/\sqrt{L_i C_j} \tag{5.3.9}$$

式(5.3.8b)可看成对式(5.3.5)的修正。

二元件模型对概念分析容易入手,得到的物理图像是清晰的,但对于工程设计,可能比较粗糙。用三元件模型会更接近实际,即理论值与实测值的偏差会更小些,二元件模型算出的驻波模频率可能偏高。

### 5.3.2　高通鸟笼

高通鸟笼 T 形节也分为二元件模型和三元件模型。

在二元件模型中

$$Z_1 = \frac{1}{\mathrm{j}\omega C_1}, \quad Z_2 = \mathrm{j}\omega L_2 \tag{5.3.10}$$

在三元件模型中

$$Z_1 = \mathrm{j}\left(\omega L_1 - \frac{1}{\omega C_1}\right), \quad Z_2 = \mathrm{j}\omega L_2 \tag{5.3.11}$$

按二元件模型来说,把式(5.3.10)代入极点方程(5.2.12)中得到 $1-k_n\omega^2 L_2 C_1 = 0$,将式(5.2.11)代入,得到谐振模频率

$$\omega_n = \sqrt{\frac{1}{k_n L_2 C_1}} = \frac{\omega_{21}}{2\sin\dfrac{n\pi}{N}}, \quad n = 1, 2, \cdots, N/2 \tag{5.3.12}$$

式中

$$\omega_{21} = \frac{1}{\sqrt{L_2 C_1}} \tag{5.3.13}$$

类似的,可求色散关系,由 $\cos\beta = 1 - \dfrac{Z_1}{2Z_2} = 1 - \dfrac{1}{2}\left(\dfrac{\omega_{21}}{\omega}\right)^2$,于是得

$$\omega(\beta_n) = \frac{\omega_{21}/2}{\sin(\beta_n/2)} \tag{5.3.14}$$

这 $N/2$ 个分立的谐振频率 $\omega_n(\beta_n) = \dfrac{\omega_{21}/2}{\sin(n\pi/N)}$ 中,最低者是 $\omega_{N/2} = \dfrac{\omega_{21}}{2}$,最高者是 $\omega_1 = \dfrac{\omega_{21}/2}{\sin(\pi/N)}$。$\omega_1$ 对应的相移常数 $\beta_1 = 2\pi/N$,正是需要的工作模式,即能产生均匀磁场的偶极模,这与低通鸟笼的情况正好相反,那里最低频率的模是工作模[3]。

高通通带($\omega > \omega_{21}/2$)内,$\alpha(\omega) = 0$;而截止带($0 \leqslant \omega \leqslant \omega_{21}/2$)内

$$\alpha(\omega) = \ln \frac{\dfrac{\omega_{21}}{2\omega} + \sqrt{\dfrac{\omega_{21}^2}{4\omega^2} - 1}}{\dfrac{\omega_{21}}{2\omega} - \sqrt{\dfrac{\omega_{21}^2}{4\omega^2} - 1}} \tag{5.3.15}$$

图 5.3.4 显示了高通 8 腿鸟笼的相移、衰减频率特性和导纳的对数频率特性。

在滤波器行波理论中,通频带内频率和相移 $\beta$ 都可以连续取值,由于约束形成驻波,于是频率和相移变成分立的,它们仍处在原来通频带内,如图 5.3.4(b)所示。阻带内的衰减(图 5.3.4(a))不是因欧姆损耗,而是消逝波。

对于三元件模型,将式(5.3.11)代入极点方程(5.2.12),得到分立的驻波模频率

$$\omega_n = \frac{1}{\sqrt{(L_1 + k_n L_2)C_1}} \tag{5.3.16a}$$

或

$$\omega(\beta_n) = \frac{\omega_{11}\left(\dfrac{\omega_{21}}{2\sin(\beta_n/2)}\right)}{\sqrt{\omega_{11}^2 + \left(\dfrac{\omega_{21}}{2\sin(\beta_n/2)}\right)^2}} \tag{5.3.16b}$$

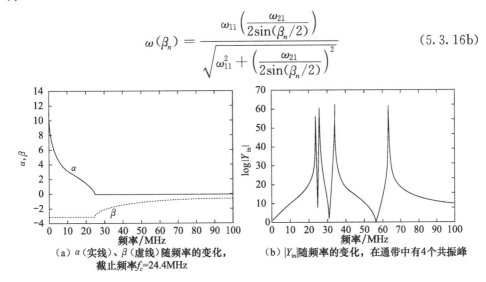

（a）$\alpha$（实线）、$\beta$（虚线）随频率的变化,　　　（b）$|Y_{\mathrm{in}}|$ 随频率的变化,在通带中有4个共振峰
截止频率 $f_c$=24.4MHz

图 5.3.4　8 腿双元件模型高通鸟笼的通带和谐振峰
$C_1$=106.04pF,$L_2$=100.0nH,
$R_1$=$R_2$=0.001$\Omega$,模 1 共振在 63.86MHz

式中

$$\omega_{ij} = \frac{1}{\sqrt{L_i C_j}} \tag{5.3.17}$$

式(5.3.16)可看成式(5.3.12)和式(5.3.14)的修正。用二元件模型算出的驻波频率可能偏高。

对于高通鸟笼还有一个 $n$=0 的模式,也叫端环模式,在图 5.3.4 中没有显示,当各段中电容与其电感共振时发生。当端环电流绕此环在幅度上是恒定的时,鸟笼的腿中没有电流,$n$=0 模式实际上有两个可能的电流分布,如果两个端环电流同方向(同向旋转),环之间轴向 $B_1$ 场建设性相加,类似于亥姆霍兹线圈。如果腿长等于半径,就是严格的亥姆霍兹线圈;如果两个端环电流相反(逆向旋转),其场在中心相抵消,类似于麦克斯韦线圈。两个 $n$=0 模频率并不精确相等,同向旋转

模频率稍低,因为比逆向旋转模储存更多磁能在环间,即电感稍大。

### 5.3.3　混合鸟笼或带通鸟笼

混合鸟笼如图5.3.5(a)所示,其 T 形节元件模型如图5.3.5(b)所示,由带通滤波器元件组成。$L_1$ 和 $C_1$ 串联组合在其自激频率以下时像一个电容,在其自激频率以上时像一个电感。$L_2$ 和 $C_2$ 串联组合情况亦然。鸟笼所需要的驻波共振发生在 $LC$ 组合之一像一个电容,而另一 $LC$ 组合像一个电感时的频率上。带通鸟笼的共振谱次序像低通还是高通,取决于 $L_1C_1$ 和 $L_2C_2$ 的自激频率。在此模型中

$$Z_1 = \mathrm{j}\Big(\omega L_1 - \frac{1}{\omega C_1}\Big), \quad Z_2 = \mathrm{j}\Big(\omega L_2 - \frac{1}{\omega C_2}\Big) \tag{5.3.18}$$

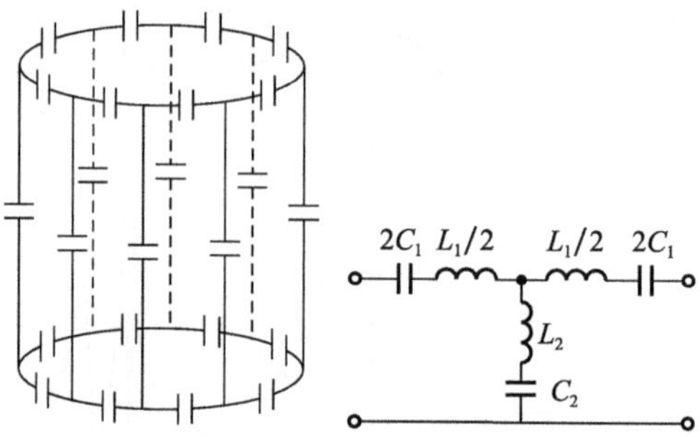

图 5.3.5　(a)混合鸟笼结构与(b)混合或带通鸟笼的 T 形节

将式(5.3.18)代入极点方程(5.2.12)中,得

$$\Big(\omega L_1 - \frac{1}{\omega C_1}\Big) + k_n\Big(\omega L_2 - \frac{1}{\omega C_2}\Big) = 0$$

将式(5.2.11)代入上式,得

$$\Big(\omega L_1 - \frac{1}{\omega C_1}\Big) + 4\sin^2\Big(\frac{n\pi}{N}\Big)\Big(\omega L_2 - \frac{1}{\omega C_2}\Big) = 0 \tag{5.3.19}$$

令

$$\omega_{11} = \frac{1}{\sqrt{L_1 C_1}}, \quad \omega_{21} = \frac{1}{\sqrt{L_2 C_1}}, \quad \omega_{22} = \frac{1}{\sqrt{L_2 C_2}} \tag{5.3.20}$$

由式(5.3.19)解出谐振模频率为

$$\omega_n = \sqrt{\frac{\omega_{21}^2 + 4\omega_{22}^2 \sin^2\Big(\dfrac{n\pi}{N}\Big)}{\Big(\dfrac{\omega_{21}}{\omega_{11}}\Big)^2 + 4\sin^2\Big(\dfrac{n\pi}{N}\Big)}} \tag{5.3.21a}$$

式(5.3.21a)比较复杂,讨论以下几种情况。

(1) 当 $\omega_{22} = \omega_{11}$ 时,式(5.3.21a)简化为

$$\omega_n = \omega_{22} = \omega_{11} \qquad (5.3.21b)$$

整个鸟笼只有一个模式,一个谐振频率,或者说 $N$ 重简并。此频率与 $n$ 无关,即 T 形节之间不产生相移。在这种情况下可把鸟笼看成围在一个柱面上的表面线圈阵列,可以说这种模式是天然的"并行发射阵列线圈",因为不需要考虑退耦,各线圈可以独立激发(6.4 节讨论)。

(2) $\omega_{22} \neq \omega_{11}$ 时,混合鸟笼表现为带通鸟笼,若 $\omega_{11} < \omega_{22}$,式(5.3.21a)可化为

$$\omega_n = \omega_{11}\sqrt{\frac{1 + 4\left(\dfrac{\omega_{22}}{\omega_{21}}\right)^2 \sin^2 \dfrac{n\pi}{N}}{1 + 4\left(\dfrac{\omega_{11}}{\omega_{21}}\right)^2 \sin^2 \dfrac{n\pi}{N}}}, \quad n = 1, 2, \cdots, \frac{N}{2} \qquad (5.3.21c)$$

由式(5.1.18)的第 2 式 $\mathrm{ch}\gamma = 1 + \dfrac{Z_1}{2Z_2}$ 求色散关系,将 $\gamma = \mathrm{j}\beta$ 代入,得

$$\cos\beta = 1 + \frac{\omega L_1 - \dfrac{1}{\omega C_1}}{2\left(\omega L_2 - \dfrac{1}{\omega C_2}\right)}$$

该式可化为

$$1 - 2\sin^2 \frac{\beta}{2} = 1 + \frac{(\omega^2 - \omega_{11}^2)\omega_{21}^2}{2\omega_{11}^2(\omega^2 - \omega_{22}^2)}$$

于是得到色散方程为

$$\omega = \sqrt{\frac{\omega_{21}^2 + 4\omega_{22}^2 \sin^2(\beta/2)}{(\omega_{21}/\omega_{11})^2 + 4\sin^2(\beta/2)}} \qquad (5.3.22)$$

与式(5.3.21a)比较,可知

$$\beta_n = \frac{2n\pi}{N}, \quad n = 1, 2, \cdots, N/2 \qquad (5.3.23)$$

① 若 $\omega_{11} < \omega_{22}$,带通鸟笼类似于低通鸟笼,其基模即最低模($n=1$)的频率是 $\omega_1$,其相移 $\beta_1 = 2\pi/N$ 正是所需的模,依次是 $\omega_2, \omega_3$,且满足 $\omega_1 < \omega_2 < \omega_3 < \cdots$ 的规律。$\omega_{22}$ 对应低通滤波器的上截止频率,通带约在 $\omega_{11}$ 和 $\omega_{22}$ 之间

$$\omega_1 = \omega_{11}\sqrt{\frac{\omega_{21}^2 + 4\omega_{22}^2 \sin^2(\beta_1/2)}{\omega_{21}^2 + 4\omega_{11}^2 \sin^2(\beta_1/2)}} \qquad (5.3.24)$$

$$\omega_{\frac{N}{2}} = \omega_{11}\sqrt{\frac{\omega_{21}^2 + 4\omega_{22}^2}{\omega_{21}^2 + 4\omega_{11}^2}} = \omega_{22}\sqrt{\frac{4 + (\omega_{21}/\omega_{22})^2}{4 + (\omega_{21}/\omega_{11})^2}} \qquad (5.3.25)$$

② 若 $\omega_{11} > \omega_{22}$,式(5.3.21c)右端根号是小于 1 的因子,则其基模即第一个模频率 $\omega_1 < \omega_{11}$,模频顺序为 $\omega_1 > \omega_2 > \omega_3 > \cdots > \omega_{N/2}$,这类似于高通鸟笼。$\beta_1 = 2\pi/N$,显然第 1 个模是需要的偶极模,通带也约在 $\omega_{22}$ 和 $\omega_{11}$ 之间,$\omega_{22}$ 对应高通滤波器的下截止频率。

应该指出,对于带通鸟笼,如果通带很窄($\Delta\omega=\omega_{22}-\omega_{11}$很小),各模式频差很小,基模很容易受到高次模污染,这是需要注意的。

### 5.3.4 电阻性损耗和 $Q$ 值

在无耗滤波器理论中,通频带内由于无耗,所以 $\alpha=0$。实际上,电感元件和电容器引线都有导线电阻,因而会产生电阻性损耗。这使输入导纳 $Y_{in}$ 在极点处不是无穷大,而是有限高度,谷点也不是零,谐振峰有一定宽度。电阻效应反映在 $Z_1$、$Z_2$ 中,$Z_1=R_1+jX_1$,$Z_2=R_2+jX_2$。各谐振峰由 $(Z_1+k_nZ_2)^{-1}$ 因子描写,不同峰对应不同 $k_n$ 值,无论高通还是低通,导纳一般形式为

$$\begin{aligned}
|Y_{in}(j\omega)| &= H_n \frac{1}{|Z_1+k_nZ_2|} = H_n \frac{1}{|R_1+jX_1+k_n(R_2+jX_2)|} \\
&= \frac{H_n}{|(R_1+k_nR_2)+j(X_1+k_nX_2)|} \\
&= \frac{H_n}{R_1+k_nR_2} \frac{1}{\left|1+j\dfrac{X_1+k_nX_2}{R_1+k_nR_2}\right|} \\
&= \frac{H_n}{R_1+k_nR_2} \frac{1}{\left[1+\left(\dfrac{X_1+k_nX_2}{R_1+k_nR_2}\right)^2\right]^{1/2}}
\end{aligned} \tag{5.3.26}$$

式中,下角标 $n$ 代表第 $n$ 个峰;$H_n$ 代表除第 $n$ 个谐振峰外所有其他因子的贡献。

#### 1. 低通三元件模型

$Z_1=R_1+j\omega L_1$,$Z_2=R_2+j\left(\omega L_2-\dfrac{1}{\omega C_2}\right)$,于是有 $X_1=\omega L_1$,$X_2=\omega L_2-\dfrac{1}{\omega C_2}$,则

$$X_1+k_nX_2=(L_1+k_nL_2)\left(\frac{\omega^2-\omega_n^2}{\omega}\right)$$

代入式(5.3.26)得

$$|Y_{in}|=\frac{\dfrac{H_n}{R_1+k_nR_2}}{\left[1+\left(\dfrac{L_1+k_nL_2}{R_1+k_nR_2}\right)^2\left(\dfrac{\omega^2-\omega_n^2}{\omega}\right)^2\right]^{1/2}} \tag{5.3.27}$$

当 $\omega=\omega_n$ 时

$$|Y_{in}(\omega_n)|_{峰高}=\frac{H_n}{R_1+k_nR_2} \tag{5.3.28}$$

令 $\left(\dfrac{L_1+k_nL_2}{R_1+k_nR_2}\right)\left(\dfrac{\omega^2-\omega_n^2}{\omega}\right)=1$ 可计算出 3dB 带宽。这可看成电感为 $L_1+k_nL_2$,电阻为 $R_1+k_nR_2$,电容为 $\dfrac{C_2}{k_n}$ 的串联谐振。取近似 $\dfrac{\omega^2-\omega_n^2}{\omega}\approx\dfrac{(\omega+\omega_n)(\omega-\omega_n)}{\omega}\approx\dfrac{2\omega_n\delta_n}{\omega_n}=$

$2\delta_n$,于是第 $n$ 个谐振模的 3dB 带宽可由式(5.3.29)计算

$$2\delta_n \approx \frac{R_1 + k_n R_2}{L_1 + k_n L_2} \tag{5.3.29}$$

第 $n$ 个模的品质因数可由式(5.3.30)计算

$$Q_n = \frac{\omega_n}{2\delta_n} = \frac{\sqrt{\dfrac{k_n}{(L_1 + k_n L_2)C_2}}}{\dfrac{R_1 + k_n R_2}{L_1 + k_n L_2}} = \frac{\sqrt{k_n(L_1 + k_n L_2)/C_2}}{R_1 + k_n R_2} \tag{5.3.30}$$

**2. 高通三元件模型**

类似的分析可得第 $n$ 个模的 3dB 带宽 $2\delta_n$,也由式(5.3.29)表示,其第 $n$ 个模谐振频率由式(5.3.16a)表示,于是这第 $n$ 个模的品质因数由式(5.3.31)计算

$$Q_n = \frac{\omega_n}{2\delta_n} = \frac{\sqrt{(L_1 + k_n L_2)/C_1}}{R_1 + k_n R_2} \tag{5.3.31}$$

**3. 带通四元件模型**

类似的分析可得到 3dB 带宽 $2\delta_n$,也由式(5.3.29)表示,$\omega_n$ 可看成电感是 $L = L_1 + k_n L_2$、电容是 $C_1$ 与 $C_2/k_n$ 串联的电容 $C = \dfrac{1}{1/C_1 + k_n/C_2}$ 的 $LC$ 串联谐振频率。谐振电路的电阻为 $R = R_1 + k_n R_2$,其品质因数可用式(5.3.32)计算

$$Q_n \approx \frac{\omega_n}{2\delta_n} = \frac{\sqrt{\dfrac{1}{L_1 + k_n L_2}\left(\dfrac{1}{C_1} + \dfrac{k_n}{C_2}\right)}}{\dfrac{R_1 + k_n R_2}{L_1 + k_n L_2}} = \frac{\sqrt{(L_1 + k_n L_2)\left(\dfrac{k_n C_1 + C_2}{C_1 C_2}\right)}}{R_1 + k_n R_2} \tag{5.3.32}$$

应当指出,鸟笼线圈的分析不限于行波理论方法,驻波本征模理论[4,5]也是可行的,这里不再赘述。

## 5.4　RF 鸟笼体线圈的屏蔽

在 MR 成像仪的磁孔内,RF 发射体线圈外面有三维梯度线圈和匀场线圈。由于 RF 线圈产生的 $\boldsymbol{B}_1$ 场是横向的($\boldsymbol{B}_1 \perp \boldsymbol{B}_0$),因此 $\boldsymbol{B}_1$ 场线很容易到达梯度线圈和匀场线圈,相互作用的结果是在那些线圈中引起 RF 感应电流,这种感应的后果使 RF 线圈不再是"独立"存在的线圈,梯度、匀场线圈成为其互感线圈,增加了 RF 损耗,RF 线圈的性能显著变差,使 MR 图像信噪比、图像保真度等变差,甚至引起寄生共振,使 RF 线圈工作频率发生偏移,导致 RF 线圈不能正常工作。因此,必须对 RF 发射体线圈进行屏蔽。通常用一个筒形 RF 屏蔽体把 RF 线圈罩住,如图 5.4.1 所示,以防止 RF 场渗入梯度和匀场线圈,消除 RF 线圈和它们的相互作

用。然而 RF 屏蔽的存在对 RF 线圈的共振频率和 $\boldsymbol{B}_1$ 场的分布有剧烈的影响。因此,在设计 RF 体线圈时应该把 RF 线圈及其屏蔽作为统一体考虑。

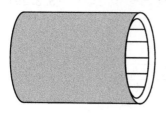

图 5.4.1　带 RF 屏蔽的鸟笼线圈

另外,RF 屏蔽的存在不应该对梯度磁场产生不良影响,具体来说,要求 RF 屏蔽不透 RF 场,但对梯度场必须是"透明"的,这就需要讨论 RF 屏蔽的原理。

### 5.4.1　镜像法[6]

实验证明,理想导体具有完全抗磁性。因为在超导体内感应的反向电流足够大,以致在体内产生的反向电流把外磁场抵消为零。良导体由于 $\sigma$ 很大,对高频磁场表现出相当强的抗磁性。RF 磁场变化时,根据法拉第定律(微分形式)$\partial \boldsymbol{B}/\partial t = -\boldsymbol{\nabla} \times \boldsymbol{E}$[7] 产生涡旋电场 $\boldsymbol{E}$,由欧姆定律 $j = \sigma \boldsymbol{E}$,在导体中产生感应电流。由于趋肤(peneability)效应,感应电流集中在导体表面上,磁场在导体表面的边值关系为

$$\begin{cases} B_n \approx 0 \\ H_{t2} = H_{t1} \end{cases} \tag{5.4.1}$$

式中,下标 $n$ 和 $t$ 分别表示与导体表面垂直(法向)和平行(切向)的分量。一般来说,感应电流的分布很复杂,可用像电流来模拟这种表面电流分布,这就是镜像法的依据。有平面镜和柱面镜两种情况,对于原电流平行于导体平面的情况,像电流 $I'$ 与原电流 $I$ 大小相等、方向相反,其位置关于导体面对称,如图 5.4.2(a)所示。对于柱面镜情况,设原电流在导体柱面内侧,则像电流一定在导体柱面外侧,像电流与原电流相反,如图 5.4.2(b)所示,像电流[8,9]的大小和位置是

$$\begin{cases} R_i = R_s^2 / R \\ I' = I \end{cases} \tag{5.4.2}$$

式中,$R_i$ 是像电流的径向位置,即到屏蔽柱面轴线的距离;$R_s$ 是屏蔽导体柱面的半径;$R$ 是原电流的径向位置。虽然上述结果是对无穷长线电流,无穷长柱面得到的,但实际上,只要屏蔽很靠近线圈,并延伸超过线圈的末端,这结果是足够准确的。

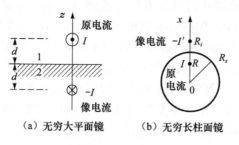

（a）无穷大平面镜　　　　（b）无穷长柱面镜

图 5.4.2　磁场镜像法

一般来说,加了 RF 屏蔽后,RF 场均匀度会变差一些,但鸟笼线圈是例外,因为鸟笼线圈的镜像仍是鸟笼,只是电流反向,使 $\boldsymbol{B}_1$ 场强度有所下降,均匀度没有任何影响。

虽然一般情况下,RF 屏蔽使 $\boldsymbol{B}_1$ 场均匀度变差,RF 场强度降低,但有些情况却能改进均匀度,并使 RF 场强增高。以鸟笼线圈为例,大部分情况下,鸟笼两端必须开放,以允许人体进出。但对于头鸟笼,其中一端可用金属板封闭,称为"端帽"。端帽可充当一个平面镜,使鸟笼腿的有效电长度加倍,结果使鸟笼线圈内场均匀度,尤其靠近端帽处均匀度和场强显著提高[9,10]。

对于垂直于导体平面的电流,其像电流与原电流同方向,如图 5.4.3 所示,关于镜面对称。$\boldsymbol{B}_1$ 场可用毕奥-萨伐尔公式进行计算。为了比较,Jin[9]计算了一个 16 腿鸟笼的 $\boldsymbol{B}_1$ 场,鸟笼腿长 $L$ 等于直径 $D$,对于端板和端环距离 $\delta=0$ 和 $\delta=0.1L$,沿线圈轴线计算的结果显示在图 5.4.4 中,均匀度的改进是显著的。

对于鸟笼体线圈的情况,即使完全端帽不可行,部分端帽也是有效的[11],至少有部分改善,可以将径向屏蔽筒和端环板统一考虑。

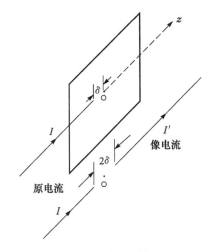

图 5.4.3　垂直于导体平面的
电流及其镜像电流

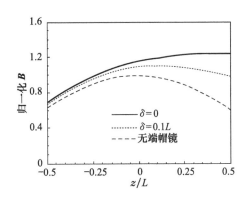

图 5.4.4　对于 16 腿鸟笼计算的沿鸟笼
线圈轴线 $\boldsymbol{B}_1$ 场分布

## 5.4.2　RF 屏蔽的设计

前面已讲述,RF 屏蔽只是要对 RF 磁场进行屏蔽,以提供 RF 线圈和梯度线圈之间有效的退耦,而不能退化梯度线圈、匀场线圈的性能,这要求屏蔽对梯度和匀场线圈的磁场是透明的。因此 RF 屏蔽应具有低通滤波的性能,即对直流磁场和音频梯度场完全透明,只是阻挡 RF 磁场。

铜网可以有效地屏蔽高频电磁波,即辐射电磁场,但对于近区场,尤其以磁场为主的似稳场,铜网效果很差。用厚度为 5～6 个 RF 趋肤深度的铜皮覆在一个柱面上,可以有效地对 RF 线圈和梯度、匀场线圈进行退耦。但是,开关梯度脉冲会在这种 RF 屏蔽中产生涡流,而且对梯度脉冲的高频分量也难以达到完全透明。这样就会退化梯度的高频响应,引起梯度场波形畸变。

　　为了避免上述问题,一个好的方案[8,9]是把铜皮用缝隙隔成很多矩形小片,以切断形成涡流的路径。为避免缝隙泄漏,用双层这样的铜皮结构,中间用很薄的聚四氟乙烯(Teflon)板隔开,两层的缝隙互相错开,如图 5.4.5 所示。如果矩形片足够小,片间的缝隙可以有效地阻断涡流,使梯度产生涡流效应减到最小。而对于 RF,在一边的缝隙可被另一边导体容性短路。因此,屏蔽表现为一个连续导体,它不透射频磁场。这也可以用电容概念加以理解,屏蔽可看成很多电容并联,电容量与双层厚度成反比。屏蔽的阻抗 $Z=1/\omega C$,如果在 RF 频率上,在电容 $C$ 足够大时,其阻抗 $Z$ 很小,屏蔽将不透 RF。而同样大小的电容,在音频($\omega$ 很小)其屏蔽阻抗很大,此屏蔽类似于绝缘介质,对低频磁场将是透明的。例如,一个屏蔽在 64MHz 时 $Z=1\Omega$,而在 10kHz 时 $Z=6400\Omega$。

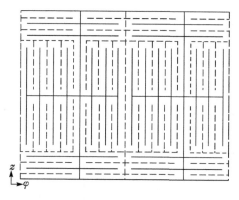

图 5.4.5　用于 16 腿鸟笼体线圈的 RF 屏蔽

用薄的双面覆铜 Teflon 电路板蚀出间隙,一面的间隙用实线表示,另一面间隙用虚线表示,其缝隙错开,蚀线近似平行于体线圈的腿和端环感应的电流

　　RF 屏蔽一个重要的效应是降低电感,使谐振频率升高。这是因为 $\boldsymbol{B}_1$ 磁通从线圈和屏蔽之间狭窄空间返回,屏蔽中感应电流与线圈中电流相反,使成像区域 $\boldsymbol{B}_1$ 降低,减少的磁能意味着电感降低。屏蔽与 RF 线圈距离越近,频率升高越显著。Lu 和 Josepn[6]竟然通过用不同半径的屏蔽使鸟笼线圈工作在 $^{19}F$ 和 $^1H$ 两个频率上。因此在设计带屏蔽的 RF 线圈时应事先考虑到这一效应。

　　关于 RF 屏蔽和 RF 线圈之间距离,按长鸟笼模型考虑,设屏蔽柱半径为 $R_0$,鸟笼线圈半径为 $R_1$,像鸟笼半径为 $R_2$,没有屏蔽时场为 $\boldsymbol{B}_{10}$,加屏蔽后场为 $\boldsymbol{B}_1$,则近似有

$$\boldsymbol{B}_1 = \boldsymbol{B}_{10}(1 - R_1/R_2) = \boldsymbol{B}_{10}(1 - R_1^2/R_0^2) \tag{5.4.3}$$

对于 70cm 直径屏蔽和 54cm 直径鸟笼线圈,其 $\boldsymbol{B}_1$ 场强将下降到原来 $\boldsymbol{B}_{10}$ 的 40%,而且屏蔽还增加了铜耗,降低空载 $Q$。距离过近将使 RF 线圈的效率降低过多,距离过远将占据宝贵的磁孔空间过多。因此,一般情况下屏蔽和线圈之间的距离要依据经验和整体设计条件权衡、折中选取。头鸟笼线圈由于尺度小,离梯度线圈很远,不需要考虑 RF 屏蔽,但需要考虑与体鸟笼线圈之间的退耦(后面讨论)。

## 5.5　RF 鸟笼体线圈的选择、设计、调谐和驱动[12]

### 5.5.1　鸟笼体线圈设计选择的考虑

首先考虑鸟笼线圈是否需要屏蔽,体发射线圈必须有屏蔽,而头鸟笼或膝盖鸟笼等由于尺寸小,离开梯度线圈比较远则一般不必屏蔽,但插入式梯度线圈的头鸟笼[10]也必须有屏蔽。体发射线圈与屏蔽的直径要根据磁孔内预留空间的直径和成像 DSV 的要求来确定。一般屏蔽直径不应小于 70cm,DSV 不应小于 50cm。下一步是考虑鸟笼线圈的长度,鸟笼长度决定 $B_1$ 场强度如何沿 $z$ 轴方向变化,较长的鸟笼能提供较长的均匀场区,但也导致在患者体内较大的 RF 能量吸收(SAR)。通常情况是选择长度等于直径。

然后是选择鸟笼腿数,在横截面内场均匀度由腿数决定,不均匀区为从腿向内延伸一个与腿间距相当的距离,在电流密度大的地方有最高的不均匀性,因此,最好用有大表面面积的导电元。当没有屏蔽时,一般用圆柱形腿;当有屏蔽时,腿最好用宽铜带制作,这样可使鸟笼和屏蔽之间的空间最大,该空间是从鸟笼侧边出来的 $B_1$ 磁通的返回通道。

### 5.5.2　高通鸟笼和低通鸟笼的比较

低通鸟笼一条腿中的净电容值与高通鸟笼各端环中的电容值有显著差别。低通鸟笼中电容本质上是并联,而高通鸟笼中电容本质上是串联。因此,低通鸟笼各腿中净电容比高通鸟笼端环中用的电容要小,通过低通鸟笼快速变化的 RF 磁通产生的最大电压必定由电流最大的两条腿中的电容承担,这腿中净电容必定小,因为只有鸟笼中总电流的一部分通过这两条腿。而在高通鸟笼中,有最大电流时端环电容承载一半总电流,只承载总电压降的一部分。因此,需要注意低通鸟笼腿中电容要有足够高的击穿电压,而高通鸟笼端环电容要有足够大的导电面积或功率容量。

在高、低通鸟笼中电容的不同位置对鸟笼中的电场分布有直接影响。对于一

个半径为 $R$ 的鸟笼产生的 $\boldsymbol{B}_1$ 场在 $x$ 方向,其最大电流在圆柱上、下表面流动,即 $y=R$ 和 $y=-R$ 处。电场在顶面沿 $z$ 方向,在底面沿 $-z$ 方向,电场形成驻波由式(5.5.1)给出

$$E_z = E_{z0}\sin(2\pi y/\lambda) \tag{5.5.1}$$

式中,$\lambda$ 是波长。在 $x=0$ 截面上显示沿腿布置的电容充电后产生的 $\boldsymbol{E}$-场平行于 $z$ 轴,如图 5.5.1(a)所示。当鸟笼直径只是波长的一部分时,样品空间中 $E_z$ 场幅度从上到下近似线性变化,当然这场也是以 $\omega_0$ 振荡的。

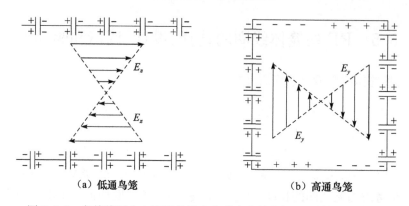

（a）低通鸟笼　　　　　　　　　　（b）高通鸟笼

图 5.5.1　鸟笼线圈中电容及导体上电荷产生的电场(显示的是纵截面)

注意要把这种电场和由 $\boldsymbol{B}_1$ 磁通变化产生的涡旋电场区分开,涡旋电场与电容器的位置无关,且满足 $\boldsymbol{\nabla}\times\boldsymbol{E}=-\partial\boldsymbol{B}_1/\partial t$ 规律[7],应该是 SAR 的主要贡献者。由电荷产生的电场满足 $\boldsymbol{\nabla}\times\boldsymbol{E}=0$ 规律,与电容有关,是无旋场,正是这里讨论的对象。

对于低通鸟笼,如图 5.5.1(a)所示沿腿均匀布置串联电容可以强制腿电流幅度沿 $z$ 方向恒定不变,那么在均匀区此电场将沿径向,如 $\boldsymbol{B}_1$ 在 $x$ 方向时,电场沿 $y$ 方向显示其波长行为。对于高通鸟笼,$\boldsymbol{B}_1$ 在 $x$ 方向,腿行为像两端电容终结的传输线,腿中电流显示一个驻波正比于 $\cos(2\pi z/\lambda)$;电压沿腿也有驻波正比于 $\sin(2\pi z/\lambda)$。在鸟笼上半($y>0$)腿上电压是正的,下半($y<0$)腿上电压是负的,这些腿之间的电场指在 $y$ 方向,如图 5.5.1(b)所示。

对于特定的应用应该选择哪种鸟笼? 电场的方向是设计考虑的重要依据。因为线圈中这类电场与样品相互作用会引起失谐或者介质损耗加热。考虑患者仰卧在低通鸟笼体线圈中的情况(图 5.5.2(a)),当低通鸟笼产生水平 $\boldsymbol{B}_1$ 场时,较大电场区域位于人体上、下的空气空间中,如图 5.5.2(b)所示,人体位于通过线圈的虚地平面附近,对于改变线圈的电容和增加额外介质损耗有很少的影响。而当低通鸟笼产生竖直 $y$ 方向 $\boldsymbol{B}_1$ 场时,大电场产生的地方正是双臂靠近线圈的地方,如图 5.5.2(c)所示。双臂作为"填充"介质改变附近腿的有效电容,并降低共振频率到

工作频率以下,也增加大量介质损耗,加热患者。结果使得体线圈不能正确地按正交线圈工作。对于高通鸟笼,人体没有任何部分很靠近端环电容,因此,对于体发射线圈,高通鸟笼比低通鸟笼工作得更好些。

如果高通鸟笼用做头线圈,则肩膀正在端环电容产生的高电场中,如图 5.5.3(a)所示。这会改变端环净电容,失谐高通头鸟笼的竖直模,而低通头鸟笼线圈则没有电场穿越肩膀,正交圆极化 $B_1$ 场能工作得更好。

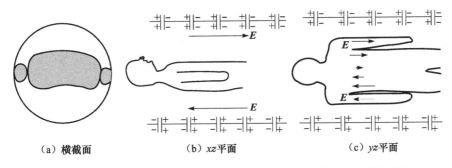

（a）横截面　　　　（b）$xz$平面　　　　（c）$yz$平面

图 5.5.2　患者仰卧在低通鸟笼体线圈中时,无旋电场分布与人体的关系

发射体线圈如果用带通鸟笼,腿和端环电容产生的电场将围绕样品空间循环,如图 5.5.3(b)所示。跨腿和端环的电压大约降低一半,以致产生的最大电场大约是低通或高通单独产生的最大电场的一半,电场的更均匀分布减少了连接到样品的杂散电容效应。

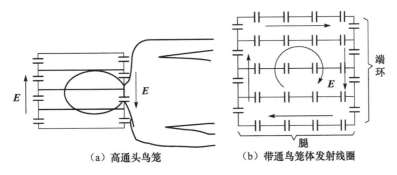

（a）高通头鸟笼　　　　（b）带通鸟笼体发射线圈

图 5.5.3　高通头鸟笼和带通鸟笼体发射线圈电容产生的无旋电场与人体的关系

### 5.5.3　低通鸟笼设计实例

考虑设计一个工作在 1.5T 临床 MRI 的低通体发射鸟笼线圈,直径为 0.6m,腿长为 0.6m,给定腿数、腿和端环导体尺寸,用 3D 电磁场计算软件 ANSOFT 进行计算,可以得到 $B_1$ 场分布,设定工作频率 $\omega_0$,可得到腿电容,线圈 Q 值等参数,还可以进行参数优化。然而,用前面介绍的概念和知识进行估算,可得到更清晰的

概念。

假定 16 腿,腿间距约为 11.8cm,取铜带宽度 $w=6$cm,腿间隙为 5.8cm,可保证中心约为 48cm 直径球体积内 $\boldsymbol{B}_1$ 均匀。为了简明,根据式(5.3.5)估算工作频率

$$\omega_0 = \omega_1 = \frac{2}{\sqrt{L_1 C_2}} \sin \frac{\pi}{16} \tag{5.5.2}$$

实际工程设计时可用更准确的式(5.3.8)。$L_1$ 是十六分之一端环的电感,对于宽度为 $w$,长度为 $l$ 的铜带,其自感可用式(5.5.3)计算[13]

$$L = \frac{\mu_0 l}{2\pi} \left( \ln \frac{2l}{w} + \frac{1}{2} \right) \tag{5.5.3}$$

将端环通带数据 $l=11.8$cm, $w=6$cm 代入式(5.5.3),不难算得电感 $L_1 = 0.044\mu$H,代入式(5.5.2)可求出 $C_2=1.37$nF。如果在每条腿中接一个无磁电容,虽然可以满足 63.8MHz 谐振频率的要求,但电容的耐压、耐电流的功率要求不容易保证,在此先估算一下电压。

在发射脉冲期间产生的 $\boldsymbol{B}_1$ 场可能为 0.3Gs,对应此场强通过鸟笼的大约 $60\text{cm} \times 60\text{cm} = 0.36\text{m}^2$ 面积总磁通的时间导数就是线圈中感应的电压,在 10 000V 量级。如果这么大的 RF 电压加在一个单电容上,其极板边缘处电场最大,很容易电离空气引起电晕放电,甚至直接击穿电容介质。通过用许多电容串联分压就可以防止击穿。鸟笼线圈发明人 Hayes 为 GE 公司 1.5T 系统设计的第一个鸟笼式体发射线圈[12]就是在一张很大的柔性双面覆铜 Teflon 电路板上蚀刻出导电路径而制作的,每条腿由许多重叠片形成许多电容串联,如图 5.5.4 所示。平板电容计算公式为

$$C = \varepsilon_r \varepsilon_0 S / d \tag{5.5.4}$$

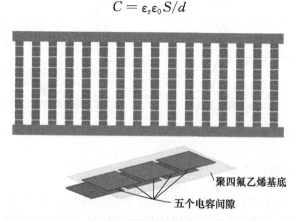

图 5.5.4　16 腿低通鸟笼体线圈的腿结构示意(彩图见文后)

双面覆铜电路板蚀刻出间隙,两面的间隙交错,形成电容串联,每腿含 16 个电容

式中, $S$ 是极板面积; $d$ 是极板间距; $\varepsilon_r$ 和 $\varepsilon_0$ 分别是介质的相对介电常数和真空介电常数。当时用水平 $B_1$ 场模式, 根据前面的分析, 水平 $B_1$ 模式比竖直 $B_1$ 模式电场损耗要低, 仔细估算约低一半。在实验室系沿 $x$ 轴加幅度为 $2B_1$ 的线极化 RF 场可分解为绕 $z$ 轴正旋和逆旋的两个圆极化场

$$B_1 = i2B_{10}\cos\omega t = B_{10}(i\cos\omega t + j\sin\omega t) + B_{10}(i\cos\omega t - j\sin\omega t)$$

$$(5.5.5)$$

式中, $i$ 和 $j$ 分别是 $x$ 和 $y$ 轴上的单位矢量。产生线极化场消耗的功率正比于 $(2B_1)^2$。其中一半功率浪费在产生旋转方向不正确的场上, 并增大人体 SAR 值。因此, 现代 MRI 都用正交圆极化 $B_1$ 场, 可节省一半 RF 功率, 并减少不必要的一半 SAR 值。要知道, 随高 $B_0$ 场 MRI 系统的发展, 扫描患者的速度是被体线圈产生的 SAR 值限制的。

用一张双面覆铜板制造低通鸟笼线圈, 允许以最低价产生大数量电容。但是, 缺点是在一单张材料内, 单位面积电容可能有 10% 偏差。调谐加工制造好的鸟笼时, 补偿这一偏差的一个方法是使外面电容极板面积可调。把外表面各电容铜极板的一部分蚀刻出许多用小铜桥连接在一起的小面积格子, 如图 5.5.5 所示。如果用小锉刀去掉一个小铜桥, 就等于减去一块面积, 以这种方式, 电容变成可调的。

图 5.5.5　在各电容器朝外面的极板上蚀刻出的格子示意

### 5.5.4　鸟笼的驱动

由式(5.5.5)可知, 一个圆极化激发场可由两个独立的线极化场合成

$$B_1^+ = B_1(i\cos\omega t - j\sin\omega t)\qquad(5.5.6)$$

对于线激发驱动鸟笼可通过跨鸟笼腿的一个电容加 RF 电压来实现, 因为鸟笼中任何一个电容都只有鸟笼中总电压的一部分, 输入阻抗可用图 1.5.5 中所示方式加一个电容 $C_2$ 来变换。对于低通鸟笼, 在一条腿上最靠近端环的那个电容(假设为 $C_1$)上接 $C_2$, 调整 $C_2$、$C_1$ 以达到谐振在 $\omega_0$, 并给出希望的 $50\Omega$ 输入阻抗, 也可以加一个单端环电容来进行匹配馈电。对于高通鸟笼, 跨单端环电容相应于 $50\Omega$ 输入阻抗的电压可能太大或太小。如果电压太大, 阻抗将高于所需要的, 这种情况可用两个串联电容来代替这单电容, 类似于图 1.5.5(a)中 $C_1$ 和 $C_2$。通过测量原来跨端环电容的输入阻抗可以推导出合适的 $C_2$ 值。如果跨单端环电容的起始输入阻抗太小, 可用图 5.5.6 所示的一个串联电感和并联电容来提升。

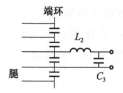

图 5.5.6　在高通鸟笼
跨端环电容接 $L_2$、$C_3$

为实现正交激发,在两个不同点驱动鸟笼将引进一些复杂问题。如果从一个 RF 功率源连接两条同轴电缆到鸟笼上两个不同点,外屏蔽将产生一个与鸟笼部分并联的回路,这额外的回路会破坏鸟笼的对称性,并失谐,畸变其场。在最坏情况下,这电缆或许会形成载有非常大电流的共振结构,具有伤害患者的潜在危险。一个解决办法是对这电缆加 RF 陷波器(traps),这种电缆陷波器(后面讨论)可对在电缆屏蔽层外表面上传导的电流产生很大阻抗,阻断谐振的电流但不干涉同轴电缆里面流动的传递功率的电流。

在两点驱动鸟笼的另一个办法是用感性耦合代替容性耦合,如图 5.5.7 所示,$L_1$、$C_1$ 和 $R_1$ 对应鸟笼的一个模式的简化模型,$L_2$、$C_2$ 和 $R_2$ 形成感性驱动,$R_2$ 是 $L_2$ 的趋肤电阻,比 $50\Omega$ 要小。两个电感通过空气以互感 $M_{12}$ 耦合,对于输入阻抗可用式(5.5.7)表示

$$Z_{\text{in}} = R_1 + j\omega L_1 + \frac{1}{j\omega C_1} + \frac{(\omega M_{12})^2}{R_2 + j\omega L_2 + 1/(j\omega C_2)} \tag{5.5.7}$$

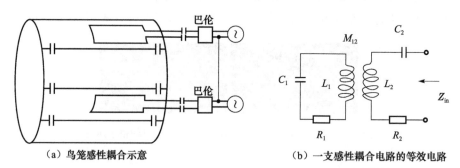

（a）鸟笼感性耦合示意　　　　　（b）一支感性耦合电路的等效电路

图 5.5.7　鸟笼感性耦合及其等效电路

通过调线圈 $L_2$ 的面积或调 $L_2$ 和 $L_1$ 的间距可改变互感 $M_{12}$,从而可调整输入阻抗 $Z_{\text{in}}$,以匹配到 $50\Omega$。如果 $L_1C_1$ 和 $L_2C_2$ 都调谐到运行频率 $\omega_0$,则式(5.5.7)简化为

$$Z_{\text{in}} = R_1 + \frac{(\omega M_{12})^2}{R_2} \tag{5.5.8}$$

在这种情况下,电感线圈之间的距离变化时,输入阻抗保持为实数。

当一个鸟笼置入屏蔽中时,返回的 $B_1$ 磁通集中在线圈和屏蔽之间,因此,置于该空间中的电感耦合电路中的电感与鸟笼的耦合将会很强。感性驱动可以是一个矩形回路,其一边可焊到这屏蔽上,如图 5.5.8 所示。正交驱动要求两路 RF 功率相位相差 $90°$,在鸟笼上馈电位置也相差 $90°$,或者说一个激发水平模式,另一个激发竖直模式。两路 RF 功率从一个 RF 功率放大器通过 $90°$ 分功器得到。

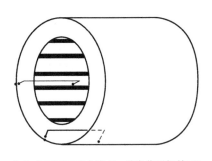
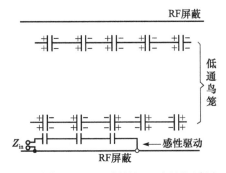

（a）立体图示两个馈点，馈电位置相差90°　　　（b）纵截面图示一路感性馈环及在屏蔽上焊点

图 5.5.8　屏蔽低通鸟笼的感性驱动

### 5.5.5　调谐、匹配用的主要工具

RF 线圈包括鸟笼的调谐、匹配所用的主要观察工具是矢量网络分析仪。例如安捷伦（Agilent）公司生产的 HP8753D 网格分析仪，其频率范围为 30kHz～6GHz，内置合成信号源能提供 10mW 输出功率，加一选件可扩展到 100mW，有两个独立显示通道，可测 $S$ 参数，是调试 RF 线圈的理想工具。把线圈两端用 50Ω 电缆接到网络分析仪端口 A，以线圈工作频率为中心设置频率扫描范围，以图 1.5.5 所示电路模型为例，$C_1$ 主要负责调谐，$C_2$ 主要负责匹配。在网络分析仪上显示 $S_{11}$ 和史密斯阻抗圆图如图 5.5.9 所示。$S_{11}$ 是线圈的反射参数，在共振频率点上，由于线圈阻抗表现为纯阻，反射极小，偏离共振时则反射系数为 1，因此在共振点呈现出一个共振峰。先通过调节可调电容 $C_1$，使共振峰在分析仪的扫描范围之内，然后再调节匹配的电容 $C_2$，观察史密斯圆图上倒三角光标移动趋向和 $S_{11}$ 峰的变化，迭代调节两个可调电容逐步达到调谐到希望的频率 $f_0$（峰最大）并匹配到 50Ω（光标在史密斯圆图正中心）。注意，调节 $C_2$ 改进匹配时，$LC$ 回路会失谐（峰变小），这时应当微调 $C_1$ 以恢复谐振，然后再调 $C_2$，再 $C_1$，总之，$C_1$ 和 $C_2$ 要反复调，迭代前进，最后使谐振、匹配都能满足。

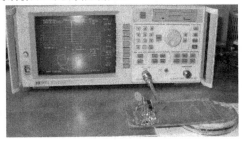

图 5.5.9　调谐、匹配 RF 线圈用的矢量网络分析仪（彩图见文后）
显示 $S_{11}$ 和史密斯阻抗圆图

### 5.5.6　矢量网络分析仪

网络分析仪有标量网络分析仪和矢量网络分析仪之分,前者只能测量高频波的幅度,不能测量相位,而矢量网络分析仪可以准确地测量入射波、反射波和传输波的幅度与相位,可定量地得到被测器件的反射和正向传输特性。

矢量网络分析仪主要分为四部分,即提供入射信号的信号源,用来分离入射信号、反射信号和传输信号的定向耦合器,将 RF 信号变成较低的中频信号的接收机,以及用来处理中频信号的信号处理器和显示检测出的信号的显示器部分,如图 5.5.10 所示。

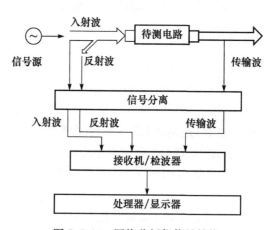

图 5.5.10　网络分析仪信号结构

射频信号源产生用于激励待测器件的入射信号,待测器件将会反射一部分能量和纳入剩余的能量,一般提供的是所需要范围的扫频信号,这样网络分析仪显示的将是在一个频率范围内的器件的特性(反射或者传输特性)。

入射信号、反射信号和传输信号只有分离之后才能测出各自的相位和幅度。分离信号通常用定向耦合器,定向耦合器是由二路耦合传输线构成的器件,传输线配置成使能量在一个方向通过主端口时,可将少部分能量(如 1%)耦合至辅助端口,而相反方向则不能耦合至辅助端口。定向耦合器在需要完成耦合的主线上的损失通常非常小。

在网络分析仪内射频信号变换成较低频率的中频信号或者通过幅度检波变成直流信号后进行测量,实际是由一个接收机来完成的,接收机通过混频将待测射频信号变换为中频信号,因此是一种宽带接收机。

检测出射频信号后,网络分析仪必须处理检测出的信号并显示测量的量值。网络分析仪需要利用一个参考通道和至少一个测试通道的接收机,可以测量信道内的相对信号电平比值或者通道之间的信号相对相位差。测量和对比结果显示在屏幕上,一般可以显示一段频率范围,方便测量和调试。

### 5.5.7　两个正交模频率精确相等的调整

使鸟笼工作在正交模式产生圆极化 $B_1$ 场的主要困难之一是调谐两个模到相同的频率。当各腿或端环段净电容有小的差异时,鸟笼两个模式频率将分裂,会导致 $B_1$ 椭圆极化而不是圆极化,于是正交极化的好处受到影响。

两个模式到希望频率的对准(alignment)可通过用网络分析仪和两个检波环(loop)观察共振情况以进行迭代调整来完成。检波环可用同轴电缆端接一个粗导线环来制作,导线弯成圆环状,环直径比鸟笼直径小得多,其两端分别接电缆中心导体和外屏蔽,电缆另一端装电缆头座,便于接网络分析仪。一个环用于从网络分析仪向鸟笼发射信号,另一个环用来检测鸟笼中流动的电流。两个环靠近鸟笼端环,分置于对面。当在端环任意位置开始时,通常能看到两个峰。当线圈未加载时,两个峰是最好区分的,应该分别测量无载和有载线圈的频率,如果两者差别显著,应该调谐这空线圈,看它被加载时频率发生什么样的偏移,进而考虑如何补偿它。通过围绕端环移动这两个环,可找到出现高频率峰和低频率峰的位置。可以推论哪条腿(或端环)电容对两个峰的哪一个载着最大电流,可以根据需要增大或减小那个电容以促使两个共振接近到希望的频率。这可能只减少这两个峰的频差而不能消除分裂。如果重新定位这两个检波环,假如发现这两个模有移动到新位置的趋向,可以再次调整对于高、低频率模承载最大电流的电容器的值。从原理来说,可以重复这迭代过程直到两个模在希望的频率上完全一致。

在实践中,这过程可能会搞乱思维,如果过补偿一个电容,此分裂可能不规律地移动。其实,此准直过程可用两种方式进行简化,对于 16 腿鸟笼,可以发现绕鸟笼一边以 45°间隔只用两个可变电容就能足够对准这两个模。这两个可调电容容量不必过大,只要满足这对准过程的需要即可,装上这两个可调电容,还需要制作一个双检波环,如图 5.5.11 所示,允许只观察两个模之一而没有歧义。把这探头保持在鸟笼中心,如图 5.5.12 所示。此铜地电位面足够大的目的是对鸟笼产生一个扰动,其 $B_1$ 场平行于铜面的那个模只遭受很小的频移;而垂直于铜面的第二个模的频率有较大提高以致它容易被忽视。可以旋转此探头并观察最大和最小频率峰的取向,可以迭代调节这两个可变电容直到探头旋转时频率不再有任何变化,然后拆下可变电容,用精密电容表测量其电容值,取电容值与之精确相等的无磁固定电容代替可变电容焊到鸟笼上的相应位置。到此模式频率对准就完成了。

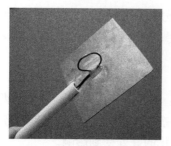
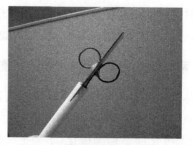

（a）第一个环垂直装在铜地电位面上　　　　　（b）背面对称装第二个环

图 5.5.11　双检波环结构实物照片[12]（彩图见文后）

电缆外套塑料管形成一个把手

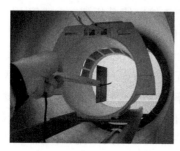
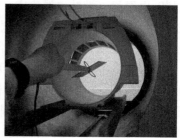

图 5.5.12　手持双检波环固定在鸟笼中心，分别检测竖直模和水平模示意[12]（彩图见文后）

## 参 考 文 献

[1]　王楚,余道衡. 电子线路原理. 北京:北京大学出版社,1986.

[2]　Hayes C E,Edelstein W A,Schenck J F,et al. An efficient,highly homogeneous radiofrequency coil for whole-body NMR imaging at 1.5T. Journal of Magnetic Resonance,1985, 63:622-628.

[3]　Pascone R J,Garcia B J,Fitzgerald T M. Generalized electrical analysis of low-pass and high-pass birdcage resonantors. Magnetic Resonance Imaging,1991,9:395-408.

[4]　Edelstein W A,Schenck J F,Mueller O M,et al. Radio frequency field coil for NMR:US, 4680548. 1987.

[5]　Tropp J. The theory of the bird-cage resonator. Journal of Magnetic Resonance,1989,82: 51-62.

[6]　Lu D F,Joseph P M. A technique of double-resonant operation of $^{19}$F and $^{1}$H quadrature birdcage coils. Magnetic Resonance in Medicine,1991,19:180-185.

[7]　俎栋林. 电动力学. 北京:清华大学出版社,2006.

[8]　Hayes C E,Eash M G. Shield for decoupling if and gradient coils in an NMR apparatus: US,4642569. 1987.

[9]　Jin J M. Electromagnetic Analysis and Design in Magnetic Resonance Imaging. Boca Raton,

FL:CRC Press,1998.

[10]　Alecci M,Collins C M,Wilson J,et al. Theoretical and experimental evaluation of detached endcaps for 3T birdcage coils. Magnetic Resonance in Medicine,2003,49:363-370.

[11]　Kang C K,Hong S M,Han J Y,et al. Evaluation of MR angiography at 7. 0 Tesla MRI using birdcage radio frequency coils with end caps. Magnetic Resonance in Medicine,2008,60:330-338.

[12]　Hayes C E. Introduction to radio frequency MRI coils:Theory and practice. Beijing:Lecture at Tsinghua university,2011.

[13]　Grover F W. Inductance Calculation:Working Formulas and Tables. New York:Dover,1962.

# 第6章　多通道相位阵列线圈及并行发射

本章讨论表面线圈的特性和由表面线圈巧妙排列形成的多通道相位阵列线圈,涉及其产生的场形、电路单元之间关系(耦合与退耦)、集总元件(电容)和分布元件(导体)布局等。利用多通道线圈同时采集数据的并行算法这里不涉及,有兴趣的读者可参考文献[1]的第7章。最后讨论并行发射原理和并行发射阵列线圈设计及退耦方法。

## 6.1　表面线圈及只接收技术

表面线圈指不包围样品而是置于样品的表面上,其最大灵敏度被限制在一个优越区域,该区域大小与线圈的尺寸相当。利用表面线圈的空间灵敏度特征可以在活体谱中实现空间选择性而不必用梯度场。1980 年 Ackerman 等[2]首次将表面线圈用于活体 NMR 谱中,其定域响应允许从一个特定器官或组织采集预支配性的谱。后来,表面线圈用来成像一个局部区域,可以达到比体线圈高得多的信噪比(SNR)。信号强度增大,可以减少信号平均以节省成像时间,或通过减小体元而提高图像分辨率。因此,表面线圈很快得到了非常广泛的推广,到 1990 年由表面线圈排列成一个阵列使用,于是诞生了相位阵列线圈[3]。

### 6.1.1　信噪比考虑

一组进动核自旋在 RF 线圈中感应出的电压,正比于进动频率 $\omega$、自旋数目、自旋极化程度和核自旋与线圈间的耦合强度。自旋数目正比于样品的体积,自旋极化正比于静磁场 $B_0$,$B_0$ 也决定进动频率 $\omega$,自旋和线圈之间的耦合度是线圈几何的函数,由倒易原理描述。一个随时间变化的磁偶极矩 $m$,在线圈中感应一个电压

$$\varepsilon = -\frac{\partial}{\partial t}\int m \cdot \boldsymbol{\beta}_1 \mathrm{d}v \tag{6.1.1}$$

式中,$\boldsymbol{\beta}_1$ 是线圈中单位电流在 $m$ 处产生的磁场,称为线圈灵敏度函数;$m \cdot \boldsymbol{\beta}_1$ 是磁通量 $\Phi_B$ 的量纲。注意,只有与 $m$ 平行的 $\boldsymbol{\beta}_1$ 分量才是重要的,即线圈灵敏度正比于 $(\beta_1)_{xy}$,而 $\boldsymbol{B}_1 \perp \boldsymbol{B}_0$(沿 $z$ 轴),因此线圈中感应的信号

$$\text{signal} \propto V_s\omega^2(\beta_1)_{xy} \tag{6.1.2}$$

在耗散介质中热激发载流子布朗运动产生随机电磁场,这体现为噪声。电阻 $r$ 产生的有效噪声电压 $V_n$ 由文献[1]中的式(1.9.17)表示,$V_n = \sqrt{4kTr\Delta f}$,因此信噪比

$$\text{SNR} \propto \frac{V_s\omega^2(\beta_1)_{xy}}{\sqrt{r}} \tag{6.1.3}$$

在早期 NMR 谱仪中用小螺线管的特殊情况,式(6.1.3)可写成文献[1]中的式(1.9.21)

$$\text{SNR} \propto \eta\omega^{3/2}Q^{1/2}V_c^{1/2} \tag{6.1.4}$$

对于传统谱仪,希望高 $Q$ 线圈,好的填充因子,尽可能大的样品体积以拟合磁体均匀区,对于活体 MRI,需修改式(6.1.4),因为 $Q$ 和 $\eta$ 对信噪比不起直接作用。样品体积也得去掉,因为成像更关心单位体积信噪比或对于固定体元尺寸的信噪比,而不关心整个的样品体积。Hoult 和 Lauterbur[4] 把式(6.1.3)分母中 $r$ 修改为包括线圈损耗和患者损耗后用于人体成像。患者损耗可产生于介电效应和磁感应涡流。磁损耗是不可避免的,因为线圈总要响应核自旋感应的磁场和在患者体内随机热激发电流产生的磁场。介电损耗产生于在患者体内的电场,这无旋电场是由于患者和线圈间寄生电容而产生的。这些电场应该尽可能小,因为它们并不给出有用信息。Hoult 和 Lauterbur 通过计算曝露在 RF 线圈中单位电流产生的 $(B_1)_{xy}$(灵敏区域)中一个半径为 $b$,电导率为 $\sigma$ 的球中磁感应涡流损耗而估计患者的等效电阻 $r_p$ 为

$$r_p \propto \sigma\omega^2(\beta_1)_{xy}^2 b^5 \tag{6.1.5}$$

线圈电阻 $r_c$ 由于趋肤效应正比于频率的平方根。用 $r_c$ 和 $r_p$ 之和代替式(6.1.3)中的 $r$,于是导出单位样品体积信噪比为

$$\frac{\text{SNR}}{V_s} \propto \frac{\omega^2(\beta_1)_{xy}}{\sqrt{\alpha\omega^{1/2} + \beta\sigma\omega^2(\beta_1)_{xy}^2 b^5}} \tag{6.1.6}$$

假定线圈尺寸由样品半径 $b$ 决定,随样品尺寸增加,$(\beta_1)_{xy}$ 将减小,线圈电阻将增大。然而,当 $\omega$ 或 $b$ 增大时,患者损耗项比线圈损耗项增加得更快。工作在 6.4MHz,低损耗高 $Q$ 体线圈,其线圈损耗 $r_c$ 近似等于患者损耗 $r_p$。因此,在更高频率上

$$r_p \gg r_c \tag{6.1.7}$$

是可能的,在高频极限,式(6.1.6)可简化为

$$\frac{\text{SNR}}{V_s} \propto \frac{\omega}{b^{5/2}} \tag{6.1.8}$$

与式(6.1.4)对比,现在信噪比随频率线性增大且与填充因子 $\eta$ 和线圈 $Q$ 无关,事实上,对于固定体元尺寸的信噪比随样品尺寸 $b$ 的增大而减小。由于成像过程的空间辨别,体元外面的组织增加噪声而不增加信号。式(6.1.8)不包含 $Q$ 和 $\eta$ 效应,仅仅是因为它们足够大到满足式(6.1.8)。高 $Q$ 对应一个小的线圈电阻 $r_c$,高填充因子对患者电阻 $r_p$ 提供一个大 $(\beta_1)_{xy}$ 值。$r_c$ 和 $r_p$ 的相对值可以通过测量空载 $Q_0$ 和有载 $Q_L$(负载患者)而确定。$Q_0/Q_L$ 是线圈灵敏度的一个指标,即

$$\frac{Q_0}{Q_L} = \frac{r_c + r_p}{r_c} = 1 + \frac{r_p}{r_c} \tag{6.1.9}$$

若无旋电场介电损耗对 $r_p$ 无贡献,式(6.1.9)是成立的,在 1.5T 时,这比值可以在 5 以上,意味着线圈损耗占所观察到的噪声电压的 11%。

### 6.1.2　表面线圈的灵敏度

最简单的表面线圈是半径为 $a$ 的单圆环线圈,也叫安培环(图 6.1.1(a)),调谐并匹配到所希望的工作频率上。这线圈可看作一个最短的螺线管,它有一半磁能储存在样品中,因此它有中等的填充因子,和样品有比较强的耦合。如果加长螺线管将会减小填充因子,因为更多的场能集中在样品外面。这样短的"螺线管",其 $B_1$ 值或相应的灵敏度$(\beta_1)_{xy}$ 是很不均匀的。$\boldsymbol{\beta_1}$ 峰值出现在靠近导体的地方,沿线圈的轴(取为 $x$ 轴),电流 $I$ 产生的场为

$$B_1 = \frac{\mu_0 I}{2a} \frac{1}{(1 + x^2/a^2)^{3/2}} \tag{6.1.10}$$

式中,$a$ 是半径。在线圈平面中心,$B_1 = \mu_0 I/(2a)$,在线圈所在平面内 $0.3a$ 内,$B_1$ 基本上是均匀的,在 $0.5a$ 以内,场偏差在 5% 之内,在靠近导线处 $B_1$ 场很强,如图 6.1.1(b)所示。沿轴线离开线圈平面,$B_1$ 一方面逐渐变弱,如图 6.1.1(c)所示,另一方面均匀区也逐渐缩小,表面线圈作用深度可达到一两个半径的尺度,离皮肤越深,所需表面线圈的半径也应该越大。

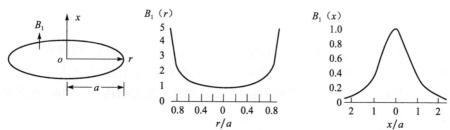

（a）平面圆线圈共振孔　（b）在线圈平面上$B_1$场沿半径的变化　（c）沿轴线离开线圈平面的$B_1$场相对
　　　　　　　　　　　　　　　　　　　　　　　　　　　强度分布,以线圈中心场强$B_{10}$为单位

图 6.1.1　平面圆环线圈及其产生的轴向磁场

表面线圈的噪声特性作为半径的函数也可借助于式(6.1.6)来了解。在 $x=0$ 处信号灵敏度 $\beta_1$ 与线圈半径 $a$ 成反比,而线圈电阻则近似与线圈半径成正比。组织损耗主要产生于与线圈紧耦合的区域,近似于与线圈半径 $a^3$ 成正比。基于量纲分析,对于固定体元尺寸的信噪比则正比于 $a^{-n}$,即

$$\frac{\mathrm{SNR}}{V_s} \propto \frac{1}{a^n}, \quad n > 1.5 \tag{6.1.11}$$

较小的线圈在样品表面上产生较好的信噪比。另外,随深度 $x$ 增加信噪比急剧下降,因为从式(6.1.10)看灵敏度在 $a$ 固定时,随 $x$ 增大而急剧下降。图 6.1.2 显示,在 1.5T 时,在一个头大小的有损耗仿真模型中用三种不同表面线圈和头线圈观察到的信噪比随深度的变化。这里,用体线圈的均匀 RF 场激发,用表面线圈接收,信噪比沿线圈轴空间依赖由式(6.1.10)给出。在超过 6cm 的深度上,头线圈信噪比比所有三个表面线圈都好。用表面线圈成像提高信噪比所付出的代价是在图像内信号强度不均匀,因为 RF 场 $B_1(r)$ 的均匀性决定图像强度的空间均匀性。表面线圈对远区样品发出的信号和噪声都不敏感。当表面线圈既作为发射又作为接收线圈时,信号强度的空间不均匀性更加严重[5]。因为发射脉冲的自旋倾角随空间位置和 RF 功率而变化,样品的不同部分可能倾倒 $90°、180°、270°$ 或更多。$360°$ 和 $180°$ 则相应于零信号强度而产生黑带,因此表面线圈一般只用做接收线圈,即用体线圈发射,用表面线圈接收。

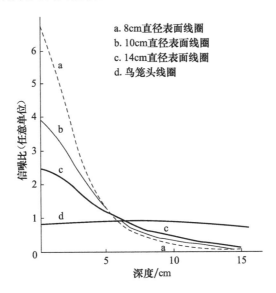

图 6.1.2　不同半径表面线圈和头线圈信噪比随深度的变化[5]

### 6.1.3　矩形表面线圈的电感和谐振频率

考虑一个简单的表面线圈谐振器由一个矩形线圈和一个电容 $C$ 组成,如图 6.1.3(a)所示。线圈可用铜导线或铜带制作,在高频情况下,导线就是电感,等效电路如图 6.1.3(b)所示,计算导线自感的公式是[6]

$$L = \frac{\mu_0 l}{2\pi}\left(\ln\frac{2l}{a} - 1\right) \tag{6.1.12}$$

式中,$\mu_0$ 是真空磁导率;$l、a$ 分别是导线长度和横截面半径。当 $l \gg a$ 时,式(6.1.12)是相当准确的。对于宽度为 $w$，长度为 $l$ 的铜带，其自感已由式(5.5.3)给出，重写如下：

$$L = \frac{\mu_0 l}{2\pi}\left(\ln\frac{2l}{w} + \frac{1}{2}\right) \tag{5.5.3}$$

当 $l \gg w$ 时，式(5.5.3)是准确的。对于长度都是 $l$，间距为 $d$ 的两根平行导线，其互感可用式(6.1.13)计算[2]

$$M = \frac{\mu_0 l}{2\pi}\left[\ln\left(\frac{l}{d} + \sqrt{1 + \frac{l^2}{d^2}}\right) - \sqrt{1 + \frac{l^2}{d^2}} + \frac{l}{d}\right] \tag{6.1.13}$$

更复杂的情况应该用诺伊曼公式[7]进行具体的积分运算。

对于矩形线圈(图 6.1.3)，直导线段自感 $L_1$、$L_2$ 可用式(6.1.12)或式(5.5.3)计算出来。至于互感，两平行线之间有互感，导线相互垂直时互感为零，这样，矩形线圈有四个自感和四个互感(图 6.1.3(b)的互感未画出)。互感可借助于式(6.1.13)计算出来。根据基尔霍夫电压定律，图 6.1.3 所示电路方程为

$$\frac{1}{j\omega C}I + 2j\omega L_1 I + 2j\omega L_2 I - 2j\omega M_1 I - 2j\omega M_2 I = 0 \tag{6.1.14}$$

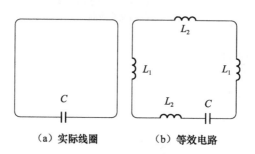

　(a) 实际线圈　　　　　　(b) 等效电路

图 6.1.3　矩形表面线圈

从方程(6.1.14)可求出谐振频率

$$\omega_0 = \frac{1}{\sqrt{2(L_1 + L_2 - M_1 - M_2)C}} \tag{6.1.15}$$

### 6.1.4　圆环线圈的电感

设圆环半径为 $R$，导线横截面半径为 $r_0$，如图 6.1.4(a)所示，自感可用式(6.1.16)计算

$$L = \pi\mu_0 R\left[4\left(\ln\frac{8R}{r_0} - 2\right) + 1\right] \tag{6.1.16}$$

当 $R \gg r_0$ 时，计算结果更准确。对于图 6.1.4(b)所示的单环谐振器，其谐振频率为

$$\omega = \frac{1}{\sqrt{LC}} \tag{6.1.17}$$

表面线圈的灵敏度范围取决于其半径。对于深部组织，表面线圈半径比较大，因而电感也比较大，如果工作在很高频率上，式(6.1.17)中调谐电容 $C$ 就可能很小，如果 $C$ 小到与分布电容同量级，这谐振频率很难稳定。解决的办法是把几个电容串联接在线圈中，如图 6.1.4(c)所示。这样不仅可提高谐振稳定性，还能使谐振器中电容的耐压要求有所降低。

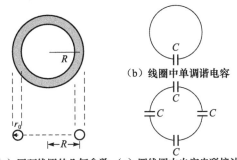

（b）线圈中单调谐电容

（a）圆环线圈的几何参数　（c）圆线圈中电容串联接法

图 6.1.4　圆环线圈及其调谐电容

### 6.1.5　表面线圈接收期间要失谐体线圈

　　T/R 开关只是在接收线圈接收信号期间切断发射机与发射线圈之间的连接。然而，如果发射线圈仍留在调谐状态，它将从全身捡取噪声，因为发射线圈和接收线圈之间有互感，那么在发射线圈中循环的噪声电流将从全身感应的噪声感应进入接收线圈。为了防止从体线圈到接收线圈的噪声转移，在接收时间内体线圈必须被禁戒(disable)或失谐(detune)。因此必须在体线圈上增加使其在接收期间失谐的电路，因为机械器件响应不够快而且不够可靠(寿命限制)。对于禁戒电路的设计判据有两点：①禁戒电路必须耐得住在发射功率脉冲期间感应的高压；②禁戒电路不能退化当体线圈用于接收模式时的 $Q$ 值。后一个要求是更难以满足的。如果发射线圈从不用于接收信号，即对于只发射线圈，可以在线圈所有导电路径中加 PIN 二极管，在发射脉冲期间控制这些二极管导通，在接收模式期间控制这些二极管都截止。PIN 二极管导通时由于电阻很小，消耗的发射功率很少；PIN 二极管截止时表现为开路，使体线圈不在调谐状态。

### 6.1.6　低噪声前置放大器

　　在 1.5 节已经讲述了低噪声前置放大器作为接收线圈和成像仪的接口，要求其噪声系数 $N_F$ 尽可能低(<0.5dB)，增益 25dB 左右即可[8,9]。这一级决定整个接收链的噪声特性。如果其噪声系数是 3dB，信号经过前置放大器后，信噪比就只

有线圈信噪比的 70.7％。如果其 $N_F$ 超过 6.5dB,则信噪比损失将超过 50％。如果把 $B_0$ 从 1.5T 提升到 3T,信噪比翻一倍,小小前置放大器使信噪比损失 50％就意味着把 $B_0$ 从 1.5T 提升到 3T 的巨大努力完全作废。可见前置放大器技术至关重要。

低噪声前置放大器电路原理框图如图 6.1.5 所示。对前置放大器的噪声系数起支配作用的是场效应晶体管(FET)对噪声的贡献。FET 的噪声特性与信号源阻抗有很大关系,当信号源阻抗取特定值时,FET 将贡献最小的噪声。这个特定值称为最佳源阻抗。输入网络的作用就是把信号源阻抗 $Z_s'$ 变换成 FET 所要求的最佳源阻抗 $Z_s$。然而最佳源阻抗不容易测量,容易测量的是源反射系数(用矢量网络分析仪测量),前置放大器的噪声系数和它的源反射系数之间的关系可以表示为[10]

$$N_{\mathrm{F}} = (N_{\mathrm{F}})_{\mathrm{min}} + \frac{4R_n}{Z_0} \frac{\mid \Gamma_s - \Gamma_{\mathrm{opt}} \mid^2}{(\mid 1 + \Gamma_{\mathrm{opt}} \mid^2)(1 - \mid \Gamma_s) \mid^2)} \qquad (6.1.18)$$

式中,$R_n$ 为放大管等效噪声电阻;$Z_0$ 为电缆阻抗(50 Ω);$\Gamma_s$ 为放大管的源反射系数;$\Gamma_{\mathrm{opt}}$ 是放大管的最佳源反射系数。当源反射系数 $\Gamma_s$ 等于放大管所要求的最佳源反射系数 $\Gamma_{\mathrm{opt}}$ 时,放大器具有最小噪声系数 $(N_{\mathrm{F}})_{\mathrm{min}}$,而源反射系数 $\Gamma_s$ 和输入阻抗之间又有关系

$$\Gamma_s = (Z_s - Z_{\mathrm{in}}')/(Z_s + Z_{\mathrm{in}}') \qquad (6.1.19)$$

式中,$Z_s$ 为源阻抗;$Z_{\mathrm{in}}'$ 为输入阻抗(参考图 6.1.5)。

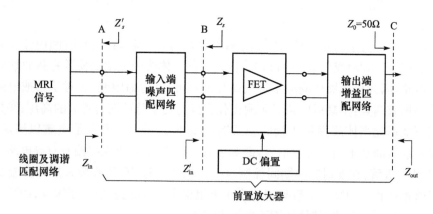

图 6.1.5　低噪声前置放大器的方框图

因此最佳源反射系数对应最佳源阻抗,输入网络把信号源阻抗匹配到最佳源阻抗就可以把晶体管对噪声的贡献降到最低,测量放大器的噪声系数必须使用噪声系数仪。

对于发射/接收两用线圈,由于必须满足功率匹配,线圈输出阻抗必须匹配到

50Ω,此种情况下,就是把 $Z_s'=50Ω$ 匹配到 FET 的最佳源阻抗 $Z_s$。在只接收线圈的情况下,尤其是包含大量单元的表面线圈阵列,不必先匹配到 50Ω,可把每个单元线圈的阻抗直接匹配到 FET 的最佳源阻抗 $Z_s$。有时要求前置放大器输入阻抗很低(见 6.2 节),那就是要求通过噪声匹配网络把前置放大器的输入阻抗 $Z_{in}'$ 变换为极低值的 $Z_{in}$。

### 6.1.7　阻塞电路

　　表面线圈由于灵敏度空间分布不均匀一般只用作接收线圈而不用于发射。绝大多数情况下用体线圈发射,用表面线圈接收。只接收线圈输出端通过噪声匹配网络(见 1.5 节)连接低噪声前置放大器。在发射模式期间,只接收线圈由于谐振状态将感应很大电压,有可能损坏前置放大器。即使前置放大器没有损坏,发射的高功率 RF 脉冲也在只接收线圈中产生与发射 $\boldsymbol{B}_1^+$ 场相反的大电流(楞次定律),大电流在局部位置产生的 $\boldsymbol{B}_1^-$ 场幅度将比 $\boldsymbol{B}_1^+$ 幅度大得多。$\boldsymbol{B}_1^-$ 将激发自旋章动几倍的 $2\pi$ 角,这将在图像中产生局部斑马状条纹伪影。

　　为了保护前置放大器并避免伪影,接收线圈在发射期间必须被禁戒或阻塞或失谐或陷波。阻塞接收线圈中电流的方法有几种,最简单的阻塞电路是在线圈回路中设置一个 RF 陷阱或陷波器,在发射期间激活这陷阱。RF 陷阱就是一个串联在线圈环路中的并联 $LC$ 谐振电路,如图 6.1.6(a)所示。电容 $C_b$ 可以是用在典型表面线圈中的几个串联电容之一,$L_b$ 的选择原则是当开关(k)闭合时,与 $C_b$ 共振在发射频率。开关是一个电子器件,因为没有机械开关响应这么快,开关在接收期间必须呈现高阻抗,而在发射期间有一个很低的电阻。

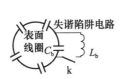

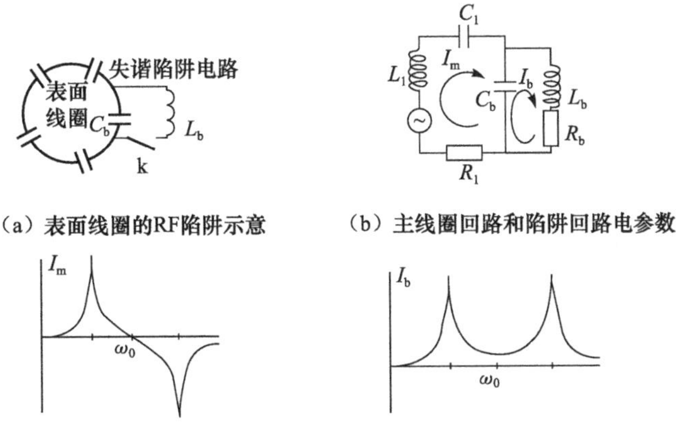

（a）表面线圈的RF陷阱示意　　　（b）主线圈回路和陷阱回路电参数

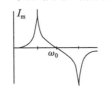

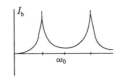

（c）主线圈回路电流随频率变化曲线　　（d）陷阱回路电流随频率变化曲线

图 6.1.6　主线圈回路和陷阱回路

### 6.1.8　RF 陷阱电路

下面仔细讨论一下 RF 陷阱电路。因为在 MRI 线圈中有许多应用,如图 6.1.6(b)所示,在主线圈 $L_1$ 中电流为 $I_m$,在阻塞线圈 $L_b$ 中电流为 $I_b$,$L_1$ 与 $C_1$ 和 $C_b$ 谐振在频率 $\omega_0$,$L_b$ 与 $C_b$ 也谐振在 $\omega_0$。$L_1$、$C_1$ 和 $R_1$ 形成一个串联电路谐振在 $\omega_1$,$\omega_1 < \omega_0$。串联电路的电抗是

$$X_1 = \omega L_1 - \frac{1}{\omega C_1} = -\frac{1}{\omega C_1}\left(1 - \frac{\omega^2}{\omega_1^2}\right) \tag{6.1.20}$$

对于低于 $\omega_1$ 的频率,电抗 $X_1$ 是容性,变化范围从 $-\infty$ 到 0。在 $\omega_1$ 以上,电抗是感性,变化范围从 0 到 $+\infty$,$L_b$、$C_b$ 和 $R_b$ 并联组合的电抗由式(6.1.21)给出

$$X_b = \frac{(\omega L_b)[-1/(\omega C_b)]}{[\omega L_b - 1/(\omega C_b)]} = \frac{\omega L_b}{1 - \omega^2/\omega_0^2} \tag{6.1.21}$$

电抗 $X_b$ 在低频段作为电感开始随频率升高而升高,在 $\omega_0$ 升到 $+\infty$;在 $\omega_0$ 以上,$X_b$ 随频率升高,从 $-\infty$ 到 0。

组合电抗 $X_1 + X_b$ 在 $\omega_1$ 以下,在 $X_1$ 的容性电抗对消 $X_b$ 的感性电抗的一个频率上相加为 0,在此频率点,电流 $I_m$ 有一个峰,在 $\omega_0$ 以上,当 $X_1$ 和 $X_b$ 再次对消时,$I_m$ 有另一个峰,当频率通过 $\omega_0$ 时,电流几乎走到 0,并且有一个相位反向,如图 6.1.6(c)所示。在阻塞电感 $L_b$ 中的电流 $I_b$ 在和 $I_m$ 峰同样的频率上也有两个峰,但没有相位反向,如图 6.1.6(d)所示。电流 $I_b$ 在 $\omega_0$ 最小,阻塞电路在 $\omega_0$ 的高阻抗意味着:本质上所有外加电压 $e_1$ 降落在阻塞电路上。因此,$I_b$ 的最小值近似等于 $e_1/(\omega_0 L_b)$。

### 6.1.9　无源阻塞电路

图 6.1.6(a)中开关的功能可以用两个相反极性的二极管并联(交叉二极管)来实现,如图 6.1.7(a)所示。由 RF 功率脉冲产生的高电压引起二极管导通,导通电阻很小,在阻塞电路中流动的电流可能比较大,因此所用二极管必须能够经受住这种电流和相关功耗。在接收期间,线圈中信号电压太小不可能使二极管导通。此时,这两个二极管表现为一个小电容(1pF 或 2pF)和大电阻(10kΩ 或以上)并联。二极管电容加到分立电容 $C_b$ 上,二极管截止电阻可加到线圈损耗上。小的 $C_b$ 值更容易遭受二极管截止电阻的退化效应的影响。因此,二极管的选择很重要,要选择截止时等效电容最小、等效电阻最大,导通时等效串联电阻最小的那种二极管。加阻塞电路前、后测量线圈 $Q$ 值可以确定被二极管增加的损耗是否可以接受。

另外,这些二极管离患者很近,它们必须是无磁的。找无磁二极管可能是一个问题,大多二极管制造商都用一些含铁磁的材料,如表面封装二极管端的镀镍层,

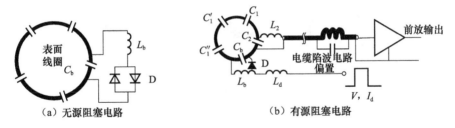

图 6.1.7 表面接收线圈的阻塞电路

Hayes 推荐的 Central Semiconductors 公司生产的二极管 CMDD4448 不含磁材料,其封装没有镍或其他铁磁材料。

此类阻塞电路,因为不需要外部的控制电压和电流,只要有发射功率出现,交叉二极管就导通,阻塞电路就自动发挥作用,所以称为无源阻塞。

### 6.1.10 有源阻塞电路

有源阻塞需要从成像仪产生一些逻辑控制信号,在发射脉冲期间导通阻塞电路,普遍使用的电路是用一个 PIN 二极管作为图 6.1.6(a)中的开关,如图 6.1.7(b)所示。在发射脉冲期间,通过一个电感 $L_d$ 在 PIN 二极管上加一个电压,以使 PIN 二极管导通。$L_d$ 的阻抗必须足够大以致不影响线圈的工作,把被驱动电路与电压源隔离开的电感 $L_d$ 有时称作扼流圈。

在由很多表面线圈排列成很大阵列的情况下,为了简化接线,减少导线的根数,把驱动 PIN 二极管导通的电流通过连接到前置放大器的同轴线的中心导体供进去,如图 6.1.8(a)所示。正的二极管驱动电流通过电感扼流圈 $L_d'$ 供到同轴线中心导体,电流通过线圈导体的一段到达 PIN 二极管。二极管驱动电流经过另一个扼流圈 $L_d$ 到同轴线的屏蔽层,通过屏蔽层返回电源地。必须保证用于 $L_d$ 的电感也是无磁的,市场上买来的电感,有些含有磁性材料,其数据手册中一般都不说明其封装所用的材料。因此,必须检验各个元件以保证它们是无磁的。

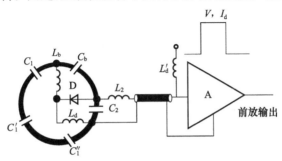

(a) 匹配和陷阱分开

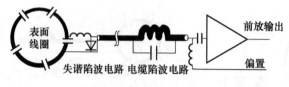

（b）匹配和陷阱合二为一

图 6.1.8　借助于线圈和前置放大器之间同轴线为 RF 陷阱中 PIN
二极管提供驱动电流的技术方案[11]

更简化的有源阻塞电路是用匹配电路元件 $L_2$ 和 $C_2$ 形成一个 RF 陷阱，如图 6.1.8(b)所示[11]。此电路可能有问题，选择 $L_2$ 和 $C_2$ 值变换线圈阻抗为前置放大器提供正确的源阻抗（见 1.5 节），如果 $L_2$ 和 $C_2$ 有太小的阻抗，PIN 二极管的导通电阻将衰减阻塞电路的 $Q$ 值，并联 $L_2C_2$ 电路的阻塞电阻将不够大，在功率脉冲期间不能完全阻塞 $L_1$ 中的电流。图 6.1.8（a）所示阻塞电路的阻抗比图 6.1.8(b)所示阻塞电路的阻抗高。对于适当控制的二极管驱动电流，两个阻塞电路可用到同一个线圈上。如果这样，最好调整驱动电流的直流路径以使两个二极管串联而不是并联，以保证两个二极管受到相同的驱动电流。

### 6.1.11　阻塞电路失灵的后果

阻塞电路失灵后将导致大 $B_1$ 场集中在表面线圈附近，产生如图 6.1.9(a)所示的图像伪影，更严重的后果是有伤害患者的风险。提供给体线圈的发射功率大部分被聚焦到表面线圈附近小体积内，就会引起烧伤或其他组织损伤。图 6.1.9(a)所示图像表明阻塞失灵之前，扫描可能已经过了很长时间。因此 MRI 生产者要求各个只接收线圈除了有源阻塞电路，至少再加一个无源阻塞电路[12]，图 6.1.9(b)显示了这样一例。理由之一是用户可以自制表面线圈用于患者，但不一定能接通成像仪上的有源控制。典型表面线圈绕其环路有多个等间距的串联电容，降低分布电容效应并保证沿环路电流均匀。这些电容之一可用于形成一个阻塞电路，其有一个等效的并联电阻 $R_{blk}$。如果发射脉冲在线圈中感应一个电压 $V_t$，线圈中的电流将是 $V_t/R_{blk}$。这个电流可能太小不会产生发射 $B_1$ 场任何可看得出的畸变。在阻塞电路上耗散的功率将是 $V_t^2/R_{blk}$。对于一个大直径线圈，在阻塞电路中产生的热量足可以提升温度到患者很不舒服的程度。在这种情况下，必须绕线圈环路多加几个阻塞电路。如果用两个相同的阻塞电路，则每一个电路上的电压将减半，每个电路上耗散的功率是原来单个阻塞电路的四分之一。相应的温度升高也只有原来单个阻塞的四分之一。对于 $N$ 个阻塞电路，产生的总热量降低 $N$ 倍，在各个电路上温度升高将降低到原来的 $1/N^2$。

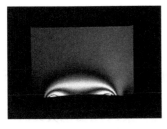
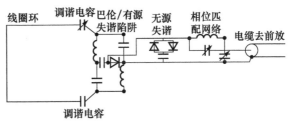

（a）阻塞电路失灵后表面线圈　　　　（b）较大表面线圈同时用有源和无源阻塞电路之例
附近产生斑马状伪影

图 6.1.9　阻塞电路失灵后果和预防[13]

阻塞电路的目的是 RF 功率脉冲期间有大电流在表面线圈中循环。此任务是通过在阻塞电路的电感中产生大电流实现的,阻塞电感中大电压抵消发射 $B_1$ 场在主表面线圈中产生的电压。阻塞电感中的大电流在阻塞电感内和周围产生一个强 RF 磁场,这个强 RF 场可在附近样品区域中感应极大的章动角变化,因此有时看到图像中在阻塞电感附近有一个黑洞,因为连接二极管和电容到阻塞电感的印刷电路板轨迹也承载这些大电流,所以保持阻塞电路轨迹所限制的面积尽可能小是重要的。

### 6.1.12　电缆陷阱滤波电路

RF 电缆陷阱电路或称电缆陷波器是利用电缆本身做成的陷阱电路。把电缆绕几匝,如图 6.1.10(a)所示,其外导体形成一个电感,并联一个电容后形成一个并联谐振电路,如图 6.1.10(b)所示,调电容值使其谐振在 $\omega_0$。由于理想并联谐振电路的阻抗为无穷大,从而可阻断电缆屏蔽层外表面的寄生电流,而不影响屏蔽层内表面的传导电流。

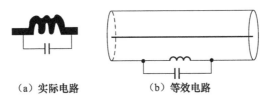

（a）实际电路　　　　（b）等效电路

图 6.1.10　RF 电缆陷波器

电缆本身是以 TEM 模式[7]传送行波功率的,无论电缆是直是曲都不会影响行波功率。RF 线圈是谐振器,靠电缆连续传送 RF 功率以补偿损耗来维持谐振,谐振电流在电感线圈和电容中周期性转换,比电缆中行波电流大许多倍($Q'$ 量级)。不希望由于多点接地(如鸟笼正交激励)或不平衡(图 6.1.8(b))等原因引起谐振电流在电缆的屏蔽导体中流动,那样会破坏谐振电路的平衡、对称性,影响 $B_1$

场均匀性,并有额外的潜在危险。在此情况下,电缆陷波器是一个有用的选择。

### 6.1.13　巴伦

巴伦(balun)是英文"平衡不平衡转换器"缩写的音译,源自天线理论。原理是按天线理论,偶极天线属于平衡天线,而同轴电缆属于不平衡传输线,若将其直接连接,则同轴电缆的外皮就有高频谐振电流流过,这样一来,就会影响天线的辐射(可以想象成电缆的屏蔽层也参与了电磁波的辐射)。因此,就要在天线和电缆之间加入平衡不平衡转换器,把流入电缆屏蔽层外部的电流扼制掉,也就是说把从振子流过电缆屏蔽层外皮的高频电流截断。

虽然 MRI 接收线圈与天线不同,但是,就电缆馈电来说,MRI 线圈与天线情况很类似,也需要这类转换。如图 6.1.9(b)所示,就使用巴伦(与 RF trap 合二为一)。而图 6.1.8(b)中由于没有用巴伦,就必须用电缆陷波器,其目的都是避免电缆外皮中有谐振电流流动。

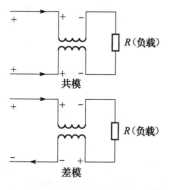

图 6.1.11　巴伦的功能示意图

巴伦也可以看作射频线圈中的共模扼流圈,信号电流以差模方式经过巴伦时表现为低阻抗,噪声则以共模方式经过巴伦,表现为高阻抗(图 6.1.11)。巴伦也经常放置在连接线圈的传输线上,降低屏蔽层共模电流。选择正确的巴伦和把它们放置在正确的位置对线圈制作非常重要,不正确的方式将带来安全方面的问题。巴伦定义了线圈与传输线的边界,没有放置巴伦或者放置了一个错误的巴伦,甚至不够强大的巴伦都会导致射频线圈扩展到传输线,于是发射线圈需要消耗额外的功率,接收线圈则会降低信噪比。

接收线圈中巴伦有两个功能,在发射阶段,巴伦放置在传输线上,阻止了屏蔽层上的射频电流。弱的巴伦将在同轴电缆上产生过多的射频电流,从而烧坏巴伦和同轴线缆,由于患者与它们很近,将给患者带来危险。有时在线圈后面放置多个巴伦,以增加共模的阻抗;巴伦的另一个作用是在接收阶段降低来自其他噪声源的射频噪声,提高信噪比。

## 6.2　相位阵列线圈

对于小感兴趣区(Region of Interested,ROI),用表面线圈成像可以得到比体线圈产生的像高得多的信噪比。因为表面线圈可以放置得很靠近 ROI,在局部区域,其灵敏度因子 $B_{1xy}/I$ 很大,并且不从人体的较远区域捡拾噪声。用表面线圈的主要问题是不能覆盖整个感兴趣结构。例如,一个表面线圈其直径选择得使脊椎像信噪比最大,然而仅能覆盖脊椎总长度的 1/6～1/5。如果单个表面线圈做得足够长以覆盖整个脊椎,其信噪比比体线圈几乎没有多少增加。

一个允许最佳尺寸圆环脊椎线圈的早期模型是在患者下面沿纵向滑动,滑动到一个位置采集一帧图像。把这一系列图像复合在一起形成整个腰椎的图像。该方法的缺点是要得到最后的图像需要花费很长时间,改进的办法是在患者下面一字排开 5 或 6 个线圈,诸个线圈采集图像,其中一个线圈采集图像期间,其他线圈被失谐。这解决了移动线圈的机械问题,但仍需要花费好长时间。Roemer 等[3]发明了脊椎相位阵列线圈,通过从沿脊椎分布的四线圈,用多路复用器控制采集数据解决了成像时间太长的问题,其关键技术是线圈之间的退耦和图像合成方法。

### 6.2.1　线圈之间的相互作用及退耦

考虑一对完全相同的圆环线圈,调谐到相同的频率 $f_0$,如果这两个圆环彼此靠近,线圈之间的互感使其谐振频率分裂,如图 6.2.1 所示。分裂的结果使在 $f_0$的灵敏度下降,信号和噪声也从一个线圈通过互感转移到另一个线圈。为了消除或降低这种耦合,可采取两个措施:第一,近邻线圈部分重叠使其互感为零,如图 6.2.2 所示;第二,所有线圈都连接低输入阻抗前置放大器以降低非重叠线圈之间的耦合。这样,各线圈行为独立,可以同时接收 NMR 信号。

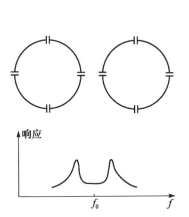

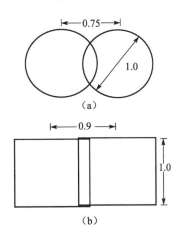

图 6.2.1　调谐到同一频率 $f_0$ 的
两邻近线圈的响应
原来共振频率分裂为两个,
线圈在 $f_0$ 的灵敏度严重降低

图 6.2.2　近邻线圈重叠使其互感为零
以消除谐振频率分裂问题
圆线圈重叠使两圆心相距约 $0.75d$,方环重叠使
其中心相距 $0.9d$($d$ 为边长),精确重叠依赖于
线圈具体情况可由实验确定

互感 $L_{12}=\Phi_{12}/I_1$,$L_{21}=\Phi_{21}/I_2$,适当重叠(在同一平面上),可使 $\Phi_{12}=\Phi_{21}=0$。

因磁通量 $\Phi = \boldsymbol{B} \cdot \boldsymbol{S}$ 可正负抵消。对于圆环,重叠到其圆心相距 $0.75d$($d$ 为直径),即重叠 $14.43\%$,$\Phi_{12} = \Phi_{21} = 0$;对于方线圈,重叠 $10\%$,其 $\Phi_{12} = \Phi_{21} = 0$。

　　表面线圈在其灵敏区内信噪比很高,但覆盖的面积不宜太大,大线圈可以作用于较深的部位,但灵敏度降低。对于脊椎情况,比较靠近表面($2 \sim 7\text{cm}$),窄长区域。体线圈效果不好,腹部运动伪影严重,用表面线圈比较好,线圈不能大,一两个线圈不能覆盖整个脊椎。用过三个线圈,不移动患者,分时采集,很花时间。用四个线圈,比较理想,近邻通过线圈重叠可消去互感(图 6.2.3)。次近邻之间也有互感,如何退耦?各线圈分别连接一个低输入阻抗前置放大器(图 6.2.3)可降低未重叠线圈之间的耦合到可忽略的程度。为了解其工作原理,考虑两个表面线圈组成的变压器模型,一个是变压器初级,另一个是变压器次级,如图 6.2.4 所示,$L$ 和 $C_{2a}$ 是串联谐振电感和电容,$M$ 是互感,$k$ 是互感耦合常数。对于孤立的 2 号线圈,

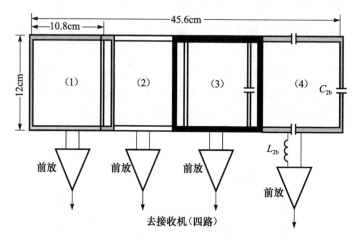

图 6.2.3　四线圈组成的相位阵列脊椎线圈

通过重叠可消除近邻线圈相互作用,通过接到低输入阻抗前置放大器可降低未
重叠线圈之间的相互耦合效应[3]

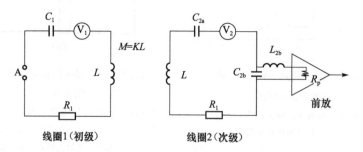

图 6.2.4　相互作用表面线圈组成变压器模型的初、次级

设第二线圈输出到一个前置放大器,其输入电阻为 $R_p$,$V_1$ 和 $V_2$ 是在线圈中感应的 NMR 信号电压

在其谐振频率上,从前置放大器看到的线圈阻抗为

$$\widetilde{Z}_b = (R_1 + jX_L - jX_{C_{2a}}) \mathbin{/\!/} (-jX_{C_{2b}}) + jX_{L_{2b}} = \frac{-jX_{C_{2b}}[R_1 + j(X_L - X_{C_{2a}})]}{R_1 + j(X_L - X_{C_{2a}} - X_{C_{2b}})} + jX_{L_{2b}}$$

谐振条件为 $X_L - X_{C_{2a}} - X_{C_{2b}} = 0$,即 $X_L - X_{C_{2a}} = X_{C_{2b}}$,代入上式得

$$\widetilde{Z}_b = \frac{X_{C_{2b}}^2}{R_1} + j(X_{L_{2b}} - X_{C_{2b}}) \tag{6.2.1}$$

式中, $X_{C_{2b}} = 1/(\omega C_{2b})$ 是电容 $C_{2b}$ 的容抗; $X_{L_{2b}} = \omega L_{2b}$ 是电感 $L_{2b}$ 的感抗; $X$ 统称为电抗。适当选择 $X_{C_{2b}}$ 和 $X_{L_{2b}}$ 可以把 $R_1$ (线圈和人体电阻)变换为纯阻 $50\Omega$ 或 FET 的最佳源阻抗 $Z_s$。令

$$X_{C_{2b}} = X_{L_{2b}} = X_2 = \sqrt{50R_1} \tag{6.2.2}$$

代入式(6.2.1),则 $\widetilde{Z}_b = 50\Omega$。单纯考虑阻抗匹配时, $L_{2b}$ 并不是绝对必要的,但在这里,电感 $L_{2b}$ 在阻塞电路中是一个关键元件。为了看出这一点,考虑由 $C_{2b}$ 和 $L_{2b}$ 以及前置放大器组成的电路。如果前置放大器的输入阻抗值为零,这电感和输出电容就形成了并联谐振回路,是典型的陷波器,从而阻塞了电流在表面线圈中的流动。这样,在接收期间,在表面线圈中几乎没有什么电流流动,因而不产生磁通,也就没有噪声或 NMR 信号被耦合到其他线圈。其他线圈都是同样情况,彼此都不耦合噪声和信号到别的线圈。这样,所有线圈都是独立接收的。此方法的有效性依赖于前置放大器输入阻抗实际所能达到的值,前置放大器输入阻抗越低,退耦效果就越好。

线圈电流既然被陷波器阻塞,它如何还能接收信号? 此问题用图 6.1.8 来说明,那里包含一个阻塞电路,在发射脉冲期间,阻塞电路被激活。如果前置放大器输入阻抗很小,同轴电缆是半波长整数倍,那么在接收模式线圈仍然被阻塞。于是,可以看到此线圈、匹配电路和前置放大器形成一个完整单元以执行几个功能:①在主线圈环中感应的信号电压在匹配电路 $L_2C_2$ 和前置放大器输入端产生一个大电流,前置放大器把这个电流转换成输出电压,不退化其信噪比;②因为在主环中几乎没有电流流动, $L_1C_1$ 的任何失谐几乎不会在输出信号中引起相移;③前置放大器的阻塞效应能减少不能重叠的非邻近线圈之间的耦合。

## 6.2.2　前置放大器的低输入阻抗及弱退耦

前置放大器输入电路的一部分显示在图 6.2.5 中。GaAs 场效应管(MOSFET)工作在 64MHz 的最佳源阻抗在 $1k\Omega \sim 2k\Omega$ 之间,如图 6.2.6 所示。因此由串联电感和电容组成的输入变换器,谐振在感兴趣的频率上,可以变换前置放大器输入端的 $50\Omega$ 到晶体管的 $1.25k\Omega$。

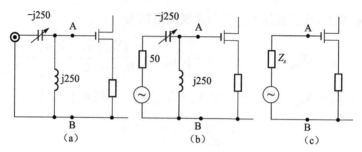

图 6.2.5　前置放大器输入电路

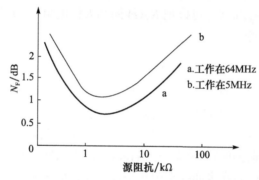

图 6.2.6　砷化镓场效应管的噪声系数 $N_F$ 随源阻抗的变化

如图 6.2.5(a)所示的元件值,从 A、B 往左看复阻抗,$\tilde{Z} = (50-\mathrm{j}250) \parallel \mathrm{j}250 = 1250+\mathrm{j}250$,阻抗由大实部决定,因此对于晶体管,这就是其等效源阻抗,如图 6.2.5(c)所示。在这种源阻抗值下,晶体管噪声系数最小。由于场效应晶体管本身输入阻抗很高(兆欧量级),所以前置放大器的输入阻抗主要由这个串联谐振电路决定,在理想情况下,在谐振频率上,是一个短路。用这样的技术,前置放大器输入阻抗可以很低($<3\Omega$),在 64MHz 时噪声系数可以低到 $<0.5\mathrm{dB}$,在 5MHz 时也有可能低到 1dB。与前置放大器相连的 $l = \lambda/2$ 电缆再加 $1\sim2\Omega$,因此图 6.2.4 中 $R_p$ 值可做到 $5\Omega$ 以下。如果省掉这 $\lambda/2$ 电缆,直接将前置放大器集成在线圈内,$R_p$ 可做到 $3\Omega$ 以下。

附有低输入阻抗前置放大器的两线圈之间噪声或信号的耦合很小。假定图 6.2.4 中所示的两线圈独立调谐到相同的谐振频率($X_L - X_{C_{2b}} = 0$ 和 $X_L - X_{C_1} = 0$)上,当第二个线圈不存在时,在主环的 A 端看到的串联阻抗就是 $R_1$。当第二个线圈存在时,并且连接一个输入阻抗为 $R_p$ 的前置放大器时,从主环 A 端看到的阻抗由式(6.2.3)给出

$$Z_A = R_1 + \frac{\omega^2 L^2 k^2}{R_1 + X_2^2/R_p} \tag{6.2.3}$$

式中,第二项代表线圈间耦合的噪声功率。可以看出,如果让互感耦合系数 $k$ 等于零,或者把前置放大器输入阻抗做成零,第二项都接近于零,总噪声电阻仍然是单

孤立线圈的噪声电阻 $R_1$。

现在要问有多少 NMR 信号在线圈之间转移？看图 6.2.4 的方形电路环在其 A 端的开路电压

$$V_A = V_1 - V_2 \frac{j\omega L k}{R_1 + X_2^2/R_p} \tag{6.2.4}$$

如果互感或前置放大器输入阻抗做成零,右端第二项就趋于零,于是可以得到孤立线圈的 NMR 信号。注意这里用 $\lambda/2$ 电缆,而不用 $\lambda/4$ 电缆。因为终端短路的 $\lambda/2$ 电缆具有串联谐振电路的性质,具有最小输入阻抗 $Z_{in} = jZ_c \tan(2\pi l/\lambda) = jZ_c \tan\pi = 0$,只剩下导线趋肤电阻 $1\sim2\Omega$。实际上,前置放大器输入阻抗不可能做到零,$\lambda/2$ 线输入阻抗也不可能做到零。可以把其做得很小($<5\Omega$)。在非重叠线圈之间互感耦合常数 $k$ 也不可能做到零(共面线圈)。现在估计一下在脊椎线圈(图 6.2.3)的实际情况下到底有多少噪声和信号在线圈之间转移。

在 64MHz 频率,线圈导线的等效串联趋肤电阻 $R_1$ 在空气中约为 0.5Ω,放在脊背上约为 5.5Ω,线圈 1 和线圈 3 之间耦合系数 $k=0.007$,$X_L=116\Omega$,$f_0=64$MHz,在这种条件下,Roemer 等[3]用式(6.2.3)和式(6.2.4)计算在线圈 1 和线圈 3 之间转移的信号和噪声,结果列在表 6.2.1 中。为了比较,表 6.2.1 中包括了前置放大器输入阻抗 $R_p$ 等于 50Ω 和 ∞ 的情况。表 6.2.1 显示在无载条件下,与线圈 3 相连的前置放大器输入阻抗 $R_p=5\Omega$ 时,在线圈 1 的 A 端看到的噪声功率仅增加了 2.4%,$R_p=50\Omega$ 时增加了 22%(9 倍多)。在有载(在脊背上)条件下,前置放大器输入阻抗似乎不是特别重要。然而,阵列中并不是全部线圈都同时负重载(并行采集,算法发明之前是单通道采集,用多路转换器转换),因而低输入阻抗前置放大器还是很重要的。

**表 6.2.1　脊椎阵列**(图 6.2.3)**中线圈 1 和线圈 3 之间噪声功率和 NMR 信号电压转移**(设 $k=0.007$)

| 条件 | $R_1/\Omega$ | $R_p/\Omega$ | $Z_A/R_1$ | $V_A$ |
|---|---|---|---|---|
| 无载 | 0.5 | 5.0 | 1.024 | $V_1 - 0.015jV_2$ |
| | 0.5 | 50 | 1.22 | $V_1 - 0.135jV_2$ |
| | 0.5 | ∞ | 3.65 | $V_1 - 1.630jV_2$ |
| 有载 | 5.5 | 5.0 | 1.002 | $V_1 - 0.013jV_2$ |
| | 5.5 | 50 | 1.011 | $V_1 - 0.074jV_2$ |
| | 5.5 | ∞ | 1.022 | $V_1 - 0.148jV_2$ |

表 6.2.1 也显示了用前置放大器退耦是有限的,同时也指示了重叠相邻线圈的重要性。假定两个线圈彼此靠近但不重叠,其噪声功率耦合与噪声系数 $k$ 成正比,设其耦合系数 $k=0.1$,那么噪声功率的耦合将是 $(0.1/0.007)^2 = 204$ 倍(表中值是在 $k=0.007$ 条件下得到的),即使在 $R_p=5\Omega$ 并负重载的最好情况下,噪声功率也要增大 $0.002 \times 204 = 41\%$。可见,邻近线圈必须重叠退耦,前置放大器低输入阻抗和电缆损耗限制它只能用于退耦相对弱耦合的线圈。

### 6.2.3 数据采集和图像重建

　　表面线圈退耦后,可允许从多线圈同时采集数据,然后把这些数据自动组合起来形成一个信噪比比较高的拼合的图像。由于同时采集,没有多花时间,整个脊椎的像几分钟就可完成。GE、Siemens 早期的相位阵列线圈由 4 个组成,同时采集 4 路数据(见图 6.2.7)。Philips 早期的相位阵列由 6 个线圈组成,同时采集 6 路数据。如何把这些数据(图 6.2.8(a)～图 6.2.8(d))组合起来形成一个完整的脊椎像(图 6.2.8(e)),其数据组合方式并不唯一,但都追求使图像信噪比尽可能大。

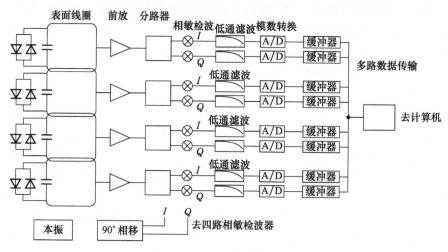

图 6.2.7　MRI 相位阵列系统

各线圈有其自己的接收链和 1024×1024 数字存储缓冲口,所有接收机工作于同一个频率,且所有通道数据同时采样,在各线圈的一边交叉二极管以消除在发射期间感应的 RF 电流

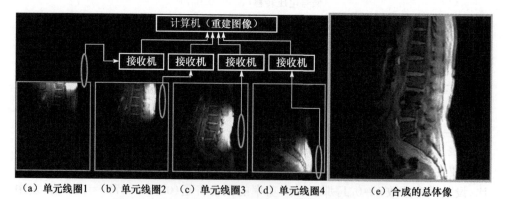

（a）单元线圈1　（b）单元线圈2　（c）单元线圈3　（d）单元线圈4　　　（e）合成的总体像

图 6.2.8　用图 6.2.3 所示脊椎阵列线圈采集的矢位图像

（a）、（b）、（c）、（d）分别是各线圈数据单独重建的,其灵敏度不均匀;

（e）是把 4 路数据组合起来重建得到总体像,其信噪比很高且很均匀

一种情况是需要知道线圈的 RF 场分布,在此条件下有两种最佳组合方式:①组合复数正交数据;②组合模数据。

另一种情况是不需要知道线圈的 RF 场分布,用平方和方法组合数据,这种方法与脉冲序列无关,可用于成像,也可用于谱。

### 6.2.4　最大信噪比图像

为了理解如何得到最大信噪比,可以考虑通过一系列无损移相器和变压器(图 6.2.9)来组合信号数据。设第 $i$ 个线圈输出的 NMR 信号电压正比于

$$V_i(t) = \omega MVB_{ti}\cos(\omega t - \theta_i + \psi)$$

(6.2.5)

式中,$V$ 是体元体积;$M$ 是磁化强度;$B_{ti}$ 是在第 $i$ 个线圈中单位电流产生的横向磁场幅度;$\psi$ 是旋转核的任意相位;$\theta_i$ 是在实验室坐标系从某一固定参考轴测量的第 $i$ 个线圈产生的 RF 磁场的角度。

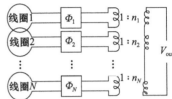

图 6.2.9　具有输出相移的 $N$ 个线圈组通过一组无损变压器求和

$\theta_i$ 增大是在进动核旋转方向上,变压器输出的总电压是通过对各线圈输出移相求和得到的

$$V_{\text{tot}}(t) = \omega MV \sum_{i=1}^{N} n_i B_{ti}\cos(\omega t - \theta_i + \Psi + \phi_i)$$

(6.2.6)

变压器输出的信噪比定义为瞬时 NMR 信号对噪声电压有效值的比

$$\text{SNR} = \frac{|V_{\text{tot}}|}{\sqrt{4kT\Delta f R_{\text{tot}}}}$$

(6.2.7)

式中,$|V_{\text{tot}}|$ 是在输出端看到的 NMR 信号电压的模;$R_{\text{tot}}$ 是在输出端看到的总噪声电阻;$\Delta f$ 是接收机带宽。由于假定移相器和变压器是无损的,式(6.2.7)代表本征信噪比,即噪声只是样品中的热起伏引起的。在这种情况下,在变压器次级中对于单位幅度正弦电流在样品中引起的时间平均、体积积分损耗可用来确定噪声电阻。如果对于第 $i$ 个线圈中单位幅度正弦电流在样品中感应的电场的空间依赖是 $E_i(x,y,z)$,那么在输出端口看到的总噪声电阻是

$$R_{\text{tot}} = \sum_{i=1}^{N} \sum_{k=1}^{N} n_k n_i R_{ik}\cos(\phi_i - \phi_k)$$

(6.2.8)

式中,$n_i$ 是变压器的匝数比;$\phi_i$ 是通过变压器求和之前加到各个信号的相移;$R_{ik}$ 定义为如下体积分:

$$R_{ik} \equiv \sigma \int E_i(x,y,z) \cdot E_k(x,y,z)\mathrm{d}v$$

(6.2.9)

噪声电阻矩阵包括了线圈间相关、不相关噪声的全部信息。$R_{ii}$ 是线圈 $i$ 在孤立存

在时的噪声电阻，$R_{ik}(i \neq k)$ 是线圈组合在一块时，线圈 $i$ 和 $k$ 附加的噪声，因此它代表线圈之间的相关噪声。这就是互噪声电阻的概念，与互感有点类似。于是可定义一个电耦合系数 $k_e$ 为

$$k_{eik} = \frac{R_{ik}}{\sqrt{R_{ii}R_{kk}}} \tag{6.2.10}$$

也可以认为电耦合系数是噪声相关系数，把式（6.2.6）和式（6.2.8）代入式（6.2.7），并对其求平方，可得到

$$\text{SNR}^2 = \frac{(\omega MV)^2}{4kT\Delta f} \frac{\displaystyle\sum_{i=1}^{N}\sum_{k=1}^{N} n_k n_i B_{ti} B_{tk} \cos(\phi_i - \theta_i - \phi_k + \theta_k)}{\displaystyle\sum_{i=1}^{N}\sum_{k=1}^{N} n_k n_i R_{ik} \cos(\phi_i - \phi_k)} \tag{6.2.11}$$

为了确定使信噪比最大的相对增益和相移角，对于各个 $i$ 值可令 $\dfrac{\partial(\text{SNR})^2}{\partial n_i} = 0$，$\dfrac{\partial(\text{SNR})^2}{\partial \phi_i} = 0$，于是得到下面方程组：

$$\begin{cases} \dfrac{(\omega MV)^2}{4kT\Delta f} \cdot B_{ti} \displaystyle\sum_{k=1}^{N} n_k B_{tk} \cos(\phi_i - \theta_i - \phi_k - \theta_k) = \text{SNR}^2 \displaystyle\sum_{k=1}^{N} n_k R_{ik} \cos(\phi_i - \phi_k) \\[4mm] \dfrac{(\omega MV)^2}{4kT\Delta f} \cdot B_{ti} \displaystyle\sum_{k=1}^{N} n_k B_{tk} \sin(\phi_i - \theta_i - \phi_k + \theta_k) = \text{SNR}^2 \displaystyle\sum_{k=1}^{N} n_k R_{ik} \sin(\phi_i - \phi_k) \end{cases}$$
$$\tag{6.2.12}$$

为了方便，可用 $C$ 表示常数项 $\dfrac{(\omega MV)^2}{4kT\Delta f}$。为解方程组（6.2.12）以求出 $n_i$ 和 $\phi_i$，引进复数记法可使数学更易处理，定义

$$b_i = B_{ti} \mathrm{e}^{\mathrm{j}\theta_i} \tag{6.2.13}$$

$$\alpha_i = n_i \mathrm{e}^{\mathrm{j}\phi_i} \tag{6.2.14}$$

$$C = \frac{(\omega MV)^2}{4kT\Delta f} \tag{6.2.15}$$

把式（6.2.13）～式（6.2.15）代入方程组（6.2.12），得到

$$\begin{cases} C\Big(b_i^* \mathrm{e}^{\mathrm{j}\phi_i} \displaystyle\sum_{k=1}^{N} \alpha_k^* b_k + b_i \mathrm{e}^{-\mathrm{j}\phi_i} \displaystyle\sum_{k=1}^{N} \alpha_k b_k^*\Big) = \text{SNR}^2 \Big(\mathrm{e}^{\mathrm{j}\phi_i} \displaystyle\sum_{k=1}^{N} \alpha_k^* R_{ik} + \mathrm{e}^{-\mathrm{j}\phi_i} \displaystyle\sum_{k=1}^{N} \alpha_k R_{ik}\Big) \\[4mm] C\Big(b_i^* \mathrm{e}^{\mathrm{j}\phi_i} \displaystyle\sum_{k=1}^{N} \alpha_k^* b_k - b_i \mathrm{e}^{-\mathrm{j}\phi_i} \displaystyle\sum_{k=1}^{N} \alpha_k b_k^*\Big) = \text{SNR}^2 \Big(\mathrm{e}^{\mathrm{j}\phi_i} \displaystyle\sum_{k=1}^{N} \alpha_k^* R_{ik} - \mathrm{e}^{-\mathrm{j}\phi_i} \displaystyle\sum_{k=1}^{N} \alpha_k R_{ik}\Big) \end{cases}$$
$$\tag{6.2.16}$$

式中，$*$ 代表复共轭。取方程组（6.2.16）中两式的和与差并解出 $b_i$ 和 $b_i^*$，可得到

$$b_i = \frac{\mathrm{SNR}^2}{C} \frac{\sum\limits_{k=1}^{N} \alpha_k R_{ik}}{\sum\limits_{k=1}^{N} \alpha_k b_k^*} \tag{6.2.17a}$$

$$b_i^* = \frac{\mathrm{SNR}^2}{C} \frac{\sum\limits_{k=1}^{N} \alpha_k^* R_{ik}}{\sum\limits_{k=1}^{N} \alpha_k^* b_k} \tag{6.2.17b}$$

$b_i$ 和 $b_i^*$ 互为共轭,只需要一个即可。把式(6.2.17)写成矩阵形式,则有

$$\boldsymbol{b} = R\boldsymbol{\alpha}/\lambda \tag{6.2.18}$$

式中

$$\lambda = C\boldsymbol{\alpha}^{\mathrm{T}} \boldsymbol{b}^* / \mathrm{SNR}^2 \tag{6.2.19}$$

式中,$\boldsymbol{b}$ 和 $\boldsymbol{\alpha}$ 分别是 $b_i$ 和 $\alpha_i$ 的列矢量;$R$ 是互噪声电阻的方矩阵。当对于 $\boldsymbol{\alpha}$ 求解方程(6.2.18)时,$\lambda$ 可当作常数。$\lambda$ 的绝对值只对标定最后的像重要,不影响相对幅度和从多线圈结合数据所需要的相移,保持 $\lambda$ 不变,方程(6.2.18)对应一组线性联立方程组,有解

$$\boldsymbol{\alpha} = \lambda \boldsymbol{R}^{-1} \boldsymbol{b} \tag{6.2.20}$$

式中,$\boldsymbol{\alpha}$ 是具有相对幅度和相移的复列矢量;$\boldsymbol{R}^{-1}$ 是噪声电阻矩阵的逆矩阵;$\boldsymbol{b}$ 是在点 $(x,y,z)$ 产生的横场的复数列矢量。方程(6.2.20)表明最佳权重和相移是位置的函数。只要知道 RF 横场 $B_1$ 分布,就可求出 $\boldsymbol{\alpha}$。如果在计算机外用一个单电路来组合数据,只有一点最佳,各点或定位区域需要不同的组合权重和相移。修改增益和相位相当于在相控阵雷达中通过移相来控制时间依赖信号。在雷达中,感兴趣区一般是比接收元尺寸大得多,也比阵列中波长大得多的远区。于是,在图像中给定一点,所有元素接收到一个近似相同幅度的信号,幅度校正是不必要的。对于 MRI 阵列,为了确定灵敏区,相位和幅度两者校正都是重要的。MRI 相位阵列工作在近场,构成 MRI 相位阵列的线圈元素在尺度上可以与感兴趣体元的深度相比较。在 MRI 相位阵列图像中的各点要求时域信号的不同组合,于是对于图像的各区域需要不同的外电路。既然这是不实际的,对各线圈采用分开的接收链,从各线圈同时采集数据并存储这些结果。然后以像素为基础组合数据,各像素依其位置有自己的权重和相位,用这种方式可以在图像中各点得到最高可能的信噪比。

因为傅里叶变换过程是线性的,组合带有适当复数权重的正交时阈信号与组合傅里叶变换后的复像素是一样的。首先变换这些数据,然后组合复像素是更有效的,因为对各线圈只要求一次复数傅里叶变换。另一方面,先组合时域信号,然后傅里叶变换将要求对图像的各局部区域进行变换。在这种情况下,变换的数目

可能高达像素数目。

　　傅里叶变换后校正由梯度非线性引起的图像空间畸变的任何算法都可以用。通过傅里叶变换和重新映射此数据，各像素的精确位置就知道了。用测量或计算的 RF 场地图和噪声电阻矩阵，对各单元线圈的复数像的相位进行调整（即移相），然后按照方程式(6.2.20)一个像素一个像素地加起来形成一个复合图像。如果 $p_i$ 是傅里叶变换和重新映射后由线圈 $i$ 在点$(x,y,z)$贡献的复像素值，这图像的最佳组合在点$(x,y,z)$产生一个像素值 $P$，由式(6.2.21)给出

$$P = \lambda P^{\mathrm{T}} R^{-1} b \tag{6.2.21}$$

式中，$P$ 是由 $p_i$ 组成的复数列矢量。

　　一旦数据被组合成一个复合的复数据组，可把它当作来自于一个单线圈。如果用它形成一个模像，显示的则是数据组的模。如果相位信息很重要，如在波谱中，数据相位可看作来自一个线圈，显示的则是数据的相位，或可以按适当方式进一步处理。

### 6.2.5　组合成模像

　　组合成模像指以最佳方式组合成模像，虽然一般来说产生的模像的信噪比比用上面的方式得到的模像的信噪比略低，但执行起来比较简单，不必知道接收通道的相移差，并且对操纵、储存和重构模像的商业软件不必修改就可用来执行复数据。

　　组合模像等价于（在图 6.2.9 中）选择外部相移以对消全 NMR 信号由于 RF 线圈磁场方向不同造成的相对相位差，于是使信噪比最大的式(6.2.11)由于 $\phi_i = \theta_i$ 简化为

$$\mathrm{SNR}^2 = \frac{(\omega MV)^2}{4kT\Delta f} \frac{\displaystyle\sum_{i=1}^{N}\sum_{k=1}^{N} n_k n_i B_{ti} B_{tk}}{\displaystyle\sum_{i=1}^{N}\sum_{k=1}^{N} n_k n_i R_{ik}\cos(\theta_i - \theta_k)} \tag{6.2.22}$$

令 $\dfrac{\partial(\mathrm{SNR})^2}{\partial n_i} = 0$，装配联立方程组，对 $n_i$ 求解，对组合模像产生最佳权重 $n_i$

$$n = \lambda r^{-1} b_t \tag{6.2.23}$$

式中，$b_t$ 是由 $B_{ti}$ 组成的列矢量；$n$ 是由 $n_i$ 组成的列矢量；$r$ 是修改的噪声电阻矩阵

$$r_{ik} = R_{ik}\cos(\theta_i - \theta_k) \tag{6.2.24}$$

### 6.2.6　平方和像

　　上面所述的图像组合技术要求各线圈 RF 磁场的详细知识。然而，在某些情况下，可能不知道线圈的准确位置，或者与计算或测量 RF 磁场有关的额外计算时间太长以致难以接受。因此，非常希望有一种技术，不要求 RF 线圈磁场的详细知

识而组合数据,同时保留相位阵列的高信噪比。

既然 NMR 信号正比于局部 RF 磁场,复数像本身就是相对磁场强度和方向的一个估计。像素信噪比越高,这估计就越好。因为像素信噪比大于 20 时图像才是有用的,因此在方程(6.2.21)中用 $p^*$ 代替 $b$ 似乎是合理的。$p^*$ 是像素值 $p$ 的复共轭,因为增加 RF 磁场角对应在 NMR 信号中时间延迟或负相移,因而 $p^*$ 是一个适宜的量。然而,这样产生的像素强度正比于被测 NMR 量的平方,于是替换之后必须取其平方根,即

$$P = \sqrt{p^T R^{-1} p^*} \tag{6.2.25}$$

换句话说,各像素值是相应于阵列中各线圈贡献的像素值的平方和的平方根。用这种方式组合出图像而不计算或测量磁场。在阵列中至少一个线圈有较高像素信噪比,并且所有线圈有类似的噪声。按平方和(SOS)重建的图像也是一个高信噪比图像,由于简单方便,SOS 重建得到了相当普遍的应用。

### 6.2.7　并行成像

前面讨论的多线圈相位阵列,每个线圈数据采集都是全 $K$-空间采集。由于线圈位置本身就包含着空间信息,可以利用这些信息来减少采集 $K$-空间相位编码行数从而加速成像。于是 Sodickson 等[12]和 Pruessmann 等[14]各提议了一个方法,用线圈灵敏度地图($B_1$-map)来减少一帧像所需的相位编码行数。前者用线圈 $B_1$-map 虚构出 $K$-空间中一些额外相位编码行数据来填充用梯度编码采集的数据中所缺失的间隙。该方法命名为 SMASH(SiMultaneous Acquisition of Spatial Harmonics),是在 $K$-空间处理数据,之后用一次傅里叶变换得到最终图像。后者通过在相位编码方向欠采样来减少 $K$-空间数据,从各线圈欠采样数据重建有混叠的图像,在图像域将混叠图像展开,最终将这些图像拼合成完整理想的图像。该方法命名为灵敏度编码(SENSitivity Encoding,SENSE)。两者形成了并行成像的一般过程。

并行成像概念上的突破主要在于数据处理、图像重建算法,在文献[1]中有专门的讨论。这里主要讨论线圈设计,上述相位阵列线圈无疑适合于并行成像。这里仅说明几点:SMASH 算法要求线圈按相位编码方向排列,或者说,相位编码应该取在线圈排列的方向;SENSE 算法对线圈排列不像 SMASH 那样严格,可以灵活排列。

为了得到最好的性能,即加速因子尽可能大而且信噪比尽可能高,对线圈结构细节的设计[15]可能有不同的技巧和考虑。目前已有 32[16]、64[17]和 96[18]通道头线圈,32 通道心脏线圈[19]和 128 通道体线圈[14]。

# 6.3　并行发射原理

高场(3T)和超高场(7T 及以上)MRI 面临许多挑战,在高场(≥3T)即使用鸟笼头线圈发射 RF 脉冲时,由于介质共振效应,$B_1$ 也变得不太均匀,用多线圈阵列并行发射可以改进 $B_1$ 场的均匀性,即 $B_1$ 匀场,从而可减少伪影,保证 MRI 和 MRS 的质量。RF 功率沉积,即人体吸收率(SAR)由于正比于场强 $B_0^2$,在高场 SAR 成为提高扫描速度的主要障碍。并行发射可以对 SAR 的均匀分布进行有效控制,既要控制 SAR,又要高速,空间选择激发局部区域成像是必然的选择。然而,对于单通道 3D 空间选择脉冲,典型长度为 20~30ms,对于 $T_2^*$ 短的组织难以容忍,快速扫描也难以容忍,多线圈并行激发用欠采样策略可以加速 RF 激发过程从而缩短 RF 脉冲长度。独立控制多发射通道进行并行激发要求专门的 MRI 硬件和软件。本节重点涉及软件设计的基础,即多通道 RF 激发脉冲设计原理,6.4 节重点讨论并行发射线圈硬件的设计原理。

对于如图 6.3.1 所示的多线圈并行发射 RF 脉冲设计,基于与并行成像 SENSE[14] 比较的相似性,Katscher[20] 和 Zhu[21] 提出了发射 SENSE,前者的计算公式表达为 RF $k$-空间中卷积(注意,本书用小写 $k$ 表示 RF 激发 $k$-空间,而用大写 $K$ 表示数据采集 $K$-空间,以示区别),允许用任意 $k$-空间轨迹。后者也是利用线圈发射灵敏度分布,但其公式表达为空间域优化问题,并限制到回波平面 $k$-空间轨迹。基于与并行采集 GRAPPA[22] 的比较,Griswold 等[23] 提议了发射 GRAPPA 方法,不需要事先测定线圈灵敏度分布,而是在脉冲设计过程中涉及额外的校准步,也是限制到回波平面 $k$-空间轨迹。Grissom 和 Yip 等[24,25] 提出的方法也是基于发射 SENSE 原理的,是一个作为优化问题的空间域方法。Hennig 小组首次用实验证明了并行激发的可行性[26]。

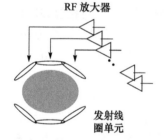

RF 放大器

发射线圈单元

图 6.3.1　并行发射线圈和独立 RF 功率通道示意

并行发射潜在的应用是:体积选择激发,包括外体积信号抑制和曲面成像[27]以及用于校正运动的导航。并行发射很有可能成为未来超高场 MRI 系统的标准设施。

### 6.3.1　旨在缩短空间选择脉冲长度的并行发射 RF 脉冲波形设计理论

单线圈,对于任意选择的激发轮廓 $M_\perp(\mathbf{r})$ 可通过施加适当 RF 波形 $B_1(t)$ 伴以梯度波形 $G(t)$ 来激发,基于小角近似,如文献[1]中 5.6 节式(5.6.6)所描写,重写如下:

$$M_\perp(\boldsymbol{r}, T) = i\gamma M_0(\boldsymbol{r}) \int_0^T B_1(t) e^{i2\pi k(t)\cdot \boldsymbol{r}} dt, \quad \boldsymbol{k}(t) = -\Gamma \int_t^T \boldsymbol{G}(t') dt' \quad (6.3.1)$$

式中,$T$ 是脉冲长度;$k(t)$ 代表被适当梯度波形产生的 $k$-空间轨迹;$\Gamma$ 是约化磁旋比;$M_0(\boldsymbol{r})$ 是坐标 $\boldsymbol{r}$ 点的热平衡磁化强度。上式两边除以 $M_0$ 归一化可写成更简捷的形式

$$m(\boldsymbol{r}) = M_\perp(\boldsymbol{r}, T)/M_0(\boldsymbol{r}) = i\gamma \int_0^T B_1(t) e^{i2\pi k(t)\cdot \boldsymbol{r}} dt$$

当用由 $N$ 个发射线圈组成的阵列进行发射时,各线圈灵敏度 $s_n(\boldsymbol{r})$ 是空间变化的,则希望的激发轮廓是各单元线圈灵敏度加权轮廓的线性组合

$$m_{\mathrm{des}}(\boldsymbol{r}) = i\gamma \sum_{n=1}^N s_n(\boldsymbol{r}) \int_0^T B_{1,n}(t) e^{i2\pi k(t)\cdot \boldsymbol{r}} dt \quad (6.3.2)$$

**1. 空间域方法[24]**

在并行发射中,各个具体的发射线圈可激发一个特定的磁化强度轮廓,或许显示伪影,表现为由在激发 $k$-空间欠采样引起的 $B_1$ 不均匀。然而,所有单元线圈激发轮廓的并行叠加应该导致无伪影磁化强度轮廓。设阵列中有 $N$ 个线圈单元,各个显示特定的灵敏度轮廓 $s_n(\boldsymbol{r})$,问题是第 $n$ 个线圈激发什么样的空间轮廓 $m_n(\boldsymbol{r})$,显示欠采样效应,但所有 $N$ 个线圈的激发轮廓叠加后能得到所希望的激发轮廓。这导致对下面方程(6.3.3)的约束

$$m_{\mathrm{des}}(\boldsymbol{r}) = \sum_{n=1}^N s_n(\boldsymbol{r}) m_n(\boldsymbol{r}) \quad (6.3.3)$$

由于利用了小角近似,方程(6.3.3)是线性的,式中 $s_n$ 是 RF 波形为 $B_{1,n}$ 的第 $n$ 个阵列单元的灵敏度,$m_n$ 代表第 $n$ 个阵列单元单独被激发并假定其灵敏度轮廓等于单位 1 时得到的横向磁化强度轮廓。所希望的激发轮廓 $m_{\mathrm{des}}(\boldsymbol{r})$ 定义在激发野(FOE)内,在一、二或三维阵列中给定 $N_s$ 个空间位置,并表示所有单个线圈激发轮廓 $m_n(\boldsymbol{r})$ 被相应线圈复灵敏度轮廓(profiles)加权的叠加将产生希望的激发轮廓(pattern)。假定通过 $B_1$ 测量(mapping)[28-31],$s_n(\boldsymbol{r})$ 为已知。直接离散化方程(6.3.3),脉冲波形时间离散为 $N_t$ 个 $\Delta t$ 间隔,激发轮廓空间离散为 $N_s$ 个间隔,则方程(6.3.3)可写为

$$\boldsymbol{m}_{\mathrm{des}} = \sum_{n=1}^N \boldsymbol{D}_n \boldsymbol{A} \boldsymbol{b}_n \quad (6.3.4)$$

式中,$\boldsymbol{m}_{\mathrm{des}}$ 是长度为 $N_s$ 的总激发轮廓的空间取样矢量;$\boldsymbol{D}_n = \mathrm{diag}\{s_n(r_i)\}, i = 0, 1, \cdots, N_s - 1$,是一个包含第 $n$ 个线圈灵敏度轮廓样本的对角矩阵;$\boldsymbol{b}_n$ 是对于第 $n$ 个线圈 RF 脉冲取样长度为 $N_t$ 的列矢量,$\boldsymbol{b} = (b_0, b_1, \cdots, b_{N_{t-1}})$;$N_s \times N_t$ 系统矩阵 $\boldsymbol{A}$ 的第 $(i,j)$ 元素为

$$a_{ij} = i\gamma \Delta t e^{i\gamma \Delta B_0(r_i)(t_j - T)} e^{i r_i \cdot k(t_j)}, \quad i = 0, 1, \cdots, N_s - 1; j = 0, 1, \cdots, N_t - 1 \quad (6.3.5)$$

式中,因子 $e^{i\gamma\Delta\omega(r_i)(t_j-T)}$ 代表被场 map($\Delta B_0(r)$)定义的主场不均匀性产生的相位;轨迹 $k(t)$ 定义为梯度波形的时间反演积分,具体来说 $k(t_j)$ 是梯度波形向后积分决定的在时间 $t_j$ 在激发 $k$-空间的位置;$\Delta t$ 是 RF 脉冲取样间隔;$T$ 是脉冲长度;$\Delta\omega(r_i)$ 是在 $r_i$ 点的共振偏移。通过矩阵 $D_n A$ 水平级联和矢量 $b_n$ 竖直级联,方程(6.3.4)可改写为

$$m_{\text{des}} = \begin{bmatrix} D_1 A & \cdots & D_N A \end{bmatrix} \begin{bmatrix} b_1 \\ \vdots \\ b_N \end{bmatrix} = A_{\text{full}} b_{\text{full}} \qquad (6.3.6)$$

式中,下脚标 full 代表所有 $N$ 个单元线圈。矩阵 $A_{\text{full}}$ 的维度依赖于 $m_{\text{des}}$ 中的空间取样间距和待设计 RF 脉冲的长度,其具体维度为 $N_s \times (N \cdot N_t)$。$m_{\text{des}}$ 中取样间距指示当不用正则化时方程组 $m_{\text{des}} = A_{\text{full}} b_{\text{full}}$ 是过定的还是欠定的。给定矢量 $m_{\text{des}}$,包含在空间位置 $r_i$ 一个希望轮廓的 $N_s$ 个样本,RF 脉冲可经过解下面的最小化问题来设计

$$b_{\text{full}} = \underset{b_{\text{full}}}{\text{argmin}} \{ \| A_{\text{full}} b_{\text{full}} - m_{\text{des}} \|_W^2 + R(b_{\text{full}}) \} \qquad (6.3.7)$$

式中,$W$ 是 $N_s \times N_t$ 对角矩阵,包含用户规定可覆盖 FOE 或任意 ROI 及不必关心的无自旋区域的空间误差权重[25];$W$ 加权的 2-范数表示 $(A_{\text{full}} b_{\text{full}} - m_{\text{des}})^* W (A_{\text{full}} b_{\text{full}} - m_{\text{des}})$,$*$ 表示复共轭转置;$R(b_{\text{full}})$ 表示一般正则化项,是 RF 样本的函数。基于 SAR 考虑的 RF 总功率可通过 Tikhonov 正则化项 $R(b_{\text{full}}) = \beta b_{\text{full}}^* b_{\text{full}}$ 来控制,$\beta$ 是调谐参数。峰值 RF 功率可通过 $R(b_{\text{full}}) = b_{\text{full}}^* \Lambda b_{\text{full}}$ 来控制,$\Lambda = \text{diag}(\lambda_j)$,$j = 0$,$1, \cdots, N_t - 1$,表示正则化参数,用于控制具体 RF 脉冲样本的幅度。

最小化问题可通过强制求逆或共轭梯度法(CG)来求解[24,25],解出 $b_{\text{full}}$ 后,可从中提取 $b_n(k(t))$。一旦 $b_n(k(t))$ 被求出,按照选定的 $k$-空间轨迹,$k$ 和 $t$ 之间的映射可计算出来,于是对于阵列中各个线圈应该施加的实际的时域 $B_1$ 波形就可以确定了。

### 2. $k$-空间方法

对式(6.3.1)可进行如下改写:

$$M_\perp(r, T) = i\gamma M_0(r) \int_0^T B_1(t) e^{i2\pi k(t) \cdot r} dt \qquad (6.3.8)$$

$$= i\gamma M_0(r) \int_0^T B_1(t) \int_k^3 \boldsymbol{\delta}(k(t) - k) e^{i2\pi k(t) \cdot r} dk dt$$

$$= i\gamma M_0(r) \int_k \frac{B_1(t)}{|\gamma G(t)|} \int_0^T \{^3\delta(k(t) - k) | \dot{k}(t) | \} dt e^{i2\pi k(t) \cdot r} dk$$

$$(6.3.9)$$

令 $W(\boldsymbol{k}(t)) = \dfrac{\boldsymbol{B}_1(t)}{|\gamma\boldsymbol{G}(t)|}$，$S(\boldsymbol{k}) = \displaystyle\int_0^T \{^3\delta(\boldsymbol{k}(\mathrm{t}) - \boldsymbol{k}) \mid \dot{\boldsymbol{k}}(t) \mid\} \, \mathrm{d}t$，则式(6.3.9)可改

写为

$$M_\perp(\boldsymbol{r}) = \mathrm{i}\gamma M_0(\boldsymbol{r}) \int_{\boldsymbol{k}} w(\boldsymbol{k}(t)) S(\boldsymbol{k}) \mathrm{e}^{\mathrm{i}2\pi\boldsymbol{k}(t)\cdot\boldsymbol{r}} \, \mathrm{d}\boldsymbol{k} \qquad (6.3.10)$$

比较式(6.3.10)和式(6.3.8)的被积函数可知,激发磁化强度轮廓 $M_\perp(\boldsymbol{r})$ 的 $B_1$ 波形正是沿选定的激发 $\boldsymbol{k}$-空间轨迹取样函数与轨迹依赖权重系数的乘积。式(6.3.10)两边同除以 $M_0$ 归一化,并令 $W(\boldsymbol{k}(t))S(\boldsymbol{k}) = P(\boldsymbol{k})$,式(6.3.10)可写为

$$m(\boldsymbol{r}) = \mathrm{i}\gamma \int_{\boldsymbol{k}} P(\boldsymbol{k}) \mathrm{e}^{\mathrm{i}2\pi\boldsymbol{k}(t)\cdot\boldsymbol{r}} \, \mathrm{d}\boldsymbol{k} \qquad (6.3.11)$$

$W(\boldsymbol{k}(t))$ 称为 $\boldsymbol{k}$-空间轨迹依赖权重函数,$S(\boldsymbol{k})$ 称为单位权重轨迹,$P(\boldsymbol{k})$ 称为加权轨迹。

设所希望的横向磁化强度轮廓 $m_{\mathrm{des}}(\boldsymbol{r})$ 是对于 $N$ 个发射线圈各个单独激发的磁化强度轮廓 $m_n(\boldsymbol{r})$ 的加权叠加,仍由式(6.3.3)描写,重写如下:

$$m_{\mathrm{des}}(\boldsymbol{r}) = \sum_{n=1}^N s_n(\boldsymbol{r}) m_n(\boldsymbol{r})$$

要从方程(6.3.3)导出未知的第 $n$ 个线圈应该施加的 RF 波形 $B_{1n}(t)$,需要以下几步,首先把方程(6.3.3)进行傅里叶变换变到 RF $\boldsymbol{k}$-空间,并考虑到方程(6.3.11),可得

$$M_{\mathrm{des}}(\boldsymbol{k}) = \sum_{n=1}^N S_n(\boldsymbol{k}) \otimes M_n(\boldsymbol{k}) \qquad (6.3.12)$$

这是依据小角近似,对于某些特定的 $\boldsymbol{k}$-空间轨迹的结果,即使较高的激发角(如 90°),式(6.3.12)或许仍然成立[32]。把方程(6.3.12)进行改写,即只把方程 (6.3.3)中 $m_n(\boldsymbol{r})$ 变换到傅里叶域,引进傅里叶编码矩阵 $\boldsymbol{A}(\sim\exp(\mathrm{i}\boldsymbol{r}\cdot\boldsymbol{k}))$

$$m_{\mathrm{des}}(\boldsymbol{r}) = \sum_{n=1}^N s_n(\boldsymbol{r}) \boldsymbol{A}(\boldsymbol{r},\boldsymbol{k}) M_n(\boldsymbol{k}) \qquad (6.3.13)$$

这方法很容易把激发轮廓限制到 FOE 内有限区域。为了分离出想要的 $M_n(\boldsymbol{k})$,必须对方程(6.3.12)求逆,在任意 $\boldsymbol{k}$-空间轨迹情况下这并不是易事。为了使求逆容易一些,$\boldsymbol{k}$-空间变换的线圈灵敏度 $S_n(\boldsymbol{k})$ 被组合成一个"可逆"的灵敏度矩阵 $\boldsymbol{S}_{\mathrm{full}}$。另外,从各个 $M_n(\boldsymbol{k})$ 形成一个对应的单矢量 $\boldsymbol{M}_{\mathrm{full}}$

$$M_{\mathrm{des}}(\boldsymbol{k}) = S_1(\boldsymbol{k}) M_1(\boldsymbol{k}) + S_2(\boldsymbol{k}) M_2(\boldsymbol{k}) + \cdots = \boldsymbol{S}_{\mathrm{full}}(\boldsymbol{k}) \boldsymbol{M}_{\mathrm{full}}(\boldsymbol{k})$$

$$(6.3.14)$$

此方程可用广义逆求解,广义逆是在最小平方意义上的最佳解

$$\boldsymbol{M}_{\mathrm{full}} = \boldsymbol{S}_{\mathrm{full}}^H (\boldsymbol{S}_{\mathrm{full}} \boldsymbol{S}_{\mathrm{full}}^H)^{-1} M_{\mathrm{des}} \qquad (6.3.15)$$

第 $n$ 线圈的激发轮廓 $M_n(\boldsymbol{k})$ 可从 $\boldsymbol{M}_{\mathrm{full}}(\boldsymbol{k})$ 中提取,$\boldsymbol{M}_{\mathrm{full}}(\boldsymbol{k})$ 代表无任何约束的通解。 $M_n(\boldsymbol{k})$ 从方程(6.3.13)而不是方程(6.3.12)开始的分离可用类似的方法进行。

现在考虑笛卡儿回波平面类 $k$-空间轨迹,其中一维均匀欠采样的特殊情况,在空间域,有限的体元数引起折叠,是被取样机制对应的点扩散函数描写的。从并行成像知道,这类特殊情况可在空间域求解[14],并导致小尺度灵敏度矩阵被求逆,这方法正是被 Zhu[21] 选择的,对于 $M_n(\boldsymbol{k})$ 的解写为对 FOE 的积分

$$M_n(\boldsymbol{k}) = \int_{\text{FOE}} h_n(\boldsymbol{r}) m_{\text{des}}(\boldsymbol{r}) \mathrm{e}^{-\mathrm{i}2\pi\boldsymbol{k}\boldsymbol{r}} \mathrm{d}\boldsymbol{r} \qquad (6.3.16)$$

式中,$h_n$ 是从灵敏度矩阵 $\boldsymbol{C}(S_1(\boldsymbol{r}), S_2(\boldsymbol{r}), \cdots, S_N(\boldsymbol{r}))$ 求逆导出的,如文献[21]所描述。灵敏度矩阵 $\boldsymbol{C}$ 求逆是 Zhu 的方法中的核心步骤,与 SENSE 方法[14]中矩阵 $\boldsymbol{S}_{\text{full}}$ 求逆相当。矩阵 $\boldsymbol{S}_{\text{full}}$ 和 $\boldsymbol{C}$ 两者都单独依赖于空间灵敏度分布 $S_n(\boldsymbol{r})$,只是其详细的定义不同[20,21]。

一旦 $M_n(\boldsymbol{k})$ 通过方程(6.3.15)或方程(6.3.16)计算出来,就可以按照选定的 $k$-空间轨迹进行 $k$ 和 $t$ 之间的映射,于是产生实际的 $B_1$ 时域波形。权重函数 $W(t)$ 反映 $k$-空间取样密度,对于笛卡儿轨迹取样密度是常数,可认为 $W(t)$ 是 $k$-空间扫描速度(实际上是梯度)。对于各个线圈所应该施加的波形可用式(6.3.17)计算

$$B_{1n}(t) = W(t) M_n(\boldsymbol{k}(t)) \qquad (6.3.17)$$

作为使用多发射线圈的结果引进的额外自由度可在几个方向上加以利用。一个主要应用是缩短空间选择 RF 脉冲长度 $R$ 倍,对应并行成像采集时间缩短 $R$ 倍。例如,用两个线圈并行发射,可缩短脉冲长度两倍,实验结果如图 6.3.2 所示。替代缩短脉冲长度,即维持脉冲长度不变时,激发轮廓的空间可被增大。进一步,系统不完善,像 $B_0$ 不均匀、$k$-空间轨迹不完善、伴随场效应等都可以被补偿。

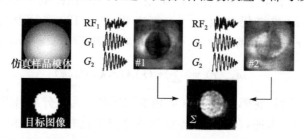

图 6.3.2　两线圈阵列并行发射仿真模体成像实验结果[31]

两个不同发射线圈、加不同的 2D RF 脉冲(RF$_1$、RF$_2$),用同样的欠采样 Spiral $k$-轨迹,单个线圈激发
由于激发 $k$-空间欠采样有伪影可见,两个线圈同时并行发射时,得到了希望的目标磁化强度轮廓

用多发射线圈提供了一个降低所需 RF 功率和 SAR[20,21,25,33]的机会。在解方程(6.3.13)的过程中内在的自由度可用于支持最低 RF 功率的解。

对于以 RF 匀场为目的的并行发射在高场尤其超高场特别需要。在这种情况下,对所有发射阵列单元的 $B_1$ 波形是相同的,但其幅度 $A_n$ 和相位 $\phi_n$ 被调整以产生最佳空间激发均匀度[34-37],这也被包含在方程(6.3.2)的描写中。如果具体的激

发轮廓 $m_n(r)$ 被恒定权重因子 $F_n = A_n \exp(\mathrm{i}\phi_n)$ 代替,$F_n$ 空间不变,最佳 $A_n$ 和 $\phi_n$ 可以导出。在这种情况下,方程(6.3.3)对于 $F_n$ 可通过在空间域选择恒定的 $m_{\mathrm{des}}(r)$ 后对矩阵求逆而解出来。显然,对于非恒定的 $m_{\mathrm{des}}(r)$ 也可以解。

## 6.3.2　误差传播

可能退化并行发射性能的噪声或许来自 D/A 转换过程和 RF 放大器不完善,系统噪声影响单个脉冲轮廓 $m_n(r)$,因为在空间域叠加便以线性方式影响最终结果。噪声引起的线圈灵敏度轮廓中的误差或测量不完善也会通过方程(6.3.3)以线性方式影响最后结果。注意到系统噪声不影响核心矩阵求逆(见方程(6.3.14))是重要的。与并行成像相比,这是最重要的差别,在并行成像中,如果此矩阵求逆是病态条件的,在接收链产生的系统噪声被放大[14],因为其逆矩阵与测量的载有噪声的数据相乘,在并行发射中,此逆矩阵与希望的激发轮廓 $M_{\mathrm{des}}$ 相乘,而 $M_{\mathrm{des}}$ 是没有噪声的。

另一方面,对于并行成像[14]导出的几何因子概念不能直接适合于并行发射。如果并行发射的逆问题是病态条件的,那么方程(6.3.3)的叠加不导致欠采样伪影的完全对消,并且噪声类混叠结构出现在最后结果中。如果实际线圈灵敏度轮廓的空间频率成分不能补偿减少的 $k$-空间轨迹遗失的部分,那么这个问题将变成病态的。于是,线圈灵敏度轮廓和涉及的轨迹之间适当的相互影响关系必须找到。根据这种关系,可以导出对于灵敏度轮廓的条件和所用线圈阵列。

知道 RF 脉冲性能如何敏感地依赖于发射线圈阵列几何结构也是很重要的,由于有与并行成像不同的误差传播行为,并行发射应该不太敏感。一些相应的模拟表明 RF 脉冲的性能对于发射线圈阵列结构的变化一般是相当鲁棒的[38],仅对很过分的情况变得很临界。

如果灵敏度矩阵 $S_{\mathrm{full}}$ 被求逆后变成病态的,那么所产生的包含 RF 波形的矢量 $M_{\mathrm{full}}$ 的范数可能增大(见方程(6.3.13))。这种增大将分别导致所需 RF 功率和 SAR 增大,于是,SAR 可用作线圈设计的一个重要判据。

## 6.3.3　线圈灵敏度 $B_1^+$ 场 mapping 方法

上述并行发射 RF 脉冲设计,不论 $k$-空间方法还是空间域方法,都需要知道发射阵中各个单元线圈的发射灵敏度轮廓,即与自旋进动方向一致的 $B_1^+$ 场空间分布。在人体内自旋经历的 $B_1^+$ 场受几个因素影响,包括到 RF 发射线圈的距离、组织介电常数和与身体肥瘦、RF 波长有关的因素。在高场($\geqslant$3T)腹部、胸部和头部的 $B_1^+$ 不均匀度为 30%～50% 数量级,用表面线圈发射时 $B_1^+$ 不均匀度更大。$B_1$ 测量方法大致可分为两类:基于信号模[28-30]的和基于信号相位[31,39]的。在基于信号模的许多方法中这里只介绍双角法[30],在基于信号相位的方法中只介绍 B-S

位移法[31]。

## 1. 双角法

可使用多层面采集,交错 Spiral 读出,用标称激发角 $\alpha_1$ 采一幅像 $I_1$,再用标称激发角 $\alpha_2 = 2\alpha_1$ 采一幅像 $I_2$,所有影响信号的其他序列参数都保持不变,对于各个体元,两图像模值之比满足

$$\frac{I_2(r)}{I_1(r)} = \frac{\sin\alpha_2(r)f_2(T_1,TR)}{\sin\alpha_1(r)f_1(T_1,TR)} \qquad (6.3.18)$$

式中,$r$ 是空间位置;$\alpha_1(r)$ 和 $\alpha_2(r)$ 是随空间变化 $B_1^+$ 场而变化的章动角。如果 $T_1$ 和 $T_2$ 弛豫效应可忽略,那么作为空间位置的函数的实际章动角满足

$$\alpha(r) = \arccos\left(\left|\frac{I_2(r)}{I_1(r)}\right|\right) \qquad (6.3.19)$$

得到 $\alpha(r)$ 空间分布后由 $B_1(r) = \alpha(r)/(\gamma T)$ 可计算出 $B_1$-map。

双角法典型用很长的重复时间($TR \geqslant 5T_1$)以致 $I_1$ 和 $I_2$ 没有 $T_1$ 依赖,即 $f_2(T_1,TR) = f_1(T_1,TR) = 1.0$。显然原来的双角法(Double Angle Method,DAM)很费时间,而 Cunningham 等提议的饱和双角法(Saturation Pulse DAM,SDAM)[28]不用很长 $TR$,但对成像条件有要求。对 RF 脉冲的要求是对 $B_1(r)$ 不均匀性不敏感,因此建议用复合脉冲(见文献[1]中 5.3.2 节)和绝热 BIR4 脉冲(见文献[1]中 5.5 节),对序列的要求是每次数据采集完后磁化强度要重置,完整序列如图 6.3.3 所示。顺序多层面方式对 $I_1$、$I_2$ 的采集交错进行,可在几秒钟内产生体积 $B_1^+$-map,成为用表面发射线圈 MRI 预扫描校准的集成部分。

### 2. 测量发射场 $B_1^+$ 的布洛赫-西格特位移方法[31]

布洛赫-西格特(Bloch-Siegert)位移[40]用来产生 $|B_1^+|$-依赖的信号相位,对于 $TR$、$T_1$ 弛豫、倾倒角、化学位移、背景场不均匀和 MT 效应不敏感。因此精确的 $B_1$-map 可用很短的 $TR$ 快速得到。

当对核施加偏离共振(off-resonance)RF 场时,其共振频率发生移动,这就是著名的布洛赫-西格特位移效应[40,41]。如果偏离共振足够远将不引起自旋激发,在恰共振(on-resonance)和远偏离共振无激发之间自旋进动频率有一个分布,位移距离依赖于 $B_1$ 场幅度和自旋共振与 RF 频率 $\omega_{RF}$ 之间的差。图 6.3.4 显示了当 RF 偏离共振频率为 $\omega_{RF}$ 时,在 RF 旋转坐标系中有效 $B_1$ 场($B_1^{eff}$)。自旋进动和 RF 频率之差可看作沿 $z$ 轴的恒定磁场,在旋转坐标系中,$B_1^{eff}$ 恒定不变,并由式(6.3.20)给出

$$\gamma B_1^{eff} = \sqrt{\omega_{RF}^2 + (\gamma B_1)^2} \qquad (6.3.20)$$

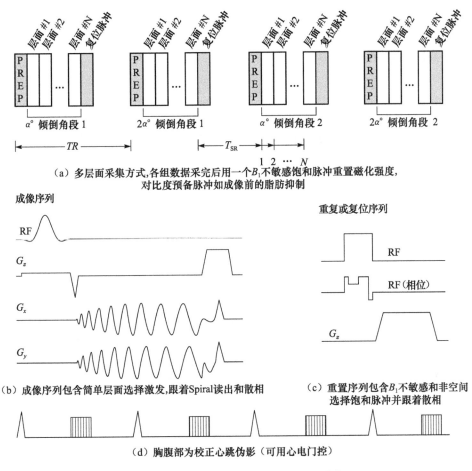

（a）多层面采集方式,各组数据采完后用一个$B_1$不敏感饱和脉冲重置磁化强度,
对比度预备脉冲如成像前的脂肪抑制

（b）成像序列包含简单层面选择激发,跟着Spiral读出和散相　　　（c）重置序列包含$B_1$不敏感和非空间
选择饱和脉冲并跟着散相

（d）胸腹部为校正心跳伪影（可用心电门控）

图 6.3.3　用 Spiral 采集的 SDAM 序列[28]

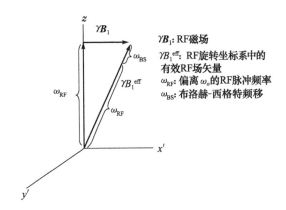

图 6.3.4　在 RF 旋转坐标系中 $B_1$ 场[31,41]

用 $\omega_{BS}$ 表示 B-S 位移,由图 6.3.4 所示的几何关系,可解出 $\omega_{BS}$

$$(\omega_{BS} + \omega_{RF})^2 = \omega_{RF}^2 + (\gamma B_1)^2 \tag{6.3.21}$$

忽略高阶小量,有

$$\omega_{BS} = \frac{(\gamma B_1)^2}{2\omega_{RF}} \tag{6.3.22}$$

测量 $B_1$ 分布时,在成像序列中自旋激发后立即加偏离($\omega_{RF}$)共振 RF 脉冲,RF 脉冲形状和频率选择得不激发样品中自旋。偏离共振 RF 脉冲期间自旋频移导致图像中有相移,相移 $\phi_{BS}$ 可用来确定空间 $B_1$ 幅度

$$\phi_{BS} = \int_0^T \omega_{BS}(t)\,\mathrm{d}t = \int_0^T \frac{(\gamma B_1(t))^2}{2\omega_{RF}(t)}\,\mathrm{d}t \tag{6.3.23}$$

对于任意脉冲 $B_1(t)$ 有恒定或时变频偏 $\omega_{RF}(t)$,期望的相移可从式(6.3.23)计算出来。

　　基于相位的方法通常都需要取两次扫描之差以消除图像中额外的不希望的相位效应。两次扫描,一次 RF 脉冲频偏在 $+\omega_{RF}$,一次在 $-\omega_{RF}$,如图 6.3.5 所示。两次扫描相位之差给出布洛赫-西格特相移,而消除了其他因素引起的相位,因为那些相位对于两次扫描都相同。一般是一次一个发射通道用低角激发线圈,有条件时可通过体线圈接收,轮流应用到每个通道,数据成像后可得到每个线圈的发射灵敏度 $\beta_1(r)$ 分布,体线圈接收时,各发射线圈要失谐。

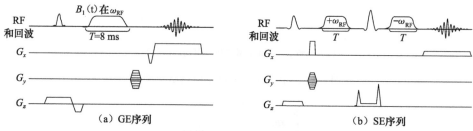

图 6.3.5　为测量 $B_1$ 修改的 GE 序列和 SE 序列

GE 序列中自旋激发后紧跟着一个频偏为 $\omega_{RF}$ 长度 8ms 费米脉冲,SE 序列中有两个 6ms 费米脉冲,

第一个脉冲频偏在 $+\omega_{RF}$,第二个在 $-\omega_{RF}$

### 6.3.4　八通道并行 RF 发射实例

　　Setsompop 等[42]实验证明用八通道发射系统比单通道可以加速 4～6 倍。其八通道系统配置在临床 3T,$G_x$、$G_y$ 梯度幅度为 40mT/m,$G_z$ 梯度幅度为 45mT/m,梯度爬升速度 SR＝200mT/(m·s),8 套 RF 波形和梯度产生硬件按主从配置。单个主通道另外承担 7 个从发射通道的 RF 波形的合成(5ns)。各子系统都可独立驱动一个幅度、相位调制的 RF 激发通道和三维梯度通道以产生任意路径快速

$k$-空间轨迹。各子通道分别配备一个 8kW 固态 RF 放大器并集成进一个 RF 的数字 $B_2$ 涡流补偿和 SAR 检测系统。

分布电容调谐在 3T 的共振频率,置在 28cm 直径丙烯酸塑料管外表面上,线圈重叠以消除邻近线圈互感,如图 6.3.6 所示。各线圈都包含一个 PIN 二极管,当用体线圈发射或接收时以直流反偏压控制这个 PIN 二极管失谐表面线圈,当正偏压时发射线圈在调谐状态。加 RF 电缆陷波器以降低电缆间相互作用,各通道利用 T/R 开关阻断来自发射路径的 RF 噪声。各线圈用 $S_{11}$ 测量线圈匹配和调谐,用 $S_{12}$ 测量线圈耦合,所有测量用 17cm 直径低介电油模进行。

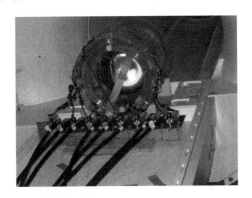

图 6.3.6　八通道发射线圈阵列[42](彩图见文后)

各线圈直径 15cm,邻近线圈重叠方式围绕直径 28cm 塑料桶表面排列,
线圈中心放置直径 18cm 球形油模,用来评价并行 RF 激发设计

8 个直径 15cm 的圆线圈,各以 8 个各通道 RF 波形设计,依据方程(6.3.6),是方程(6.3.2)的数字化方案。为了方便,可把这矩阵方程简写为 $m=Ab$,通过奇异值分解(Singular Valcce Decomposition,SVD)重整化广义逆对于 $b$ 解出离散取样的 RF 波形。$A$ 矩阵中集成有被傅里叶核(由于 $k$-空间渡越)调制的 $B_1$ 线圈灵敏度轮廓,$m$ 是在空间中待激发的目标轮廓。$A$ 的行数等于空间位置数,在这些位置,线圈灵敏度轮廓和目标轮廓被取样。而 $A$ 的列数是各 RF 波形取样时间点数的 8 倍。其实 $A$ 矩阵的大小在 $m=Ab$ 的解中随加速因子被分解,长的脉冲长度就大一些。用了两个类型的梯度轨迹:①以 Spiral 轨迹在 2D $k$-空间$(k_x,k_y)$取样激发 $(x,y)$ 平面上如图 6.3.7 所示的高分辨图

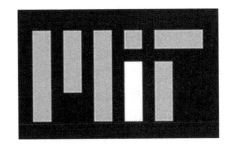

图 6.3.7　对于 2D Spiral 轨迹的
目标激发轮廓[42]

背景强度为零,"[]"
体强度为 1,其他强度为 0.5

样;②如图 6.3.8 所示,在$(k_x,k_y)$平面规则取样,在 $k_z$ 为一组"棒(spoke)"轨迹以便在 $z$ 向实现锐整的层面选择,而在$(x,y)$平面内为低分辨控制的磁化强度轮廓。Spiral 轨迹的平面内分辨是 5mm,FOV 是 18cm,欠采样 Spiral 轨迹通过相继增加 $k$-空间轨迹中圈间距对于 2～8 倍加速进行计算,用梯度幅度 35mT/m,SR=150T/(m·s)。未加速的(1×)轨迹是 9.47ms,对于 2 倍(2×)到 8 倍(8×)加速分别是 4.76ms、3.2ms、2.42ms、1.95ms、1.64ms、1.42ms 和 1.26ms。

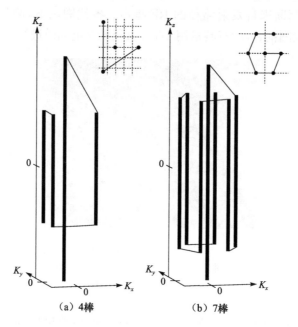

(a) 4棒　　　　　　　(b) 7棒

图 6.3.8　对于 4 棒和 7 棒设计的 $k$-空间轨迹[42]

棒轨迹由$(k_x,k_y)$平面上对应 18cm FOV 的间隔的 $k_z$ 向几个棒组成的层面选择轨迹。这些轨迹有两个方案(4 棒和 7 棒如图 6.3.8 所示)被设计和实验。层面厚度是 5mm,对于中央$(k_x=k_y=0)$的 $k_z$ 棒时间带宽乘积等于 4,对于 4 棒设计,脉冲长度是 3.42ms。非中央棒 $k_z$ 范围是中央棒的一半,目的是得到最小脉冲长度的同时达到平坦的目标轮廓和锐利的层面选择。7 棒方案被设计得适合平面内轮廓更快的变化以达到锐利的层面选择。对应边棒长度是中央棒的 0.7 的脉冲长度是 5.67ms,$B_1^+$-map 通过加非选择性低角 RF 脉冲到单个发射通道(一次一个),用体线圈接收来得到。重复应用到所有 8 个通道,体线圈接收期间所有发射线圈被反偏置,PIN 二极管失谐。发射期间所有发射线圈都在调谐状态(PIN 管正向偏置)。在$(x,y,z)$以 2mm×2mm×4mm 分辨记录低角 3D 梯度回波序列($TR,TE,BW$=20ms,6ms,400Hz/像素)图像的幅度和相位,并用倒易原理推演出发射 $B_1^+$-map。图 6.3.9 显示了测量的 8 发射线圈 $B_1^+$ 轮廓的模-map 和相位-map。

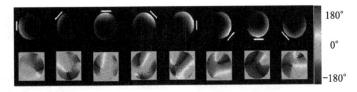

图 6.3.9　线圈灵敏度轮廓的模(上)和相位(下)[42](彩图见文后)

从左到右依次是线圈 1 号到 8 号,线圈 1 号在左边,2 号顺时针转 45°,

依次类推,上排是模-map,下排是相位-map

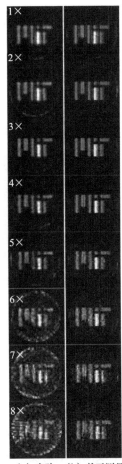

（a）实验
结果

（b）基于测量
的$B_1$-map的
模拟结果

图 6.3.10　以 1～8 倍加
速的 2D 激发的模像

为了限制 $A$ 矩阵的大小并使得对于所有加速因子各通道 RF 脉冲的计算可行,Setsompop 等[42]对 $B_1$-map 和目标轮廓都是用 4mm 空间分辨,对于 Spiral 轨迹,希望的 RF 波形用 5μs 取样间隔时间。这样,$A$ 矩阵大小对于 1× 设计近似为 1500×15000,对于 8× 设计近似为 1500× 2000 复数浮点值。对于 $k_z$ 棒轨迹,利用沿 $z$ 方向线圈轮廓没有太多差别的特点,在此方向不期望有任何加速,为简化设计,在 $k_z$ 方向限制所有线圈 RF 脉冲形状为汉宁窗 sinc,因此只需要计算调制各个 sinc 棒的幅度和相位。这样 $A$ 矩阵大小降低很多,允许用全分辨 $B_1$-map(平面内 2mm),对于 4 棒设计 $A$ 矩阵大小近似为 3000×32,对于 7 棒设计为 1500×56 复数浮点值。

用计算得到的 8 个 RF 波形以幅度、相位独立调制分别驱动各自通道线圈,用体线圈接收数据,发射电压设置在最低水平(8V)以维持倾倒角在小角假设之内。读出用 3D GE 序列,在 $(x,y,z)$ 以 128×128×64 像素分辨,层厚 4mm,在 $z$ 方向,层面内分辨 2mm,像素带宽 400Hz,多次平均为提高信噪比,对所有设计,$TR$ 为 20ms,只是为了额外的比较采集,对于 7 棒设计用 $TR=30$ms。图 6.3.10 显示了对于 2D Spiral 轨迹设计,未加速和 2～8 倍加速的实验和模拟结果。

从图 6.3.10 看,5 倍加速以下实验和模拟结果的一致性相当好。图 6.3.11(a)显示了对于 4 棒轨迹 3D 脉冲激发目标轮廓成像的实验和模拟结果。显然,层面选择很好,平面内轮廓比模拟结果稍差,跟预期一致。为了比较,图 6.3.11(b)显示了用 7 棒设计激发的结果,测量和预期轮廓的一致性很好。

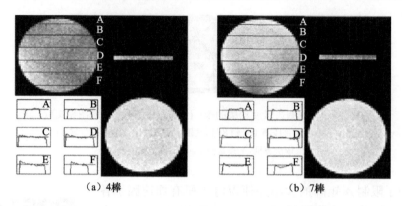

（a）4棒　　　　　　　　　（b）7棒

图 6.3.11　对于 4 棒和 7 棒设计的实验和模拟结果[42]

两个分图的左上和右上分别是实验结果的平面内和层面选择轮廓；

而左下是实验结果平面内轮廓的 $y$-层面，右下是模拟的平面内结果

　　为了比较，模拟了标准层面选择和基于测量的线圈灵敏度 map 的 RF 匀场激发，模拟结果显示在图 6.3.12 中。图 6.3.12 揭示了对于标准层面选择，作为预期的平面内不均匀性很严重，当用上 RF 匀场后，平面内均匀性大大提高。

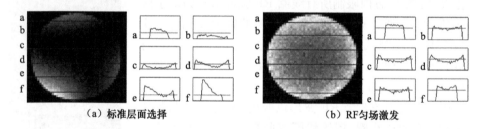

（a）标准层面选择　　　　　　　　　（b）RF 匀场激发

图 6.3.12　标准层面选择和 RF 匀场激发模拟[42]

在两个分图中，左边显示的是平面内总轮廓，右边显示的是平面内系列轮廓

# 6.4　并行发射线圈设计

　　并行发射线圈阵列设计要求：阵列覆盖的成像体积内 $B_1$ 均匀性尽可能大、信噪比尽可能大，所需 RF 功率尽可能小，阵列中各线圈彼此之间没有耦合。既然线圈共同或协同作用覆盖一个 ROI，彼此间自然存在耦合，即相互作用。要维持从各个线圈产生的发射场 $B_1^+(\boldsymbol{r})$ 的完整性，就必须限制线圈彼此间的耦合。因此，其中最难、最关键的技术是线圈彼此之间的退耦。

　　线圈耦合是由线圈间互感和线圈内电流的相对大小决定的，在 6.2 节中讨论过并行接收阵列线圈之间的退耦问题，已经知道邻近线圈可通过适当重叠退耦，非邻近线圈间的退耦可通过把前置放大器输入阻抗做得很低，使陷波电路阻抗很大

从而阻断电流来实现。电缆陷波器也普遍用于降低给阵列单元馈电电缆之间的耦合。而对于并行发射线圈,由于 RF 功率传输的需要,必须把线圈匹配到 $50\Omega$ 同轴电缆以便接发射机,无法直接匹配到低输入阻抗前置放大器,中间必须通过 T/R 开关进行转换。这样,虽然邻近线圈重叠退耦仍有效,但非邻近线圈间退耦就成为一个问题。因此,退耦技术成为关注的焦点。

### 6.4.1　退耦理论

考虑两线圈如图 6.4.1 所示,对于线圈 1 和线圈 2 的电路方程是

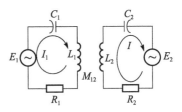

图 6.4.1　两线圈互耦电路模型

$$\begin{cases} E_1 = \left(R_1 + \mathrm{j}\omega L_1 + \dfrac{1}{\mathrm{j}\omega C_1}\right)I_1 + \mathrm{j}\omega M_{12}I_2 \\ E_2 = \mathrm{j}\omega M_{21}I_1 + \left(R_2 + \mathrm{j}\omega L_2 + \dfrac{1}{\mathrm{j}\omega C_2}\right)I_2 \end{cases}$$

$$(6.4.1)$$

令

$$R_1 + \mathrm{j}\omega L_1 + \frac{1}{\mathrm{j}\omega C_1} = Z_{11}, \quad R_2 + \mathrm{j}\omega L_2 + \frac{1}{\mathrm{j}\omega C_2} = Z_{22}$$

$$\mathrm{j}\omega M_{12} = Z_{12} = Z_{21} = \mathrm{j}\omega M_{21} \qquad (6.4.2)$$

则方程(6.4.1)可改写成如下矩阵形式:

$$\begin{bmatrix} E_1 \\ E_2 \end{bmatrix} = \begin{bmatrix} Z_{11} & Z_{12} \\ Z_{21} & Z_{22} \end{bmatrix} \begin{bmatrix} I_1 \\ I_2 \end{bmatrix} \qquad (6.4.3)$$

阻抗矩阵对角元素代表线圈自感,非对角元素即交叉项代表互感。退耦就是设法消除交叉项,由 $n$ 个线圈组成的阵列,Lee 等[43]提出了耦合与退耦理论,其 $\boldsymbol{Z}$ 阻抗为

$$\boldsymbol{Z} = \begin{bmatrix} Z_{11} & \cdots & Z_{1n} \\ \vdots & & \vdots \\ Z_{n1} & \cdots & Z_{nn} \end{bmatrix} \qquad (6.4.4)$$

根据此理论,完全退耦就得把 $\boldsymbol{Z}$ 矩阵中的交叉项 $Z_{ij}(i, j = 1, 2, \cdots, n, j \neq i)$ 全部消除,即把矩阵对角化,可用一个 T 形或 Ⅱ 形网络[43]把阵列中线圈两两之间的耦合全部消除。理论上有可能找到一个退耦网络,使 $\boldsymbol{Z}$ 矩阵对角化,把所有网络按要求接入阵列线圈电路中可使阵列线圈彼此间完全退耦,这叫作"数字退耦"方法。其实,对于高频电路,仅靠理论计算是靠不住的,因为实际电路中,存在大量分布寄生参数,即使用大型计算软件(如 Ansoft),也会因为模型的近似性而使计算结果不完全靠谱。尽管如此,理论计算可提供电路调试实验的指导,一切以电路的最后实验调定为准。

### 6.4.2　LC 退耦技术

不必用上面提及的 T 形或 Ⅱ 形网络退耦,灵活地用 $LC$ 电路也可以退耦[44],

如图 6.4.2(a)所示两单元线圈的等效电路,其中 $M$ 为线圈之间的互感,$R_{in}$ 为第二个线圈所接前置放大器的输入阻抗。在单元线圈之间接入一个 $LC$ 退耦电路,如图 6.4.2(b)所示,其等效电路如图 6.4.2(c)所示。

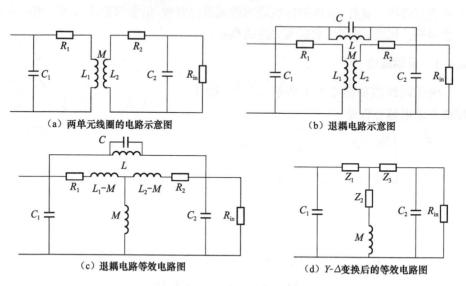

(a) 两单元线圈的电路示意图　　　　(b) 退耦电路示意图

(c) 退耦电路等效电路图　　　　(d) $Y$-$\Delta$ 变换后的等效电路图

图 6.4.2　$LC$ 退耦电路[44]

在图 6.4.2(c)中,如采用如下定义:

$$\begin{cases} Z_{13} = j\omega L - j\dfrac{1}{\omega C} \\ Z_{12} = R_1 + j\omega(L_1 - M) \\ Z_{23} = R_2 + j\omega(L_2 - M) \end{cases} \tag{6.4.5}$$

则经过 $Y$-$\Delta$ 变换可得等效电路如图 6.4.2(d)所示,图中 $Z_1$、$Z_2$、$Z_3$ 为

$$\begin{cases} Z_1 = \dfrac{Z_{12}Z_{31}}{Z_{12} + Z_{23} + Z_{31}} = \dfrac{[R_1 + j\omega(L_1 - M)] \cdot (j\omega L - j/\omega C)}{R_1 + R_2 + j\omega(L_1 + L_2 + L - 2M) - j/\omega C} \\[3mm] Z_2 = \dfrac{Z_{23}Z_{12}}{Z_{12} + Z_{23} + Z_{31}} = \dfrac{[R_2 + j\omega(L_2 - M)] \cdot [R_1 + j\omega(L_1 - M)]}{R_1 + R_2 + j\omega(L_1 + L_2 + L - 2M) - j/\omega C} \\[3mm] Z_3 = \dfrac{Z_{31}Z_{23}}{Z_{12} + Z_{23} + Z_{31}} = \dfrac{\left(j\omega L - j\dfrac{1}{\omega C}\right) \cdot [R_2 + j\omega(L_2 - M)]}{R_1 + R_2 + j\omega(L_1 + L_2 + L - 2M) - j/\omega C} \end{cases} \tag{6.4.6}$$

令 $Z_2 + j\omega M = 0$,即

$$\frac{[R_2 + j\omega(L_2 - M)] \cdot [R_1 + j\omega(L_1 - M)]}{R_1 + R_2 + j\omega(L_1 + L_2 + L - 2M) - j/\omega C} + j\omega M = 0 \tag{6.4.7}$$

由于 $R_1$、$R_2$ 远小于 $\omega L_1$、$\omega L_2$,方程(6.4.7)可简化为

$$\frac{\mathrm{j}\omega(L_1-M)\cdot\mathrm{j}\omega(L_2-M)}{\mathrm{j}\omega(L_1+L_2-2M)+\mathrm{j}\omega L-\mathrm{j}/\omega C}+\mathrm{j}\omega M=0 \qquad (6.4.8)$$

由此可得退耦电路的参数应当满足

$$\omega L-\frac{1}{\omega C}=-\omega\frac{L_1L_2-M^2}{M} \qquad (6.4.9)$$

将式(6.4.9)代入式(6.4.6)中,简化后有

$$\begin{cases} Z_1=\dfrac{(L_1L_2-M^2)}{(L_1-M)(L_2-M)}\cdot[R_1+\mathrm{j}\omega(L_1-M)] \\[2mm] Z_3=\dfrac{(L_1L_2-M^2)}{(L_1-M)(L_2-M)}\cdot[R_2+\mathrm{j}\omega(L_2-M)] \end{cases} \qquad (6.4.10)$$

此时两个电路相互独立,相当于实现了两个等效线圈的退耦。然而,等效线圈的 $Q$ 值为原 $Q$ 值的 $(1-M/L)$ 倍。

### 6.4.3 电容退耦技术

实验证明不必用复杂的 $LC$ 退耦,单用电容也可以退耦。线圈之间有互感,感抗为正,容抗为负,用容抗抵消感抗就可以退耦,如图 6.4.3(a)所示的 4 线圈系统[45],在两两线圈之间加一个电容,就可以调退耦。

在包含很多线圈的阵列中,线圈两两之间都桥接一个电容退耦,仍嫌复杂。实验证明,只在相邻线圈之间桥接 1 个或 2 个电容退耦(图 6.4.3(b))也可以得到不错的效果[46-48]。

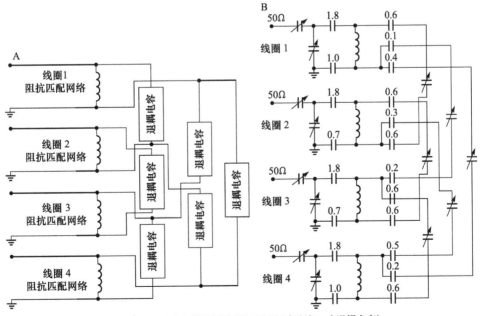

(a) 四线圈系统电容退耦机制[45] (每两线圈之间都加一个退耦电容)

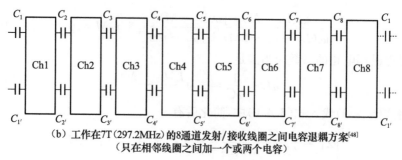

（b）工作在7T（297.2MHz）的8通道发射/接收线圈之间电容退耦方案[48]
（只在相邻线圈之间加一个或两个电容）

图 6.4.3　电容退耦

### 6.4.4　电感退耦

相邻发射线圈各串联一个电感线圈,使其组成一个空芯变压器,如图 6.4.4 所示,注意变压器线圈的绕线方向要使其磁通正好抵消发射线圈的互感磁通,也可以达到退耦的目的。微调两个退耦线圈的相对距离,可微调其退耦的强度。在邻近线圈重叠最佳退耦的条件下,这种变压器退耦可退次近邻线圈之间的耦合。桥接电容去耦[46]也可以达到这种效果,也就是说近邻线圈重叠退耦可与其他退耦机制结合使用。

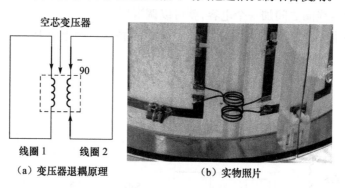

（a）变压器退耦原理　　　　（b）实物照片

图 6.4.4　电感线圈退耦示意（彩图见文后）

### 6.4.5　屏蔽退耦[49]

发射线圈阵列中每个线圈都单独屏蔽,使其磁通彼此不互相穿越,如图 6.4.5 所示,就可达到退耦的效果。用 $S_{11}$ 显示共振峰（$<-30$dB）以进行调谐和匹配调试,用 $S_{12}$ 测量线圈之间的隔离度,至少能达到 $<-10$dB,与重叠退耦机制、容性退耦机制的效果相当[49]。

### 6.4.6　带线环路阵列降低耦合

并行发射用微带阵列（图 6.4.6）,邻近带之间的耦合天然很小[50]。在超高场,波长与线圈尺寸接近,辐射损失显著,很强的样品/线圈耦合使线圈单元间的相互

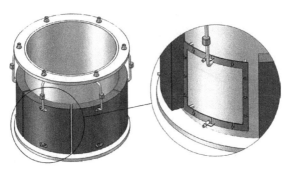

图 6.4.5　屏蔽退耦机制

各个线圈由一个屏蔽罩单独屏蔽,右边显示取掉屏蔽后线圈的细节[49]

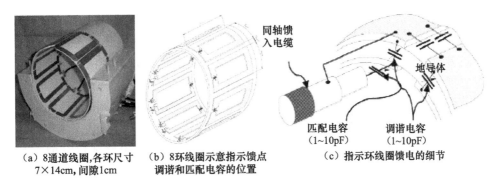

（a）8通道线圈,各环尺寸　　　（b）8环线圈示意指示馈点　　　（c）指示环线圈馈电的细节
7×14cm,间隙1cm　　　　　　调谐和匹配电容的位置

图 6.4.6　带线环阵列[50]

作用减轻。微带通过并入地电位面进入共振结构而解决此类问题,微带阵列对于并行发射特别有用。

### 6.4.7　恒流源 RF 放大器退耦

恒流源 RF 放大器可以使多元发射阵列中线圈间的耦合最小,这种放大器通过负反馈原理(图 6.4.7)[51]实现,即使线圈之间存在耦合,也能抑制单元线圈中任何感应电流,以控制提供给各单元线圈中的电流恒定。此方法还能降低样品负载对线圈调谐的影响。此方法的缺点是各共振线圈是失配负载,显著退化了其最大可用输出功率。

### 6.4.8　超低输出阻抗 RF 功率放大器退耦

在并行接收中,可用超低输入阻抗前置放大器退耦机制,而对于并行发射,典型的 RF 放大器 50Ω 输出阻抗是在线圈端看到的。发射线圈单元之间的耦合对于发射线圈阵列建造和应用一直是一个挑战。上面已讨论了许多退耦方法来解决线圈间耦合问题。对应并行接收中低输入阻抗前置放大器退耦机制,Chu 等[52]探讨了对于并行发射通过超低输出阻抗功率放大器(PA)实现隔离线圈间耦合的可能

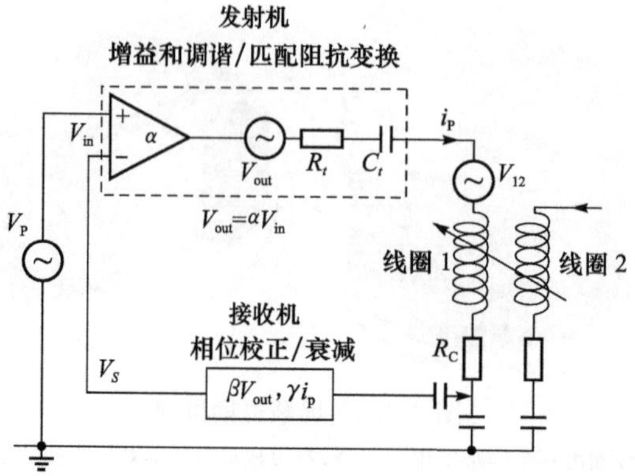

图 6.4.7　发射机输出阻抗变换和负反馈原理[51]

通过取样电流负反馈维持提供给线圈的电流 $I_p$ 恒定, 也相当于提高了输出阻抗

性。其目的:①是发展 RF 功率放大器(见 8.2~8.3 节)有效地支持并行发射;②是发展退耦方法,通过消除几何限制有利于发射性能最佳化。

线圈中产生 $B_1$ 场的电流 $I$ 由于耦合而被偏离, 从而影响希望的 $B_1$ 场。图 6.4.8 显示了一个等效的电路模型, 在这种情况下, 各个 PA 模拟为一个电压源, 源阻抗为 $r_s$, 没有匹配元件的各线圈阻抗是 $r+\mathrm{j}x$, 两线圈之间互感耦合用 $M$ 计算, 代表一个普遍结构, 在各线圈上由一个电容和一个电感构成的 L 形匹配网络, 不仅变换串联谐振线圈的低阻抗到希望的值($50\Omega$), 而且按 $x/r$ 比例因子折扣这个电流。当两线圈被其相应放大器驱动时, 在线圈 1 中流动的电流包含两个成分, 由控制电压 $V_1$ 产生的希望的电流 $I^{(\mathrm{S})}$ 和由感应电压 $V_2$ 产生的不希望的电流 $I^{(\mathrm{M})}$

$$\begin{cases} I^{(\mathrm{S})} = \dfrac{-\mathrm{j}xV_1}{rr_s + \omega^2 M^2 r_s^2/(rr_s+x^2)+x^2} \\[4mm] I^{(\mathrm{M})} = \dfrac{-\mathrm{j}xV_2}{rr_s + \omega^2 M^2 r_s^2/(rr_s+x^2)+x^2} \cdot \dfrac{\mathrm{j}\omega M}{r+x^2/r_s} \end{cases} \qquad (6.4.11)$$

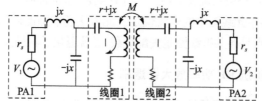

图 6.4.8　耦合的发射线圈和功放输出电路的等效电路模型[52]

式中, $\omega$ 是拉莫尔频率。被耦合效应引起的电流变坏的严重性可由下面的比值表示:

$$\frac{|I^{(\mathrm{M})}|}{|I^{(\mathrm{S})}|} = \frac{\omega M}{r+x^2/r_s} \cdot \frac{|V_2|}{|V_1|} \qquad (6.4.12)$$

对于给定的 $r$、$x$、$M$ 和 $V_i$，式(6.4.12)等号后第一个因子随 $r_s$ 趋近于 0 而逼近 0。这指示源阻抗最小化是改善隔离的一个方法。

### 6.4.9 并行发射阵列线圈的几何考虑

前面已提到，除退耦外，对于并行发射线圈阵列，其他重要的设计参数是对信噪比、选择性激发轮廓的质量和 RF 功率沉积的影响。在并行发射中没有等价的几何依赖的噪声放大因子[14]，于是 RF 脉冲性能对阵列几何的灵敏度是降低的。与传统 SENSE 的差别是由于这样的事实：灵敏度矩阵的逆矩阵是与希望的激发轮廓(无噪声)乘，而在接收 SENSE 情况下，逆矩阵是与采集的含有噪声的数据乘。然而，这并不意味着线圈几何结构不重要。事实上，对于并行发射情况，也存在与 SENSE 成像中 g-因子类似的东西。尽管在接收情况下 g-因子是噪声放大的一个度量，对于发射 SENSE，可认为是在人体中 RF 能量耗散的度量。Zhu[53] 比较了在类似的邻近线圈重叠和不重叠退耦的并行发射头阵列(图 6.4.9)中的 RF 功率沉积，对于产生均匀激发轮廓，实验证明在邻近线圈不重叠阵列中功率沉积比较低，有点类似于接收情况下的噪声放大。然而，这两种阵列，对于加速($R=4$)发射，功率沉积都比非加速发射时低，并行发射还具有对激发轮廓依赖的方面。

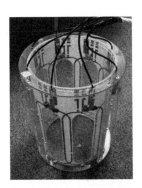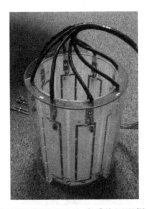

(a) 邻近线圈部分重叠退耦机制　(b) 邻近线圈不重叠，电感线圈退耦机制

图 6.4.9　并行发射 8 通道头线圈阵列(彩图见文后)

### 6.4.10 高度简并带通鸟笼(DBC)用于并行发射

在 5.3 节曾提到在混合鸟笼中，当腿谐振频率和端环谐振频率相等，即 $\omega_{22}=\omega_{11}$ 时，整个鸟笼只有一个模式，一个谐振频率，或者说 $N$ 重简并(degenerate)鸟笼(DBC)。这个频率与 $n$ 无关，即 T 形节之间不产生相移。在这种情况下可把鸟笼看作围在一个柱面上的表面线圈阵列，各线圈可以独立激发。文献[54]就是利用带通鸟笼的这一条件，其 RF 功率沉积介于前面 Zhu[53] 表述的邻近线圈重叠

和不重叠退耦的并行发射头阵列(图 6.4.9)RF 功率沉积量之间(假定几何线度相当)。对于圆极化模式 $B_1$ 场均匀性比两者都更理想,而且不需要麻烦的退耦调整,因此可以说这种模式是天然的"并行发射阵列线圈"。

对于这种高度简并鸟笼(DBC),既可以用加速方式进行激发以缩短 RF 脉冲长度,也可以用匀场方式进行激发,也可以两者兼顾。Alagappan 等[54] 用 8 腿 DBC(图 6.4.10)对球形模体中如图 6.3.7 所示的目标激发轮廓进行了并行激发实验,结果如图 6.4.11 所示。

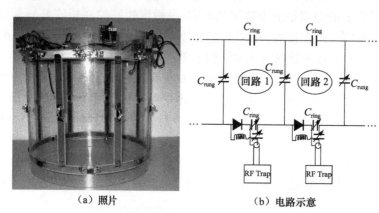

(a) 照片　　　　　　　　　(b) 电路示意

图 6.4.10　在 3T 8 腿 DBC 和其电路示意[54]

外径 28cm,腿电容 18pF,端环电容 13pF,各驱动口通过端环电容和串联电容匹配到 50Ω 进行馈电,这些同轴驱动电缆分别连接各个发射通道独立激发(环-阵列模式,即各单元激发脉冲同相位)或者依次移相 45°按鸟笼正交圆极化模式激发

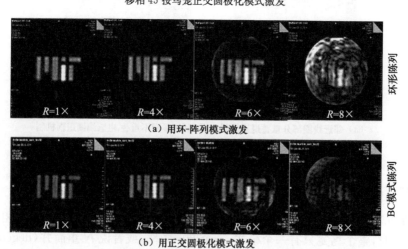

图 6.4.11　用加速因子 $R=1$、4、6、8 的并行发射得到的 2D 激发轮廓

脉冲长度从 9.47ms(1×)通过被加速的脉冲激发缩短到 2.42ms(4×)、1.64ms(6×)、1.26ms(8×),计算的所有脉冲在激发区内产生相同的章动角

## 6.4.11　TEM 线圈用于并行激发

对于由 8 个谐振单元组成的 TEM 体线圈,通过修改,退耦各个单元后,可以进行独立发射和接收。Vernickel 等[55] 对此进行了尝试,所用退耦网络如图 6.4.12 所示。

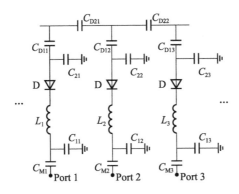

图 6.4.12　匹配和退耦 TEM 单元(3/8)的部分电路图[55]

电感 $L_n$ 和电容 $C_{1n}$、$C_{2n}$ 形成 RF 谐振器,电容 $C_{Mn}$ 用于匹配这些元件,二极管 D 用于失谐体线圈单元,

电容 $C_{D1n}$ 和 $C_{D2n}$ 对于元件 $n=1,\cdots,8$ 形成退耦网络

## 参 考 文 献

[1]　俎栋林,高家红. 核磁共振成像——物理原理和方法. 北京:北京大学出版社,2014.

[2]　Ackerman J J H,Grove G H,Wong G G,et al. Mapping of metabolites in whole animals by 31p NMR using surface coils. Nature,1980,283:167.

[3]　Roemer P B,Edelstein W A,Hayes C E,et al. The NMR phased array. Magnetic Resonance in Medicine,1990,16:192-225.

[4]　Hoult D I,Lauterbur P C. The sensitivity of the zeugmatographic experiment inveling human samples. Journal of Magnetic Resonance,1979,34:425-433.

[5]　Haase A,Hanicke W,Frahm J. The influence of experimental parameters in surface-coil NMR. Journal of Magnetic Resonance,1984,56(3):401-412.

[6]　Grover F W. Inductance Calculation:Working Formulas and Tables. New York:Dover, 1962.

[7]　俎栋林. 电动力学. 北京:清华大学出版社,2006.

[8]　Reykowski A,Wright S M,Porter J R. Design of matching networks for low noise preamplifiers. Magnetic Resonance in Medicine,1995,33:848-852.

[9]　Cao X M,Zu D L,Zhao X N,et al. The design of a low-noise preamplifier for MRI. Science China,2011,54(7):1766-1770.

[10]　Agilent. Low Noise Pseudomorphic HEMT in a Surface Mount Plastic Package.

[11] Wiggins G C, Triantafyllou C, Potthast A. 32-channel 3 tesla receive-only phased-array head coil with soccer-ball element geometry. Magnetic Resonance in Medicine, 2006, 56: 216-223.

[12] Sodickson D K, Manning W J. Simultaneous acquisition of spatial harmonics (SMASH): Fast imaging with radiofrequency coil arrays. Magnetic Resonance in Medicine, 1997, 38: 591-603.

[13] de Zwart J A, Ledden P J, Kellman P, et al. Design of a SENSE-optimized high-sensitivity MRI receive coil for brain imaging. Magnetic Resonance in Medicine, 2002, 47: 1218-1227.

[14] Pruessmann K P, Weiger M, Scheidegger M B, et al. SENSE: Sensitivity encoding for fast MRI. Magnetic Resonance in Medicine, 1999, 42: 952-962.

[15] Weiger M, Pruessmann K P, Leussler C, et al. Specific coil design for SENSE: A six-element cardiac array. Magnetic Resonance in Medicine, 2001, 45: 595-504.

[16] Keil B, Blau J N, Biber S, et al. A 64-channel 3T array coil for accelerated brain MRI. Magnetic Resonance in Medicine, 2013, 70: 248-258.

[17] Wiggins G C, Polimeni J R, Potthast A, et al. 96-channel receive-only head coil for 3 tesla: Design optimization and evaluation. Magnetic Resonance in Medicine, 2009, 62: 754-762.

[18] Hardy C J, Cline H E, Giaquinto R O. 32-element receiver-coil array for cardiac imaging. Magnetic Resonance in Medicine, 2006, 55: 1142-1149.

[19] Hardy C J, Giaquinto R O, Piel J E, et al. 128-channel body MRI with a flexible high-density receiver-coil array. Journal of Magnetic Resonance Imaging, 2008, 28: 1219-1225.

[20] Katscher U. Bornert P, Leussler C, et al. Transmit SENSE. Magnetic Resonance in Medicine, 2003, 49: 144-150.

[21] Zhu Y. Parallel excitation with an array of transmit coils. Magnetic Resonance in Medicine, 2004, 51: 775-784.

[22] Griswold M A, Jakob P M, Heidemann R M, et al. Generalized autocalibrating partially parallel acquisitions (GRAPPA). Magnetic Resonance in Medicine, 2002, 47: 1202-1210.

[23] Griswold M, Kannengiesser S, Muller M, et al. Autocalibrated accelerated parallel excitation (transmit-GRAPPA). 13th ISMRM, Miami Beach, FL, USA, 2005: 2435.

[24] Grissom W, Yip C, Zhang Z. Spatial domain method for the design of RF pulses in multi-coil parallel excitation. Magnetic Resonance in Medicine, 2006, 56: 620-629.

[25] Yip C Y, Fessler J A, Noll D C. Iterative RF pulse design for multidimensional, small-tip-angle selective excitation. Magnetic Resonance in Medicine, 2005, 54: 908-917.

[26] Ullmann P, Junge S, Wick M, et al. Experimental analysis of parallel excitation using dedicated coil setups and simultaneous RF transmission on multiple channels. Magnetic Resonance in Medicine, 2005, 54: 994-1001.

[27] Börnert P, Schäffter T. Curved slice imaging. Magnetic Resonance in Medicine, 1996, 36: 932-939.

[28] Cunningham C H, Pauly J M, Nayak K S. Saturated double-angle method for rapid $B_1$

mapping. Magnetic Resonance in Medicine,2006,55:1326-1333.

[29] Dowell N G,Tofts P S. Fast,accurate,and precise mapping of the RF field in vivo using the 180osignal null. Magnetic Resonance in Medicine,2007,58:622-630.

[30] Jiru F,Klose U. Fast 3D radiofrequency field mapping using echoplanar imaging. Magnetic Resonance in Medicine,2006,56:1375-1379.

[31] Sacolick L I,Wiesinger F,Hancu I,et al. B$_1$ mapping by Bloch-Siegert shift. Magnetic Resonance in Medicine,2010,63:1315-1322.

[32] Pauly J,Nishimura D,Macovski A. A linear class of large-tip-angle selective excitation pulses. Journal of Magnetic Resonance,1989,82:571-587.

[33] Homann H,Graesslin I,Nehrke K,et al. Specific absorption rate reduction in parallel transmission by $k$-space adaptive radiofrequency pulse design. Magnetic Resonance in Medicine,2011,65:350-357.

[34] Ibrahim T S,Lee R,Baertlein B A,et al. Application of finite difference time domain method for the design of birdcage RF head coils using multi-port excitations. Magnetic Resonance Imaging,2000,18:733-742.

[35] Saekho S,Yip C Y,Noll D C,et al. Fast-kz threedimensional tailored radiofrequency pulse for reduced B1 inhomogeneity. Magnetic Resonance in Medicine,2006,55:719-724.

[36] Yip C Y,Fessler J A,Noll D C. Advanced three-dimensional tailored RF pulse for signal recovery in T2 *-weighted functional magnetic resonance imaging. Magnetic Resonance in Medicine,2006,56:1050-1059.

[37] Grissom W A,Khalighi M M,Sacolick L I,et al. Small-tip-angle spokes pulse design using interleaved greedy and local optimization methods. Magnetic Resonance in Medicine,2012,68:1553-1562.

[38] Katscher U,Röhrs J,Börnert P. Basic considerations on the impact of the coil array on the performance of Transmit SENSE. Magnetic Resonance Materials in Physics,Biology and Medicine,2005,18:81-88.

[39] Morrell G R. A phase-sensitive method of flip angle mapping. Magnetic Resonance in Medicine,2008,60:889-894.

[40] Bloch F,Siegert A. Magnetic resonance for nonrotating fields. Physical Review,1940,57:522-527.

[41] Ramsey N F. Resonance transitions induced by perturbations at two or more different frequencies. Physical Review,1955,100:1191-1194.

[42] Setsompop K,Wald L L,Alagappan V,et al. Parallel RF transmission with eight channels at 3 Tesla. Magnetic Resonance in Medicine,2006,56:1163-1171.

[43] Lee R F,Giaquinto R O,Hardy C J. Coupling and decoupling theory and its application to the MRI phased array. Magnetic Resonance in Medicine,2002,48:203-213.

[44] 李烨. 磁共振成像系统中射频线圈的信噪比数值分析和优化. 北京:清华大学博士学位论文,2009.

[45]　Zhang X,Webb A. Design of a capacitively decoupled transmit/receive NMR phased array for high field microscopy at 14. 1 T. Journal of Magnetic Resonance,2004,170:149-155.

[46]　Pinkerton R G,Barberi E A. Menon R S. Transceive surface coil array for magnetic resonance imaging of the human brain at 4 T. Magnetic Resonance in Medicine,2005,54:499-503.

[47]　Shajan G,Hoffmann J,Budde J,et al. Design and evaluation of an RF front-end for 9. 4 T human MRI. Magnetic Resonance in Medicine,2011,66:594-602.

[48]　左真涛. 超高场磁共振成像系统射频线圈设计与制作及动脉自旋标记成像序列的研究. 北京:中国科学院生物物理研究所博士学位论文,2012.

[49]　Gilbert K M,Curtis A T,Gati J S,et al. Transmit/receive radiofrequency coil with individually shielded elements. Magnetic Resonance in Medicine,2010,64:1640-1651.

[50]　Adriany G,de Moortele P F V,Wiesinger F,et al. Transmit and receive transmission line arrays for 7 tesla parallel imaging. Magnetic Resonance in Medicine,2005,53:434-445.

[51]　Hoult D I,Kolansky G,Kripiakevich D,et al. The NMR multitransmit phased array:A Cartesian feedback approach. Journal of Magnetic Resonance,2004,171:64-70.

[52]　Chu X,Yang X,Liu Y,et al. Ultra-low output impedance RF power amplifier for parallel excitation. Magnetic Resonance in Medicine,2009,61:952-961.

[53]　Zhu Y. RF power deposition and"g-factor"in parallel transmit. ISMRM 14th Scientific Meeting,May 6-12,Seattle. WA,USA,2006:599.

[54]　Alagappan V,Nistler J,Adalsteinsson E,et al. Degenerate mode band-pass birdcage coil for accelerated parallel excitation. Magnetic Resonance in Medicine,2007,57:1148-1158.

[55]　Vernickel P,Roeschmann P,Findeklee C,et al. Eight-channel transmit/receive body MRI oil at 3T. Magnetic Resonance in Medicine,2007,58:381-389.

# 第7章　MRI 谱仪原理与设计

MRI 系统框图如图 7.0.1 所示,其电子学系统包括 MRI 谱仪(spectrometer)、RF 功率放大器和梯度放大器,区别于专用于化学分析的 NMR 谱仪。这里讲的 MRI 谱仪是磁共振成像系统的控制器,功能是产生 RF 脉冲波形、梯度脉冲波形,负责 NMR 信号接收,产生所有控制信号控制脉冲序列运行。谱仪是 MRI 系统的核心,有时也称为 MRI 控制台。

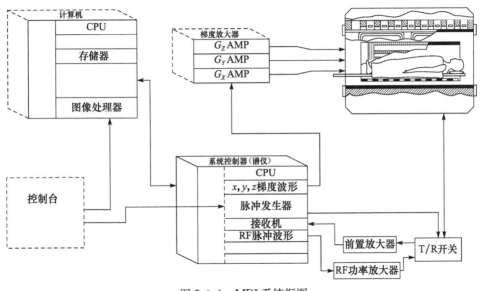

图 7.0.1　MRI 系统框图

## 7.1　数字化 MRI 谱仪整体结构

### 7.1.1　谱仪的功能

(1) 接收用户从计算机下传的脉冲序列、时序参数、数据文件和命令,运行脉冲序列。

(2) 根据脉冲序列规定的时序,产生射频脉冲波形。

(3) 根据脉冲序列规定的时序,产生 $X$、$Y$、$Z$ 梯度脉冲波形。

(4) 根据脉冲序列规定的时序,输入或输出数字控制信号。

(5) 根据脉冲序列规定的时序,接收多通道的射频回波信号,将数据上传回计算机。

(6) 进行必要的实时数据处理(可选)。

从谱仪的功能可以看出,谱仪涉及数据通信、嵌入式处理器、数字逻辑、信号处理、射频合成与射频接收以及模拟电路等许多专业领域,是一种综合的电子设备。三大跨国公司 MRI 系统生产商(GE、Siemens 与 Philips)各自拥有自己的谱仪(包含高、低场谱仪),不对外销售,接收通道数多达 16、32 路,甚至更多,并配备很强的实时信号处理功能。其实,随 MRI 的发展和要求,谱仪也在不断发展中,增加新功能如增设并行发射通道等。此外,专门生产 MRI 谱仪的有英国 RI(Resonance Instruments)公司、M. R. Solutions 公司,美国 TECMAG(Technology for Magnetic resonance)公司等,国内 MRI 业界经过多年艰苦卓绝的努力已经研制出完全国产化的谱仪。华东师范大学李鲠颖团队[1-3]率先研制出一款基于 PCI(Peripheral Component Interconnect)总线的低场谱仪(DiSpect)。北京大学王为民团队继而研制出可用于高、低场的多通道谱仪,从此结束了完全依赖国外进口谱仪的历史。下面以肖亮等[4,5]研发的国产化谱仪(PKSpect)为主线进行介绍和讨论。

### 7.1.2　PKSpect 谱仪的设计思路[4]

早期的谱仪设计[6-8]中,模拟电路占的比例较大,数字电路也是由分立的逻辑器件构成的。射频激发脉冲发生与回波信号接收一般由模拟的正交调制和解调电路实现,不仅电路复杂,调试困难,而且容易带来图像的伪影。频率源采用专用的频率合成器,体积大,成本高。梯度的涡流补偿用模拟的方法控制[9],灵活性较差,序列控制器用计算机接口卡或定时器构建。因此,谱仪不仅体积大、成本高,而且调试困难、编程灵活性差,功能也有限。

随着计算机与微电子技术的发展,具有特定功能的器件(如数字合成、数字解调等)与可编程逻辑器件(如现场可编程逻辑门阵列(Field Programmable Gate Array,FPGA))发展迅速,促进了谱仪设计上的改进。数字技术的广泛应用,特别是数字合成与数字解调技术的应用,大大提高了发射与接收电路的集成度,降低了设计与调试的难度,FPGA 的应用提高了数字电路的集成度,并改善了设计上的灵活性。

李鲠颖课题组[1-3]设计的谱仪,采用计算机插卡式结构(后面介绍),数据传输通过 ISA 总线[1]或 PCI 总线[2,3],由 FPGA 作为各功能卡的主控核心,射频发生选用 DDS(Direct Digital Synthesis)器件,射频接收采用数字下变频方式,不愧为 MRI 谱仪国产化的先锋,然而谱仪运行于 Windows 操作系统平台,基于 PCI 总线可能难以扩展到多通道,难以直接用于高场,也许存在一定的稳定性问题。

日本学者 Takeda[10]研发的谱仪,采用独立的嵌入式结构,用 USB 作为与用户计算机之间的接口,以单片 FPGA 作为设备的核心,集成实现序列控制、数字合成与数字解调功能,用 DDS 器件作为上、下变频的本振源。该谱仪的体积较小,问题在于尚未实现梯度发生,并且单片 FPGA 的功能过多,开发难度大。

美国 SpinCore 公司的 PulseBlaster DDS 系列智能模式与波形合成卡[11],具有较强的序列控制与射频发生性能,采用 USB 与用户计算机通信,其主要问题在于成本高,不具备梯度发生与射频接收功能。

英国 RI 公司的 DRX II 谱仪[12],2008 年之前是国产永磁 MRI 系统的主要选购对象。该谱仪采用独立的 19in* 背板-插卡式结构,插卡包括 EIDE(Enhanced IDE)接口模块、序列运行/射频发生/射频接收模块、梯度计算模块和相应的各模拟电路前端,并内置一个小型的工业 PC,作为各插卡(EIDE 接口)与控制台计算机(以太网)之间的中间桥梁。序列控制器采用 Analog Device 公司的 DSP 器件 ADSP21060(详见 7.3.5 节),射频发生采用 DDS 器件(详见 7.2 节),射频接收采用数字下变频。主要问题在于频率较低(不超过 18MHz),难以满足 0.5T 及以上 MRI 系统的应用需要,若升频则成本太高,并且没有相应的四通道型号。

英国 M. R. Solutions 公司的 MR6000 系列谱仪[13],近年逐步进入我国。该谱仪采用两个机箱,基本上将数字电路与模拟电路分开,数字部分机箱中内置一个工业计算机,各功能模块作为插卡插在其 PCI 槽上,通过以太网与控制台计算机进行通信,通过专用电缆与模拟部分机箱连接。RISC 处理器、FPGA、DSP 用于实现序列控制、射频合成、射频接收、梯度计算等功能。该系列谱仪具有四通道低场与高场两种配置,但与 RI 谱仪在序列编程与软件操作方面差别很大,因而兼容性不好。美国 TECMAG 生产的谱仪,虽然有四通道型号,可用于高场,但进入国内市场较晚,装机量不多。

根据唐昕、夏平畴首创 0.5T 永磁 MRI 系统的成像功能需求,参考主流谱仪技术,主要考虑国内大量 MRI 系统采用 RI 谱仪的事实,肖亮等组成的研究团队决定[4,5]国产谱仪(PKSpect)应该与 RI 谱仪兼容,便于先前生产的 MRI 产品的维修替代,并考虑未来发展用于多通道、高场超导 MRI 系统,谱仪的设计采取以下技术方案。

(1)谱仪采用独立的 19in 背板插卡式结构,背板的互连总线根据需要自定义。

(2)全部功能模块,除了电源、时钟,均插在背板插槽上,以保持设备的紧凑性。

(3)采用嵌入式处理器,与控制台计算机之间通过以太网、基于 TCP/IP 协议进行通信。

(4)采用 DSP 作为序列控制器,以保证定时与控制的时间精度。

(5)采用 DDS 技术实现射频发生。

----

　　* 1in=2.54cm。

（6）对 21MHz(0.5T)回波信号直接 A/D 采样,更高频率时需变频后对中频进行 A/D 采样,然后用数字解调。

（7）用 FPGA 进行梯度波形的计算,包括涡流补偿(pre-emphasis)。

（8）设备各模块使用统一的 50MHz 时钟。

（9）软件的操作界面与序列的编程形式,与 RI 谱仪大部分保持相同或近似,以保证已有开发成果的可用性和连续性。

为了使成像信噪比、直流分量等指标超过 RI 谱仪,设计中提高了信号采样频率与采样字长,并且在接收与发射之间的电磁隔离等方面,采取了一定的措施。

### 7.1.3　PKSpect 谱仪的总体结构

谱仪由下列部分组成。

（1）成像序列:由 TI 公司 DSP 的汇编语言机器码组成,包括序列使用的各种参数与波形数据。

（2）用户软件:由 Visual C++语言编写,提供人机交互界面,生成序列,完成命令、序列与参数的下载、回波数据的处理与显示等功能。

（3）序列控制器:以 DSP 作为主处理器,是谱仪的核心、序列的运行平台,控制射频发生、梯度发生、多路射频接收、I/O 接口等功能。

（4）网络通信模块:以 PowerPC 作为主处理器,运行嵌入式 Linux 操作系统,为谱仪提供网络管理,是用户计算机与序列控制器、数据采集模块交换数据的通道与缓冲区,也可以进行简单的数据处理。

（5）射频发生模块:以 FPGA 与 DDS 器件为核心,在序列控制器的控制下,发生射频硬脉冲或软脉冲。

（6）梯度发生模块:由 FPGA 器件构成,在序列控制器的控制下,发生 $X$、$Y$、$Z$ 三路的数字梯度波形。

（7）多通道数据采集模块:由 A/D、数字下变频器(Digital Down Converter,DDC)和 FPGA 构成,在序列控制器的控制下,采集回波并解调出 I/Q 数据,并将数据传送给网络通信模块。

（8）模拟接口模块:射频发生、梯度发生、射频接收的模拟前端,完成模拟信号的调理、放大与增益控制等功能。

（9）电源与时钟模块:提供设备所需的电源网络与时钟。

（10）机箱:采用独立机箱,图 7.1.1 为国产化谱仪的总体结构框图。

以运行一个成像协议为例说明谱仪的工作过程,系统启动上电后,首先初始化,从 PC 软件加载序列(包括参数与波表),序列数据包由以太网传送至网络通信模块;网络通信模块将数据包通过双端口静态随机访问存储器(SRAM)传送至序列控制器(DSP),由 DSP 将序列(汇编语言机器码)作为自身的一段子程序代码,

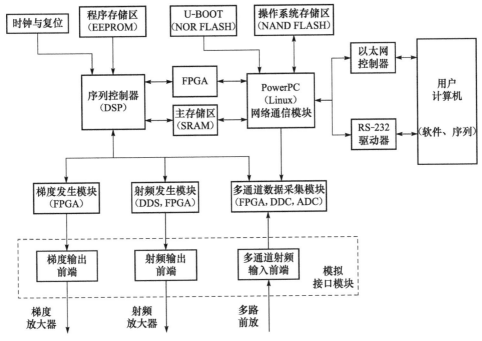

图 7.1.1　国产化谱仪(PKSpect)的总体结构框图[4]

其中序列控制器(DSP)处于谱仪的核心,网络通信模块相当于工控微机,FPGA 实现译码、信号接口、设
备 I/O 等功能,并在 DSP 的控制下发生射频输入前端的数控增益信号

并将参数与波表分别存放至相应的存储空间;DSP 调用序列执行,产生严格的时
序,在不同的时间段执行相应的指令,实现不同的操作;FPGA、DDS、DDC 等外围
器件根据 DSP 的控制指令,在规定的时间段完成射频发生、梯度发生与信号采样
等任务;模拟接口模块完成模拟信号的产生、变换、放大、增益控制等功能;采样数
据通过采集数据存储区传送至网络通信模块,存储在双口 SRAM 中,也可以实时
上传数据;序列执行完毕后,网络通信模块将所有存储的 K-空间数据传送至 PC;
PC 软件处理 K-空间数据,完成图像重建并显示。

谱仪初版具有 1 个发射通道,4 个接收通道,频率 0～25MHz,适用于 0.2～0.5T 低
场 MRI 系统,升级版具有 1 个发射通道,8 个接收通道,频率覆盖到 1.5T MRI 系统。

### 7.1.4　PKSpect 谱仪的网络通信模块与 PowerPC[4]

网络通信模块替代了工业 PC,实现谱仪与用户计算机之间的通信与数据交
换,命令、序列与数据通过网络通信模块从 PC 传递给序列控制器,采集的回波数
据通过网络通信模块上传到 PC(图 7.1.1)。网络通信模块是采用嵌入式 Linux
操作系统的、以 PowerPC 为处理器的嵌入式平台,具有数据处理速度高、网络通信
能力强、稳健可靠、性价比高等优点。

PowerPC 是 IBM 与 Motorola 合作开发的一种 32 位的 RISC 处理器,适合于通信、控制等嵌入式环境中的应用。这里采用 AMCC 公司的 PPC405EP[14,15](由 IBM 公司转让),其主要特点为主频 266MHz,16KB 数据与指令 Cache,4KB 片上 RAM;PC-133 SDRAM 接口;支持访问 ROM、Flash、SRAM 和其他外设;PCI 2.2 接口;两个以太网接口,两个串口;7 个可编程外部中断;32 个 GPIO(General-Purpose Input/Output);峰值功耗低于 1W。

PowerPC 处理器上运行 Linux 操作系统,Linux 是类似于 UNIX 的完全开源的操作系统,近几年来在嵌入式系统中得到了广泛应用,Linux 具有下列特点:开放性,不断更新;可裁剪性,系统占用内存很小;可移植性,支持 PowerPC、ARM、MIPS、SPARC、ALPHA 等种类的 RISC 处理器;与 PowerPC 可完美配合,有丰富的软硬件支持;近实时操作系统,具有较高的事件响应与处理速度;有完善和强大的网络通信管理能力。

为实现高效、稳健的网络通信,Linux 内核选用 2.6.19 版本(该版本实时性最高),在 Linux 操作系统上运行客户端网络服务程序,程序用 C 语言编写,以 Socket 方式进行网络通信。PowerPC 用中断方式响应与 DSP(序列控制器)之间的快速信息交互,用双端口 SRAM 作为序列与数据的共享存储区。

基于 Linux 的软件设计可以分为交叉编译环境的搭建、BootLoader 的移植、Linux 内核移植、Linux 根文件系统制作、FPGA 驱动程序设计和网络通信服务程序设计六个步骤。网络通信软件层次结构如图 7.1.2 所示。网络通信模块的基本工作流程如下。

(1) 上电(复位)后,PowerPC 先导入 U-Boot,然后加载 Linux 操作系统。

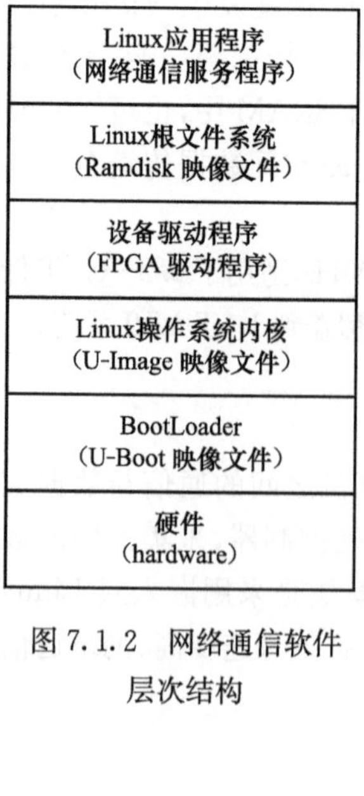

(2) 服务程序启动运行,完成自检与初始化工作。

(3) 服务程序监控 Socket 端口,检查是否有来自 PC 的信息。

(4) 如果有,服务程序接收来自 PC 的命令、序列与数据。

(5) 服务程序将命令、序列与数据按照一定格式与顺序存入共享存储区中,然后向 DSP 发中断,启动 DSP 执行序列。

(6) 若接收到来自数据采集模块的中断,则表明数据准备好了,就从采集数据共享存储区(多通道数据采集模块)读取接收的数据。

(7) 服务程序将读取的接收数据存入 SDRAM 中,并抽取部分数据上传到 PC。

(8) 服务程序对接收的数据进行一定的处理(如

| Linux应用程序<br>(网络通信服务程序) |
| :---: |
| Linux根文件系统<br>(Ramdisk 映像文件) |
| 设备驱动程序<br>(FPGA 驱动程序) |
| Linux操作系统内核<br>(U-Image 映像文件) |
| BootLoader<br>(U-Boot 映像文件) |
| 硬件<br>(hardware) |

图 7.1.2　网络通信软件
层次结构

分类、累加操作等)。

(9) 若接收到来自 DSP 的中断,表明序列运行结束,服务程序就将 SDRAM 中的接收数据全部上传至 PC,同时通知 PC 序列运行完毕。

(10) 转(3),等待下一个序列的运行。

### 7.1.5　PKSpect 谱仪的软件架构[4,5]

如图 7.1.3 所示,谱仪软件主要分为五部分:用户界面软件(PKSpecUI)、用户序列(Sequence)、序列函数库(SeqLib)、数据传输服务程序(PPCServer)和 DSP 主程序(DSP Resident Program)。其中,PKSpecUI、Sequence 和 SeqLib 程序用 VC 语言编制,运行在用户计算机的 Windows 平台上;PPCServer 程序用标准 C++ 编制,运行在 PowerPC 的 Linux 平台上;DSP Resident Program 用 TMS320C3x 汇编语言编制。

从功能上来说,软件分为上下两层,上层用户界面 PKSpecUI 通过 TCP/IP 协议与 PowerPC 端 Server 程序进行数据交换,下层用户序列通过序列库中的函数实现用户描述语言向 DSP 二进制代码的转换并生成相应的数据文件,这些二进制代码可以通过 DSP 驻留程序调用在谱仪端运行。

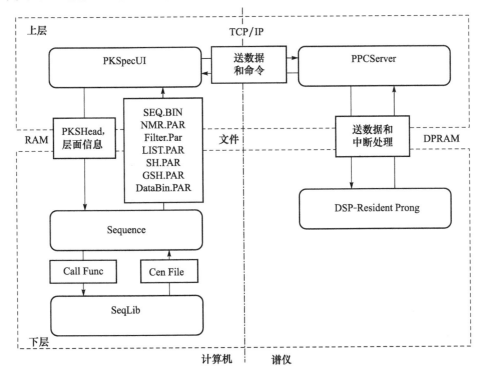

图 7.1.3　PKSpect 谱仪软件基本结构[4]

用户界面程序通过共享内存的方式将设定的参数和层面信息传递给用户序列程序,用户自定义的序列根据这些信息调用序列函数库中的函数,序列函数库负责按照用户序列生成 DSP 运行所需要的文件。

### 7.1.6　PKSpect 谱仪的改进版

在原版 PKSpect 谱仪中采用单个序列控制器,应用实践中发现存在一个问题:序列中的事件或动作难以并行地执行。因为时序设计一般需要考虑对硬件的群延时进行补偿和校正,采用单序列控制会使实现变得困难和复杂。因此,汤伟男[16]改进了原来的设计,发展了新一代的 PKSpect 谱仪,采用多个并行的序列控制器,谱仪的每个功能单元都能在各自独立的时序下运行,而序列控制器彼此之间保持同步关系。

1) 谱仪的硬件结构

如图 7.1.4 所示,改进的 PKSpect Ⅱ 谱仪由射频接收模块、波形发生模块、数据通信模块组成。

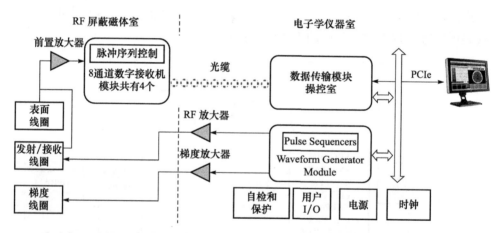

图 7.1.4　PKSpectII MRI 谱仪的硬件结构框图

射频接收模块采用直接射频接收的方式,主要由 FPGA、高速模数变换器(Analog to Digital Converter,ADC)和射频前端电路构成,在其序列控制器的控制下,并行采集多个接收通道的 MR 信号,并完成数字正交解调和接收数据的抽取、滤波,然后通过光纤将数据传输至谱仪上的数据通信模块。

波形发生模块包括了射频发射单元和梯度波形发生单元,其中射频发射单元以 FPGA 与高速 DAC 器件为核心,在其序列控制器的控制下,产生射频硬脉冲或软脉冲。梯度波形发生单元主要由 FPGA 和高精度 DAC 实现,在其序列控制器的控制下,灵活地发生 $x$、$y$ 和 $z$ 三路梯度波形,并实时地进行旋转矩阵和数字波形预增强计算。

数据通信模块主要由 FPGA、总线接口(PCI express,PCIe)桥接芯片、数字信号控制器(Digital Signal Controller,DSC)芯片、DDR3 内存等构成,通过 PCIe 外置接口与主计算机相连,负责与主计算机间的通信和数据交换,包括接收用户控制指令、成像序列和序列参数。采用 DSC 芯片将序列和序列参数转译成指令字并下传给相应的功能单元,各单元上的序列控制器根据指令字的要求产生触发信号和控制信号,使其负责的硬件电路在精确的时序下工作。通过数字光纤接口接收、缓存前端射频接收模块传送来的 MR 数据,并上传给主计算机。

谱仪上的功能模块均设计为 3U 欧洲标准外围卡,采用垂直插卡方式,通过 HM 和 UHM 连接器插在背板的外设槽上。背板参照 CompactPCI PlusIO 规范设计,可利用并行总线向外围的功能模块传送指令字,也可直接用高速串行总线访问模块上的数据。谱仪的数字部分全部采用 FPGA 芯片实现,为了简化和扩展输入/输出(I/O)接口的设计,在外围卡上采用了 FPGA 夹层卡(FPGA Mezzanine Card,FMC)标准协议的设计,该协议为载板上的 FPGA 提供了标准的夹层卡尺寸、连接器和模块接口。通过夹层卡使得载板上的 FPGA 能够容纳更多的 I/O 接口,而且在不需要对载板重新设计的前提下方便了谱仪模块功能的更新。这使得谱仪的设计更加紧凑、灵活。

2) PKSpectⅡ谱仪软件设计和工作流程

谱仪软件是在原 PKSpec 谱仪软件的基础上改进而来的,主要分为以下几部分:用户界面软件、脉冲序列、序列函数库和序列运行的启动程序。其中,用户界面软件、脉冲序列和序列函数库用 Visual C++ 2008 编写并运行在主计算机的 Windows 平台上,用户界面软件中的数据传输服务程序通过调用 PCIe 的驱动程序,与数据通信模块之间实现数据交换,使谱仪产生相应的操作,如图 7.1.5 所示,在序列运行之前,用户界面软件会调用用户编写的序列程序,产生二进制文件(Bin 文件)下传至谱仪,其流程如下:①设置序列运行环境;②从用户界面软件的共享内存中获取当前用户设置的序列参数;③初始化序列和谱仪的默认参数;④调用 TMS320C2000 的 C 编译器将用户编写的序列转换成序列编译器可执行的二进制代码;⑤生成序列参数文件(包括序列波形参数,数字滤波器参数,采集数据存储地址和各种列表参数);⑥完成 Bin 文件的下传。

谱仪的工作流程可简要总结如下:①谱仪系统启动,各模块进行自检并初始化;②用户加载并运行序列;③序列源码和序列参数等数据包由 PCIe 协议传送至数据通信接口;④数据通信接口将数据包传送至各模块的存储单元,完成数据包传输后进入序列主程序开始运行序列源代码,同时将序列源代码转译为控制各功能单元的指令字;⑤各功能单元的序列控制器根据指令字译码并输出相应的控制信号,以严格、精确的时序驱动相关硬件完成序列指定的事件或动作;⑥数据通信接

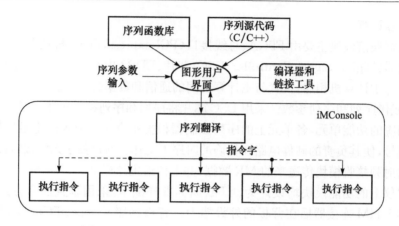

图 7.1.5　PKSpectⅡ谱仪软件设计的结构框图

口实时地将 MR 数据上传至 PC;⑦主计算机的后处理软件取得 MR 数据,完成图像重建。

### 7.1.7　DiSpect 谱仪结构

沈杰等[2,3]研制的数字化谱仪由一台 PC 和四块 PCI 板卡组成,这四块 PCI 板卡分别是脉冲序列发生器、射频波形发生器、梯度波形发生器和数字接收机,所有硬件板卡都插在计算机的 PCI 插槽中。数字化谱仪的硬件系统结构如图 7.1.6 所示。数字化谱仪有两种应用模式:单台计算机(单机)应用模式和两台计算机互联(双机)应用模式。在单机应用模式下,PC 不仅用于控制数字化谱仪的硬件,而且还用于数据显示和数据处理(包括人机交互界面)。在双机应用模式下,PC 仅用作数字化谱仪的专用控制计算机,可以提高控制的实时性。

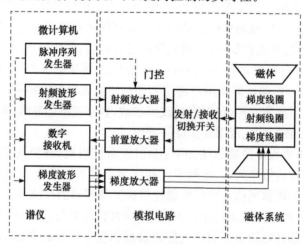

图 7.1.6　低场磁共振成像仪的系统框图[2,3]

脉冲序列发生器是数字化谱仪的时序控制核心,其他硬件板卡的触发时序均由脉冲序列发生器控制。射频波形发生器是发射机单元的组成部分,可输出射频硬脉冲或任意波形的软脉冲。数字接收机属于接收机单元,它可以实现数字正交检测。梯度波形发生器可输出三路梯度脉冲,并具有数字预强调功能。

在脉冲序列运行之前,首先由脉冲序列编译器把用户编辑的脉冲序列翻译成与硬件结构相匹配的二进制脉冲序列信息,然后把这些编译好的二进制信息分别下载到相应的硬件板卡中。在脉冲序列运行期间,脉冲序列发生器负责脉冲序列的时序控制,其他硬件板卡(射频波形发生器、梯度波形发生器和数字接收机)和其他外围模拟器件均在脉冲序列发生器的统一控制下运行。

### 7.1.8 DiSpect谱仪的软件设计

软件运行的操作系统平台是Windows XP,软件的主体部分是采用Borland公司的Delphi 7[17,18]开发的。为提高计算机与硬件板卡之间的传输速度,部分与硬件传输相关的代码直接采用汇编语言编写。WinMRI谱仪软件的整体系统结构如图7.1.7所示。WinMRI谱仪软件主要由图形化脉冲序列编程环境、硬件控制单元、显示/数据处理单元和DCOM通信接口等单元组成。其中图形化脉冲序列编程环境由图形化脉冲序列编辑器、参数编辑器、脉冲序列编译器和脉冲序列运行模块组成。硬件控制单元提供了与底层谱仪硬件的编程接口,并从软件角度实现了两个数据处理算法用于解决数字接收机硬件上的限制。显示单元主要包括了一维和二维的数据显示形式,数据处理单元分别对一维和二维数据进行相应的处理,主要包括快速傅里叶变换、相位校正、时域数据加权处理、窗宽/窗位调整等处理。硬件控制单元主要包括硬件接口编程和针对相关硬件的数据处理。此外,Win-MRI软件也提供了DCOM通信接口,用于实现双机互连。

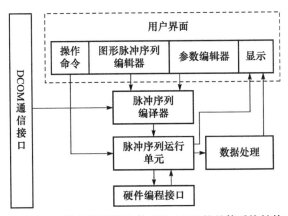

7.1.7　数字化谱仪软件(WinMRI)的整体系统结构

从图7.1.7可以看出,用户既可以通过用户界面操作WinMRI软件(单机应用模式),也可以通过 DCOM 通信接口控制 WinMRI 软件运行(双机应用模式)。在单机应用模式下,用户通过用户界面操作 WinMRI 谱仪软件,运行一个脉冲序列的具体流程如下。

用户首先在图形脉冲序列编辑器中编写脉冲序列或直接调入已创建的脉冲序列,同时在参数编辑器中设置该脉冲序列的参数,然后用户可通过谱仪软件用户界面上的操作按钮运行该脉冲序列。在运行脉冲序列时,脉冲序列编译器首先把这个图形脉冲序列以及与这个序列有关的参数翻译成和谱仪硬件相关的二进制代码,然后脉冲序列运行单元就接管了脉冲序列的运行,负责把编译好的二进制代码通过硬件编程接口下载到谱仪硬件的内存中。在脉冲序列执行期间,WinMRI 软件可以实时显示每次采集到的数据,在脉冲序列执行完以后,所有数据将以一维或二维的形式显示,并可对这些数据进行一维或二维数据处理。

在双机应用模式下,直接通过 DCOM 通信接口操控 WinMRI 谱仪软件。DCOM 通信接口提供了许多与用户界面操作命令对应的编程接口,开发人员可以通过这些编程接口下载脉冲序列和参数以及控制 WinMRI 软件运行,进行二次开发。

硬件控制编程接口设计如下。每块硬件板卡都采用了 PCI 接口,谱仪控制计算机与硬件板卡上内存的数据交换都是通过 PCI 接口实现的,要访问 PCI 设备,一般来说有两种途径:一种是直接访问,利用 BIOS(Basic Input-Ouput System)直接读取 PCI 配置寄存器,然后通过这些寄存器访问 PCI 设备,由于 PCI 配置寄存器中存储的都是物理地址,所以需要进行一定的转换;另一种是间接访问,利用底层驱动程序访问 PCI 设备。直接访问方式采用了直接底层操作,没有很多措施,有可能影响系统的稳定性,因此一般都是直接通过设备驱动程序访问 PCI 设备的。

### 7.1.9　单板谱仪

对于各种磁场强度的桌面式或便携式 NMR/MRI 系统,要求谱仪小巧、轻便、通用性好,即不同场强的小系统都可用。汤伟男、王为民[19] 研发出基于可配置软件定义 RF(SDR)的单板 NMR 谱仪,主要通过结合一片 FPGA 和一片 DSP 进行建造,DSP 用作脉冲程序器,对脉冲序列时序控制提供精确的、容易编程的解决方案;通过一个 USB 接口与 PC 通信,通过并口控制 FPGA。FPGA 实现数字处理任务,如数控振荡器(Number Controlled Oscillator,NCO)、数字下变频(Digital Down Conversion,DDC)和梯度波形发生器。相位、频率和幅度灵活可控的 NCO 是 DDS 的组成部分,用于产生 RF 脉冲。DDC 执行正交解调、多级低通滤波和增益调整以产生带通信号(接收带宽 3.9kHz~10MHz)。梯度波形发生器能够输出要求的梯度脉冲波形并能支持涡流补偿。谱仪工作频率在 30MHz(0.7T)以下范围内可通过软件定义到所要求的频率上,适宜于任何场强的桌面式或便携式 NMR/MRI 系统。谱仪功能方框图显示在图 7.1.8 中,图 7.1.8(b)中印刷电路板面积为 10cm×2cm。

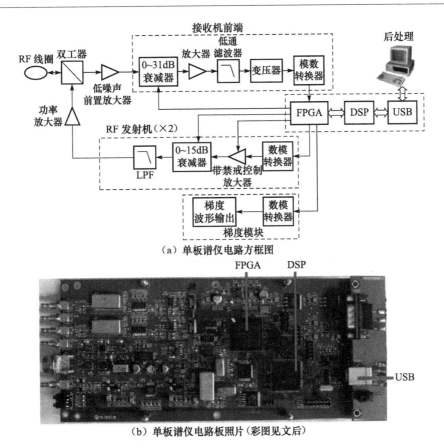

（a）单板谱仪电路方框图

（b）单板谱仪电路板照片（彩图见文后）

图 7.1.8　单板谱仪电路方框图及其照片[19]

## 7.2　数字频率合成器与 MRI 频率源[20]

　　1971 年,美国学者 Tierney 等撰写的"A Digital Frequency Synthesizer"一文首次提出了以全数字技术,从相位概念出发直接合成所需波形的一种新的频率合成原理,称为直接数字频率合成器（Direct Digital Frequency Synthesis,DDS）。DDS 相对带宽很宽、频率转换时间很短、频率分辨率很高、输出相位连续、可产生宽带正交信号及其他多种调制信号、可编程和全数字化、控制灵活方便,成为现代全数字化 MRI 谱仪的基本芯片。

### 7.2.1　频率合成器

　　频率合成器是一个高精度频率发生器,即可产生任意频率的标准信号源。频率合成技术有三种:间接合成锁相环路（Phase-Locked Loop,PLL）、直接模拟合成

(Direct Analog Synthesis，DAS)、直接数字频率合成(DDS)。PLL 利用相位同步的原理进行稳频，其输出频率由一个电压控制(可变频率)振荡器提供，振荡器频率和一个晶振基准频率一起送入一个鉴相器进行相位比较。鉴相器输出一个与其相位差成正比的直流电压来反馈控制振荡器的频率，如图 7.2.1 所示。

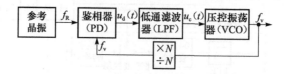

图 7.2.1　基于锁相环路的频率合成器原理图

DAS 用石英晶振作为基准频率，进行混频，得到各种谐波频率，用很多带通滤波器进行选频；或者分频，得到各种下变频频率。PLL 技术的电路实现相对简单，但是由于采用了相位比较器，特别在输出频带较宽时，不可避免地引入相位噪声。另外，PLL 技术不能实现频率的快速切换。随着微电子数字集成电路的迅速发展，20 世纪 90 年代出现了 DDS 器件，DDS 最大的优点就是可提供输出频率点的高速切换(可达纳秒级)和非常高的频率分辨率(可达微赫级)。

### 7.2.2　DDS 的基本工作原理

最简单的 DDS 由一个精密时钟、一个地址计数器、一个可编程只读波形存储器(Programmable Read-Only Memory，PROM)和一个数模转换器组成，如图 7.2.2 所示。在 PROM 中存有一个完整周期正弦波的数字幅度信息，其作用就是一个"正弦查找表"。地址计数器通过不断地访问查找表的不同地址单元(相位)即可得到不同"位置"的正弦波幅度值，然后经高速数模转换(D/A)，得到与数字输入字相对应的模拟正弦信号。这种最简单 DDS 实现的输出频率依赖于：①参考时钟频率 $f_1$；②编程在 PROM 中查找正弦波步距的大小，即步距越大，每输出一个周期所需要查找的点数就越少。

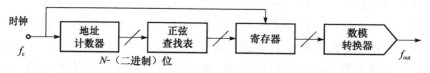

图 7.2.2　最简单的 DDS 原理框图

这样输出的正弦波保真度很好，只是改换频率不方便，因为太简单，但原理是可行的。要改变频率，只有靠改变时钟频率或改变编程在 PROM 中的正弦波步距。为了方便改换频率，在数字信号链中引进"相位累加器"功能。这种结构变成一个"数控振荡器"，它成为 DDS 器件中一个高度灵活的核心，称为 DDS 核，如图 7.2.3 所示。

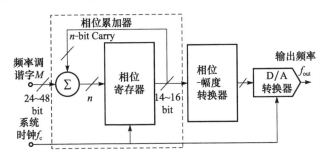

图 7.2.3　频率可调 DDS 系统

DDS 核由一个可变模 $N$ 位计数器和相位寄存器组成相位累加器,取代图 7.2.3 中的地址计数器,进位函数使相位累加器作为 DDS 结构中的相位轮,如图 7.2.4 所示。

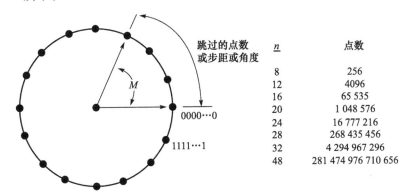

| | $n$ | 点数 |
|---|---|---|
| 跳过的点数或步距或角度 | 8 | 256 |
| | 12 | 4096 |
| | 16 | 65 535 |
| | 20 | 1 048 576 |
| | 24 | 16 777 216 |
| | 28 | 268 435 456 |
| | 32 | 4 294 967 296 |
| | 48 | 281 474 976 710 656 |

图 7.2.4　数字相位轮

把正弦波振荡看作一个矢量围绕一个相位圆旋转,在相位轮上每个指定的点对应正弦波周期上一个等价的点。当矢量绕相位轮旋转时,对应的输出正弦波产生。矢量以恒定速度绕相位轮转一圈,产生正弦波一个整周期。相位累加器提供等效的绕相位轮旋转的线性矢量,相位累加器中的内容对应输出正弦波周期上的点,在相位轮上得到的分立相位点数由相位累加器分辨率 $N$ 决定。相位累加器输出是线性的,并不直接用于产生正弦波或其他任何波(斜升波除外)。

相位累加器实际上是一个模 $M$ 计数器,每收到一个时钟脉冲就在其所存的数字基础上加一个增量,增量的大小由 $\Delta\Phi$ 寄存器中含有的数字 $M$ 来确定。$\Delta\Phi$ 寄存器中数字 $M$ 就形成了两个时钟脉冲之间相位步距的大小,决定在相位轮上有多少个点被跳过去,跳的步距越大,相位累加器溢出越快,溢出一次对应输出正弦波一个周期。

对于 $N=32$ 位相位累加器,如果 $M=000\cdots001$,那么 $2^{32}$ 个时钟周期后相位累加器才会产生溢出,此时步距就是 $360°/2^{32}$。如果 $M=011\cdots111$,那么两个时钟周期后相位累加器就会溢出,这时步距就是 $360°/2'=180°$。跳步大小的控制构成了

DDS 的频率调谐分辨,因此输出频率可由式(7.2.1)计算

$$f_{\text{out}} = \frac{M \times f_{\text{c}}}{2^N} \qquad (7.2.1)$$

式中,$M$ 称为频率调谐字;$f_{\text{c}}$ 为时钟频率。数字调谐中,改变 $M$,输出频率立即变化。经过一个"相位-幅度查找表"转换成正弦波的幅度信息,然后经 D/A 产生输出正弦波,如图 7.2.5 所示。

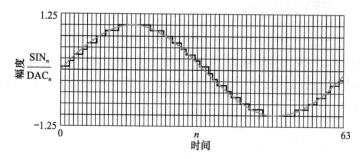

图 7.2.5　经数模转换后输出的正弦波如黑线所示,平滑滤波后如灰线所示

在实际应用中,$M$ 事先装进"频率调谐字寄存器"中,需要改变频率时,通过数字输入口把新的频率调谐字写进"频率调谐字缓冲寄存器",给一个刷新时钟,数字转移进"频率调谐字寄存器",输出频率立即改变。在相位累加器后面还可以增加一个加法器使输出正弦波的相位延迟,即"相位调谐字寄存器"。

### 7.2.3　大规模集成电路芯片 AD9854

AD9854 和 AD9852 都是集成的 DDS 芯片器件,内部有两个高速、高性能、数字可编程的 I 和 Q 正交输出的合成器。当外部参考时钟很稳定时,AD9854 产生高度稳定的频率、相位、幅度可编程的正弦、余弦输出,可用于通信、雷达、MRI 等许多领域。

AD9854 内部的高速 DDS 核能提供 48bit 的频率分辨率,在 300MHz 的时钟下,频率分辨为 $300\text{MHz}/2^{48} = 1\mu\text{Hz}$。该器件还提供两个 14bit 相位偏置寄存器,相位分辨可以达到 $360°/2^{14} = 0.022°$。两个 12bit 的数字乘法器允许可编程幅度调制,提供正交输出的精确幅度控制,允许在 $0\sim130\text{MHz}$ 范围内同时产生正交输出信号。数字调谐速度高达 100MHz 的刷新频率。AD9854 可编程的 $4\sim20$ 倍的参考时钟倍频器能从一个较低频的外部时钟($15\sim75\text{MHz}$)产生 300MHz 的系统时钟。

AD9854 内部集成了 48bit 的相位累加器,可编程参考时钟倍频器、反 sinc 函数滤波器、数字乘法器、两个 12bit/300MHz 的数模转换器、高速模拟比较器和接口逻辑,如图 7.2.6 所示[21]。

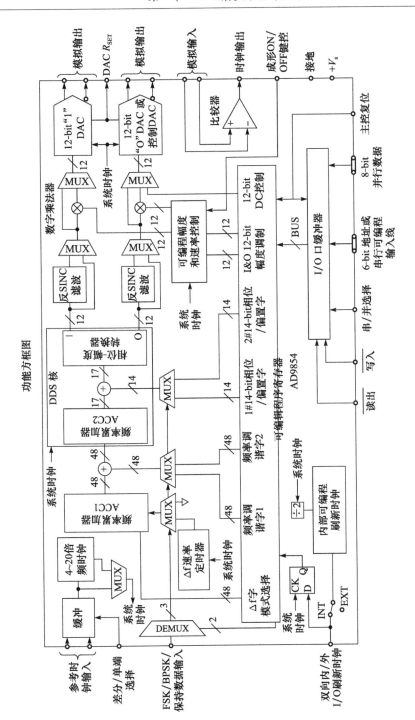

图7.2.6　AD9854内部结构框图[21]

　　AD9854 有 5 个工作模式,如表 7.2.1 所示,在控制寄存器中用二进制的 3 位选择(并行地址 1FH,参考表 7.2.2)工作模式。

表 7.2.1　工作模式选择表

| 模式 2 | 模式 1 | 模式 0 | 结果 |
|---|---|---|---|
| 0 | 0 | 0 | 单音模式(single-tone) |
| 0 | 0 | 1 | 频移键控(FSK) |
| 0 | 1 | 0 | 频率线性升降(FSK) |
| 0 | 1 | 1 | 扫频(脉冲调频)(chirp) |
| 1 | 0 | 0 | 双极相移键控(BPSK) |

　　1) 单音模式(000)

　　当主控复位(MasterReset)时,这是默认模式。用户也可以编程在控制寄存器中选此模式。单音模式下,频率控制字 F1 和相位控制字 P1 决定输出信号的频率和相位,输出信号的频率变换时,相位保持不变,频率调谐字 FTW 由式(7.2.2)表示

$$FTW = (F_{out} \times 2^{48})/F_{时钟} \tag{7.2.2}$$

因此输出频率为

$$F_{out} = FTW \times F_{时钟}/2^{48} \tag{7.2.3}$$

频率单位是 Hz,FTW 是十进制数,取整后化为 48bit 二进制数。频率改变时,相位是连续的,意味着新频率的第一个取样相位值以前面的频率最后采样相位值的时间为参考。

　　主控复位后默认值使该器件输出零频零相位信号。I 和 Q 数模转换器的输出是直流值,因为幅度默认值设置为零。对输出幅度控制可以由 I、Q 路幅度寄存器来控制,要实现用户定义的输出信号需要对相应的程序寄存器进行编程。

　　AD9854 的 I 和 Q 数模转换器总是差 90°相位,两个 14bit 相位寄存器并不是独立调整各数模转换器(Digital-to-Analog Converter, DAC)输出的相位,而是等同的受相位偏置变化影响。单音模式允许用户控制如下的信号品质:输出频率到 48bit 精度;输出幅度到 12bit 精度;输出相位到 14bit 精度。

　　所有这些品质都可以通过 8bit 并行可编程口,以并行 100MHz、串行 10MHz 的速率改变。结合这些属性,单音模式可允许 FM(Frequency Modulation)、AM(Amplitude Modulation)、PM(Phase Modulation)、FSK(Frequency Shift Keying)、PSK(Phase Shift Keying)、ASK(Amplitude Shift Keying)等调制方式。作为频率源设计应该采用单音模式,采用 8bit 并行编程,其他模式可参考文献[21],这里从略。

　　2) AD9854 刷新时钟

　　频率控制字、相位控制字和幅度控制字等送到 AD9854 的数据缓冲区后,还必须通过一个刷新时钟才能将数据送到内部寄存器,成为有效数据后进行频率输出。AD9854 有两种刷(更)新时钟产生方式,一种是通过配置芯片内控制寄存器

(表 7.2.2)，由芯片内部自动产生；另一种由外部提供，可以通过设置控制寄存器位实现对内、外部刷新时钟的控制。

当用户提供外部刷新时钟时，它是与内部系统时钟同步的，以防止程序寄存器信息由于违反数据建立或保持时间而转移不完全。该模式能让用户完全控制何时对内部寄存器进行刷新，刷新时钟的默认模式是内部（并行地址 1FH 的"INT/EXT"刷新时钟位是逻辑高）。为了转到外部刷新时钟，1FH 的刷新时钟寄存器位必须是逻辑低。

内部刷新模式按用户设定的时间周期产生自动的周期性的刷新脉冲，内部刷新时钟可通过 32bit 刷新时钟寄存器（地址 16～19H）来产生，并在控制寄存器（地址 1FH）置 INT/EXT UD CLK 位为逻辑高而建立。刷新时钟（降-计数器）运行在系统时钟一半的频率上（最大为 150MHz），并从 32bit 二进制数进行减计数。当计数达到零时，DDS 输出的自动 I/Q 刷新产生，刷新脉冲之间的时间周期是

$$(N+1) \times 2T_{时钟周期} \tag{7.2.4}$$

式中，$N$ 是被用户编程的 32bit 值，$N$ 的允许范围是 $1 \sim 2^{32}-1$；$T_{时钟周期}$ 是系统时钟周期。内部刷新脉冲在 pin20 上产生一个固定的逻辑高输出，时间为 $8T_{系统时钟}$。

编程刷新时钟寄存器时，对于 $N<5$ 的值会引起 I/O UD pin(20) 保持高，这时刷新时钟功能仍有效，只是用户不能用它作为指示数据转移的信号。由于需要产生的是等间隔的 sinc 脉冲或者其他形状的脉冲，选用内部刷新模式。

3）成形开关/键控

这一功能允许用户控制 I 和 Q 的 DAC 输出信号的幅度随时间变化的斜率，用于数字信号的 burst 传输中以降低短的、急速 burst 数据冲击的有害谱成分。

用户首先必须通过在控制寄存器中置 OSK EN 位（控制寄存器地址 20H）到逻辑高，以使数字乘法器有效。第二个控制位 OSK INT 置逻辑低可使用户对数字乘法器进行控制，用户可编程 12 位寄存器以动态地控制输出幅度为任意形状。这两个 12 位寄存器，标有"输出形状键 I 和输出形状键 Q"，定位在并行地址 21～24H（表 7.2.2）。最大输出幅度是 $R_{set}$ 的函数。当 OSK INT 使能（置高）时，是不可编程控制的。

如果 OSK EN 位置低时，负责幅控的数字乘法器被旁路，此时 I、Q 两路 DAC 输出是全幅的。这时，第二个控制位 OSK INT（也在 20H 地址）必须置为高，选择输出的线性内部控制，即由斜升、斜降函数（斜升速度寄存器）控制。

4）I 和 Q DAC

DDS 的正弦、余弦输出分别驱动 I 和 Q 路 DAC（最大 300MSPS），其最大输出幅度由在 Pin56 的 $R_{SET}$ 电阻设定。DAC 最大输出电流为 20mA，额定 10mA 输出电流提供最好的无寄生谐波动态范围（Spurious-Free Dynamic Range，SFDR）特性。$R_{set}$ 的欧姆值为 $R_{SET}-39.93/I_{out}$，$I_{out}$ 以 A 为单位，DAC 输出容限限定输出端

的最大电压为 $-0.5\sim+3\mathrm{V}$。超过此极限的电压将引起过量的 DAC 畸变,并可能造成永久损坏。用户必须选择适当的负载阻抗,以限制输出电压在容限之内。对于最好的 SFDR,两个 DAC 输出应该等同地端接负载。尤其是在较高输出频率时,谐波畸变误差更突出,两个 DAC 前面都有反 $\mathrm{SIN}(x)/x$ 滤波器,它预补偿 DAC 输出幅度随频率的变化,使从直流到 Nyquist 频率有相同的幅度响应。在控制寄存器中把 DAC PD 位(地址 1D)置高(可使两 DAC 功率低一些(不必要高功率时),I DAC 的两个输出分别指定为 $I_{\mathrm{OUT1}}$(引脚 Pin48)和 $I_{\mathrm{OUT1B}}$(Pin49),Q 路 DAC 的两个输出分别指定为 $I_{\mathrm{OUT2}}$(Pin52)和 $I_{\mathrm{OUT2B}}$(Pin51)。

**表 7.2.2　AD9854 内部寄存器**

| 并行地址 | 串行地址 | AD9854 寄存器布局 | | | | | | | | 缺省值 |
|---|---|---|---|---|---|---|---|---|---|---|
| Hex | Hex | Bit 7 | Bit 6 | Bit 5 | Bit 4 | Bit 3 | Bit 2 | Bit 1 | Bit 0 | 缺省值 |
| 00 | 0 | 调相位寄存器♯1⟨13∶8⟩(Bits 15,14 空脚)　相位 1 | | | | | | | | 00h |
| 01 | | 调相位寄存器♯1⟨7∶0⟩ | | | | | | | | 00h |
| 02 | 1 | 调相位寄存器♯2⟨13∶8⟩(Bits 15,14 空脚)　相位 2 | | | | | | | | 00h |
| 03 | | 调相位寄存器♯2⟨7∶0⟩ | | | | | | | | 00h |
| 04 | 2 | 频率调谐字 1⟨47∶40⟩　　　　　　　频率 1 | | | | | | | | 00h |
| 05 | | 频率调谐字 1⟨39∶32⟩ | | | | | | | | 00h |
| 06 | | 频率调谐字 1⟨31∶24⟩ | | | | | | | | 00h |
| 07 | | 频率调谐字 1⟨23∶16⟩ | | | | | | | | 00h |
| 08 | | 频率调谐字 1⟨15∶8⟩ | | | | | | | | 00h |
| 09 | | 频率调谐字 1⟨7∶0⟩ | | | | | | | | 00h |
| 0A | 3 | 频率调谐字 2⟨47∶40⟩　　　　　　　频率 2 | | | | | | | | 00h |
| 0B | | 频率调谐字 2⟨39∶32⟩ | | | | | | | | 00h |
| 0C | | 频率调谐字 2⟨31∶24⟩ | | | | | | | | 00h |
| 0D | | 频率调谐字 2⟨23∶16⟩ | | | | | | | | 00h |
| 0E | | 频率调谐字 2⟨15∶8⟩ | | | | | | | | 00h |
| 0F | | 频率调谐字 2⟨7∶0⟩ | | | | | | | | 00h |
| 10 | 4 | Δf 字⟨47∶40⟩ | | | | | | | | 00h |
| 11 | | Δf 字⟨39∶32⟩ | | | | | | | | 00h |
| 12 | | Δf 字⟨31∶24⟩ | | | | | | | | 00h |
| 13 | | Δf 字⟨23∶16⟩ | | | | | | | | 00h |
| 14 | | Δf 字⟨15∶8⟩ | | | | | | | | 00h |
| 15 | | Δf 字⟨7∶0⟩ | | | | | | | | 00h |
| 16 | 5 | 刷新时钟⟨31∶24⟩ | | | | | | | | 00h |
| 17 | | 刷新时钟⟨23∶16⟩ | | | | | | | | 00h |
| 18 | | 刷新时钟⟨15∶8⟩ | | | | | | | | 00h |
| 19 | | 刷新时钟⟨7∶0⟩ | | | | | | | | 00h |
| 1A | 6 | 斜升速率时钟⟨19∶16⟩(Bits 23,22,21,20 don't care) | | | | | | | | 00h |
| 1B | | 斜升速率时钟⟨15∶8⟩ | | | | | | | | 00h |
| 1C | | 斜升速率时钟⟨7∶0⟩ | | | | | | | | 00h |

续表

| 并行地址 | 串行地址 | AD9854 寄存器布局 | | | | | | | | 缺省值 |
|---|---|---|---|---|---|---|---|---|---|---|
| Hex | Hex | Bit 7 | Bit 6 | Bit 5 | Bit 4 | Bit 3 | Bit 2 | Bit 1 | Bit 0 | Hex |
| 1D | 7 | 任意 CR [31] | 任意 | 任意 | Comp PD | 总保持低电平 | QDAC PD | DAC PD | DOG PD | 10h |
| 1E | | 任意 | PLL 范围 | 旁路 PLL | Ref Mult 4 | Ref Mult 3 | Ref Mult 2 | Ref Mult 1 | Ref Mult 0 | 64h |
| 1F | | CLR ACC 1 | CLR ACC 2 | Triangle | SRC QDAC | 模式 2 | 模式 1 | 模式 0 | 内/外刷新时钟 | 01h |
| 20 | | 任意 | 旁路 Inv Sinc | OSK EN | OSK INT | 任意 | 任意 | LSB First | SDO Active CR [0] | 20h |
| 21 | 8 | Output Shape Key I Mult⟨11：8⟩(Bits 15,14,13,12 任意) | | | | | | | | 00h |
| 22 | | Output Shape Key I Mult⟨7：0⟩ | | | | | | | | 00h |
| 23 | 9 | Output Shape Key Q Mult⟨11：8⟩(Bits 15,14,13,12 任意) | | | | | | | | 00h |
| 24 | | Output Shape Key Q Mult⟨7：0⟩ | | | | | | | | 00h |
| 25 | A | Output Shape Key Ramp Rate⟨7：0⟩ | | | | | | | | 80h |
| 26 | B | QDAC⟨11：8⟩(Bits 15,17,13,12 任意) | | | | | | | | 00h |
| 27 | | QDAC⟨7：0⟩(数据取 2 的补码格式) | | | | | | | | 0h |

注:1D~20 部分构成控制寄存器

5) 编程 AD9854

AD9854 寄存器配置列在表 7.2.2 中,许多应用只需编程一部分寄存器就可配置 AD9854。AD9854 支持 8bit 并行 I/O 操作或者串行外设接口(Serial Peripheral Interface,SPI)兼容的串行 I/O 操作。所有可访问的寄存器都可以用串行或并行 I/O 操作模式进行读/写。

S/P 串并选择脚(Pin70)用于配置 I/O 的操作模式,系统要用并行 I/O 模式时,必须把 Pin70 脚连接到 $V_{DD}$,系统运行在串行 I/O 模式时,Pin 70 脚要接地。

不论什么模式,I/O 端口的数据都写入缓冲寄存器,在缓冲区的内容传输到寄存器组前,就不会影响这部分的输出。在没有刷新时钟时,I/O 口操作可以发生,但是数据不能从缓存区移到寄存器,刷新时钟到来时,缓存器的内容才会转移到寄存器系统,输出才会随之改变。

### 7.2.4　AD9854 配置为 MRI 谱仪的 DDS

MRI 要求频率源具有快速切换频率、相位和幅度的能力。AD9854 能同时输出 I 和 Q 两路正交信号,可以为 MRI 圆极化线圈同时提供正交激励信号,并为正交接收提供正交参考信号。

要把 AD9854 配置为 DDS,需要设置频率调谐字和相位调谐字,根据所需要的输出频率和相位,可以计算出相应的频率调谐字和相位调谐字。输出信号的频

率调谐字 FTW 可以用式(7.2.5)计算

$$FTW = (F_{out} \times 2^N)/F_{时钟} \tag{7.2.5}$$

式中,$F_{out}$ 表示输出频率;$N$ 是频率分辨率(bit 位数)的整数;$F_{时钟}$ 表示系统内部时钟(300MHz)。输出信号的相位调谐字 PTW 可以用式(7.2.6)计算

$$PTW = (P_{out} \times 2^M)/2\pi \tag{7.2.6}$$

式中,$P_{out}$ 表示输出信号的相位;$M$ 是相位分辨率(bit 位数)的整数。FTW 和 PTW 是十进制数,只要计算出这两个数,转换成二进制数,分别写入 AD9854 的内部寄存器[22]即可。

同样可以通过软件对输出信号的幅度进行控制,在 NMR 中,幅度调制方程为

$$S_{AM} = A(t)\cos(2\pi f_{out}t + \phi), \quad |A(t)| \leqslant 1 \tag{7.2.7}$$

式中,$A(t)$ 是调制信号,根据不同的函数它可以为正,也可以为负。然而在 AD9854 中 12bit 的幅度调制寄存器中没有负号,这可通过把相位增加 180°来解决,式(7.2.7)代之为

$$S_{AM} = \begin{cases} |A(t)|\cos(2\pi f_{out}t + \phi), & A(t) \geqslant 0 \\ |A(t)|\cos(2\pi f_{out}t + \phi + 180°), & A(t) < 0 \end{cases} \tag{7.2.8}$$

调制信号 $A(t)$ 由软件产生,可以为任意函数,如正弦、余弦、sinc、Gauss、Lorentz 等。根据 $A(t)$ 的幅度值,对 DDS 输出的相位进行相应的设置,$A(t)$ 值和相位值存在于两个不同的数组中,在写入指令控制下,这些值将被一个接一个地写入 AD9854。

### 7.2.5 基于 DDS 和 FPGA 的频率源[23]

肖亮等[4,23]研制的 MRI 射频源如图 7.2.7(a)所示,用 1 个 32bit 浮点 DSP,TMS320VC33 作为 MRI 谱仪的脉冲程序器,DSP 用接口卡 XDS560 与 PC 通信。用 FPGA(EP2C20F484)作为 DDS(AD9852)的辅助控制器,即桥接在 DSP 和 DDS 之间。在运行脉冲序列之前,DSP 存储软脉冲的相位和幅度调制波形进入静态双口随机访问存储器(SRAM,16K×16bit)。FPGA 电路方框图如图 7.2.7(b)所示,其内有两个关键模块:控制字和运行核,通过 DSP 进行设置。控制字用于多路复用器的选择信号以决定 DDS 的控制和运行核的触发信号以产生软脉冲。运行核由乒乓、计数器和比较器组成,为双口 SRAM 和 DDS 发生软脉冲产生所需要的地址和控制信号。运行核的时序取决于参考时钟和由 DSP 预定义的波形参数,波形参数是调制波形的参数,包括 DDS 的相位和幅度的刷新周期、在双口 SRAM 中波形的存储位置和波形长度。接收到触发信号后,FPGA 周期性地从双口 SRAM 读取调制波形,然后按照预定义的参数刷新 DDS 的相位和幅度寄存器,从而用 DDS 产生软脉冲。

AD9852 输出经过低通滤波器 1,用低输入噪声低谐波畸变的运算放大器(OPA843)放大,RF 源输出信号幅度在 50Ω 阻抗上是 $1V_{pp}$。有 4ns 开关时间

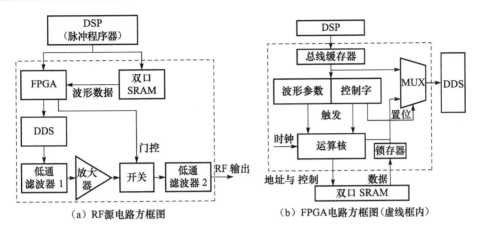

（a）RF源电路方框图　　　　　　（b）FPGA电路方框图（虚线框内）

图 7.2.7　MRI 射频源和 FPGA 电路方框图[23]

56dB 隔离度的 RF 开关（SW-239）用于在 DSP 控制下开通和关断输出信号（图 7.2.7(a)）。

用 TMS320C3X 汇编语言写的程序由 DSP 执行以产生 RF 脉冲。当需要一个硬脉冲时，DSP 首先置 FPGA 中的控制字直接控制 AD9852，然后修改 AD9852 的相关寄存器使其输出具有希望的频率和相位的 RF 信号，最后开通和关闭 RF 开关以产生硬脉冲。

当需要软脉冲时，DSP 首先配置 FPGA 内部的波形参数，包括刷新周期、存储位置和波形长度，然后修改 AD9852 的频率寄存器、置控制字把对 AD9852 的控制权转交给 FPGA，最后再置控制字，以产生触发信号并打开 RF 开关。接收到触发信号后，FPGA 自动管理 AD9852 产生希望的软脉冲。

为了产生希望的 RF 信号，AD9852 的相关寄存器，即频率调谐字（Frequency Tune Word，FTW）寄存器、相位偏置字（Phase Offset Word，POW）寄存器和幅度（Amplitude Modulation Word，AMW）寄存器应该分别按下面的公式进行配置

$$FTW = (f/f_c) \times 2^{48} \tag{7.2.9}$$

$$POW = \begin{cases} (\phi/2\pi) \times 2^{14}, & A(t) \geqslant 0 \\ (\phi/2\pi + 0.5) \times 2^{14}, & A(t) < 0 \end{cases} \tag{7.2.10}$$

$$AMW = |A(t)| \times 2^{12} \tag{7.2.11}$$

### 7.2.6　数字正交调制和从谱仪的 RF 输出

传统正交调制概念是载频 $\omega_0$ 不变，通过改变调制频率 $\Omega_i$ 而确定层面的位置。例如，第 $i$ 层面频率在 $\omega_0 + \Omega_i$ 处，则包络为 sinc 函数型的调制频率为 $\Omega_i$，传统意义上数字正交调制电路如图 7.2.8 所示。正交 DDS 恒幅恒频（$\omega_0$）正交输出作为参考波，两路频率为 $\Omega$ 的幅度调制波形，分别输入两数字乘法器进行混频，乘法器输

出波中包含和频与差频($\omega_0 \pm \Omega_i$),假如欲激发层面在 $\omega_0 + \Omega_i$ 处,则 $\omega_0 - \Omega_i$ 就是镜像层面。由于两路输出相差 90°,需要移相 90°使其 $\omega_0 + \Omega_i$ 同相同时 $\omega_0 - \Omega_i$ 反相,之后相加,结果镜频抵消,和频正是所需要的调制波。可见正交调制的目的就是消除镜像频率,使激发层面唯一确定。

而 AD9852 和 9854 本身具用调频、调相和调幅功能,而且末级是 DAC,可输出模拟信号。图 7.2.8 所示电路的正交调制功能可通过充分利用此芯片而全部实现,不必另外加乘法器、移相加法器和 DAC 等,但要改变调制方案。在图 7.2.8 所示的传统方案中,载频($\omega_0$)是恒定的,变调制频率 $\Omega$ 可改变层面位置,当 $\Omega_i = 0$ 时,正是过梯度同心点(isocenter)的中心层面,这可看作镜像和本像重合的层面。因此,修改的新方案是变化载频($\omega_1$)直接对准层面位置,而调制频率恒定为 $\Omega_i = 0$,这正是目前普遍采用的方案[2-4,20]。

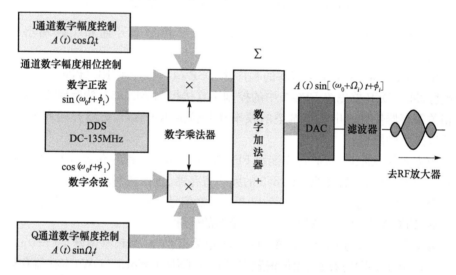

图 7.2.8　传统意义上数字正交调制电路[12]

然而,虽然新方案大大简化了正交调制电路,却给数字接收机带来了一个新问题。由于正交接收的参考频率永远是拉莫尔频率($\omega_0$),而与层面位置($\omega_1$)无关,接收时 DDS 的频率必须跳回到 $\omega_0$,频率跳变后,相位并不跟随变化,所以相位也要重调(7.5.6 节讨论)。

## 7.3　现场可编程逻辑门阵列

7.1 节和 7.2 节介绍的电路中用到了两种大规模集成电路芯片 FPGA 和 DSP,在现代数字化逻辑电路,包括 MRI 谱仪中应用非常普遍,本节以姜忠德[24]设计的 MRI 数据采集卡[25,26]为例,说明 FPGA 的设计原理和步骤。FPGA(Field

Programmable Gate Array)[27]的出现标志着在数字逻辑电路设计领域的一个革命。FPGA 俗称为"电子面包板",数字逻辑电路硬件可以用软件(硬件描述语言 HDL)来设计包括布线。

现场集成技术,是指一个数字系统的单片化设计和实现可以在实验室现场进行,是指采用 FPGA 为代表的可编程逻辑器件作为数字系统实现的目标载体来进行的数字系统单片的现场设计、现场仿真、现场实现的技术。这种器件具有静态可重复编程或在线动态重构的特性,使得硬件可以像软件一样通过编程来设计和修改,不仅使设计、修改变得十分方便,而且大大提高了电子系统的灵活性和通用能力。

目前世界上有十几家生产 FPGA 的公司,最大的两家是 Xilinx 和 Altera。例如,美国 Xilinx 公司 Spartan-XL 系列的 XCS20XL,有 400 个可编程逻辑块(CLB),2 万个系统门,工作电压为 3.3V,其结构如图 7.3.1 所示,主要包括 3 部

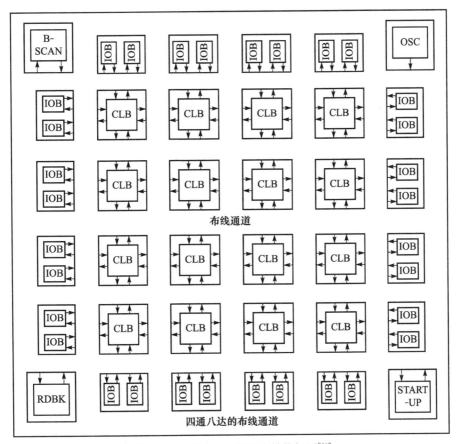

图 7.3.1　FPGA 内部基本结构框图[26]

CLB 为执行用户逻辑提供功能元件;IOB 提供芯片引脚和内部信号线之间的接口;
布线通道连接 CLB 和 IOB 的输入/输出

分：可配置逻辑块（Configurable Logic Blocks，CLB）、输入/输出块（I/O Block，IOB）和布线资源（routing channels）。

### 7.3.1　可配置逻辑块

　　每个CLB中包括3个用作函数发生器的查找表（Look Up Table，LUT）、两个触发器和两组信号数据选择器。以XC4000E和XC4000X为例，CLB电路单元内电路如图7.3.2所示。CLB用来执行FPGA中的大部分逻辑，CLB单元显示在如图7.3.3所示的简化方块图中。有3个查找表用做逻辑函数发生器，两个触发器（flip-flop），两组信号控制多路传输器。

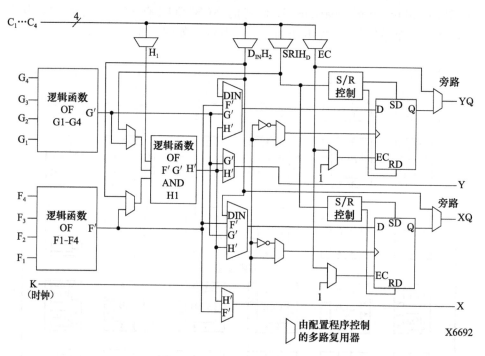

图 7.3.2　CLB 电路单元内电路

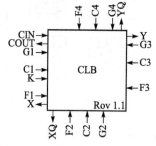

图 7.3.3　简化的 CLB 连接信号

**1. 函数发生器**

　　两个 16×1 存储器查找表（F-LUT 和 G-LUT）用来实现四输入函数发生器，每一个都提供高到四个独立输入信号的任意布尔函数的无约束逻辑实现。第三个函数发生器（H-LUT）可实现三个输入的任意布尔函数，其中两个输入是被可编程多路传输器控制的。这两个输入可来自 F-LUT 或 G-LUT 的输出或来自 CLB 的输入。第三个输入总是来自一个 CLB 输入。因此,CLB 可实现高达九个输入的某个函数,像奇偶校验那样。

LUT 本质上就是一个随机存储器(Random Access Memory,RAM)。目前 FPGA 中多使用 4 输入的 LUT,所以每一个 LUT 可以看成一个有 4 位地址线的 16×1 的 RAM。当用户通过原理图或硬件描述语言(Hardware Description Language,HDL)描述了一个逻辑电路以后,FPGA 开发软件会自动计算逻辑电路的所有可能的结果,并把结果事先写入 RAM 中。这样,每输入一个信号进行逻辑运算就等于输入一个地址进行查表,找出地址对应的内容,然后输出即可。利用 LUT 实现逻辑运算和利用实际逻辑电路实现逻辑运算的区别如图 7.3.4 所示。

| 实际逻辑电路 | | LUT 的实现方式 | |
|---|---|---|---|
| | | | |
| a, b, c, d 输入 | 逻辑输出 | 地址 | RAM 中存储的内容 |
| 0000 | 0 | 0000 | 0 |
| 0001 | 0 | 0001 | 0 |
| ⋮ | 0 | ⋮ | 0 |
| 1111 | 1 | 1111 | 1 |

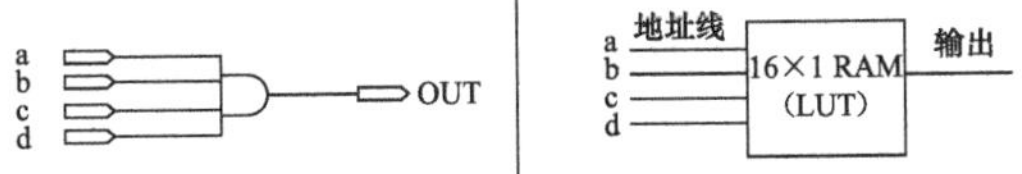

图 7.3.4　LUT 和实际逻辑电路实现逻辑运算机制的比较

### 2. 触发器

各个 CLB 包含两个触发器,触发器可用来寄存函数发生器的输出。这两个触发器和三个函数发生器也可以独立使用。CLB 的输入 $D_{IN}$ 可用作两个触发器之一的一个直接输入。$H_1$ 也可通过 H-LUT(稍微有点延迟)驱动任一个 D 触发器。这两个 D 触发器有共同的时钟(CK)、时钟使能(EC)和置位/复位(SR)输入。两个 D 触发器也可由全局初始化信号(GSR)内部控制。GSR 将在后面详细描述,CLB 中触发器逻辑功能如图 7.3.5 所示。

### 7.3.2　输入/输出块

一个 IOB 控制一个引脚,并且可配置为输入、输出或双向信号。

(1) IOB 输入信号路径。到 IOB 的输入信号可配置为直走路由通道(经 I1 和 I2,见图 7.3.6),或走输入寄存器。输入寄存器可编程为边沿触发的 D 触发器或电平敏感的锁存器。对于 FPGA 中的各个 IOB 引脚,不论连接与否,都包括三

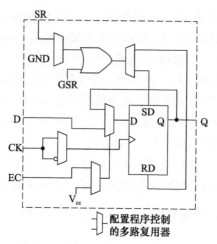

图 7.3.5　CLB 中触发器逻辑功能图

位对应输入、输出和三态控制。

（2）IOB 输出信号路径。从 IOB 输出信号可以选择在 IOB 内反相，可以直通到输出缓冲器，也可以存储在边沿触发的 D 触发器中，然后再到输出缓冲器。

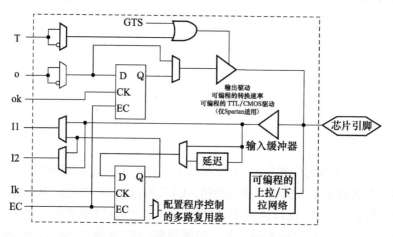

图 7.3.6　简化的 Spartan/XL IOB 框图

### 7.3.3　布线通道描述

所有内部布线通道都由金属段组成，金属段带可编程开关点和开关矩阵以实现所希望的布线。一个有结构的、分层次的布线通道矩阵被提供以达到有效的路线。图 7.3.7 显示了 CLB 布线通道的一般框图。执行软件根据设计的密度和时序要求自动指定适当的资源。下面描述的布线通道只是对信息，并且是简化的，忽略一些小的细节。布线通道讨论如下。

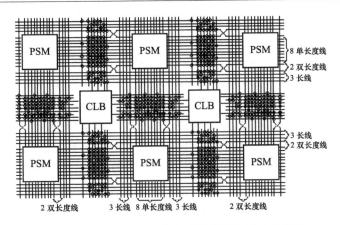

图 7.3.7　Spartan/XL CLB 布线通道和接口方框图

　　布线通道沿 CLB 阵列的各行各列走向；IOB 布线通道形成一个环(称为通用环)从外面围绕着 CLB 阵列，它连接带有 CLB 布线通道的 I/O；全局布线由专用网格组成，网格主要设计为在整个器件分配时钟，带有最小延迟和畸变。全局布线也用于其他高扇出信号。CLB 布线通道：围绕 CLB 的布线通道从三类互连导出；三类金属线段是单长度线、双长度线和长线。在各竖直和水平布线通道的交叉处是信号控制矩阵，称为可编程开关矩阵(Programmable Switch Matrix, PSM)。图 7.3.7 显示了基本布线通道配置，显示了单长度线，双长度线和长线以及 CLB 和 PSM，还显示了 CLB 布线通道接口和 PSM 接口。单长度线可接通相邻 CLB，双长度线可接通隔一个的 CLB。

　　水平和竖直的单、双长度线在一方盒(box)处相交，称为可编程开关矩阵(PSM)。各 PSM 由可编程通导晶体管组成，由晶体管导通建立线之间的连接(图 7.3.8)。例如，一个单长度线从开关矩阵右边进入，如果多分支需要，可布线到顶上左边或底下的单长度线，或其任意组合。类似地，一双长度信号也可布线到任意方向的双长度线或到可编程开关矩阵的其他三边的所有方向。

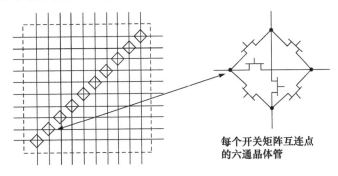

图 7.3.8　可编程开关矩阵由 6 个 CMOS 场效应晶体管组成

### 7.3.4 开发软件

FPGA 需要用软件工具进行设计,生产 FPGA 的公司都有与自己公司产品配套的开发软件,如 Xilinx 公司的 Foundation 和 ISE 系列软件;Altera 公司的 MaxplusII 和 QuartusII 软件等。姜忠德[24,26] 使用的是 Xilinx 公司的 Foundation3.1,其主要设计流程如图 7.3.9 所示。从图 7.3.9 中可以看出,整个设计过程可以分为以下几步:设计输入、功能仿真、综合与实现、时序仿真和 LCA 编程等。设计输入包括硬件语言输入、原理图输入和状态图输入等,其中对于 HDL 输入方式,开发软件具有良好的语法检测功能,可以方便地调用 IP 库,将在下面详细介绍 VHDL(Very high speed integrated circuit Hardware Description Language)。综合之前可以用 Foundation simulation 进行功能仿真,初步验证设计者的设计思路,即自己想要实现的功能有没有实现,可以从仿真的波形中直观地表现出来。综合和实现的功能是对设计的电路进行逻辑综合、布局布线等处理,生成网表。综合完成后进行实现过程,这个过程是把设计者的思路在选定的 FPGA 上进行布局布线处理,经过这个过程之后,可以进行延时仿真,即在选定的 FPGA 上实现实际带有延时的仿真波形,可以进一步真实地反映出设计实现后的结果可不可以满足设计的目标要求。在综合与实现后,会产生一个可以直接下载到 FPGA 或者对 FPGA 进行配置的 PROM 的二进制文件,设计可以在系统 PCB 上调试自己的系统了,在此过程中,设计者可以根据系统要求反复修改 FPGA 设计而不用更换芯片。

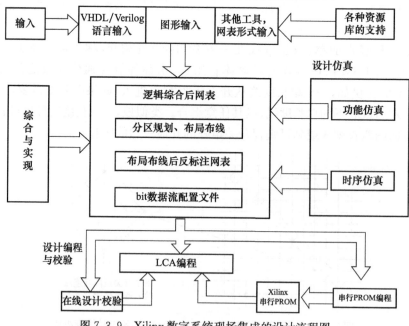

图 7.3.9 Xilinx 数字系统现场集成的设计流程图

#### 7.3.5　VHDL[28-32]

VHDL 是一种标准的硬件描述语言,来源于美国军方。现在,VHDL 已成为一个数字电路和系统的描述、建模和综合的工业标准,是目前比较流行的硬件描述语言之一,主要用于描述数字系统的结构、行为、功能和接口。除了含有许多具有硬件特征的语句,VHDL 的语言形式和描述风格与句法十分类似于一般的计算机高级语言。VHDL 的程序结构特点是将一项工程设计,或称设计实体(可以是一个元件,一个电路模块或一个系统)分成外部(或称可视部分和端口)和内部(或称不可视部分)。在对一个设计实体定义了外部界面后,一旦其内部设计完成,就可以直接调用这个实体。这种将设计实体分成内外部分的概念是 VHDL 系统设计的基本特点。此外,VHDL 还有以下几个特点:①灵活性;②不依赖于器件的设计;③可移植性。

#### 7.3.6　采样逻辑电路设计

XCS20XL 是连接卡上其他器件的桥梁,它相当于一个大脑,控制着各个器件的工作次序。在 FPGA 内部设计的采样逻辑电路原理框图如图 7.3.10 所示。用一组寄存器来存储采样参数。ADSTART、RESET 均来自控制寄存器,RESET 高电平有效,用来复位计数器和 D 触发器,并使状态寄存器的采样结束位置为零。ADSTART 下跳变信号到来时触发采样,减计数器开始计数,当减计数器减到零时产生一个高脉冲,复位计数器和触发器停止采样,同时置位状态寄存器的采样结束标志,等下一个 ADSTART 到来时,再次启动采样。设计中因为 FPGA 速度很快,尽量采用同步设计,在时序仿真中还要增加一些延时电路。采样点数通过减计数器来控制,采样时钟的上升沿到来时,计数器减 1,当计数器减到 0 时,输出端口会产生一个高脉冲,表示该相位编码步采样结束。地址发生器为 SRAM 产生 18 位地址信号,它跟采样时钟同步,每采样一次就会产生一个地址信号,通过延时电路保证每次采样数据到达 SRAM 的时刻,地址信号也同时出现,以免数据丢失。姜忠德用硬件语言 VHDL 实现 FPGA 的所有功能设计,使用 Xilinx 公司的 Foundation3.1 开发工具对其进行调试。FPGA 完成的主要功能包括:寄存器组、分频模块、采样时序控制、地址发生器和减计数器等。详细情况见文献[24],限于篇幅,这里从略。

FPGA 在断电的时间会丢失数据,因此通常将 FPGA 的配置数据存放在与其兼容的 EEPROM(Electrically Erasable Programmable Read-Only Memory)中,上电时由逻辑电路控制将 EEPROM 中的配置数据下载到 FPGA 中。对 XCS20XL 进行配置有三种模式:串行从模式、串行主模式和特快模式。此外,还可以通过边

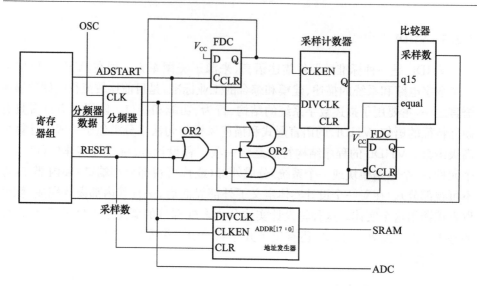

图 7.3.10 在 FPGA 内部设计的采样逻辑电路原理框图

界扫描逻辑进行配置。此设计[26]中是用串行主模式对 XCS20XL 进行配置。

在 PKSpect 谱仪中,用以产生梯度波形的 FPGA 是采用 Altera 公司的 Cyclone Ⅱ 器件[33],该器件内部包含 18752 个逻辑单元,208kbit 的 RAM 空间和 26 个硬件乘法器,适合于进行高速的、分布式的乘累加运算,并且价格适中。

# 7.4 数字信号处理器

数字信号处理是执行数学运算的,相对比来说,文字处理和类似程序仅是重新安排存储的数据。这意味着为营业和其他一般应用设计的计算机对于数字滤波和傅里叶分析这样的算法来说并不是最佳的。数字信号处理器是为承担数字信号处理任务而专门设计的微处理器,在过去二十年间有巨大的增长,在手机和高级仪器中均有应用。事实上在工程师眼里,DSP 意味着数字信号处理器(processor),而在算法开发者眼里,DSP 意味着数字信号处理(processing)。

DSP 被设计得能快速执行数字信号处理任务,同时能快速实时处理取样信号,即在采集输入信号的同时能产生输出信号。例如,电话通信、助听器、雷达和 MRI 谱仪,既能快速实时计算采样数据,又能实时传输采样数据。

## 7.4.1 DSP 结构

执行 DSP 算法最大的瓶颈之一是 CPU 和存储器之间信息的传递,包括数据和程序指令。图 7.4.1(a)显示了在传统微处理器中这种似乎简单的任务是如何处理的,这通常称为冯·诺伊曼(John von Neumann)结构。冯·诺伊曼(1903～1957)是著名的数学家,在 20 世纪早期有许多重大数学发现,包括存储程序计算机概念、量子力学数学形式和原子弹方面的工作。

　　冯·诺伊曼结构用单个存储器存放数据和指令,用单总线传输数据进出 CPU。当串行执行所要求的任务时这种结构是令人满意的。事实上,大部分计算机都是这种冯·诺伊曼设计,只是当要求很快的处理时才需要其他结构,宁愿为增加的复杂性付出代价。

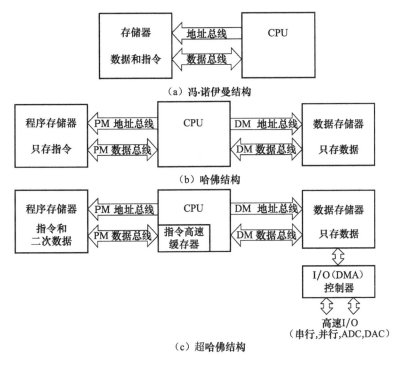

图 7.4.1　微处理器结构

　　显示在图 7.4.1(b)中的哈佛结构是在 Aiken(1900～1973)的领导下在哈佛大学于 20 世纪 40 年代研究出来的,用两个存储器分别存放数据和程序指令,总线也分开。因为总线是独立运行的,程序指令和数据可同时取来,与单总线设计相比,显著提高了速度,大部 DSP 都用这种双总线结构。

　　图 7.4.1(c)显示一个更高级的结构,称为超哈佛结构。这术语是 Analog Device 描写其 DSP 芯片 ADSP-2106x 和 ADSP-211xx 的内部运行原理时使用的,这些芯片称为 SHARC DSP,SHARC 是 Super Harvard ARChitecture 的缩写。此结构建立在哈佛结构的基础上,但增加了特色,提高了性能,SHARC DSP 在十多个方面是最佳化的,最重要的是在 CPU 中增加指令高速缓冲存储器和 I/O 控制

器。该缓冲存储器是包含大约 32 个最新程序指令的小型存储器,对提高循环程序的执行速度特别有用。增加 I/O 控制器允许 DAC 或 ADC 与存储器之间直接转移数据(Direct Memory Access,DMA),不必通过 CPU 的寄存器。而对于 CPU 的关键寄存器还使用"阴影寄存器",能特别快速地处理中断请求,在一个单时钟周期内把内部数据移进阴影寄存器,就可立即处理中断而不必把所有涉及的被占用寄存器推进栈。当中断例程处理完成后,这些寄存器正好快速恢复。

### 7.4.2　浮点运算

DSP 分为两类,固定点(fixed point)和浮点(floating point),是指在器件内用于存储和管理数字的格式。固定点 DSP 用最小 16bit 表示一个数字(也有用 24bit 的)。因为 $2^{16}=65536$,用无符号整数时,存储的数值可以是 0～65535 的任意数值。有符号整数用 2 的补数使这范围包括负数,为 −32768～32767。对于无符号分数,是 65536 个等级均匀铺开在 0 和 1 之间;有符号分数格式允许负数,均匀间隔在−1 和 1 之间。

相比较,浮点 DSP 典型地用最小 32bit 存储各个数值,$2^{32}=4294967296$ 比固定点数精确得多。浮点表示法的关键特点是表示的数不是均匀间隔的。用最普遍的格式(ANSI/IEEE Std.754—1985),最大和最小数分别是 $\pm 3.4\times 10^{38}$ 和 $\pm 1.2\times 10^{-38}$。所表示的数在这两个极端之间是不等间隔的,任意两个数之间的间隙大约比这两个数值小千万倍。这很重要,因为在大数之间置大间隙,在小数之间置小间隙。

所有浮点 DSP 都能处理固定点数字,其对于执行计数、循环、从 ADC 来的数字和送到 DAC 的数字是必需的。然而,这并不意味着固定点数学执行得和浮点运算一样快,这取决于内部结构。例如,SHARC DSP 对于浮点和固定点运算都是最佳化的,对两者执行效率相等。为此,SHARC 器件经常被说为"32bit DSP",而不说"浮点 DSP"。

浮点 DSP 的内部结构比固定点 DSP 的要复杂很多,所有寄存器和总线都必须是 32bit,乘法器和 ALU(Arithmetic Logic Unit)必须能快速执行浮点算法,指令集也大,既要处理浮点数也能处理固定点数。浮点(32bit)有更好的精度和更高的动态范围,更小的量化噪声。另外浮点程序经常有较短的研发周期,因为程序员一般不必担忧如溢出、下溢和四舍五入误差。作为代价,浮点 DSP 比固定点 DSP 贵 1～2 倍。

### 7.4.3　C 语言和汇编语言

DSP 可用汇编语言编程也可用高级语言 C、C++编程。用汇编写的程序执行得很快,而用 C 语言写的程序更易于开发和维护。DSP 程序在两方面不同于传统软件任务:第一,程序通常很短,如 100 行到 10 000 行;第二,执行速度经常是应用的关键部分,"觉察不到的速度(blinding speed)"。这两个因素促使许多软件工程师从 C 语言转到汇编以编程 DSP。

　　用高级语言(如 C、C++)的关键优点是:程序员不必了解所用微处理器的结构,结构的知识留给编译器或写编译器的软件工程师。因此,C 程序更灵活,开发更快。相比较而言,汇编程序经常有更好的性能,运行得更快,占用较少的存储器,能降低硬件成本。

### 7.4.4　TMS320VC33

　　在 PKSpect 谱仪初版中采用 TI 公司的浮点 DSP-TMS320VC33[34,35],其主要特点是:哈佛总线结构,数据总线 32bit;峰值速率 150MFLOPS/75MIPS;片上 34K×32bit SRAM;8 个 40bit 主寄存器与 8 个 32bit 辅助寄存器;单时钟周期内完成并行的 ALU 指令与乘法指令。TMS320VC33 是广泛应用的 DSP,相对于 C67 系列浮点 DSP 属于早期产品,其优势在于结构简单(单 CPU 核),性能能够满足序列运行与控制的应用需要(序列的执行并不追求非常高的处理速度[4]),汇编语言编程简明,容易实现精确定时。

　　DSP 是序列控制器的核心,以 50MHz 的速率工作,其时钟周期为 20ns,该时间精度可以满足永磁 MRI 谱仪的需要(DRX Ⅱ 的序列执行时间精度为 25ns)。DSP 的外部总线与射频发生模块连接(序列控制器与射频发生模块集成在一块电路板上),并且经过驱动后连接至网络通信模块、梯度发生模块和多通道数据采集模块。

　　DSP 运行序列(汇编语言子程序),通过外部总线与各功能模块交换数据与传递控制命令,从而控制各功能模块的运行。FPGA 实现译码、信号接口、设备 I/O 等功能,并在 DSP 的控制下发生射频输入前端的数控增益信号。

### 7.4.5　作为序列控制器的 DSP 内驻留程序[4]

　　PKSpect 谱仪中 DSP Resident Program 常驻在 DSP 内存当中,完成设备的初始化,对上层程序的指令进行响应,运行序列,并为序列提供封装的函数库。

　　DSP 与 PowerPC 之间的数据传输通过双端口 RAM 来实现(图 7.1.1),而握手是通过它们之间的中断实现的,相互之间分别有两个中断信号,因而 DSP 中包含两个中断服务例程。

　　从 PowerPC 到 DSP 所需要传递的指令包括下载文件、开始扫描、重置 DSP 和停止扫描。由于磁共振成像谱仪是用于临床扫描的,所以停止扫描的功能非常重要,单独占用一个中断。其他的功能都通过另一个中断来完成,因此在双端口的固定位置定义了一个 32 位的信息字来表示中断的类型,当 DSP 响应该中断之后,根据信息字的内容进行不同的操作,包括读取文件、复位、开始扫描等。

　　为支持序列的运行,在 DSP 主程序当中还封装了一些最基本的函数,如 Init9852 (初始化 DDS)、InitGrad(初始化梯度模块)、SetChannel(设置接收通道)、Init6620(初始化 DDC、设置 DDC 的频率、滤波器参数)、SetSF(将当前频率列表指针所指向的频率更新到 DDS)、SetRG(设置接收增益)、SetMatrix(将当前矩阵列表指针所指向的矩阵更新到梯度变换端口)、TxEnable(打开射频门控信号)、TxDisable(关闭射频门控信号)等。上层软件可以通过调用这些函数获得相应的动作,这样做的另一个好处是可以大量地减少重复代码,降低上层程序生成序列文件的复杂度。

# 7.5　数字接收机

　　传统谱仪的接收机均采用模拟正交检波模式(图 1.5.1),然后再经 ADC 数字化。模拟正交检波要求正交级精确平衡,包括信号二分器、移相器、混合器、滤波器和 ADC,两个通道之间任何不平衡都会引进正交误差,导致鬼影或镜像信号,造成图像中有"正交"鬼影,而采用数字接收机则可以完全避免这些问题。于是有人提出了数字接收机的设计思想[36]。目前,在 MRI 系统中,数字接收机得到了越来越广泛的应用[37,38],成为全数字化 MRI 谱仪的组成部分。

## 7.5.1　数字接收机原理

　　解调之前先数字化,于是 MRI 信号包含有读梯度造成的分立频率成分,分立频率数目等于采样点数;每个分立频率 $\omega_i(i=1,2,\cdots,N_s)$ 有由相位编码梯度造成的初位相 $\phi_{ij}(j=1,2,\cdots,N_p)$;每一个频率成分有由物理条件(如自旋密度、弛豫时间 $T_1$ 和 $T_2$、扩散系数 $D$ 等)造成的振幅 $V_{sij}$。正交相敏检波器的任务是从 $\omega_0$ 载波中不失真地解调出低频的 MRI 信号。所有相位、频率编码信息和幅度信息要原封不动地保留下来,并能自动消除镜像频率。

　　对于典型的低场(0.4T 以下)MRI 系统,从接收线圈来的载有 MRI 信号的 RF 波经低噪声前置放大器、第二、第三级放大器和低通滤波器后,立即经 40MHz 14 位 ADC 数字化。此后,所有数据处理和操作全部在计算机内进行,称为全数字化接收机。从 ADC 出来的数据流被复制到两个数字乘法器,在那里分别与从 DDS 输出的 I($\cos\omega_0 t$)和 Q 通道($\sin\omega_0 t$)数据进行相乘计算。经过乘法器混频后的信号通过一个可编程的积分梳状(Comb-Integrate-Comb,CIC)滤波器,滤除不想要的边带,并进行"抽取(decimation)"处理(可高到 32 级抽取),最后,信号通过一串可编程有限长单位冲激响应(Finite Impulse Response,FIR)滤波器进一步抽取,并降低带宽。此过程如图 7.5.1 所示,称为数字正交解调,也叫数字接收机。此种数字接收机可用 DSP 芯片实现[39],目前已经有通用的数字接收机芯片,如 AD9874、AD6620 等。

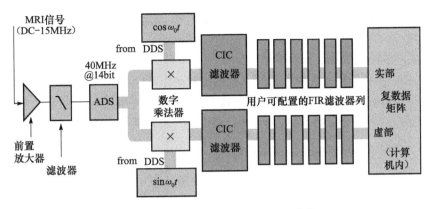

图 7.5.1　数字正交解调信号流程[12]

## 7.5.2　采用 AD9874 芯片构建数字接收机

　　Analog Device 公司推出了一块完整的数字接收机（AD9874）芯片[39]。沈杰等[2,3]采用 AD9874 芯片实现了基于 PCI 总线的一体化数字接收机。采用 AD9874 芯片构建数字接收机可以大大简化数字接收机的结构，节约成本。该数字接收机的硬件结构如图 7.5.2 所示。数字接收机的核心是 AD9874 数字接收芯片。AD9874 芯片是一块通用的中频（10～300MHz）子系统芯片，它由低噪声放大器、混频器、带通 $\Sigma\Delta$ 模数转换器和带有可编程抽取因子的抽取滤波器组成。内部的自动增益控制电路能够进行增益调节。虽然 AD9874 芯片内部包含了 LO 时钟合成电路和采样时钟合成电路，但是这两个时钟合成电路的频率分辨率远低于发射机所用的 DDS 的分辨率，因此会使发射机和接收机很难保持相位相干。为了解决这一问题，沈杰等采用与发射机同类型的两片 DDS（AD9854）分别提供数字接收机的 LO 时钟和采样时钟。FPGA 芯片主要用于采样控制、LO DDS 更新控制和一些逻辑控制，两个外部触发信号直接连接到了 FPGA 芯片上。在采样之前，首先由 PC 通过 FPGA 把采样谱宽、接收机增益等参数写入 AD9874 芯片的寄存器中，而采样点数直接写入 PPGA 内部构建的寄存器中，同时还需设置采样时钟 DDS 的频率。当 FPGA 芯片接收到采样触发信号以后，FPGA 内部负责采样的状态机把 AB9874 芯片接收到的数据流存放到静态内存中。由于 AD9874 输出的是串行数据流，所以沈杰等在 FPGA 内部使用了移位寄存

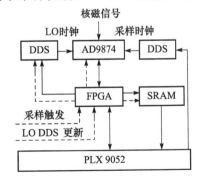

图 7.5.2　数字接收机硬件结构
（实线为数据信号线，虚线为控制线）

器。在信号采样期间,FPGA 每接收到一个采样点,就把该采样点的串行数据流转化为并行数据,然后通过控制逻辑将采样得到的数据存入内存,并使采样点数计数器加1。当实际采样点数等于预设采样点数时,就停止采样并置位采样结束标志。FPGA内部另外一个状态机主要控制 LO DDS 的更新动作,当 FPGA 接收到 LO DDS 更新信号以后,FPGA 内部负责 LO DDS 更新的状态机用当前内存指针指向的频率和相位去更新 LO DDS,同时使当前内存指针指向下一组频率和相位。

### 7.5.3 采用 AD6620 构建数字解调器

在 PKSpect 数字化谱仪中,肖亮等[4,5]采用 AD6620[40]对 A/D 转换后的数字信号进行数字正交解调,然后通过滤波-抽取将数据流率从 50MHz 降低到所设定的数据输出流率(接收带宽的倒数),从而得到 I、Q 数据。DDC 模块结构框图如图7.5.3 所示。AD6620 的主要性能指标是:单通道时数据流率达 65MSPS(Million Sample Per Second);数字本振频率精度 32bit;数字本振相位精度 16bit;输出 I、Q 数据字长 16bit;3 级滤波-抽取,滤波分别为 2 阶和 5 阶级联积分梳状 FIR 滤波器(CIC2、CIC5)以及可编程抽取 RAM 系数 FIR 滤波器(RCF,256 个 20bit 可编程系数);3 个外部输入同步控制信号,分别控制本振、CIC 滤波器与 RCF(RAM Coefficient FIR)滤波器的同步。

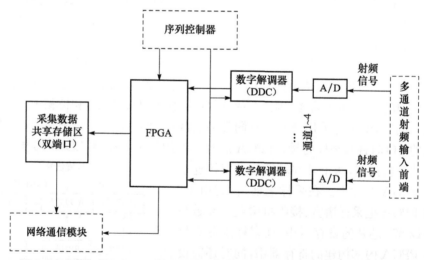

图 7.5.3　在初版 PKSpect 数字化谱仪[4,5]中多通道数据采集模块的结构框图

射频接收的基本流程是:在序列运行之前,序列控制器的 DSP 对 AD6620 进行相应的配置,参数包括频率、相位、数据抽取率、滤波器参数等;DSP 对 FPGA 进行设置,参数包括待采集的通道数、每个 shot 的采样点数;DSP 设置射频输入前端中每一路前放的增益,以确定每个通道的总放大倍数;来自前放的射频信号,经过可控增益放大与滤波送至 A/D,A/D 在时钟的控制下对其进行采样,采样数据送

至 AD6620,再经数字解调后输出 I、Q 数据;序列运行时,DSP 控制 FPGA,启动数据采集;FPGA 按照一定控制时序,将来自 AD6620 的 I、Q 数据按照一定顺序存入采集数据双端口 SRAM 的上半部中;一个 shot 的点数采完后,FPGA 向网络通信模块的 PowerPC 发中断,并开始采下一个 shot 的数据,按乒乓结构存入采集数据双端口 SRAM 的下半部,依次轮转;PowerPC 收到中断后,从采集数据双端口 SRAM 中读出每一个 shot 的 I、Q 数据,直至序列运行结束。

AD6620 的解调方案,包括滤波器设计与抽取系数的分配,对于图像质量有很大的影响,Analog Device 公司提供了 AD6620 的设计软件。

### 7.5.4　DDC 滤波器设计原理

磁共振成像信号是调制在拉莫进动频率上的窄带高频信号,该信号有两个重要的特点。

(1) K-空间中央信号很强,外围信号很弱,也就是说信号幅度变化范围很大;不同序列,信号幅度差距也很大,这就要求接收放大器动态范围必须很大,在谱仪采集时需要设计可变增益的放大器对不同幅度的信号进行放大,使信号较好地分布在 A/D 输入范围之内。

(2) 由于直接对 MRI 信号进行 ADC,得到的数字信号频率很高($>10^7$ Hz),远高于基带频率($<20$kHz),由于带宽有限,是带限信号,所以在 DDC 过程中需要经过很多级抽取-滤波才能将信号频率降到基带。此过程中要求对采集带宽之外的噪声进行有效抑制,并使采集带宽之内的信号尽量平坦。

数字解调后,数字信号的速率依然是 50MSPS,对于如此巨大的数据量是没有办法直接处理的,需要对该数字信号进行抽样,但是抽样带来的后果是信号的混叠,因此必须设计抽样滤波器对信号进行滤波。最终成像所用的带宽一般在 $10\sim100$kHz,抽样的倍数达到 $500\sim5000$,应用一级抽样的方法无法设计出通带、阻带性能都很好的滤波器,需要用三级可变比率滤波抽样的方法来实现如此大倍数的抽样。

积分梳状滤波器是一种高效的线性相位滤波器,阶数等于抽取率,系数全是 1,所以只有加减法运算,缺点是单级 CIC 阻带衰减比较小,只有 13dB。为了增加阻带衰减,一般采用多级级联,如 5 级 CIC 的阻带衰减已达 67dB,但还要兼顾通带纹波,因为 $k$ 级 CIC,通带纹波也增大 $k$ 倍

$$H(z) = \Big( \sum_{n=0}^{N-1} z^{-n} \Big)^k = \Big( \frac{1-z^{-N}}{1-z^{-1}} \Big)^k \tag{7.5.1}$$

三级数字抽样滤波器原理图如图 7.5.4(a)所示,包含两个固定参数级联梳状滤波器 CIC2 和 CIC5 以及一个可变参数乘累加滤波器(RCF)。

CIC2 滤波器包括两个级联的如图 7.5.4(b)所示的 FIR 滤波器,其中 $M_{CIC2}$ 为

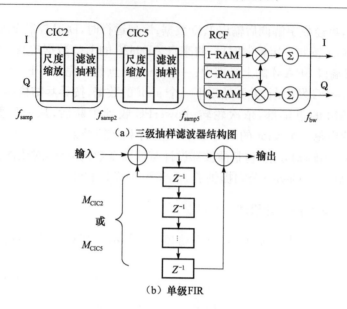

（a）三级抽样滤波器结构图

（b）单级FIR

图 7.5.4　三级抽样滤波器原理图[5]

抽样系数,取值范围为 2～16,CIC2 滤波器的频响特性可以由下式得出

$$H(z) = \frac{1}{2^{S_{CIC2}+2}} \left( \frac{1 - z^{-M_{CIC2}}}{1 - z^{-1}} \right)^2 \tag{7.5.2}$$

$$H(f) = \frac{1}{2^{S_{CIC2}+2}} \left( \frac{\sin(\pi \dfrac{M_{CIC2} \times f}{f_{samp}})}{\sin(\pi \dfrac{f}{f_{samp}})} \right)^2 \tag{7.5.3}$$

式中,$S_{CIC2}$ 为该滤波器的尺度缩放因子,由下式确定

$$S_{CIC2} = \mathrm{ceil}(\log_2(M_{CIC2}^2)) - 2 \tag{7.5.4}$$

经过 CIC2 滤波器抽样之后,采样频率变为

$$f_{samp2} = f_{samp}/M_{CIC2} \tag{7.5.5}$$

　　由抽样滤波器的设计可以得出,前两级级联梳状 FIR 滤波器 CIC2 和 CIC5 由抽样率 $M_{CIC2}$ 和 $M_{CIC5}$ 唯一确定,图 7.5.5 所示为 $M_{CIC2} = 4$ 时的频谱响应曲线,图 7.5.5(a)为输入端看去的频响特性,图 7.5.5(b)为输出端看去的频响特性。如图 7.5.5 (a) 所示,在整个频谱范围内 CIC2 的旁瓣衰减为 — 22.6dB,如图 7.5.5(b)所示,滤波器的混叠阻带性能也不是很好,在通带边缘只有—7.4dB的衰减。但是磁共振成像信号是一个窄带信号,其最终成像的频谱范围只有 10～100kHz,按照 $f_{samp} = 50$MHz,$M_{CIC2} = 4$ 的情况来计算,$f_{samp2} = 12.5$MHz,有用信号最大的范围(100kHz)只存在于如图 7.5.5(b)所示的[—0.004,0.004]。此时阻带混叠可以达到—92dB 以下,有非常好的滤波效果,对于通带的衰减,最大为

−0.43dB,也是非常平坦的。因此 CIC 滤波器对于磁共振成像的窄带信号有着较好的滤波作用。由 AD6620 的 data sheet[40] 可知,抽取系数越大,滤波性能越差,成像信号带宽越大,滤波器性能越差,因此对于较宽的成像带宽需要选用较小的抽取系数。

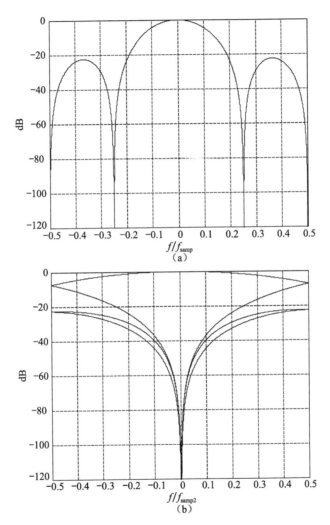

图 7.5.5　$M_{CIC2} = 4$ 时 CIC2 的频响特性[4,40]

同样 CIC5 滤波器包括了 5 个级联的如图 7.5.5(b)所示的 FIR 滤波器,其抽样系数 $M_{CIC5}$ 的取值范围为 1～32,应用相同的方法可以得出 CIC5 的频响特性,这里就不赘述了。CIC5 滤波器抽样之后采样频率变为 $f_{samp5} = f_{samp2} / M_{CIC5}$ , CIC5 滤波器的阻带性能趋势与 CIC2 滤波器的阻带性能趋势相同。由于 CIC5 滤波器经过 5 个级联的梳状滤波器,所以在有用信号带宽和输入信号带宽比相同的情况下,

CIC5 滤波器拥有更好的阻带滤波性能,在实际的应用当中一般对 CIC5 滤波器取较大的抽样系数。

值得注意的是,对于相同带宽的磁共振信号,CIC5 滤波器的性能不仅和 CIC5 本身相关,它还与输入的带宽,也就是 $M_{CIC2}$ 相关,$M_{CIC2}$ 越小 CIC5 的阻带滤波效果越好,但是 CIC2 抽样系数变小之后会给后期的 CIC5 和 RCF 的抽取率带来较大的负担,所以需要综合考虑此三级滤波器的抽样系数配置。

最后一级乘累加 FIR 滤波器带有 256 个 20 位的参数存储在 C-RAM 当中,从 CIC5 抽样之后的数据在 RCF 滤波器中与这些用户设计的参数进行卷积实现滤波,本级滤波器的抽样率为 1~32 可选。RCF 之后磁共振信号已经被限制在最终的采样带宽之内,因此设计出通带平坦,阻带截止性能良好,过渡带尽量窄的 RCF 滤波器关系到最终的成像效果。实际设计过程中采用了等波纹滤波器设计法,应用尽可能小的抽取系数,这样一方面可以保证滤波器的性能,另外也可以减少滤波器的阶数,达到缩短滤波器群延时的目的。

由于抽样滤波器采用了两级 CIC 滤波器和一级 RCF 滤波器的组合,所以要综合考虑整个滤波器的需求,对滤波器的参数进行合理的分配。

### 7.5.5　PKSpect 谱仪接收机 DDC 滤波器实际设计与效果

滤波器处理的是 MRI 信号,最终成像一般都把图像数据量化到 12 位,即 0~4095,因此在滤波器设计当中以 12 位的量化误差作为设计滤波器性能的标准。在阻带设计中混叠增益小于 $20\log(1/4095) = -72.25\text{dB}$,在通带设计中波纹大小应小于 $20\log(4094/4095) = -0.0021\text{dB}$。对于过渡带宽度、滤波器群延时则是需要折中考虑的问题。

下面以采样间隔 $28\mu\text{s}$,带宽为 35.7kHz 的滤波器为例说明滤波器参数的确定方法。首先高速 A/D 的采样速率为 50MHz,最终将其带宽减小为 35.7kHz,需要进行 $50\text{MHz}/35.7\text{kHz} = 1400$ 级的抽样,对 1400 分解因子可以化为 $1400 = 7 \times 5 \times 5 \times 2 \times 2 \times 2$,这些因子可以分配到任意一级滤波器中,但是由于最后一级滤波器对图像的质量和群延时的影响较大,所以分配较少的抽样系数,李睿[5] 采用 $14 \times 25 \times 4$ 的抽样策略。研究结果表明,CIC2 的 14 级抽样和 CIC5 的 25 级抽样都可以很好地满足阻带混叠小于 $-72.25\text{dB}$ 的需求。图 7.5.6(a) 中的点划线是信号经过 CIC5 之后的增益曲线,可以看出在最终滤波器 35.7kHz 的通带之内,CIC5 滤波器已经有 1dB 以上的衰减,在后期的 RCF 设计中需要对此衰减进行补偿。

利用等波纹滤波器设计方法和前两级 CIC 滤波器的频响特性可以得到 RCF 滤波器的系数和频域响应,如图 7.5.6(a) 中的实线所示,最终的滤波器效果如图 7.5.6(b) 所示。可以看出,该滤波器的阻带截止性能达到了 $-75\text{dB}$,对于通带在 RCF 滤波器设计当中对前两级 CIC 滤波器的频响特性进行了补偿,最终的通

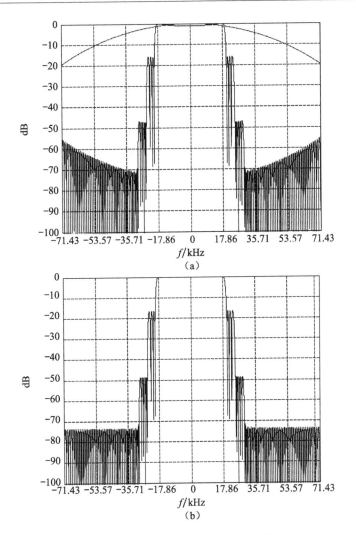

图 7.5.6　抽样滤波器最终设计结果[5]

带波纹小于 0.0021dB,符合设计要求。对过渡带宽度和滤波器阶数进行折中设计之后得到过渡带宽度约为 10kHz,RCF 滤波器阶数为 150 阶,线性相位,因此群延时 GD=28/4×150/2=525μs。

### 7.5.6　发射机和接收机相位相干性问题[3]

　　7.2.6 节已提到对于传统正交调制和解调,载频相同,都为 $\omega_0$,保证发射机和接收机相位相干性相对比较容易。改用全数字化谱仪后,对于多层面脉冲序列,其激发频率在整个脉冲序列执行期间不是固定的,而是随每一个选层而改变,解调频率永远是拉莫尔频率,这就导致发射机和接收机相位相干性的问题。

发射机和接收机的相位相干是指发射机频率源的相位和接收机频率源的相位在脉冲序列执行期间要保持一个固定的相位差。相位相干是进行累加和梯度相位编码的基础。对于三维成像脉冲序列,在脉冲序列执行期间发射机的频率和接收机的频率是相同的,因此能始终保持相干。从图7.5.7(a)可以看出,在发射机没有切换频率的情况下,发射机和接收机以相同的频率一起跑,因此能始终保持相位相干,在图7.5.7(b)中,发射机切换了两次频率,在1处切换了一次频率,在2处又切回到原来的频率,从1处切换频率以后,发射机和接收机就不能保持相位相干了。

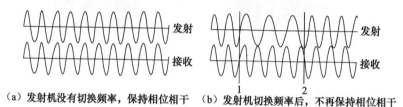

(a) 发射机没有切换频率,保持相位相干　(b) 发射机切换频率后,不再保持相位相干

图 7.5.7　发射机和接收机之间相位相干性关系示意图[3]

要解决选层实验中的相位相干性问题,如果发射和接收共用一个频率源,可采用频率回绕(rewind)技术,如图7.5.8所示。在激发时,发射机频率首先被切换到某一层对应的激发频率 $\omega_i$,在接收之前发射机频率又被切换到接收频率 $\omega_0$,为保持相位相干,在切换到接收频率之前插入了一个回绕频率以补偿在切换到激发频率时引起的相移。采用这种方案对于定时精度和频率分辨率要求都很高。

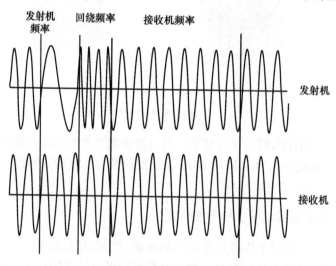

图 7.5.8　采用频率回绕技术保证相位相干[3]

在使用两个频率源,即发射和接收各用一个DDS的情况下,可以同时切换发

射和接收机的频率。在选层激发脉冲以前,同时把发射机和接收机频率源的频率切换到该层的激发频率上,而在采样以前再把发射机和接收机频率源的频率同时切换到接收频率上,如此反复,就能始终让发射机和接收机保持相位相干。因为在激发期间,接收机是不工作的,而在接收期间,发射机是不工作的,所以上述的频率切换不会引起任何问题。

使用两个频率源不够经济,用单频率源时,上述频率切换可能不够快,Ning 等设计了快速频率切换的电路和方法,可参看文献[41],这里从略。

## 7.6　梯度波形发生器

在序列管理器的控制下,梯度发生单元按照一定时序分别独立地产生并输出 $X$、$Y$、$Z$ 三路梯度波形,经功率放大器放大后以驱动梯度线圈。

### 7.6.1　PKSpect 谱仪中的梯度波形发生器[4]

在序列控制器(DSP)的控制下,梯度发生模块进行实时计算,按照一定时序分别独立地产生 $X$、$Y$、$Z$ 三路梯度数字波形。梯度发生模块由 FPGA、双端口 SRAM 组成,其结构框图如图 7.6.1 所示。

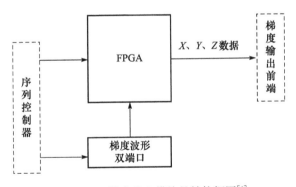

图 7.6.1　梯度发生模块的结构框图[4]

FPGA 采用 Altera 公司的 Cyclone Ⅱ 器件[33],该器件内部包含 18752 个逻辑单元,208Kbit 的 RAM 空间和 26 个硬件乘法器,适合于进行高速的、分布式的乘累加运算。

FPGA 实现了国外谱仪中若干 DSP 完成的梯度计算功能,包括梯度波形读取、增益控制、矩阵计算(从逻辑梯度到物理梯度)、预强调(preemphasis)、直流偏置和并串转换等。FPGA 通过三级流水完成上述计算功能:第一级流水包括梯度波形读取、增益控制、矩阵计算,最短时间间隔为 $1\mu s$;第二级流水包括 preemphasis 与直流偏置,时间间隔固定为 $1\mu s$;第三级流水实现并串转换,时间间隔也是

$1\mu s$。FPGA 的梯度计算流程见图 7.6.2 中 D/A 之前部分。其中，Slice、Phase、Read 均为 16bit 数据（预存在梯度波形双端口中），S-Scale、P-Scale、R-Scale 分别为对应的 Scale 因子，变换矩阵系数、preemphasis 的时间常数与幅度常数均预存在 FPGA 的 RAM 中，X-Offset、Y-Offset、Z-Offset 分别为 $X$、$Y$、$Z$ 三路的偏移量，最后输出的串行数据流为 20bit。

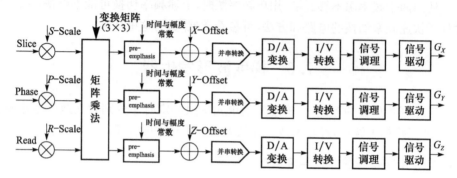

图 7.6.2　PKSpect 谱仪中梯度波形发生器[4]

DAC 之前为数字计算流程，DAC 之后是模拟信号，最后输出去梯度放大器

每一路的 preemphasis 均有 4 个时间常数及其相应的幅度常数，时间常数字长为 32bit，幅度常数字长为 16bit。经过分析，preemphasis 输出的差分方程为

$$p[n] = \sum_{i=1}^{4} y_i[n] = \sum_{i=1}^{4} \{\alpha_i(x[n] - x[n-1]) + \beta_i \cdot y_i[n-1]\}$$

$$(7.6.1)$$

$\alpha_i$ 与 $\beta_i$ 可通过时间常数、幅度常数和差分方程的时间间隔（$1\mu s$）求解。

通过对算法和 FPGA 硬件资源的优化，实现了在 $1\mu s$ 内完成三路的高精度 preemphasis 计算。

梯度发生的基本流程如下：序列运行前，DSP 将 Slice、Phase、Read 三个方向的波形数据存入梯度波形双端口；DSP 将 $X$、$Y$、$Z$ 三个方向的 preemphasis 的时间常数与幅度常数存入 FPGA 中；DSP 将三个方向的 Scale、Offset、矩阵系数和波形参数（波形采样间隔、起始地址与长度）等存入 FPGA 中；序列运行时，序列管理器在特定时刻启动梯度波形发生；FPGA 按一定时序从梯度波形双端口中读入 Slice、Phase、Read 数据，按照图 7.6.2 中 DAC 之前所示的计算流程，实时地计算出 $X$、$Y$、$Z$ 三路的数值；FPGA 将计算得到的数值转换为串行数据流，输出至梯度输出前端；经过 D/A 转换、信号调理、驱动后输出 $X$、$Y$、$Z$ 三路电压信号，如图 7.6.2 中 DAC 之后面的部分所示；在计算过程中，若出现数值溢出情况，FPGA 将发出警告信息。

### 7.6.2　WinMRI 谱仪中梯度发生器[3]

梯度波形发生器能提供三路空间编码梯度波形,同时还具有涡流补偿波形 preemphasis 功能。梯度波形发生器电路设计框图如图 7.6.3 所示[42]。采用 FPGA(XCS20VQ100)实现所有逻辑控制,用 VHDL 对 FPGA 中的逻辑控制进行描述,同时采用了一片 GVT72256A16(256K×16SRAM)工作于存储器映像方式,进行 16 位数据操作,将所要产生的波形数据预存储于其中。采用 PCI 9052[43] 作为 PCI 总线和设备的接口器件。在设计中采用了 16 位存储器数据读写方式,在波形数据预存和读取前,对 PCI9052 的 Local Register 进行设置,将 SRAM 映射到 Space0 空间。PC 若要完成对 SRAM 的写操作,则需要首先选择存储器的映射空间,即 Space 0,然后通过 FPGA 来控制 RAM 的(片选)cs♯引脚(♯号指示低电平有效)、RAM 的(写入) WR♯引脚和 RAM 的(读出) RD♯引脚实现 SRAM 的读写。由于该设计的 SRAM 容量是 256K×16bit,所以足够存放绝大部分核磁共振实验所需的波形数据。

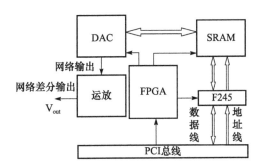

图 7.6.3　梯度波形发生器电路设计框图[42]

在波形发生器中,所有的逻辑控制都是由型号为 XCS20VQl 的 FPGA 完成的。辛立静等[42]采用的 FPGA 具有 400 个 CLB、1120 个触发器,足够完成波形发生器所需的逻辑功能:SRAM 读/写、时钟分频电路和 DAC 控制电路。逻辑控制程序包括对波形发生器的初始化,其作用是使波形发生器在上电时输出 0V 电压,避免损坏后级放大器。另外,PC 对 SRAM 的读/写和 DAC 的逻辑控制由状态机来实现。流程如下:初始化结束后,将 FPGA 初始化的数据线置于高阻态,然后通过 PC 将数据写入 SRAM,写完后给出 Data ready 信号将与 PC 相连的数据线和地址线置于高阻态,同时启动 DAC,将第一组数据预写入 DAC 的内部寄存器,等待脉冲序列发生器的触发信号(LDAC-N)和循环信号(CYCLE);当 LDAC-N 为零时触发 DAC,然后在 DAC 的内部寄存器当中预存下一个数据值,等待下一次触发;CYCLE 的作用就是使内存地址复位,起到循环的作用;由于 DAC 的读/写信号、触发信号的上升和下降沿有一定的时间要求,而辛立静采用的是 20MHz 的时钟晶振,所以必须对时钟进行分频处理,否则会出现数据读/写错误的现象。

DAC8222 是 Analog Device 公司的 12 位双通道的数模转换器,必须提供 +10V 的参考电压(选脚 ref01 来提供)。辛立静等采用两片 DAC8222 来满足四路输出的需要,读写采用 Three-Cycle Update 方式。此芯片采用的是双通道电流输出,利用 OP470 可以将其转换为电压双极性差分输出方式。

静态内存 SRAM 主要用来存储梯度波形逻辑控制数据,其基本存储单位的数据结构如下所示:

Type TDAC:record

GxAmp:word:

GyAmp:word;

GzAmp:word;

end;

在脉冲序列执行前,三路梯度波形数据事先通过 PCI 总线送往板上内存,同时一些设置参数也通过 PCI 总线送往 FPGA 芯片内部构建的寄存器中。在脉冲序列运行时,梯度波形发生器每收到一个来自脉冲序列发生器的外部触发信号,FPGA 内部的内存读/写状态机就把当前三路梯度波形数据点转移到 FPGA 内部的 DSP 模块中进行波形预强调处理,经过预强调处理后的数据直接送往 DAC 芯片。预强调波形是多个具有不同幅度和时间常数的 e 指数衰减之和,DSP 模块中实现的是无限冲击响应滤波器。已知输入的信号模型为阶跃函数,输出的波形为拥有不同幅度和时间常数的 e 指数衰减之和,这样就可以通过数字信号处理的方法计算出相应的无限冲击响应滤波器。预强调算法首先用 MATLAB 中的 Simulink 进行模拟,然后通过 Xilinx 公司提供的 System Generator 工具产生所需要的VHDL 文件。

梯度波形发生器采用 Analog Device 公司的 0P470 用于后级放大电路和差分输出,差分输出的范围为 ±5V。

## 参 考 文 献

[1] Li G,Jiang Y,Yan X,et al. Digital nuclear magnetic resonance spectrometer. Review of Scientific Instruments,2001,72:4460.

[2] Sen J,Xu Q,Liu Y,et al. Home-built magnetic resonance imaging system(0.3T)with a complete digital spectrometer. Review of Scientific Instruments,2005,76:105101.

[3] 沈杰. 数字化谱仪软件系统的研制和应用. 上海:华东师范大学博士学位论文,2006.

[4] 肖亮. 数字化多通道磁共振成像谱仪的设计与实现. 北京:北京大学博士后研究工作报告,2009.

[5] 李睿. 磁共振成像谱仪的软件设计及成像序列研究. 北京:北京大学博士后研究工作报告,2009.

[6] Wu X,Patterson D A,Butler L G. A broadband nuclear magnetic resonance spectrometer:

Digital phase shifting and flexible pulse programmer. Review of Scientific Instruments, 1993,64:1235.

[7] Griffin D D,Kleinberg R L,Fukuhara M. Low-frequency NMR spectrometer. Measurement Science and Technology,1993,4:968.

[8] Job C,Pearson R M,Brown M F. A personal computer-based nuclear magnetic resonance spectrometer. Review of Scientific Instruments,1994,65:3354.

[9] Fry M E,Pittard S,Summers I R,et al. A programmable eddy-current compensation system for MRI and localized spectroscopy. Journal of Magnetic Resonance Imaging,1997,7:455.

[10] Takeda K. A highly integrated FPGA-based nuclear magnetic resonance spectrometer. Review of Scientific Instruments,2007,78:033103.

[11] PulseBlaster DDS™ Model DDS-Ⅱ-300 USB Owner's Manual,SpinCore Technologies, Inc,2009.

[12] DRX Hardware Manual v4. 2,Resonance Instruments,Ltd,2003.

[13] MR6000 Hardware Manual,M. R. Solutions,Ltd,2005.

[14] PPC405EP Data Sheet,Applied Micro Circuits Co,2005.

[15] PPC405EPEmbedded Processor User's Manual,Applied Micro Circuits Co,2004.

[16] 汤伟男. 新一代磁共振成像谱仪的研制及关键技术研究. 北京:北京大学博士学位论文,2013.

[17] Delphi Language Guide Borland Software Corporation(2002).

[18] Bofland Delphi 7 Developer'S Guide Borland Software Corporation(2002).

[19] Tang W,Wang W. A single-board NMR spectrometer based on a software defined radio architecture. Measurement Science and Technology,2011,22:8.

[20] 谷晓芳,姜忠德,俎栋林. 基于 PCI 总线的 MRI-数字频率源设计. 中国医学影像技术, 2005,21(6):959-962.

[21] AD9854 Data Sheet,Analog Devices,Norwood,MA 02062-9106(2002).

[22] Jiang Y,Jiang Y,Tao H,et al. A complete digital radio-frequency source for nuclear magnetic resonance spectroscopy. Review of Scientific Instruments,2002,73(9):3329-3332.

[23] Xiao L,Wang W. A radio-frequency source using direct digital synthesis and field programmable gate array for nuclear magnetic resonance. Review of Scientific Instruments, 2009,80:124703.

[24] 姜忠德. MRI 数据采集系统设计研究. 北京:北京大学硕士学位论文,2006.

[25] 蒋瑜,蒋赟,肖鹏飞,等. 核磁共振谱仪技术中的高速数据采集. 波谱学杂志,2001,18(3): 193-198.

[26] Jiang Z,Zu D,Gu X. Design of an MRI quadrature-data acquisition card. Progress in Natural Science,2006,16(3):255-259.

[27] Xilinx,Spartan and Spartan-XL Families Field Programmable Gate Arrays,June 27,2002.

[28] 曾繁泰. VHDL 程序设计. 北京:清华大学出版社,2000.

[29] 王小军. VHDL 简明教程. 北京:清华大学出版社,1997.

[30] 潘松. VHDL 实用教程. 成都:电子科技大学出版社,2000.

[31]  林敏. VHDL 数字系统设计与高层次综合. 北京:电子工业出版社,2002.

[32]  张亦华. 数字电路 EDA 入门:VHDL 程序实例集. 北京:北京邮电大学出版社,2003.

[33]  Cyclone Ⅱ Device Handbook, Altera, Inc. ,2005.

[34]  TMS320VC33 Data Sheet, Texas Instruments, Inc. ,2000.

[35]  TMS320VC3x User's Guide, Texas Instruments, Inc. ,1997.

[36]  Kasal M, Halimek J, Husek V. Signal processing in transceivers for nuclear magnetic resonance and imaging. Review of Scientific Instruments, 1994,65:1897-1902.

[37]  Villa M, Tian F, Cofrancesco P, et al. High resolution digital quadrature detection. Review of Scientific Instruments, 1996,7:2123-2129.

[38]  贾治安,杨文辉. 基于 DSP 的全数字化低场 MRI 信号接收算法研究. 波谱学杂志,2005,22(2):187-193.

[39]  AD9874 Data Sheet, Analog Devices, Norwood, MA 02062-9106(2003).

[40]  AD6620 Data Sheet, Analog Device, Inc. ,1998.

[41]  Ning R, Dai Y, Yang G, et al. A digital receiver with fast frequency-and gain-switching capabilities for MRI systems. Magnetic Resonance Materials in Physics Biology & Medicine, 2009,22:333-342.

[42]  辛立静,王鹤,徐勤,等. 一种用于核磁共振的脉冲场梯度单元. 波谱学杂志,2003,20(4):349-355.

[43]  PCI 9052 Data Book. PLX Technology, Inc. ,1997.

# 第8章 梯度放大器和 RF 功率放大器

MR 成像仪中有两个高功率电子学部件,就是梯度放大器和 RF 功率放大器。MRI 梯度放大器是一项专门技术,在全世界能生产的厂家屈指可数,为了降低 MRI 成本,国内经多年艰苦努力和钻研有希望国产化。至于 MRI 用的通用 RF 功率放大器(几千瓦到二三十千瓦不等),技术比较成熟,价格也不是特别昂贵,国产化的兴趣和动力都不大,这里从略。本章讲专门针对并行发射正在蓬勃发展的小功率(≤500W)RF 放大器,因为并行发射需要 8 个或 16 个 RF 功率放大器独立运行,这类部件尚无商品流行,需要研制。

## 8.1 梯度放大器

音频放大器分为 A、B、AB、C 和 D 五类。只有 A 类,其功率晶体管工作在线性状态,效率只有 20% 左右,适合于小功率。D 类放大器功率管工作在开关状态,像开关式 DC 电源一样,脉冲宽度调制(Pulse Width Modulation,PWM)放大器通过开关其 MOSFET 功率管在两个最低耗散模式(全开和全关)之间,耗散很少,产生很少热量。PWM 功率放大器和开关式直流电源之间的重大差别是:前者跟踪一个可变的参考电压,而后者跟踪一个固定的参考电压。对于负载,PWM 功率放大器与线性放大器不可分辨,然而与 A 类放大器不同,PWM 功放效率很高,达 90% 以上,如图 8.1.1 所示。事实上一个开关式直流电源是 PWM 功率放大器的特殊情况。在给定输出功率的情况下,相应的功率损耗很小,所用散热片小,功率变压器体积也小。因此重量、尺寸、成本都会降低。

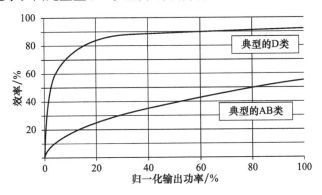

图 8.1.1 D 类和 AB 类放大器的效率

　　D 类放大器概念早就有了，直到现代 PWM 放大器出现才得以实现。这得益于高速开关 MOSFET 和新的快绝缘栅双极晶体管（Insulated-Gate Bipolor Transistors，IGBTs）的出现和高级反馈技术的发展，PWM 功率放大器匹配了线性放大器的责任，而没有重量、体积、成本的惩罚，也没有线性的过量热耗散。多 PWM 放大器还可以并联组合以提供几十千瓦输出，效率为 94%～98%。

### 8.1.1　梯度放大器基本原理——脉冲宽度调制

　　PWM 简称脉宽调制，是一种对模拟信号进行数字编码的方法。方波的占空比被调制用来对一个具体模拟信号的电平进行编码。PWM 信号仍然是数字的，因为电压或电流源是以一种只有通（ON）或断（OFF）两种状态的重复脉冲序列输出，经滤除载频恢复出模拟信号后再加到负载上去。脉宽调制电路原理可用图 8.1.2 进行说明。把梯度信号与一个三角波信号进行比较，生成方波信号，方波信号分成互补的两路，经过放大和电平移动后分别控制一对互补式功率 MOS 场效应晶体管的栅极，以转换功率 MOS 管的工作状态。

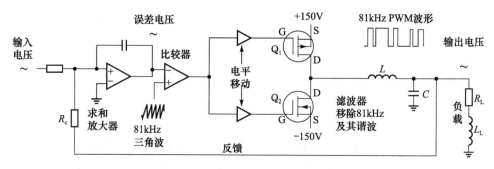

图 8.1.2　半桥式 PWM 放大器结构

　　求和放大器对输入和负反馈信号求和；其输出和 81kHz 三角参考波都输入比较器，比较器输出只有高、低两个状态，低态驱动 MOSFET 功率管 $Q_1$ 进入导通，高态使 $Q_2$ 导通。当 $Q_1$ 导通时，$Q_2$ 关闭；或者反之，$Q_1$ 和 $Q_2$ 导通时间之差决定输出极性和幅度。对于相等的导通时间，输出是零。来自负载的反馈调节两个导通时间的比，强迫输出波形在额定电压和频率范围内跟踪输入。一个内置 $LC$ 输出滤波器平滑这 81kHz 脉冲列（滤除 81kHz 及其谐波）产生预期波形高功率输出，内部体二极管限制漏极电压在 +150V 和 -150V 之间摆动

　　在给定的任何时刻，满幅值的直流供电要么完全有（ON），要么完全无（OFF）。末级功率晶体管 ON 时，它饱和导通，输出最大电流，而管压降由于饱和，接近为零，所以管耗接近为零；末级功率晶体管 OFF 时，由于它截止，电源电压全加在晶

体管上,然而由于截止,流过管子的电流为零,所以功耗也为零。因此从理论上来讲,不论管子是通还是断,都几乎不消耗功率,因此放大器总的功耗大大降低,有可能达到 95% 的效率。

### 8.1.2　比较器

PWM 通常是通过比较输入信号和三角波(载波)产生宽度调制的矩形脉冲,比较器输出的是方波,方波中包含较高频载波和输入信号的信息,如图 8.1.3 所示。由三角波定义调制的幅度和切换频率,因为信号数字化,PWM 放大器有时也称为数字放大器。其实,本质上是模拟放大器。

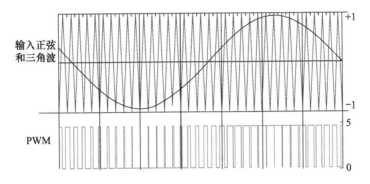

图 8.1.3　被正弦波调制的典型 PWM 信号

注意正弦波被设计为 $-1 \sim +1V$,产生 $0\% \sim 100\%$ 的占空比(duty cycle),50% 相应到 0V 输入,这"数字"
输出用了标准逻辑电平,0V 是逻辑 0,5V 是逻辑 1

设输入信号是正弦波,当正弦波处在正峰时,正的方脉冲具有最大宽度;相反,当正弦波处在负峰时,正的方脉冲具有最小宽度;当正弦波过零点时,正、负方脉冲的宽度相等。可见正脉冲宽度与正弦信号的值成正比。这样,就把信号幅值转换成了脉冲的宽度。用正脉冲控制 $Q_1$,用负脉冲控制 $Q_2$,即高、低电平分别驱动两个 CMOS 管导通,$Q_1$ 和 $Q_2$(图 8.1.2)导通时间之差决定输出极性和幅度。在功率管输出端,如果有一个低通滤波器,把较高频率的载波滤掉,对于相等的导通时间,输出是零。$Q_1$ 导通时间长、$Q_2$ 导通时间短则输出正极性电流;反之,则输出负极性电流。

通过反馈电路调节(图 8.1.2)两个导通时间之比,强迫输出波形在额定电压和频率范围内跟踪输入波形,低通滤波器使用无源 $LC$ 滤波器,(因为它几乎无损耗)滤除较高频率载波及其谐波,使向负载输出的是放大后的正弦波。

为了正确表达信号,PWM 参考波形的频率必须比输入信号频率高许多,根据 Nyquist 定理,至少是两倍。为了达到低畸变,并便于滤波,一般选择高倍率,典型的为 $5 \sim 50$。MRI 梯度波形带宽约在 10kHz 内,Coplcy 创始人 Burwen[1] 起初选择的 PWM 参考波形频率是 81kHz。PWM 信号还必须驱动功率转换器件,产生高功率信号,还要考虑功率晶体管切换频率。PWM 信号谱有低频成分(输入信号谱),也有高频成分,即切换频率及其谐波。为了重建原来的调制信号,开关频率及其谐波必须滤除,一个功率低通滤波器为此设计。通常使用无源 $LC$ 滤波器,因为它几乎无损耗。

### 8.1.3　拓扑结构

有两种 Class-D 类拓扑结构,即半桥结构为 2 个输出器件,正、负电源,如图 8.1.2 所示;全桥结构为 4 个输出器件,并可以用单电源,如图 8.1.4(a)所示。

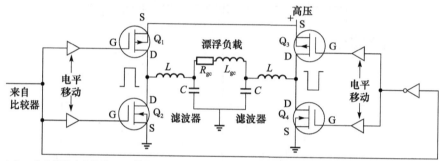

(a) 一个全桥输出电路使 PWM 放大器从单极 DC 电源发展四象限双极功率(对于正输出极性 $Q_1$ 和 $Q_2$ 接收切换命令,而 $Q_4$ 连续导通;对于负极性输出,$Q_3$ 和 $Q_4$ 接收切换命令,而 $Q_2$ 连续导通)

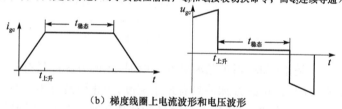

(b) 梯度线圈上电流波形和电压波形

图 8.1.4　单电源全桥结构

对于半桥来说,任何时间只能有一个管子导通。假如两个管子同时导通,则电源短路,从而毁坏 MOSFET。为了防止此类情况发生,必须引进一个"死时间",即很小一段时间(典型的为 5~100ns),两个 MOSFET 都关闭。

当由一个高压电源(不是两个)供电时,PWM 功率放大器可用一个"桥"结构。用 MOSFET 桥电路发展双极输出要求电隔离或者浮动负载(图 8.1.4(a))。它涉及四个功率 MOSFET 管而不是两个,连同其驱动电路和散热片,为了最小化切换损失,一次只一对管子进行切换。蒋晓华小组研究了主从两级电平的单 H 桥[2] 和双 H 桥[3,4]拓扑结构,如图 8.1.5 所示,并提出了前馈控制算法(图 8.1.6(a))[3],设计了精密控制系统(图 8.1.6(b))[4],研制出国产化 MRI 梯度放大器样机。

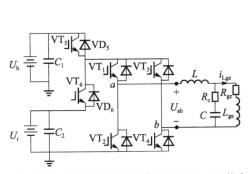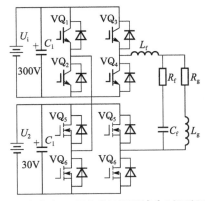

（a）两级电平主电路拓扑结构[2]（H桥由VT₁~VT₄构成；
选择环节由VT₅、VT₆构成，用于选择高电压源$U_h$和
低电压源$U_t$）

（b）主电路双H桥串联拓扑结构[3,4]（高压桥用
高耐压的IGBT器件，低压桥用低耐压MOSFET
器件）

图 8.1.5　两级电平主电路和主电双 H 桥串联拓扑结构

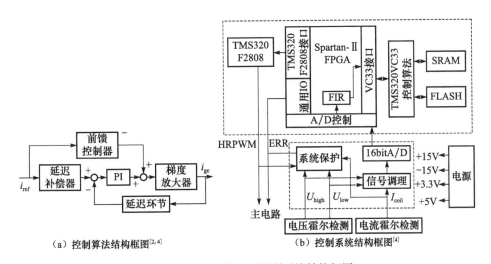

（a）控制算法结构框图[2,4]

（b）控制系统结构框图[4]

图 8.1.6　控制算法和控制系统结构框图

### 8.1.4　输出滤波器设计

输出滤波器是电路最重要的部分之一，关系到总体效率、可靠性和梯度性能。如前所述，通常用一个 LC 低通滤波器，因为它是无耗的，可把较高频率的载波滤掉，并且有－40dB/10 倍频的斜坡，如果滤波器参数和切换频率设计得当，载波可以得到合理的抑制。通常选择 Butterworth 或类似的频率响应。首先考虑如何选择滤波电感 L，针对图 8.1.4 所示的全桥电路，当一对管导通时，管压降几乎为零，电源电压 E 加在两个滤波电感和负载，即梯度线圈上，设梯度线圈电流为 $i_{gc}$，有关系

$$u_{gc}(t) = L_{gc}\frac{di_{gc}}{dt} + R_{gc}i_{gc}(t) \tag{8.1.1}$$

式中，$L_{gc}$ 和 $R_{gc}$ 是梯度线圈电感和电阻；$L$ 和 $R$ 是滤波电感和损耗电阻。在电流上升和下降阶段(图 8.1.4(b))，电源电压 $E$ 由两个滤波电感和梯度线圈共同承担，在负载线圈两端有很高的电压。而在梯度波形平顶阶段，负载线圈上只有很小的电压($u_{gc} = i_0 R_{gc}$)，滤波电容上承载电源电压的大部分。令梯度线圈中电流爬升率满足设计指标，即 $di_{gc}/dt = SR$，则滤波电感 $L$ 应该满足

$$L < \frac{1}{2}\left(\frac{E - i_{gc}(R_{gc} + 2R)}{SR} - L_{gc}\right) \tag{8.1.2}$$

滤波电容的选择要考虑滤波器的传递函数截止频带($0 \sim f_c$)稍微大于梯度(上升段)频带(设为 $0 \sim f_g$)，而远在载波频率($f_s$)之下，即满足如下条件：

$$f_g < f_c \ll f_s \tag{8.1.3}$$

如果梯度从零上升到最大值需要 $100\mu s$，那么梯度频带为 $0 \sim 10 kHz$，如果载波频率是 $81 kHz$，滤波器传递函数截止频率可设为 $15 kHz$。记住设计参数之一是终端负载，即线圈阻抗，阻抗不同，频率响应就会有变化，必须借助于适当的反馈网络来补偿。

PWM 放大器所用反馈技术包括输出滤波器以补偿阻抗变化使得负载与频响几乎无关，也降低了滤波器中非线性产生的畸变。虽然无源元件认为是无畸变的，但不包括用于滤波器中的铁芯电感。从线性角度看，理想的电感是空气芯电感，但体积和所需匝数通常使得空气芯不实际，为了减小体积和匝数并限制发散电磁场以减小电磁干扰，可选择软磁芯。

输出滤波器衰减开关频率谐波到 2% 以下，这就是对于负载，放大器看起来是线性的原因。因为零输出是两个 MOSFET 导通时间之间动态平衡的结果，放大器的输出以最小穿越畸变在正负方向移动。一个高频、相位超前网络(没有显示)阻尼输出滤波器谐振并保证平坦的闭环响应。

### 8.1.5　反馈电路

时序误差导致增大的畸变和噪声，不可忽视，设计越精确越好。开环放大器绝无可能满足所要求的技术指标，必须用负反馈进行闭环控制。最简单、实用也最普遍的方法是取开关信号的一部分，借助于无源 $RC$ 低通滤波器返回到误差放大器，如图 8.1.7 所示。误差放大器是位于信号路径上的运算放大器(在 PWM 比较器之前)，它求和梯度波形信号和负反馈信号以产生比较器的梯度输入信号。

当今 PWM 功率放大器使用 $81 kHz$ 和以上开关频率，允许的输出功率带宽在 DC$\sim$4kHz，可在几分之一毫秒内从零上升到全功率输出。在 $81 kHz$ 开关频率滤波电感的尺寸小到足可装进放大器盒内输出滤波器中，开关频率谐波衰减到输出

电压的 2% 以下;当驱动电感负载时电流谐波是微小的。宽带滤波 PWM 功率放大器已设计了几代,从 1988 年 1kW 机型开始到 1993 年 50kW 机型,直流线性度达 0.02%,全谐波畸变在 0.2% 以下,零穿越畸变可忽略不计[5]。

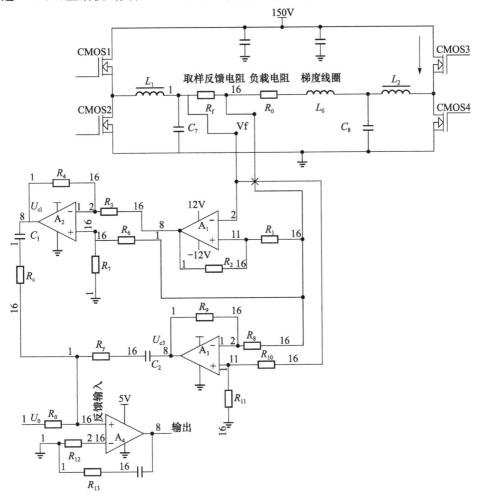

图 8.1.7　梯度放大器中负反馈电路[1]

$R_f$ 是负载电流路径上取样电阻,运算放大器 $A_1$、$A_2$ 和 $A_3$ 的电路及两个 $RC$ 电路构成反馈电路;$A_4$ 是误差放大器,比较器和驱动级未画出

### 8.1.6　驱动高电感、低电阻线圈

当需要驱动高电感、低电阻磁线圈时,PWM 功率放大器超越线性放大器的优势是特别显著的。对于给定的 DC 电压,放大器的功率消耗仅依赖于输出电流,与输出电压无关。例如,激励 MR 成像仪的 0.5mH,0.05Ω 梯度线圈时,要求重复脉

冲在 1ms 内达到峰值幅度 500A。在希望的 1ms 内建立 500A 线圈电流,涉及电流上升率为 500A/ms。反过来,在 0.5mH 线圈中该上升率要求驱动电压至少为 250V。驱动放大器还必须发展一个额外 25V 来克服线圈电阻,导致放大器总输出 275V。放大器需要一个至少 275V 的 DC 电压,或许 300V。

对于线性放大器,产生了一个问题,当线圈电流达到稳态时,线圈电感不再吸收放大器输出电压的大部,而仅需要 25V。对于 PWM 功率放大器,这不成问题。反馈再调整输出桥的输出"开/关"比,以产生所需要的 25V。PWM 放大器仍然耦合 300V 全电源电压到负载,只是脉冲宽度窄很多,此时,275V 电压降落在滤波电容上。

对于 A 类线性放大器就不是这种情况,它必须耗散 300V 电源电压没有加到负载上的部分。负载的欧姆电阻只吸收 25V 以维持 500A 电流。结果,放大器保持这 275V 电压差跨接在放大器的输出晶体管上,晶体管耗散是 $275V \times 500A = 137.5kW$,传递到负载的只有 12.5kW,线性放大器的效率至多是 8.4%。

## 8.2　超低输出阻抗 AB 类推挽式 RF 功率放大器

传统单通道 RF 功率放大器一般采用多级驱动,末级功放采用 AB 类方式,通过包络反馈控制实现严格的线性放大,这种技术早已成就了成熟的商品 RF 功率放大器,已不在实验室研究内容之列。随着高场 MRI 机器的发展,空间选择激发、RF 匀场、控制 SAR 的需求导致多通道并行激发技术提上日程,其中一项就是开发用于多通道并行发射的小型、低成本、低功率 RF 放大器以取代传统单通道大功率 RF 发射机。在高场、超高场特殊情况下,并行发射有成为常规配置的趋势,因此,这类小型功率放大器成为目前的研究热点。

### 8.2.1　放大器电路原理[6]

在 6.4.8 节已经提到,类比于并行接收阵列中低输入阻抗前置放大器退耦线圈,在并行发射中低输出阻抗功率放大器也可以退发射线圈单元之间的耦合。虽然有许多退耦方法,如邻近线圈最佳重叠,线圈元间电容或电感退耦桥等,但都有一定局限性。如果用多路超低输出阻抗功率放大器(PA)有效地实现并行发射阵列线圈单元之间的隔离,可以消除对阵列几何的约束,从而达到发射性能最佳化。

耦合的发射线圈等效电路模型如图 6.4.8 所示,根据式(6.4.12),当电源输出阻抗 $r_s$ 很小时,由耦合感应的电流可忽略。在实际固态 RF 功放中,通常使用 MOSFET。当 MOSFET 工作在其 DC 特性曲线的饱和区域时,其行为近似为压控电流源,图 8.2.1(a)为其等效电路模型,漏-源电阻 $R_{DS}$ 是很高的值。当 MOS-FET 工作在线性模式(A 或 AB 类)时,DC 漏-源电压固定,其无畸变最大输出功率依赖于其负载阻抗,只有当负载阻抗等于一个最佳值(共轭匹配)时才能达到最大等级功率。

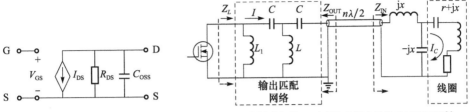

（a）MOSFET 管等效电路模型　　　　（b）在超低输出阻抗 RF 功率放大器中的输出匹配网络[6]

图 8.2.1　MOSFET 管等效电路模型及其在超低输出阻抗 RF 功率放大器中的输出匹配网络

　　为了通过取低源阻抗概念使线圈单元之间隔离最好,同时又能使可用输出功率最大,Chu 等[6]对放大器输出级提出了一个新的设计(图 8.2.1(b))。在此新设计中,对 MOSFET 引进了输出匹配网络,匹配网络利用一个电感 $L_1$ 与 MOSFET 输出并联,与其漏源电容 $C_{oss}$ 谐振。然后一个 T 形网络,由两个电容 $C$ 和一个电感 $L$ 组成,被选择串联谐振在工作频率 128MHz,进一步变换漏源电阻 $R_{DS}$ 进入

$$Z_{out} = \frac{j\omega L\left(\frac{-j}{\omega C} + R_{DS}\right)}{j\omega L + \frac{-j}{\omega C} + R_{DS}} - \frac{j}{\omega C} = \frac{\frac{1}{\omega^2 C^2} + j\omega L R_{DS}}{R_{DS}} - \frac{j}{\omega C} = \frac{1}{\omega^2 C^2 R_{DS}} \quad (8.2.1)$$

因为 $R_{DS}$ 是高阻,输出阻抗可做得很低,因为主要由串联谐振电路决定,而串联谐振在共振频率上几乎是短路。当 $Z_{out}$ 接近零时,在线圈边的输入-匹配网络行为像一个并联谐振电路,而并联谐接电路阻抗很大,近似开路,因此线圈之间耦合感应的电流分量被抑制。同时,对于 MOSFET,同一个输出-匹配网络变换这正常匹配到 50Ω 的线圈输入阻抗为

$$Z_L = \frac{1}{1\left/\left|\left(\frac{j\omega L\left(\frac{-j}{\omega C} + 50\right)}{j\omega L + \frac{-j}{\omega C} + 50} - \frac{j}{\omega C}\right) + \frac{1}{j\omega L_1}\right|\right.} = \frac{1}{50\omega^2 C^2 - \frac{j}{\omega L_1}} \quad (8.2.2)$$

对于电源,与源阻抗为复共轭的负载为最佳负载,可写为

$$Z_{OL} = \frac{1}{1/R_{OL} - j\omega C_{oss}} \quad (8.2.3)$$

式中,$R_{OL}$ 代表使 MOSFET 输出最高功率的负载电阻,通过置 $L$ 和 $C$ 满足

$$R_{OL} = \frac{1}{50\omega^2 C^2} = 50\omega^2 L^2 \quad (8.2.4)$$

和 $C_{oss}$ 与 $L_1$ 谐振,负载电阻 $Z_L$ 是匹配到 MOSFET 要求的最佳值,于是保证了可以达到最高输出功率。这种设计允许灵活地布置 RF PA 的功率级。对于离开线

圈的布置,具有长度为半波长整数倍($n\lambda/2$)的同轴电缆可用于连接线圈和其对应的有一定距离的功率放大器。

图 8.2.1(b)显示的配置在效果上代表了实现电流源的一种方式,MOSFET 输出匹配网络按因子 $1/(\omega CZ_{in})$ 比例其输入电流,网络的输出电流变为线圈的输入电流,在线圈上被其输入匹配网络按比例 $x/r$ 分配,因此线圈中流动的电流可表示如下:

$$I_c = \frac{x}{r}\frac{1}{\omega CZ_{in}}I = \frac{x}{r}\frac{1}{\omega C\left[\dfrac{-jx(r+jx)}{r+jx-jx}+jx\right]}I = \frac{x}{r}\frac{1}{\omega C\dfrac{x^2}{r}}I = \frac{1}{\omega Cx}I \quad (8.2.5)$$

式(8.2.5)指示线圈负载 $r$ 对线圈中的电流没有影响,因为电流仅由 MOSFET 栅极电压控制。除了电流源特性,式(8.2.5)也表明图 8.2.1(b)中显示的电路能够驱动线圈中电流超过 MOSFET 的电流等级。

### 8.2.2　放大器实际电路

一个工作在 128MHz 的实际放大器包括三级[6,7],输入信号来自 MRI 谱仪,末级由高功率金属氧化物半导体场效应晶体管(MOSFET)ARF475FL 制造,基于图 8.2.1(b)中的设计,兼顾效率和线性度,器件运行在 AB 类模式,偏置电流为 200mA,偏压以脉冲方式由外加栅极信号触发,漏极电压置在 150V,在此电压下,管子 $R_{OD}$ 大约为 25Ω。按照式(8.2.4),选择电容 $C$ 为 35pF,电感 $L$ 与其谐振在 128MHz。末级放大 15～17dB,最低输出 500W,3 次谐波衰减 −27dB。

MOS 场效应管 ARF475FL 是专门设计工作在 AB 类模式共源结构配对的功率管[8],可推挽或并联运行,窄带工作可到 150MHz,漏源电压最大为 165V,单管功率可达 300W。在 128MHz、150V,典型峰值输出功率可达 900W,效率 50% 以上,手册上推荐的功放末级设计如图 8.2.2 所示。图 8.2.2 中 $J_1$ 接前面推动级,$J_2$ 接图 8.2.1(b)所示输出匹配网络后可通过半波长同轴电缆给线圈提供电流。ARF475FL 的等价 $R_{DS}$ 可通过测量管子 DC 特性曲线饱和区中漏源电压 $V_{DS}$ 对电流 $I_{DS}$ 的微商而得到,对于 $V_{DS}$ 在 150V,偏置 $I_{DS}$ 到 200mA 的一个确定的栅压值,由图 8.2.3(a)显示的结果,计算出 $R_{DS}$ 大约为 2kΩ。忽略匹配网络损耗,根据式(8.2.1)预期放大器输出阻抗为 1.25Ω。

### 8.2.3　低阻抗放大器的调试与结果

Chu 等[6]用图 8.2.3(b)所示的实验装置通过测量其低阻抗放大器对发射线圈单元的退耦性能对 PA 输出网络元件参数和线圈输入网络元件参数进行实验调整,取得初步经验值得参考。

两个 8cm×8cm 表面线圈间隔 3cm,置于 30cm×20cm×20cm 盐溶液(NaCl

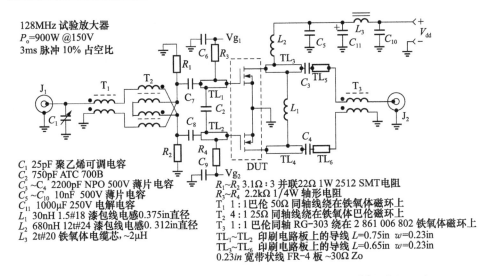

128MHz 试验放大器
$P_o$=900W @150V
3ms 脉冲 10% 占空比

$C_1$ 25pF 聚乙烯可调电容
$C_2$ 750pF ATC 700B
$C_3$ ~$C_4$ 2200pF NPO 500V 薄片电容
$C_5$ ~$C_{10}$ 10nF 500V 薄片电容
$C_{11}$ 1000μF 250V 电解电容
$L_1$ 30nH 1.5#18 漆包线电感0.375in直径
$L_2$ 680nH 12#24 漆包线电感0.312in直径
$L_3$ 2t#20 铁氧体电缆芯，~2μH

$R_1$~$R_2$ 3.1Ω：3 并联22Ω 1W 2512 SMT电阻
$R_3$~$R_4$ 2.2kΩ 1/4W 轴形电阻
$T_1$ 1：1巴伦 50Ω 同轴线绕在铁氧体磁环上
$T_2$ 4：1 25Ω 同轴线绕在铁氧体巴伦磁环上
$T_3$ 1：1 巴伦同轴 RG-303 绕在 2 861 006 802 铁氧体磁环上
TL$_1$~TL$_2$ 印刷电路板上的导线 L=0.75in w=0.23in
TL$_3$~TL$_6$ 印刷电路板上的导线 L=0.65in w=0.23in
0.23in 宽带状线 FR-4 板 ~30Ω Zo

图 8.2.2　对于 AB 类推挽功率配对管 ARF475FL 由手册[8] 推荐的电路

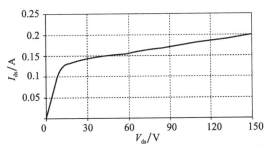

（a）ARF47FL被偏置在$V_{ds}$=150V，$I_{ds}$=200mA时输出特性曲线（饱和区域）用于计算$R_{DS}$

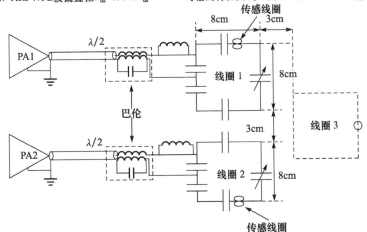

（b）两个8cm×8cm表面线圈间隔3cm，与其低输出阻抗功效（PA）连接示意图，用以验
　　证两线圈间退耦效果，以及与第三个线圈（虚线框）之间退耦效果

图 8.2.3　晶体管伏安特性曲线和实验的退耦线圈电路[6]

1.33g/L,CuSO₄ 0.66g/L)模体上,距离 2cm,往远可调。半波长电缆分别连接 PA1、PA2 和线圈 1、线圈 2,高功率等级 MR-兼容巴伦用于各电缆以阻塞共模电流。单元线圈 1 和 2 中电流 $I_1$ 和 $I_2$ 分别由两个电流感应器($S_1$ 和 $S_2$)监视。电流感应器是由两个直径 1cm 环构成的蝶形结构,对于线圈单元 1 的传感器 $S_1$ 交叉置于离线圈 2 最远的线圈 1 的一段导体上,如图 8.2.3(b)所示。用这种结构对于 $I_1$ 在 $S_1$ 两环中感应的电动势(EMF)是同相的,于是增强,而被 $I_2$ 在两环中感应的电动势近似反相,于是相消近似为零。结果,与从单元 1 感应的相比,单元 2 的贡献降低到可忽略的水平。利用感应线圈灵敏度的定域性,可以分别跟踪 $I_1$ 和 $I_2$。为了度量更多线圈和电缆长度增加,引入第三个线圈如图 8.2.3(b)虚框所示。

L 形匹配网络中电感 $L$ 和电感 $L_1$ 显著影响被线圈看到的源阻抗,用下面的调谐过程可决定其值。在阵列-模体布置的起初配置上,用半波长电缆的两个线圈首先被调谐,并分别独立匹配到 50Ω,线圈 1 由网络分析仪(如 Agilent 4395A)驱动,同时线圈 2 接短路器,线圈 2 中感应的电流通过其传感线圈测量 $S_{21}$ 来校准(图 8.2.4(a)),调整线圈 2 输入匹配网络中的电感使感应电流最小。

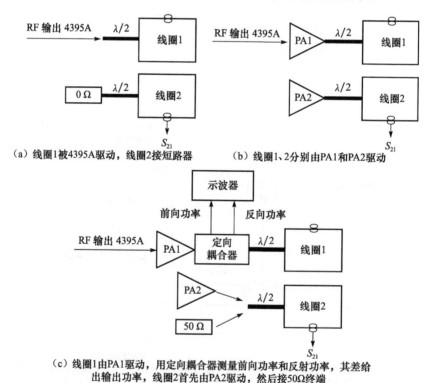

（a）线圈1被4395A驱动，线圈2接短路器　　　（b）线圈1、2分别由PA1和PA2驱动

（c）线圈1由PA1驱动，用定向耦合器测量前向功率和反射功率，其差给
出输出功率，线圈2首先由PA2驱动，然后接50Ω终端

图 8.2.4　测量设施[6]

　　为了确定补偿 ARF475FL 输出电容的 $L_1$ 的值(图 8.2.2),各单元线圈分别由对应的放大器驱动(图 8.2.4(b)),两个放大器同时被 3ms 脉冲 10% 占空比从栅极控制 on,PA1 被 4396A 驱动以输出 1W 功率,PA2 的 $L_1$ 被调谐到线圈 2 中感应电流最小。同样的办法再用于调谐线圈 1 和 PA1。当线圈 3 被引进时,同样的调谐方法用来确定线圈 3 的 L 形匹配网络中的电感,同时线圈 2 保持开路。

　　上述参数调定后,Chu 等[6]进行了各种实验(图 8.2.4(c)),结果表明低输出阻抗放大器与 50Ω 输出阻抗放大器相比,驱动功率从 1W 逐步增大到 430W,线圈隔离度提高均在 14dB 以上;在中~重样品负载条件下胜过邻近线圈最佳重叠退耦;隔离度改进对样品负载变化不敏感。总之,Chu 等的实验证明低阻抗放大器退耦是显著有效的,放大器输出阻抗越低,线圈隔离度改进得越好。输出匹配网络中无源元件损耗和电缆损耗影响放大器最小输出阻抗。因此,如果把放大器做得与MR 兼容,可以移进扫描室置于线圈附近 1m 以内以减小电缆损耗,甚至在线圈上以省去放大器输出与线圈输入之间的电缆,但需要修正两个网络参数。用专门设计的低阻抗 T/R 开关,线圈可并行发射和并行接收。

# 8.3　电流模式 D 类(CMCD)放大器

　　Gudino 等[9]考虑把 RF 放大器系统直接定位在线圈上[10,11],只有小 RF 功率信号发射到线圈-放大器系统上,避免用粗 RF 功率电缆,解除了建造多元发射阵列遇到的机械约束,也降低了电缆耦合。更重要的是线圈上放大器结构利用放大器有源器件的本征输出阻抗退耦邻近单元,类似于接收阵列中前置放大器退耦。另外,线圈上电流模式放大器允许直接控制 $B_1$ 场[11],使系统与患者-线圈相互作用无关,于是不必因人负载不同而微调调谐和匹配。于是,Gudino 等[9]提出一个新的高效率开关模式线圈上发射放大器系统,各个放大器模块有一个电压模式 D 类(VMCD)推动级和一个电流模式 D 类(CMCD)功率输出级,电流反馈开关电源作为 CMCD 输出级的电压源,RF 脉冲调制控制信号由纤维光缆传输,极大地简化了大规模并行发射阵列的电缆复杂性。

## 8.3.1　CMCD 放大器电路原理

　　图 8.3.1 显示了 CMCD 放大器电路图及其电压电流波形,其中有源器件是金属氧化物场效应晶体管工作在 D 类推挽方式。各管只有半周导通,驱动差动电流通过线圈负载,管子漏极通过扼流圈连接到电压源($V_{DD}$),在一个 RF 周期通过固定漏极电流幅度工作在电流模式,管子由具有希望输出频率的差分信号控制。

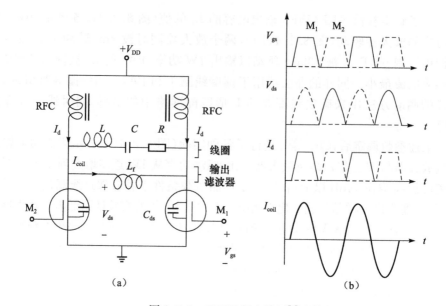

图 8.3.1　CMCD 级电路图[9] 及其电压电流波形

对于 MOSFET1(M₁) 和 MOSFET2(M₂) 的电压和电流波形分别用实线和虚线显示,由 $L_f$ 和 $C_{ds}$ 形成的谐振滤波器滤除漏极电流中的高次谐波,并在线圈上恢复出基波分量

　　理想情况下,MOSFET 有两个低损耗状态:全关,无电流流动;全开,有很高电流但管内电阻很低。在 RF 频率,像这样的两个纯态难以达到,因为管子输出电容 ($C_{ds}$) 是不可忽略的,必须补偿以达到高功率效率。为达目的,CMCD 放大器包含一个并联的带阻滤波器,共振在感兴趣的频率上,由接在两个漏极之间与负载并联的外电感 ($L_f$) 和 $C_{ds}$ 形成 (图 8.3.1)。滤波器使执行 0 电压开关成为可能,于是极大地提高了功率效率。0 电压开关保证了漏-源电压在开关时间是 0。因此,在开关切换期间避免由于管子输出电容充、放电造成的功率损耗[12]。这样,几乎是在两个 MOSFET 低耗态之间理想地切换,作为整体极大提高了放大器的效率。另外,为了补偿输出电容,滤波器行为在共振频率上是一个高阻抗路径,而在所有其他频率上是低阻抗。这样,高次谐波从负载被滤除。

　　由于漏-源电阻存在仍然有一些损耗 ($R_{DS} I_D^2$),但随栅压增大而降低。漏极总电流 ($I_D$) 是基波和奇数次谐波成分的和,奇次谐波产生于电流-开关模式运行。为了保证最佳推挽切换放大,在栅极上高幅度 180° 反相电压信号是必需的。因此,在预放大级用传统 VMCD 模式。CMCD 输出级电压和电流波形 (图 8.3.1) 是相反的,与在 VMCD 级的电压、电流波形也是相反的。理想情况下,在漏极电流和电压没有重叠,可降低开关损耗到 0。通过管子的电流在形状上是理想的方波,但是输出谐振滤波器衰减掉奇次谐波,于是只有基波成分被驱动通过线圈负载。

### 8.3.2 RF 包络发生机制

为了把 RF 包络信息加到输出 RF 脉冲上,同时保持系统的功率-效率开关布局,将一个脉宽调制(PWM)控制的阶梯(buck)变换器(DC-DC 向下转换)接在 CMCD 级的电压源上(图 8.3.2),变换器的输出电压正比于高直流输入电压($V_{in}$)。而 $V_{in}$ 是被 MOSFET 功率管开关的占空比加权的,功率管连接 $V_{in}$ 到 $LC$ 滤波器,滤波器储存能量被驱动到负载并滤除开关频率成分和落在感兴趣带宽外的谐波。转换器的占空比通过比较锯齿波时钟信号和误差信号来设置。误差信号来自目标和测量的 RF 包络之差,锯齿波时钟信号的频率至少 10 倍于希望的 RF 包络带宽。占空比是这样动态调整的:线圈中基波 RF 电流跟踪目标包络幅度而与负载条件无关(注意 RF 包络带宽远在 RF 载波频率以下)。例如,如果目标比感知的信号高,则 MOSFET 的 on 时间将增长(较高占空比),更大功率被驱动输出以增大包络幅度。CMCD 级漏极电压将被信号包络的放大版调制允许成形脉冲被发射到线圈。为了产生成形 RF 脉冲,漏极电压被 DC-DC 转换器调制。

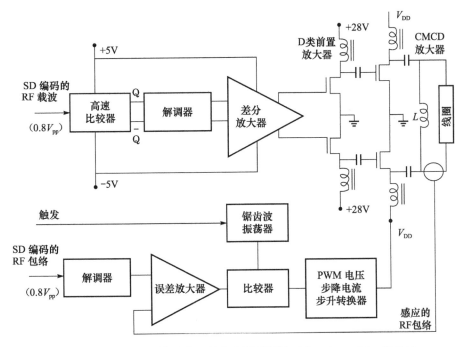

图 8.3.2 RF 放大器完整单元的电路原理图[9](SD=sigma delta 即 ΣΔ)

### 8.3.3 信号源和光导纤维传输

线圈上 CMCD 放大器的突出优点是低功率信号可直接用纤维光缆传送到放

大器,通过消除电缆耦合而极大简化了对电缆的要求。为了实现有效的光纤传输,RF 载波和包络都用 ΣΔ 调制(ΣΔM)[13]进行编码。与其他脉冲密度编码技术不同,ΣΔM 通过噪声成形在感兴趣带宽内降低量化噪声允许以高信噪比进行数据传输,这样,即使在低过采样率条件下高分辨数字转换也是可能的。当采样高速信号如 RF 载波时,ΣΔMADC 提供了超越传统 ADC 的巨大优点。另外,ΣΔM 允许通过简单滤波就可进行数模转换。

Gudino 等设计的线圈上 CMCD 放大器实验原型机是在 1.5T(63.6MHz),为执行 ΣΔM,RF 载波和包络在 MATLAB 中用 ΣΔM 工具箱编码并由数据-时间发生器(DTG)以 512Mb/s 合成(4 倍过采样),各信号通过各自纤维光缆由纤维光缆发射机发射,由装在发射线圈阵列上的纤维光缆接收机接收。RF 载波在放大器板上通过一个 3 阶 Butterworth 带通滤波器后被解调,滤波器中心频率在 63.6MHz,带宽 11MHz,RF 包络信号,带宽高达几百千赫兹,通过一个 5 阶低通 Butterworth 滤波器解调,滤波器截止频率是 4MHz。

### 8.3.4　放大器和前置放大器

ΣΔM 编码的 RF 载波被放大,然后通过一个高速发射耦合逻辑比较器(芯片 ADCMP565)分成两个相差 180° 的数字信号,再通过一个中心频率在 63.6MHz 的带通滤波器解调。解调后的信号通过两个级联高速差动放大器(AD8132)放大,总电压增益约为 15dB。为了有效地开关在 CMCD 级的功率 MOSFET 管,两级 VMCD 前置放大器进一步放大电压和电流。

对于 CMCD 功率输出级,Gudino 等[9]用的管子是双 RF N-MOSFET MRF275G (500MHz 带宽,$I_d$ 最大 26A,寄生电容为 100pF 范围内)。为了产生各种形状的 RF 脉冲,漏极电压被 DC-DC 变换器调制。因为 MOSFET 管的可变输出电容,调制对放大器工作的影响需要考虑。电压-调制的漏极电容对输出滤波器的性能有影响,因此,为了选择恰当的滤波电感($L_f$)值,要试验在不同的电压值与漏-源电容 $C_{ds}$ 共振在 63.6MHz 的电感值。MOSFET 漏极通过 RF 扼流圈连接到电源以使管子以电流模式运行,在前放和放大级 MOSFET 均用推挽 D 类结构连接。

前面已提到,放大器设计 RF 幅度和频率信息是分开的。因此,甚至当在 CMCD 级没有加漏极偏置如 sinc 脉冲穿越零点时,高幅度 RF 载波也可能出现在输出管的栅极上。在运行频率上,会通过不可忽略的栅-漏电容(在 $V_{DD}=V$ 时近似为 100pF)产生 RF 泄漏。为了降低此效应,RF 载波在编码级被调制以致当 RF 包络在其峰值的 0.1% 以下时为 0 值。

Gudino 等把数字接口和前放以及放大器一起设计在一块 4 层印刷电路板 (PCB)内,以增强系统稳定性,Buck 变换器和 PWM 控制器装在另一块子板上,RF 和 DC 网络分开屏蔽。

### 8.3.5 调幅系统(AMS)和电流反馈

被 PWM 控制的 buck 变换器(DC-DC 向下变)被设计为 CMCD 级供电,变换器频率接近 2MHz,有近似 200kHz 稳定的控制带宽。LC 输出滤波器由近似 $4\mu H$ 电感和 $3\mu F$ 陶瓷电容组成。对于在估计的最大 10A 负载 60V 标称输入电压 50% 占空比情况下,滤波器可限制输出电压纹波在 0.2V 以下。一个离散的 PWM 控制器被如此设计:根据目标 RF 包络和感知的 RF 包络的比较来置占空比。目标包络从放大和 $\sum\Delta$ 编码的 RF 包络的解调(与从 RF 载波解调一样)得到。电流可从 RF 线圈导体段上直接感应到,为了避免用额外的电缆,可用 5mm 直径 6 匝圆环线传感器直接在放大器板上一段输出路径轨迹上感应这电流(图 8.3.2)。传感器尺寸和匝数应试验调定使有足够的测量灵敏度以跟踪这 RF 包络的零点,通过恰当定位环传感器在输出轨迹上的位置,使环端感应电压能代表输出调制的 RF 电流。一个简单半波整流器由肖特基二极管和一个截止频率在 63.6MHz 以下的低通滤波器组成,用于恢复这包络信息。这信号经过比例调整后连接到误差放大器反相输入端,其同相输入端连接到目标 RF 包络。一个可调的 0 补偿电路由电阻-电容串联网络组成,加在输出和误差放大器反相输入之间以保证稳定性,同时对于电流应用维持一个足够大的带宽(千赫兹范围)。

误差放大器的输出是误差反馈信号,用来与 1.7MHz 锯齿波信号进行比较,锯齿波用一个定时电路(Texas Instrum. TLC551)产生。比较器产生 PWM 信号,PWM 输出连接到半桥 MOSFET 驱动器(LM5104)以控制 buck 变换器的 MOSFET 功率管的切换开关。

对于这种并行发射放大器,要求多发射通道谱仪输出时,RF 载波和 RF 调制包络是分开的,与 8.2 节介绍的并行发射放大器不同,那里可直接放大从谱仪输出的已经调制好的信号。

### 参 考 文 献

[1] Burwen R S. Parallelable PWM amplifier. IEEE Transactions on Instrumentation and Measurement,1989,36(4):1001-1005.

[2] 蒋丹丹,李思奇,蒋晓华. 两级电平结构 MRI 梯度放大器的研究. 电力电子技术,2006,40(6):104-107.

[3] 蒋晓华,赖日新. 核磁共振成像系统中的梯度放大器. 电力电子技术,2005,39(3):111-112.

[4] 曹彬,李思奇,毕大强,等. 梯度放大器高性能控制系统的开发. 电力电子技术,2008,42(2):27.

[5] Burwen R S. Kilowatts on order. IEEE Spectrum,1993,2:32-37

[6] Chu X,Yang X,Liu Y,et al. Ultra-low output impedance RF power amplifier for parallel

excitation. Magnetic Resonance in Medicine,2009,61:952-961.

[7]　Lee W,Boskamp E,Grist T,et al. Radiofrequency current source(RFCS)drive and decoupling technique for parallel transmit arrays using a high-power metal oxide semiconductor field-effect transistor(MOSFET). Magnetic Resonance in Medicine,2009,62:218-228.

[8]　RF POWER MOSFET,ARF475FL datasheet,Advanced Power technology,APT Website. http://www. advancedpower. com.

[9]　Gudino N,Heilman J A,Riffe M J,et al. On-coil multiple channel transmit system based on class-D amplification and pre-amplification with current amplitude feedback. Magnetic Resonance in Medicine,2013,70(1):276-289.

[10]　Hoult D I,Kolansky G,Kripiakevich D,et al. The NMR multitransmit phased array:A Cartesian feedback approach. Journal of Magnetic Resonance,2004,171:64-70.

[11]　Kurpad K N,Wright S M,Boskamp E B. RF current element design for independent control of current amplitude and phase in transmit phased arrays. Concepts in Magnetic Resonance Part B:Magnetic Resonance Engineering,2006,29B:75-83.

[12]　Kobayashi H,Hinrichs J M,Asbeck P M. Current-mode class-D power amplifiers for high-efficiency RF applications. IEEE Transactions on Microwave Theory and Techniques,2001,49:2480-2485

[13]　Johnson T,Sobot R,Stapleton S. Manchester encoded bandpass sigma-delta modulation for RF class D amplifiers. IET Circuits Devices and systems. ,2007,1(1):21-26.

# 第 9 章　超高场 MR 成像仪

用超高场(Ultra High Field,UHF)全身 MRI 系统探讨人脑的功能活动及其他应用有日益增长的兴趣,然而这样的超高场系统只分布在一些研究中心。起初超高场应用被限制到神经成像,具体说是脑功能成像[1-3]、脑皮层 mapping、人体定域谱[4],现在已经扩展到高空间分辨 MRA[5]、多核成像[6]和骨骼肌组织(软骨、肌肉、半月板、骨髓、筋腱、韧带等)[7]。超高场是指 7T、8T、9.4T 和 11.75T MRI 系统。目前全身 7T(300MHz)MRI 批量生产估计全世界装机已达 100 台左右,仍在继续增长;全身 8T、人脑 9.4T(400MHz)MRI 各有 1~2 台,11.75T(500MHz)在试设计中。本章将讨论超高场 MRI 所面临的问题,介绍目前已经提出或正在探索的解决途径。

## 9.1　超高场 MR 成像仪面临的问题

### 9.1.1　超高场全身 MRI 磁体成本的物理考虑

现有超导 MRI 磁体几乎毫无例外地都是用铌钛超导线绕制的,铌钛超导线的工作电流不仅受临界温度限制,还受其临界电流限制,而其临界电流 $j_c$ 又受其环境磁场限制。环境磁场不是工作磁场 $B_0$,而是超导线所在处的最大磁场 $B_m$,每一个磁体都存在一个最大值 $B_m$。在设计超高场磁体时,比值 $B_m/B_0$ 是一个至关重要的物理参数,由磁体几何参数等因素决定。7T 之所以能批量生产,从图 2.2.2 显示的铌钛超导线临界电流曲线可知,其临界电流在磁体设计得 $B_m/B_0$ 很小的情况下还有相当高的数值。而对于 9.4T 磁体,即使磁体设计得 $B_m/B_0$ 比值很小如 1.05(条件已经十分苛刻),$B_m$ 也达到 9.87T,与 7T 磁体相比,铌钛线临界电流已经急剧降低了一个量级,这意味着铌钛线的用量将增加十倍以上。由此可知,9.4T 的性能/价格比远不如 7T,几乎不可能大批量生产。图 2.2.2 曲线预示 11.75T 磁体已经不可能再用铌钛线而只能用超导铌三锡(Nb₃Sn),而超导铌三锡比铌钛线价格高出 4~5 倍,因而 11.75T MRI 何时诞生并不是很乐观,况且从 7T MRI 系统开始就已经面临许多技术难题。

### 9.1.2　超高场 MRI 面临的技术挑战

第一台 8T(80cm 孔径)全身 MRI 系统于 1998 年在美国俄亥俄州立大学安

装,第一台 9.4T(65cm 孔径)人脑 MRI 系统于 2004 年安装在美国明尼苏达大学 MRI 中心,9.4T(80cm 孔)全身 MRI 系统 2007 年安装在美国芝加哥伊里诺大学。超高场 MRI 虽然具有潜在的高信噪比,高信噪比可用来提高时间和空间分辨率,但在 7T 及以上的成像面临很多技术挑战:$B_1$ 不均匀性、脂肪/水之间更高的化学位移频率差、更强的磁化率效应等带来更严重的伪影,RF 功率沉积与场强平方成正比($SAR \propto B_0^2$)是一个严重的问题,由于 $B_1$ 不均匀还会在患者体内形成"热斑",SAR 成为一个严厉的限制,使许多脉冲序列如 fSE、IR、多层面 SE、3D SE 等不能运行,另外是弛豫时间变化(相对于临床 1.5T 和 3T)。

随着 RF 频率急剧提高,RF 渗透、在样品边界反射和介质共振相互作用,使 RF 场 $B_1$ 很不均匀,有图像阴影,对比度降低,面临图像质量和安全问题;传统鸟笼体线圈失效(膝盖线圈除外),RF 线圈设计面临:①辐射($Q\downarrow$);②波行为问题。对于波长效应,假如用 $\lambda$ 表示 RF 波长,$L$ 代表线圈尺寸,有如下考虑。

当 $\lambda \gg L$ 时,按照准静态电磁场理论,毕奥-萨伐尔定律成立,电场 $E$ 和磁场 $B$ 是实的且弱耦合,电路理论是电磁场理论的有效近似,是常规 RF 线圈设计的依据。

当 $\lambda$ 与 $L$ 可比时,$E$ 和 $B$ 是强耦合的,作用于人体的 $E$ 和 $B$ 是复杂的,似稳条件失效,必须用电磁场理论(微波理论)来解时变 $EB$ 场,可用时域有限差分方法(Finite Difference Time Domain,FDTD)、有限元(Finite Elements,FE)数值方法和传输线理论。

当 $\lambda \ll L$ 时,就得用光学和射线理论。

水的介电常数是 81,折射率 $n=9$。人体近似于水,在人脑中,3T 时 $\lambda=27$cm;7T 时 $\lambda=14$cm;8T 时 $\lambda=12$cm;9.4T 时 $\lambda=9$cm。

在超高场,磁化率效应增大($\propto B_0$,组织中 $T_2^* \downarrow$),一方面使 BOLD 对比度增强,对脑 fMRI 有利;另一方面,引起更严重的磁化率伪影,要求用更大梯度,从而带宽更大;图像伪影(信号损失和图像畸变)更多;同时 MRS 线宽增大 $\left(\Delta\nu_{1/2}=\dfrac{1}{\pi T_2^*}\right)$;要求更多的 $B_0$ 匀场(高阶匀场、强匀场、自动匀场步骤),而且伴随场 $\propto \dfrac{1}{B_0} \times G^2$,也影响 $B_0$ 均匀度。

在超高场,要求更高梯度强度,一方面强梯度引起神经/肌肉刺激;另一方面机械力 $\propto B_0 \times G$,更易引起振动,噪声增大,连接必须更可靠。梯度要自屏蔽,强度为 $20\sim40$mT/m,上升时间为 0.2ms,梯度线圈电感 $<$1mH,梯度放大器输出 $\geqslant$ 300A,电压 $\approx$2000V,多梯度组。

在超高场,弛豫时间变化:$T_1$ 更长使成像时间增长;较小的 $T_1$ 色散降低 $T_1$ 对比度;缩短的 $T_2$ 降低信号和采集时间。人静脉血 $T_2$ 随场强 $B_0$ 升高而急速减小:约为 180ms@1.5T[8];约为 20ms@4T[9];约为 6ms@7T[1]。

　　必须克服上述问题才能把超高场系统潜在的优势充分发挥出来,通过理论和实验研究,已经发展了许多技术以应对上述技术挑战。例如,发展了 TEM 线圈、微带线体线圈、并行发射相位阵列线圈、RF 匀场、并行发射技术等以降低波长效应并屏蔽辐射,以改进 $B_1$ 场均匀性。然而一些物理限制是令人敬畏的,必须充分认识它们,其中一个问题是"介质共振"。

### 9.1.3　介质阴影和介质共振

　　介质阴影的形成原因之一是物体内 RF 驻波的一个结果,导致物体内不均匀发射场 $B_1$ 和不均匀接收灵敏度;原因之二仍是驻波效应,当物体内行波破坏性干涉时形成黑区,建设性干涉时形成亮区。电磁场边值问题的解可表达为多模叠加,模式包括人体、线圈和激发源的影响,介质共振的存在意味着不可逾越的不均匀场分布的激发。在 MRI 中,介质共振的存在意味着一个场分布仅仅是物体的形状和介质特性的函数。介质共振与线圈和驱动点的位置无关,其图像不均匀性以有最大或最小为特征。这些包括 RF 线圈的性质、精确的驱动结构和 RF 线圈/样品相互作用,与介质共振不同,后面的不均匀性起源可通过实验控制,如图 9.1.1 所示。

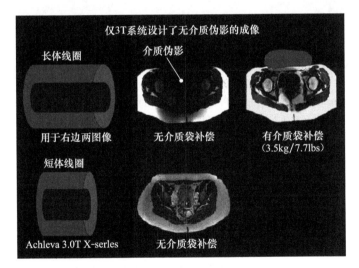

图 9.1.1　飞利浦 Achleva 3.0T MRI 系统
用长体线圈时腹部图像有严重阴影,加一个介质袋后阴影明显消失;用短体线圈时不再
需要介质袋,说明阴影主要产生于 RF 线圈与样品相互作用而不是纯介质共振

　　在超高场,由于拉莫尔频率升高,在组织中 RF 波长变得小于较大解剖结构的尺寸,磁场和电场耦合也变得很紧密,这些场有一定电特性(介电常数高,电导率低),通过波传播与样品全局结构发生很强的相互作用,在样品内产生介质共振。8T 时在人头内,RF 波长只有 12cm,半波长 6cm,这样短波长提供了产生局部最人

和局部最小的充分机会。对于超高场 MRI 中的介质共振，Ibrahim 等[10]研究比较了三种情况：①考察平面波入射到球性纯水模或 0.125mol NaCl 水溶液模体产生的电磁场；②用有限差时域方法（Finite-Difference Time-Domain method，FDTD）分析被 TEM 谐振器在同样球模内产生的电磁场；③在 8T 对这两个球模成像。结果显示在图 9.1.2 中。

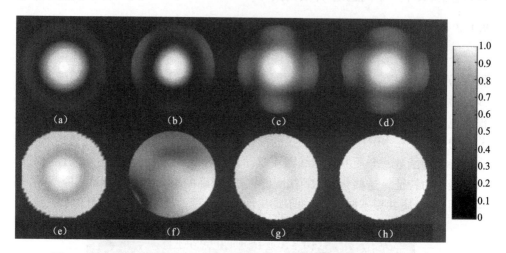

图 9.1.2　18.5cm 球模(a)～(d)装蒸馏水，(e)～(h)装 125mmol/L NaCl 水溶液
在 340MHz(8T)的计算((a)、(c)、(d)、(e)、(g)、(h))和成像实验((b)、(f))结果[10]

在 8T 成的图像((b)、(f))是用 16 柱 TEM 线圈正交激发，小角梯度回波序列得到的，图像(a)是纯水，图像(e)是 125mmol/L NaCl，两者都是用平面波激发 18.5cm 直径球模的电磁模拟强度像(不存在线圈)，图像(c)(纯水)和(g)(125mmol/L NaCl)对应于用 FDTD 方法计算的用于 MRI 成像的 2 口正交激发圆极化 $B_1^+$ 场，图像(d)(纯水)和(h)(125mmol/L NaCl)对应于用 FDTD 方法计算的用于 MRI 成像的 4 口正交激发圆极化 $B_1^+$ 场

当在物体内边界反射的次波和主波干涉时形成驻波，当用多元发射时，两个行波在空间叠加也会产生驻波，驻波幅度依空间位置而变化。在正交激励的空载 TEM 谐振器工作空间，这场近似于沿轴向传播的圆极化平面驻波。如果一个均匀球的介电常数和电导率已知，其与线极化平面波之间的电磁相互作用可以精确描述[11-13]。在 340MHz(8T)，球模的相对复介电常数对于纯水是 $80-\mathrm{i}1.5$，对于 125mmol/L NaCl 是 $78-\mathrm{i}61$，复介电常数由式(9.1.1)定义

$$\varepsilon = \varepsilon_0 \left( \varepsilon' - \mathrm{i}\frac{\sigma}{\omega\varepsilon_0} \right) \tag{9.1.1}$$

式中，$\varepsilon_0$ 是真空介电常数；$\varepsilon'$ 是相对介电常数；$\sigma$ 是电导率。计算的图像强度分布（图 9.1.2(a)）显示清晰的介质共振，与 MR 图像（图 9.1.2(b)）基本一致，中心区域都很亮，在远离球心的区域有值得注意的差别。在这些区域，$B_1^+$ 场值很低，围绕中心亮斑有同心零值环带。然而图 9.1.2(b)中暗淡的外环带不像图 9.1.2(a)那样均匀，这反映在 MRI 中驱动点的影响，揭示 RF 线圈/样品相互作用的些微影响。图

9.1.2(e)显示对于 18.5cm 直径球 125mmol/L NaCl 水模的解析结果,虽然介质共振仍然很明显,但由于波在样品中的衰减,其介质共振强度降低了一个量级,导致更均匀的图像。图 9.1.2(f)显示的 MR 图像是 125mmol/L NaCl 水溶液球模的实验结果,与解析计算结果不一致,对称性很差,可能是 RF 线圈/样品相互作用起支配作用的结果。图 9.1.2(g)是用 FDTD 对 TEM 线圈 2 口激发的计算结果,其圆对称有点畸变,与图 9.1.2(f)类似。两个图像的差别可能源于实验因素,包括有载线圈的调谐和匹配网络的应用。另外,精确地定位水模于线圈中央也是困难的。对于纯水球模,对 TEM 线圈 2 口(图 9.1.2(c))和 4 口正交激发用 FDTD 计算得到的 $B_1^+$ 场分布几乎等同,这是因为总的横向 $B_1$ 场是由介质共振存在支配的。而对于 125mmol/L NaCl 水溶液球模,4 口正交激发(图 9.1.2(h))比较 2 口正交激发(图 9.1.2(g)),$B_1^+$ 场均匀性明显提高,证明 4 口正交激发降低了负载-线圈相互作用。与纯水情况不同,增加激发口数改变 $B_1$ 场分布,介质共振不再是支配 $B_1$ 分布的唯一因素。

### 9.1.4　RF 匀场

两个单元线圈发射的两个行波在空间叠加产生驻波,引起 $B_1$ 场不均匀,假如改变第二单元线圈发射的 RF 场的相位/幅度可以修改驻波的行为。借助于“$B_1$匀场”独立调整并行发射线圈阵列中各个电流单元的相对幅度和相位可以补偿高场 RF 伪影。分别控制线圈单元上 RF 信号的相位角和幅度可以手动实现,如修改同轴电缆长度和增加同轴衰减器。然而,对线圈场控制的这些机械方法费时费力,于是对于 9.4T 系统的 RF 前端[14]发展了电子计算机控制的“并行发射/接收机”,利用反馈-驱动算法迭代交互使图像最佳化。例如,8 通道圆极化椭圆形 TEM 线圈在 9.4T(400MHz)对头用 FLASH 序列(TR/TE＝100ms/4ms,矩阵 256×128,层厚 5mm,6°激发脉冲)采集,待匀目标层面如图 9.1.3(a)[15]所示,对各线圈发射幅度相等,相位是圆极化的,显示的图像中在脑左边有破坏性干涉造成

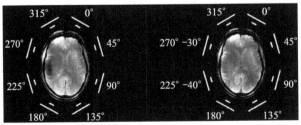

(a) 8柱圆极化椭圆形TEM线圈在9.4T成的脑像,接近左耳处有信号损失,是破坏性干涉降低净$B_1^+$的结果,代表各线圈导体和地平面的两线段附近标记着相对发射相位

(b) 只调整线圈的相对发射相位,局部破坏性干涉就可降低

图 9.1.3　发射相位对图像均匀度的影响[14]

降低的净 $B_1^+$。在此区域通过进入相位和幅度控制器经过 4 次迭代对于线圈元得到一组新相位而幅度未变,并且一个新图像被采集,如图 9.1.3(b)所示,显示在起初有伪影的区域 RF 场均匀性有明显提高。

$B_1$ 不均匀不仅导致图像不均匀,还会形成"热斑",造成安全问题,因而 RF 匀场是必需的。为了实现 RF 匀场,就得用多通道线圈阵列进行并行发射,要求各个通道相位和增益独立控制。

### 9.1.5　多通道数字化 RF 发射/接收机

在 9.4T 十六通道 RF 发射/接收机和十六元 TEM 头线圈如图 9.1.4 所示。控制台单质子发射通道在 1mW 功率水平被分成并行 16 路发射通道,各路包含一个可编程移相器(360°范围,1.4°分辨)和一个衰减器(64dB 范围,0.25dB 分辨)以提供控制台控制的相位和幅度,然后被 500W 宽带放大器(30~450MHz)放大并且在时间上通过通道专用 T/R 开关独立切换,用宽带放大器以备多核应用。有源二极管保护的退耦的前置放大器专为多通道 TEM 线圈接口设计,各接收通道通过混频变到 20MHz 中频,然后用 14bit ADC 在 64MHz 过采样,之后数字滤波、抽取到 10kHz 谱宽。数字接收机板装在带有单板计算机(Motorola 嵌入式通信计算,Tempe)的 VME64x 卡笼底盘上,单板机作为主控器运行在 VxWorks 操作系统(Wind River,Alameda,CA,USA)下写的控制软件上。为增强处理和存储多接收通道数据所需要的数据处理能力增加第二台 Sun Blade 2500 工作站。9.4T MRI 系统用瓦里安 Unity Inova 控制台,其配置使用 Sun Blade 2500 作为主工作站通过单质子频率发射和接收通道来分别控制发射激发信号和数据采集,起初是 8 通道,后来修改为 16 通道。

图 9.1.4 中,并行发射接收机(transceicer)结合多通道并行发射机和多通道数字接收在一个集成系统中,从控制台出来一个低功率级特定包络形状发射信号被分为多路等幅等相位信号。各路信号由控制台控制,被可编程移相器和衰减器独立调制,然后这些调制过的信号由多路专用 RF 功率放大器进行放大。各路 T/R 开关在各个线圈单元隔离发射和接收信号,各线圈单元的 MR 信号被各自前置放大器放大,然后被采集,送入各路数字接收机。在静态模式,相位和幅度设在固定值,而在动态模式,相位和幅度在收到刷新的触发信号时改变为新值,与相位和增益控制器的通信通过 100T Ethernet 来完成。

### 9.1.6　对感兴趣区(ROI)进行 RF 局部匀场

RF 场均匀度和图像均匀度不是最佳图像的唯一判据,通过控制这些 $B_1$ 场梯度对选定的 ROI 进行图像最佳化,即 ROI 内信噪比比较高、信噪比比较低、对比度比较

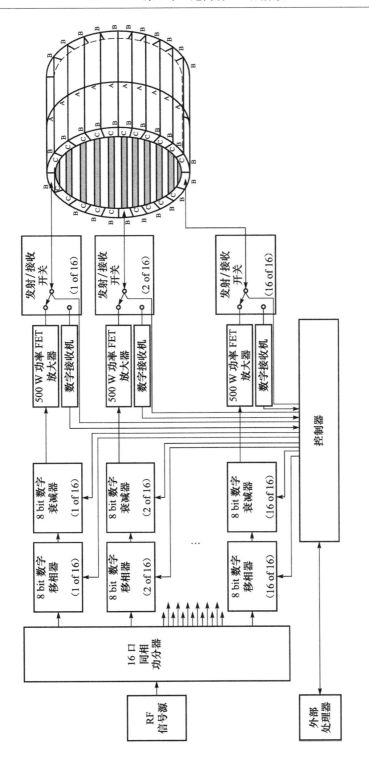

图 9.1.4　在 9.4T 并行发射/接收原理图

各个线圈单元相位和增益独立控制，各通道发射和接收通过各自 T/R 开关在时间上是分开的，各个接收通道都有退耦的前置放大器，滤波器和数字接收机。各发射通道包括一个 500W 宽带固态功率放大器好。这些 ROI 可以对应目标器官或组织,这些 ROI 的定域局部参数最佳化由反馈-驱动算法如模拟退火算法自动进行,此方法的模拟结果给在图 9.1.5 中。此例中,$B_1$ 场幅度自动最大在任意选定的圆柱模体所在位置。

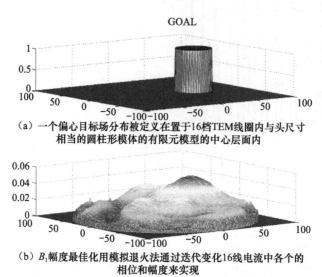

（a）一个偏心目标场分布被定义在置于16档TEM线圈内与头尺寸
相当的圆柱形模体的有限元模型的中心层面内

（b）$B_1$ 幅度最佳化用模拟退火法通过迭代变化16线电流中各个的
相位和幅度来实现

图 9.1.5　在一个圆柱形模体中 $B_1$ 局部最佳化 RF 模型[15]（彩图见文后）

### 9.1.7　磁孔 65cm 9.4T MRI 磁体参数

装好的 65cm 孔径 9.4T 磁体如图 9.1.6 所示[15],主要用于人脑和灵长类动物的实验室研究。多线圈超导磁体主线圈用了 354km 多丝 NbTi 线,载电流 218A,储能 78MJ。匀场主要用超导匀场线圈,匀场线圈包括 $Z^1$、$Z^2$、$Z^3$、X、Y、ZX、ZY、$X^2-Y^2$、XY、$Z^2X$、$Z^2Y$、$Z(X^2-Y^2)$、ZXY 共 13 个谐波匀场线圈,匀场线圈骨架不导电,在主线圈外面也泡在液氦中。匀场线圈最大电流为 25A,所有

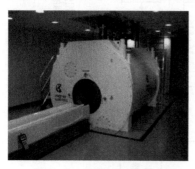

图 9.1.6　磁孔 65cm 9.4T
MRI 磁体

匀场线圈设计得与主线圈退耦,根据计算给各个匀场线圈以合适的超导电流永久。用超导匀场线圈把 30cm 球内场匀到 ±2.5ppm,再用无源匀场匀到 ±1.5ppm。24 盘无源匀场系统置于低温恒温器内,场漂移小于 0.05ppm/h,室温匀场线圈包括有源屏蔽的 $Z^0$ 匀场以校正 $B_0$。磁体的 5Gs 边缘场从磁体中心开始轴向延伸到 20.2m,径向 16m,室壁用低碳钢(350t)屏蔽后降低到 11.9m×4.7m。在液氦杜瓦内有电阻和二极管网络保护磁体线圈以免失超损伤。不用液

氮而用双低温气冷屏使液氦消耗降到最低。低温恒温器(cryostat)是一个传统设计，中心是焊接很好的不锈钢液氦容器，外围两个铝制的气冷辐射屏，最外边是不锈钢容器，在顶上有一个竖直的维修塔口。塔口对于液氦容器提供一个入口，以便拆卸磁体导线、液氦面探头和液氦填充。对低温恒温器测量，长 3.15m，高 3.48m，净孔 65cm，不装液氦时重 30t。该系统装备两个 Leybold model 5100 两级制冷机(有 CP6000 压缩机)。液氦容器可容 2500L 液氦，液氦面上面有 1600L 再填充空间。液氦蒸发率是 0.2L/h，再填充间隔是 6 个月。

磁孔内不对称的、扭矩补偿的、自屏蔽的头梯度线圈和二阶匀场线圈($Z^2$、$ZX$、$ZY$、$2XY$、$X^2-Y^2$)占用长 160cm、外径 64cm、内径 40cm 的空间，其同心点从有效末端可移动 18cm，对于人脑和灵长类成像和谱测量是足够的。二阶匀场线圈、由梯度线圈兼的一阶匀场线圈($Z$、$X$、$Y$)和零阶匀场线圈($Z^0$)用于动态磁化率匀场。梯度线圈峰工作电压为 1kV，峰电流为 500A，有效值为 180A，在 80% 峰电流时梯度强度为 40mT/m，梯度从 0% 到 98% 最快上升时间是 150$\mu$s。对于常规成像，幅度限制到 40mT/m，SR 设在 250$\mu$s。

### 9.1.8 磁孔 90cm 7T MRI 磁体参数

典型 7T 全身 MRI 磁体参数[16]是：长度 3.4m，直径 2.2m，用超导铌钛线总长度 430km，磁体电感 3700H，储能 78MJ，连同低温恒温器重 32t 左右。磁场均匀度：45cm 球内峰峰值偏差在 5ppm 内。场稳定度：0.05ppm/h；5Gs 线范围无屏蔽时 35.4m×45m，218t 钢屏蔽后为 18m×24m，406t 钢屏蔽后为 10m×19m。双冷头制冷，液氦蒸发率小于 0.2L/h。

$B_0$ 匀场：13 组超导均匀场线圈为 $Z$、$X$、$Y$、$Z^2$、$ZX$、$ZY$、$X^2-Y^2$、$XY$、$Z^3$、$Z^2X$、$Z^2Y$、$Z(X^2-Y^2)$、$ZXY$。室温匀场数据列在表 9.1.1 中。

表 9.1.1 室温匀场线圈和匀场强度

| | | |
|---|---|---|
| 2 阶 | $Z^2$ | 18Hz/cm$^2$ |
| | $ZX$、$ZY$、$XY$、$X^2-Y^2$ | 10Hz/cm$^2$ |
| 3 阶 | $Z^3$ | 0.13Hz/cm$^3$ |
| | $Z^2X$、$Z^2Y$ | 0.10Hz/cm$^3$ |
| | $Z(X^2-Y^2)$、$ZXY$ | 0.063Hz/cm$^3$ |
| | $X^3$、$Y^3$ | 0.026Hz/cm$^3$ |
| 有源屏蔽的动态匀场 | $Z^0$ | 147Hz |
| | $Z^2$ | 6.1Hz/cm$^2$ |

典型梯度系统：最大强度为 40mT/m，最大 SR 为 200T/m/s；自屏蔽梯度线圈孔径为 55cm，水冷，力平衡，硬装一体，振动隔离，封套降低声噪声。

# 9.2　行波 MRI

当 RF 波长远大于人体尺寸时,即似稳条件成立时,MRI 信号激发用的是 RF 线圈的近区驻波磁场。而超高场 MRI($\geqslant$7T),因为在组织中 RF 波长变得小于人体尺度使 RF 信号与人体组织发生很强的相互作用,组织内 RF 干涉、组织边界上 RF 反射、组织分界面上反射和折射等引起人体内 $B_1$ 场很不均匀,结果造成图像质量下降,同时也使 SAR 分布很不均匀,造成局部热斑。正如前面所讨论的,为了解决这些技术挑战,在射频线圈设计方面进行了大量努力,如发展了 TEM 线圈、单元退耦的 TEM 线圈,并行发射相位阵列线圈等,并提出了 RF 匀场、定域局部匀场等概念。虽然 RF 发射/接收的前端变得很复杂,而图像的改进仍不尽人意。

换一个思路,在超高场近场概念既然失效,波行为越来越显著,可不可以抛开驻波概念,干脆用行波磁场来激发 MRI 信号? Brunner 等首先想到这个问题,2009 年在 Nature 发表关于行波 MRI 的文章[17],很快受到 MRI 业界关注。

## 9.2.1　行波 MRI 原理

行波 MRI 中梯度编码原理仍然照旧,没有变化,只是 RF 激发换成远场行波激发而不是线圈近场驻波激发。在超高场全身 MRI 系统中,由于磁体比较长(3m),没有 RF 体线圈,净孔比较大,RF 频率高,真空波长足够短,由 RF 屏蔽圆柱面形成圆波导,只要频率高于截止频率就可以传播行波。根据电磁理论[13]知道,圆波导中最低阶模是 $TE_{11}$ 模,其截止频率为

$$(f_c)_{TE11} = \frac{v}{\lambda_c} = \frac{c/\sqrt{\epsilon}}{3.413R} = \frac{87.899}{R\sqrt{\epsilon}}(\text{MHz}) \qquad (9.2.1)$$

式中,$\epsilon$ 是波导内满填充介质的相对介电常数,对于真空 $\epsilon = 1$;对于部分填充,其介电常数 $\epsilon_{有效}$ 介于 1 和 $\epsilon$ 之间。

文献[17]实验用的 7T 系统,RF 屏蔽圆柱面半径为 29cm,$TE_{11}$ 模截止频率是303.1MHz,系统拉莫尔频率为 298MHz,在真空波导截止频率之下,是消逝波。然而人体包含大量水,而水介电常数 $\epsilon$ 很大($\sim$81),人体位于其内后改变了波导的介电特性,使 $TE_{11}$ 模的截止频率可靠地降低到 298MHz 以下,使拉莫尔频率 298MHz 成为较好的导行波。这样,用一个圆极化 Patch 发射天线(图 9.2.1(d))置于磁孔一端发射/接收行波;人体成像目标部位位于磁体中央,离开天线一段距离,受到行波磁场激发产生 MR 信号,载有 NMR 信号的行波反射到天线被接收进行成像。

当波长小于样品尺度时,样品内驻波场幅度随空间位置变化(图 9.2.1(a))。如果驻波是理想的驻波,其波腹和波节的空间位置则固定不变。而任意波长的平面波,其场幅度是空间均匀分布的,可在大样品中均匀激发并检测 NMR(图 9.2.1(b))。

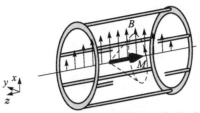

（a）传统线圈在样品中形成驻波，其磁场分量 B 引起磁化
强度 M 章动并支配线圈接收灵敏度

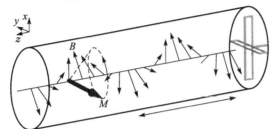

（b）在行波 MRI 方法中，天线通过行波与样品相互作用

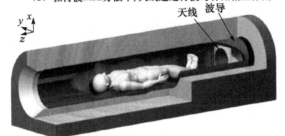

（c）在宽口径超高场磁体中 RF 屏蔽圆筒作为波导引导行波磁场激发
NMR 并由置于磁体端的天线检测信号

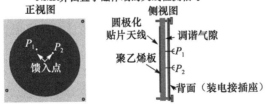

（d）用于进行起始行波 MRI 实验的圆极化 patch 天线略图，
PMMA=poly methyl methacrylate

图 9.2.1　传统和行波 MRI 工作原理[17]

　　考虑到安全问题，对人第一个行波 MRI 实验是对志愿者的下肢成像，保证人头和胸部在波导外面，结果如图 9.2.2（a）所示。为了比较，图 9.2.2（b）是对同一个人用传统鸟笼线圈成的像。显然，行波 MRI 视野更大，图像更均匀，进行此项实验，天线离开人脚踝 70cm。

　　梯度系统的最大可能视野为 50cm 直径球，用小天线发射的行波场就可以全

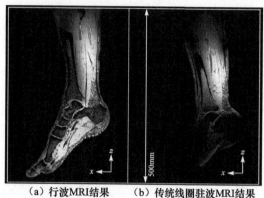

（a）行波MRI结果　　（b）传统线圈驻波MRI结果

图 9.2.2　同一个志愿者下肢 MR 图像[17]

两者都是用低倾角 3D GE 序列以相同序列参数采集的,前者需要的 RF 功率仅是后者的 25%

部覆盖。为了保证样品的行波激发,天线离开样品要有足够远的距离,以避开近场的作用。天线和传统线圈有质的区别,线圈近区场以磁场居支配地位,而对于天线近区场,电场占支配地位。在远区辐射场中,其电场分量和磁场分量是等强度的。因此,避开天线近区场也避免了人体暴露在从天线散发出的短程强电场的涡流加热中,是安全的需要。

除了覆盖和均匀度,行波概念还影响灵敏度和 RF 功率的效率。根据 NMR 信号倒易原理[18],RF 探头灵敏度与其效率密切相关,即在参考输入功率条件下圆极化 RF 磁场的产生。近场探头通过集中 RF 能量和样品中的耗散及探头本身而达到高效率。相比较,行波方法依靠 RF 能流通过装置,要求有一部分能量超过目标体积被吸收,可以用一个专用吸收器放在波导外面,无论如何,必要的吸收器损耗总是占用一些 RF 能量。这样,效率和灵敏度总有一定损失,这是行波方法的一个缺点。

效率降低并不是致命的问题,因为可用较高的驱动功率解决。因为在活体 MRI 中,最致命的限制因素是患者体内 RF 加热,而不是吸收器损耗。相应的灵敏度损失是从吸收 RF 功率的所有材料中产生的热噪声引起的,避免这种损失的方法是用低温冷却的吸收结构。对于 MRI 应用,也可以考虑把行波激发与可失谐表面线圈阵列并行接收结合起来,这样一个混合方法兼顾行波均匀激发覆盖范围大、安全的优点和近距阵列检测灵敏度高的优点,是很吸引人的。

关于灵敏度,另一个值得关心的问题是信号从共振核传播到接收天线有相位延迟,对于大或长样品,信号旅行不同距离将产生显著的相位差。这效应用图 9.2.3 来说明,它显示一个长的填水柱用两个天线分置于波导两端进行行波 MRI。如果波导两端的天线,一个发射,一个接收,那么将不成问题。如果用同一个天线发射兼接收将导致图像相位的线性分布,只要能被成像过程分辨,这样的相位变化也不会妨碍 MRI。然而,谱实验将遭受与延迟相关的散相,为了解决此问题,发射和接收天线应该如此设计和定位:覆盖 VOI 总的相位延迟是相同的,用两个相同的天线分别置于波导两端,一个发射,另一个接收,就可以满足这样的要求,如图 9.2.3 所示。替代这种配置,从一边行波激发后,利用脉冲梯度编码来补偿可变的相位延迟,用同一个天线有效地接收聚焦的自旋进行成像也是可行的。

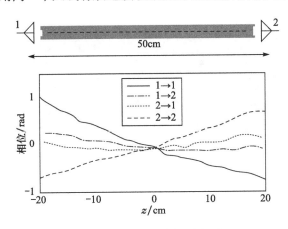

图 9.2.3　很大或很长样品的行波 MRI

在波导两端各有一个天线用于一个长水柱成像,用同一个天线发射和接收(1→1,2→2)时产生线性相位延迟,如沿水柱图像相位曲线所示,如果一个天线发射另一个天线接收(1→2,2→1)将产生恒定的净相位延迟

　　天线探头离开样品一个显著的距离,除人体安全之外还有一个好处,样品中损耗不加载探头,这样就简化了阻抗匹配,使得探头性能比近场高场探头更鲁棒(robust)。

### 9.2.2　行波定域质子谱

　　用行波概念不仅可以对人进行大 FOV 成像,还可以进行定域 MR 谱测量。从技术的观点来说,相对于高度复杂的多通道发射/接收系统,行波发射/接收天线要简单易行得多。Webb 等[19]不用大的 patch 天线[17],而是用小圆环发射线圈置于人腿附近。采集远离发射线圈一个 20mL 体元的定域谱,数据采集用两种模式:①用一个远线圈进行发射和接收;②用一个远线圈发射,一个表面线圈接收。

　　圆环发射线圈直径为 8cm,等分为 4 段,接入 4 个等值无磁电容,用传统平衡的容性 π 网络把线圈阻抗匹配到 50Ω。先用一个线圈发射/接收对一条腿进行 3D FLASH 成像,然后通过基于图像的匀场方法计算一、二阶匀场值,用一个圆环线圈兼发射/接收进行匀场,之后在股肌肉内选择一个体元执行定域质子谱,用 STEAM 序列,回波时间 144ms 以聚焦标量-耦合代谢物,25ms 混合时间,用一个 PIN 二极管退耦的直径 10cm 表面线圈采集谱数据。水抑制不必要,因

为肌肉中水 $T_2$ 很短,谱体积 2cm×2cm×5cm。线圈位置和体元位置如图 9.2.4(a)所示,谱测量结果如图 9.2.4(b)所示,肌酸 Cr(creatine),三甲基色氨酸 TMA(trimethy lammonium),肌细胞外脂质 EMCL(extramyocellular lipid),肌细胞内脂质 IMCL(intramyocellular lipid),氨基乙磺酸 Tau(taurine),在 4.7ppm 峰是残余水峰。

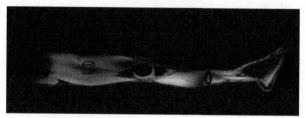

（a）体元位置叠加在腿像上，体元离发射/接收线圈30cm，
用STEAM序列TE=144ms,采集4.5min

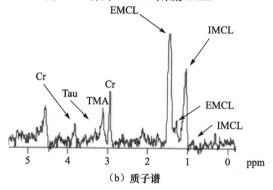

（b）质子谱

图 9.2.4　线圈位置和体元位置以及质子谱

如图 9.2.4(a)所示,线圈取向几乎平行于 $B_0$,事实上它可以取任意方向,现在离小腿 5cm 远,传递到线圈的功率大约为 1kW,是被放大器输出和电缆损耗限定的。为了确定在整条腿长度上 RF 分布,沿腿长方向采集 5 段 3D 扫描,FOV 在 $z$ 方向是 25cm,每次扫描床台移动 20cm,RF 线圈随床移动,相对于腿位置不变。整条腿像是 5 次 3D 扫描的图像缝合起来的复合图像,总 FOV 比 RF 线圈线度大 10 倍多。信号强度沿腿长度并不显著衰减直到臀部。这说明小线圈可以覆盖很大的视野,视野只是被梯度线性体积所限制。因此体元离开发射线圈 30cm 仍然可以均匀激发,通过分开的接收线圈,信噪比可以提高。以此安排用受激回波模式采集的 3 个志愿者腿肌肉的定域质子谱如图 9.2.5 显示,采集时间是 4.5min,体元 20mL,是用表面线圈采集的,为了消除皮下脂肪信号的贡献,线圈离开股表面 3cm,只采集肌肉中脂质信号,如肌细胞内脂质、肌细胞外脂质、氨基乙磺酸、三甲基

色氨酸和肌酸都是可见的,肌细胞内脂质和肌细胞外脂质的信噪比很高足以进行可靠的定量测量。就 IMCL/EMCL 比值来看,三个人的代谢差是显著可见的。图 9.2.4(b) 和图 9.2.5(a) 是同一个人的,后者是用退耦的表面线圈采集的,信噪比近似提高了 8 倍。这不奇怪,因为用圆环天线接收时,噪声来自全身和周围环境,包括 RF 屏蔽。圆环天线激发的缺点是激发场不是圆极化的,如何改进需要考虑。

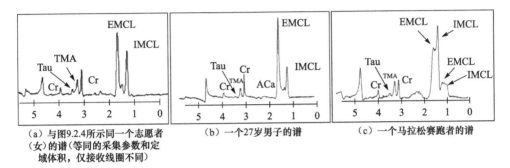

(a) 与图9.2.4所示同一个志愿者 (女)的谱(等同的采集参数和定域体积,仅接收线圈不同)　　(b) 一个27岁男子的谱　　(c) 一个马拉松赛跑者的谱

图 9.2.5　用圆环线圈发射用另一接收线圈靠近股肌肉内 VOI 采集的定域质子谱

### 9.2.3　多模行波激发和并行 MRI

圆波导中行波模式按其轴向场分量分为横电模 TE(轴向无电场分量)和横磁模 TM(轴向无磁场分量),各模式各有自己的截止频率 $\omega_c$,即允许传播的最低频率。对于给定频率 $\omega$,截止频率决定导行波的轴向波数

$$k_z(\omega) = \sqrt{\mu\varepsilon}\sqrt{\omega^2 - \omega_c^2} \tag{9.2.2}$$

此式表明,只有 $\omega > \omega_c$ 时波数才是实数,波数定义各模式场的相位因子

$$\begin{cases} \boldsymbol{E}(\boldsymbol{r}) = \boldsymbol{E}_T(x,y)\mathrm{e}^{\mathrm{i}k_z(\omega)z} \\ \boldsymbol{B}(\boldsymbol{r}) = \boldsymbol{B}_T(x,y)\mathrm{e}^{\mathrm{i}k_z(\omega)z} \end{cases} \tag{9.2.3}$$

当 $\omega > \omega_c$, $k_z$ 为实数时波才能在波导中传播,当 $\omega < \omega_c$ 时,波随 $z$ 增大而指数衰减,成为消逝波。在 TM 模式中,轴向磁场是零 $(B_z)_{TM} = 0$,特别适合于 MR 激发。然而,具有最低截止频率的 TM 模式,$TM_{01}$,其磁场力线是同心圆,中心场值等于零。TE 模式,无轴向电场,$(E_z)_{TE} \equiv 0$,其磁场分量不是纯横向的,但其横向分量随波数增大而增大。两类模式用两个数字来标记,指示圆周方向和半径方向的场变化。例如,对于圆形空气波导,有最低截止频率的是 $TE_{11}$,该模包含两个正交的模式,由于频率相同,称为"简并模"。

由式(9.2.1)已知截止频率反比于波导直径,在 7T、9.4T 全身 MRI 系统中,典型的孔径是 60cm 左右,$TE_{11}$ 模截止频率约为 300MHz,$TM_{01}$ 截止频率大约为 400MHz,其他模截止频率更高,因此前面介绍的行波 MRI 和行波 MRS 都是利用

TE$_{11}$模。要实现多模行波激发并行成像必须降低它们的截止频率,使其成为导行波,这有多种方法,根据式(9.2.1),部分介质填充是最简单易行的。介质部分填充后通过测量或模型计算填充后的截止频率可估计其有效介电常数

$$\varepsilon_{\text{eff}} = \left(\frac{\omega_c^{\text{empty}}}{\omega_c^{\text{filled}}}\right)^2 \qquad\qquad (9.2.4)$$

Brunner 等[20]的介质填充方式如图 9.2.6 所示。2m 长 52 根充满蒸馏水($\varepsilon_r =$ 81)的 PMMA 管(内径 34mm,外径 40mm)填充进延长的波导管,介质和人体成像的空管区隔开 10cm 间隙,实验用 7T Philips Achieva 系统进行,其 RF 屏蔽直径为

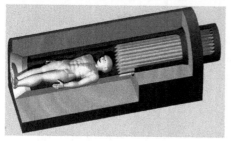

58cm,介质如图 9.2.6 所示填充后,对于 TM 模,有效介电常数 $\varepsilon_{\text{eff}} \approx 23.5$。而对于 TE 模,由于没有轴向电场,介电效应很小,其有效介电常数 $\varepsilon_{\text{eff}} = 1.6$,仅能使 TE$_{11}$传播。对 TM 模影响很强是因为 TM 模有轴向电场。总之,这样填充介质,能使 17 个模(包括简并模)的截止频率降到拉莫尔频率 298MHz 以下,成为传输模,列在表 9.2.1 中。其中 6 个有

图 9.2.6　用 52 根填水 PMMA 管(长度 2m)作为介质负载填充进延伸的波导中

最低截止频率的 TM 模(TM$_{01}$、TM$_{02}$ 和二重简并模 TM$_{11}$、TM$_{21}$)和二重简并的 TE$_{11}$模共 8 个模被选择用于多通道激发和并行成像,在波导末端设计 8 个口以进行 RF 发射和信号接收。依靠这些模的本征正交性,合理布置各个口在端帽上的位置以最佳化对相应模的耦合,这 8 个模的场分布特点和发射耦合天线的布置如图 9.2.7 所示,具体细节可参看文献[20]。

**表 9.2.1　在延伸的波导中的传输模[20]**

| 模式 | 简并数及选用 | 填充前 $f_c$/MHz | 填充后 $f_c$/MHz | $\varepsilon_{\text{eff}}$ | 轴向 $\lambda$/m |
|---|---|---|---|---|---|
| TM$_{01}$ | 1,用 | 411 | 85 | 23.4 | 1.04 |
| TM$_{11}$ | 2,用 | 654 | 136 | 23.1 | 1.13 |
| TM$_{21}$ | 2,用 | 876 | 187 | 21.9 | 1.29 |
| TM$_{02}$ | 1,用 | 942 | 193 | 23.8 | 1.32 |
| TM$_{31}$ | 不用 | 1089 | 225 | 23.4 | 1.53 |
| TE$_{11}$ | 2,用 | 314 | 246 | 1.6 | 1.78 |
| TM$_{12}$ | 不用 | 1196 | 248 | 23.3 | 1.81 |
| TM$_{41}$ | 不用 | 1293 | 266 | 23.6 | 2.23 |
| TM$_{22(1)}$ | 不用 | 1435 | 284 | 25.5 | 3.32 |
| TM$_{03}$ | 不用 | 1476 | 291 | 25.7 | 4.67 |
| TM$_{22(2)}$ | 不用 | 1435 | 297 | 23.3 | 12.29 |

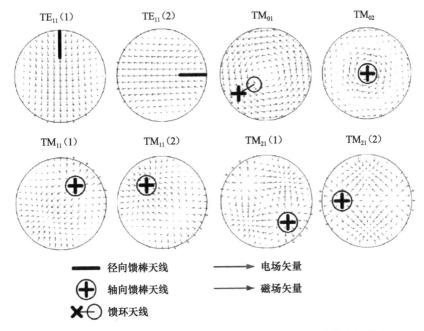

图 9.2.7　多通道行波 MRI 用的圆波导最低阶 8 个导波模式场形和
耦合口耦合结构的布置(彩图见文后)

为了优先耦合到这些模,安置 7 个棒天线和一个圆环天线最大耦合到各自模的电场或磁场

除 $TM_{01}$ 外,所有口用直径 7mm 铜棒(stub)布置得与目标模场形中强的共线电场相吻合。对于 $TM_{02}$、$TM_{11}$、$TM_{21}$ 模,在耦合口耦合棒取轴向,对于 $TE_{11}$ 模,耦合口耦合棒取径向且彼此呈 90°安装在波导侧壁位于离端帽为有效波长四分之一处。在 $TM_{01}$ 口用同轴电缆内导体做一个圆环天线装在端帽上位于 $TM_{02}$ 模的场为零处一个半径上以耦合到 $TM_{01}$ 模(图 9.2.7)。各口装备一个 T/R 开关并带一个约 20dB 增益的低噪声前置放大器,开关隔离发射/接收 60dB。然后连接到 8 通道并行发射系统。所有通道峰功率 500W,平均功率 100W。

波导内壁贴几厘米厚高介电常数的介质套也可以降低多模截止频率,同时改进耦合和信噪比[21]。对于 9.4T MRI 系统,拉莫尔频率 400MHz,如果 RF 屏蔽的内径是 68cm[22],不进行任何填充,$TE_{11}$ 模和 $TM_{01}$ 模的截止频率分别是 256.7MHz 和 335.5MHz,则这两个模都是可传输的,可以直接用三模激发三模并行成像。总之,在超高场行波并行发射/接收 MRI 是可行的[23],但关于行波 MRI 很多具体技术问题仍在深入探讨研究中[24],离实际应用可能还有点距离。

## 参 考 文 献

[1]　Yacoub E,Shmuel A,Pfeuffer J,et al. Imaging brain function in humans at 7 Tesla. Mag-

netic Resonance in Medicine,2001,45:588-594.

[2]　Yacoub E,Shmuel A,Pfeuffer J,et al. Investigation of the initial dip in fMRI at 7 Tesla. NMR in Biomedicine,2001,14:408-412.

[3]　Yacoub E,Van De Moortele P F,Shmuel A,et al. Signal and noise characteristics of Hahn SE and GE BOLD fMRI at 7 T in humans. Neuroimage,2005,24:738-750.

[4]　Lei H,Zhu X H,Zhang X L,et al. In vivo 31P magnetic resonance spectroscopy of human brain at 7T:An initial experience. Magnetic Resonance in Medicine,2003,49:199-205.

[5]　Christoforidis G A,Bourekas E C,Baujan M,et al. High resolution MRI of the deep brain vascular anatomy at 8 Tesla:Susceptibilitybased enhancement of the venous structures. Journal of Computer Assisted Tomography,1999,23:857-866.

[6]　Thulborn K R,Davis D,Adams H,et al. Quantitative tissue sodium concentration mapping of the growth of focal cerebral tumors with sodium magnetic resonance imaging. Magnetic Resonance in Medicine,1999,41:351-359.

[7]　Regatte R R,Schweitzer M E. Ultra-high-field MRI of the musculoskeletal system at 7. 0T. Journal of Magnetic Resonance Imaging,2007,25:262-269.

[8]　Barth M,Moser E. Proton NMR relaxation times of human blood samples at 1. 5T and implications for functional MRI. Cellular and Molecular Biology,1997,43:783-791.

[9]　Lee S P,Silva A C,Vgurbil K,et al. Diffusion-weighted spin echo fMRI at 9. 4T:Microvascularltissue contribution to BOLD signal changes. Magnetic Resonance in Medicine,1999, 42:919-928.

[10]　Ibrahim T,Lee R,Abduljalil A,et al. Dielectric resonances and B1 field inhomogeneity in UHFMRI:Computational analysis and experimental findings. Magnetic Resonance in Medicine,2001,19:219-226.

[11]　Kangarlu A,Baertlein B A,Lee R,et al. An analysis of the dielectric resonance phenomenon in ultra high field magnetic resonance imaging. Journal of Computer Assisted Tomography,1999,23:821-31.

[12]　Collins C M,Liu W,Yang Q X,et al. Central brightening due to constructive interference with,without,and despite dielectric resonance. Journal of Magnetic Resonance Imaging, 2005,21:192-196.

[13]　俎栋林. 电动力学. 北京:清华大学出版社,2006.

[14]　Shajan G,Hoffmann J,Budde J,et al. Design and evaluation of an RF front-end for 9. 4 T human MRI. Magnetic Resonance in Medicine,2011,66:596-604.

[15]　Vaughan J T,DelaBarre L,Snyder C,et al. 9. 4T Human MRI:preliminary results. Magnetic Resonance in Medicine,2006,56:1274-1282.

[16]　Hurst G. Philips Achieva 7. 0 Tesla. 北京:北京大学,2008.

[17]　Brunner D O,de Zanche N,Froehlich J,et al. Travelling-wave nuclear magnetic resonance. Nature,2009,457:994-998.

[18]　Hoult D I. The principle of reciprocity in signal strength calculations:A mathematical

guide. Concepts in Magnetic Resonance,2002,12:173-187.

[19] Webb A G,Collins C M,Versluis M J,et al. MRI and localized proton spectroscopy in human leg muscle at 7 Tesla using longitudinal traveling waves. Magnetic Resonance in Medicine,2010,63:297-302.

[20] Brunner D O,Paska J,Froehlich J,et al. Traveling-wave RF shimming and parallel MRI. Magnetic Resonance in Medicine,2011,66:290-300.

[21] Andreychenko A,Bluemink J J,Raaijmakers A J E,et al. Improved RF performance of travelling wave MR with a high permittivity dielectric lining of the bore. Magnetic Resonance in Medicine,2013,70:885-894.

[22] Geschewski F H,Brenner D,Felder J,et al. Optimum coupling and multimode excitation of traveling- waves in a whole-body 9. 4T scanner. Magnetic Resonance in Medicine,2013,69(6):1805-1812.

[23] Pang Y,Vigneron D B,Zhang X. Parallel traveling-wave MRI:A feasibility study. Magnetic Resonance in Medicine,2012,67:965-978.

[24] Zhang B,Sodickson D K,Lattanzi R,et al. Whole body traveling wave magnetic resonance imaging at high field strength:Homogeneity,efficiency,and energy deposition as compared with traditional excitation mechanisms. Magnetic Resonance in Medicine,2012,67:1183-1193.

# 第 10 章　特殊 MRI 设备

本章将介绍并讨论两类专门用途的 MRI 设备,惰性气体核偏极化的肺 MRI 和介入 MRI。

## 10.1　基于氦($^3$He)或氙($^{129}$Xe)预极化的肺 MRI

除了肺血管血,肺泡组织不含水,不能进行 MR 成像,于是肺组织成为 MRI 的盲区。为了解决肺组织 MRI 问题,必须引进外源性 MR 信号源,这种外源性物质必须有非零核磁矩(最好是 1/2 自旋)、无毒,且必须是气体,可以随呼吸吸入肺中。符合这些要求的只有 $^3$He 和 $^{129}$Xe。另一个问题是,低压气体密度低,其 NMR 信号灵敏度极低,不可能观察到。1949 年虞富春在 Bloch 实验室进行气体 NMR 测量核磁矩时,用 200atm* 的气体以增强其磁化强度。对人体使用只能在室温,用一个大气压,如何提高核磁化强度是一个挑战。科技人员发现用激光抽运法通过自旋交换预极化 $^3$He 或 $^{129}$Xe 可以提高其磁化强度几个数量级[1-5]。

1995 年作者曾设计过 $^{129}$Xe-MRI 需要的 $^{129}$Xe 预极化装置,包括光抽运系统、抽运前后气体处理系统,在此简要说明对各部分的要求和工作原理。更成熟更实用的系统都是商业秘密,难以得到,只能抛砖引玉,供读者参考。$^{129}$Xe-MRI 机需要把 $^{129}$Xe 预先极化,以把 $^{129}$Xe 的磁化强度提高到足以成像的水平。把 $^{129}$Xe 预先极化系统与常规 MRI 系统结合起来就等于 $^{129}$Xe-MRI 机。换句话说,在常规 MRI 的基础上增加 $^{129}$Xe 预极化系统硬件和相关序列软件就构成了 $^{129}$Xe-MRI 机。

### 10.1.1　$^{129}$Xe 预极化方法和原理

核磁共振成像的图像质量与核磁共振信号的信噪比关系极为密切,信噪比越高,图形质量越好。而核磁共振信号强度与两个塞曼能级的粒子数差成正比。设单位体积的粒子数为 $n$,两能级上粒子数差为 $\Delta n$,则根据玻尔兹曼分布其相对粒子数差额为

$$P = \Delta n/n = hf/kT \qquad (10.1.1)$$

当共振频率为几十兆赫兹时,室温下 $P$ 为 $10^{-6}$ 数量级。在 1.5T 外磁场中,$^1$H 的 $P$ 为 $5.6\times10^{-6}$,$^{129}$Xe 为 $1.4\times10^{-6}$,$\Delta n = Pn$,在凝聚态物质中由于 $n$ 很大,所以 $\Delta n$ 还不太小,仍然可以提供足够强的信号,这就是质子成像的情况。当样品为气

---

* 1atm=101325Pa。

体时，$n$ 很小，则 $\Delta n$ 便小到不足以提供足够强的信号来成像。补救的办法是使 $P$ 增大，如果能使 $P \to 0.1$，则 $\Delta n$ 便可增加 $10^5$ 倍左右，这就使该气体成像成为可能。

在物理学中用 $P$ 值来描述核极化的状态，$P = 0$ 称为无极化，$P = 1$ 称为 100% 极化。$P$ 称为极化度（polarization），它在 $0 \sim 1$ 变化。使 $^{129}$Xe 的 $P$ 值从常态下 $10^{-6}$ 数量级变为 $P \approx 0.1$ 量级称为超极化（Hyper Polarization，HP），一般用光抽运（optical pumping）的办法来实现。光抽运的基本原理简要描述如下。

图 10.1.1 所示是一个假想原子的能级，基态 $^2S_{1/2}$ 和激发态 $^2P_{1/2}$ 在磁场中都分裂为两个能级，若用一束左旋圆偏振共振光照射此原子，只有基态 $m_J = -1/2 \to$ 激发态 $m_J = 1/2$ 的跃迁是允许的，而当原子由激发态自发跃迁回到基态时，两种跃迁都是可能的，但回到基态下能级的原子又将被再次激发到激发态。这样来回许多次，全部原子将集中在基态 $m_J = 1/2$ 态上，即实现了 100% 的极化。若用右圆偏振共振光照射原子，结果全部原子将全部集中在基态 $m_J = -1/2$ 上，也实现了 100% 的极化。

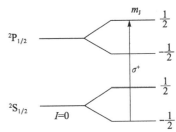

图 10.1.1　假想原子的能级

但是实际的原子能级结构往往比这理想的原子能级复杂，不能直接用光抽运的方法来实现极化，如 $^{129}$Xe 就是这样。目前可以直接用光抽运进行高效率极化的原子多为碱金属原子。可以通过 $^{129}$Xe 原子和碱金属原子碰撞（称为 spin exchange），把碱金属原子的极化度转移到 $^{129}$Xe 原子，使 $^{129}$Xe 的核产生极化。在本书中采用光抽运将铷原子极化，然后，通过自旋交换使 $^{129}$Xe 核极化的方法。文献报道[1]这种方法可使 $^{129}$Xe 核磁共振信号增强约 $10^5$，也就是说 $P$ 达到了 0.1 量级。$^{87}$Rb 原子的能级[6]如图 10.1.2 所示，如用 $^{87}$Rb 光谱灯通过一块左旋圆偏振

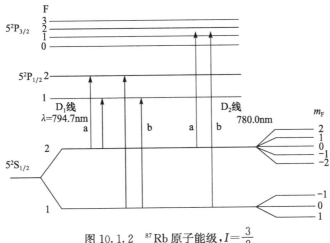

图 10.1.2　$^{87}$Rb 原子能级，$I = \dfrac{3}{2}$

起偏振片,和一块干涉滤光片,产生一束 $\sigma^+$ 的共振光引起基态 $5^2S_{1/2}$ 至激发态 $5^2P_{1/2}$ 的跃迁。由于选择定则是 $\Delta m_F=+1$,而 $5^2P_{1/2}$ 态上没有 $m_F=+3$ 的能级,所以原子若处在基态 $m_F=2$ 的子能级上便不可能跃迁到激发态,而处在基态其他 7 个子能级上的原子均可以激发到 $5^2P_{1/2}$ 态。当原子从激发态通过自发跃迁返回基态时,到达基态 8 个子能级上都是可能的。除了 $m_F=2$ 子能级,返回到其他 7 个子能级上的原子又会再次被激发到激发态。这样多次来回后,全部原子都处在 $m_F=2$ 的基态子能级上,实现了价电子几乎 100% 的极化。滤光泡的作用是把 $D_1$ 线中的 a 线滤掉,只剩 b 线,抽运效果就更好[6]。当极化了的 $^{87}$Rb 原子和 $^{129}$Xe 碰撞时就会发生极化转移,即通过转移 Rb 的一些角动量给 Xe 核,$^{129}$Xe 自旋 $+1/2$ 可达到最大程度的极化[6,2],这称为自旋交换光抽运(SEOP)。通过普林斯顿大学 Happer 等的工作,自旋交换[7,8]和自旋弛豫[8]机制已基本弄清楚,这种极化转移的机制通过不稳定分子 Rb-Xe 的转动角动量的参与,极化转移才能得以实现。

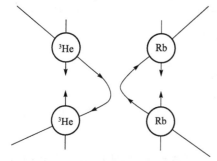

图 10.1.3　通过碰撞实现极化转移

　　$^3$He 极化原理也是同样的,先极化 $^{87}$Rb,然后让 $^3$He 通过 $^{87}$Rb 蒸气,把 Rb 的极化转移到 $^3$He,如图 10.1.3 所示。

### 10.1.2　$^{129}$Xe 预极化系统物理设计

　　$^{129}$Xe 预极化系统如图 10.1.4 所示。这个装置大约可分为真空系统、充气系统、激光抽运系统、极化检测系统、氙气极化后的处理系统和传输系统六部分,其中激光抽运系统是整个装置的核心。

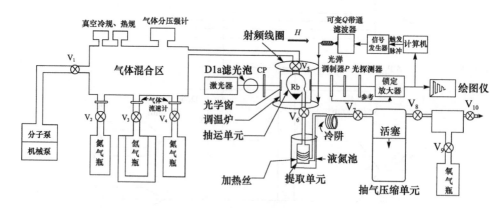

图 10.1.4　$^{129}$Xe 预极化系统

### 1. 激光抽运系统

激光抽运系统包括一个二极管激光器阵列(约 100W)、一个硼硅酸玻璃泡、一个调温炉和一个 220Gs 磁场,以及一些光学元件和控制电子学。

#### 1) 高功率激光器

对激光器的主要要求是在 Rb 的 $D_1$ 线(794.7nm)产生最大功率以得到最大极化,用高可靠氩离子泵浦的钛:蓝宝石固态激光器系统(Ti:sapp hire laser system)可生产 $0.5 \sim 1$g/h($100 \sim 200$mL at STP)极化 Xe,这个量对老鼠实验研究是足够的。极化 Xe 产生率被激光器功率所限制,对人肺成像需要用高功率二极管激光器。用几个 20W 组件并联可以建造输出 100W 二极管激光器系统,这个技术的主要限制是二极管激光器频宽,20W 水平上当时最好线宽是 1nm($=450$GHz),而铷吸收线宽只有 $20 \sim 30$GHz,显然二极管激光器大部分激光是无用的。文献[9]讨论了这样的抽运系统并应用到极化惰性气体 $^3$He 中,也用于抽运 Xe,企图在高 Xe 压下加宽原子线宽来匹配激光线宽。

对此问题有几种解决办法,一个办法是用 $4 \sim 5$ 个主件输出 100W 激光(价格仍比钛:蓝宝石固态激光器系统低),虽然效率低,但仍可得到比 5W 钛:蓝宝石固态激光器系统产生率高的极化 Xe,当然需要扩大的光学元件阵列以便耦合各组件输出的光都进入抽远单元。第二个办法是把 $5 \sim 10$ 个 20W 组件阵列集成在一起(锁相并联输出),这将大大简化光学和电子学控制并得到足够高的光抽运效率。第三个办法是设法把激光器输出线宽变窄,如果输出线宽为 50GHz,那么用 20W 二极管激光器抽运,Xe 极化产生率将比用钛:蓝宝石固态激光器系统提高三倍。这些思想对研究开发最佳功率抽运系统是有价值的。

现在 100W 的激光二极管阵列早已成熟应用,通过自旋交换光抽运(Spin Exchange Optical Pumping,SEOP)法几小时内就能生产出升量级超极化(HP)气体。

#### 2) 抽运单元

实验用抽运单元——硅硼酸玻璃泡,文献[10]用 $\phi$30mm 球泡,北京大学 Rb 频标用 $\phi$50mm 球泡。高功率激光器抽运时球泡最佳尺寸和 Rb 及 Xe 气压还需要重新计算和设计。光抽运单元有多个歧管并由阀门控制连接到气体混合区和极化 Xe 提取区。泡内放几克金属 $^{87}$Rb,用流动热空气加热抽运单元到 95℃以得到最佳 Rb 蒸气密度。Xe 气经玻璃或聚四氟乙烯活栓阀引入,缓冲气体 $N_2$(0.1atm)也一起加入,球泡内 Xe 气压维持在 $2 \sim 3$atm。

另一个方法是用 $1\% \sim 2\%$ Xe、$1\%$ $N_2$ 和 $97\% \sim 98\%$ $^4$He 混合气体,约 10atm 高压 $^4$He 加宽 $D_1$ 线而没有引进自旋-旋转相互作用,典型的极化室维持在 $130 \sim 150$℃以达到 60% 的激光吸收率。此 $^{129}$Xe 用一个流动系统来极化然后用低温法与其他气体分离井。在 77K、极化场大于 0.05T 时,极化的固体 $^{129}$Xe 的 $T_1 \approx$

2.5h,可储存 $T_1$ 量级时间,然后将残余气体抽空后升华出来。用已有的激光、积累机制,可以生产 1L/h(标准温度和压力下)70%~80%极化的 $^{129}$Xe 气体。实践中,当气体流进冷阱、在冻结期间和融化过程中都有极化损失,使患者吸入肺中时极化损失不超过 15%~20%。

对极化 Xe 的研究表明,设计抽运单元及其后的气体处理系统必须遵守两条严格的规则:第一,与极化 Xe 接触时间大于 1min 的容器材料必须仔细选择(壁弛豫[11]);第二,Xe 气体内含的杂质必须保持在很低水平(杂质背景小于 $10^{-6}$ torr*),为克服壁弛豫效应,所有硅酸玻璃需涂敷一层硅烷[12],在未涂敷硅烷的容器中,$^{129}$Xe 弛豫时间只有 30s,在涂敷硅烷的容器中,$^{129}$Xe 弛豫时间可延长到 2000s,所以,从抽运单元开始要用涂敷硅烷的玻璃。

3) 调温炉

调温炉应由非磁性材料制成,两边开光学窗,抽运单元在其内,炉内温度控制在(80±0.1)℃。玻璃泡内,温度不均匀性不超过 1℃,RF 线圈在炉外面。

4) 极化用磁场

考虑弛豫时间,磁场应在 200Gs 以上,因为磁场太低,退极化效应显著。实验阶段 200Gs 磁场可用螺线管产生,磁场方向如图 10.1.4 所示。玻璃泡内的磁场不均匀性不超过 2mGs,管外用坡莫合金制成磁屏蔽,以减小磁场的波动。与 MRI 系统集成时可考虑用 MRI 机器主磁体的边缘场,六线圈式超导主磁体后端轴线上有足够强的磁场可用,极化氙的传输正好可以沿此轴线安排以把退极化效应减到最小。

5) 光学元件

激光束是线偏振,光抽运需要圆偏振光,$D_1$ 线包含 a 线和 b 线,其中 a 线对抽运极化不利,应该滤掉。因此在激光器和抽运单元之间应置滤光泡和起偏振片,滤光泡充 $^{85}$Rb,用 $^{85}$Rb 吸收 $D_1$ 线中的 a 线。滤光泡内也要填充缓冲气体,但不是 He、$N_2$,而是 50~200torr 氩气。

缓冲气体的作用如下。$^{87}$Rb 原子之间非弹性碰撞,$^{87}$Rb 原子与器壁非弹性碰撞都会影响共振线宽,$^{87}$Rb 原子运动引起多普勒加宽,磁场不均匀也会引起共振线加宽,这些因素都会影响光抽运效率。改善磁场均匀性是一个方面,加缓冲气体可以减轻其他三个因素的影响。缓冲气体分子可把 $^{87}$Rb 原子"囚禁"在一个小范围内运动,从而大大减少 $^{87}$Rb 原子彼此之间、与器壁之间的碰撞机会,并减少多普勒加宽。减少与器壁的碰撞概率,还会延长极化弛豫时间从而增加 $^{87}$Rb 与 $^{129}$Xe 之间的碰撞机会,于是可以改善极化效果。

另外抽运光虽然只包含 b 线,但 $^{87}$Rb 原子被激发到激发态后,可通过自发辐

---

* 1torr=133.322Pa。

射回到基态,回到 $F=1$ 能级时,辐射出 b 线光子,这对抽运无影响。但回到 $F=2$ 能级时,就辐射对光抽运起破坏作用的 a 线光子。缓冲气体与 $^{87}$Rb 原子碰撞,可使辐射 a 线的概率大大降低。实验证明,$N_2$ 分子作为缓冲气体效果最好,滤光泡中缓冲气体作用与上述大不相同,有兴趣者可参考文献[6],这里不再赘述。

**2. 极化检测系统**

**1) 光检测**

极化度、弛豫时间需要测量,因此,一个极化检测系统是需要的。在图 10.1.4 中,一个光学检测系统由光弹调制器、检偏振片、光二极管探测器、锁定放大器、计算机、信号发生器、可变 $Q$ 带通滤波器、绘图仪和射频驱动线圈组成[10]。在光检测期间,通过吸收泡的光由光弹调制器探测,由于与 Xe 自旋交换极化的 $^{87}$Rb 原子寿命很短(约 1ms),信号强度正比于 $^{129}$Xe 自旋极化核数密度(极化度)。用射频($^{129}$Xe 共振频率)脉冲周期性反转 $^{129}$Xe 核极化脉冲,用一个计算机控制,于是得到一个光信号显示在绘图仪上(图 10.1.5)。信号幅度为

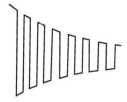

$$A(t) = A(0)(1-\varepsilon)^n \exp(-t/T_1) \quad (10.1.2)$$

式中,$\varepsilon$ 是各脉冲的衰减;$n$ 是脉冲序号;$T_1$ 是 $^{129}$Xe 弛豫时间。由图 10.1.5 可确定 $T_1$ 和 $\varepsilon$。

图 10.1.5 极化衰减信号

在频率等于 $^{129}$Xe 的 NMR 频率(200Gs)的脉冲驱动下,$^{129}$Xe 极化方向周期性翻转

**2) NMR 检测**

另外一个方法是用经典的 NMR 检测,装置由 NMR 线圈、安德森桥、低噪声前置放大器、频率合成器、锁定放大器和 NMR 信号显示组成[12],如图 10.1.6 所示。此法不但可检测抽运单元的极化情况,也可检测处理和传输系统后输出 Xe 的磁化强度。

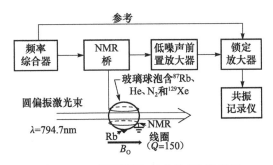

图 10.1.6 测量 $^{129}$Xe 极化的 NMR 装置

**3. 极化后处理系统**

**1) 提取单元**

Xe 在抽运单元中极化好之后,活栓阀 $V_6$ 打开,提取 Xe 到提取单元中,提取

单元浸泡在液氮中，Xe 通过扩散进入这单元，由于氙的熔点和沸点分别是 161.65K 和 165.03K，极化氙将冻结在里边。在常温下极化$^{129}$Xe 的弛豫时间为 2000s，在液氮温度(77K)为 3h，在液氮温度高磁场中可储存数天而没有显著极化损失。简单计算表明把 Xe 从抽运单元全提取出来不到 30s。高功率激光抽运只需几分钟，相对于 3h 弛豫时间，可以利用这个冷提取区建立一个有意义的极化 Xe 压(或许要 4～5 轮充气-抽运-提取)。预计在气体处理系统的这一阶段有 10%～20%极化损失，如果提取单元工作在液氮温度极化损失会更小。

提取单元外面绕有电阻丝，如果通电加热可把氙蒸发出来，液氮池拟设计成升降式，提取单元拟用内敷硅烷的玻璃制作。

2) 除 Rb 蒸汽冷阱

铷有毒，为保证很低 Rb 蒸汽压，可使 Xe 气通过一个工作在干冰温度(−120℃)的冷阻挡板，大部分 Rb 会黏附到板壁上。在这温度点 Rb 密度小于 $10^4$ 个原子/cc，这远在 FDA 批准的标准以下。

### 4. 氙气传输系统

氙气传输系统包括活塞压缩气缸、输运导管和呼吸面罩。当需要输出极化氙时，关闭 $V_6$ 和 $V_8$，开通 $V_7$，提取单元电阻丝通电加热，同时气缸中活塞向下运动，像抽血针管那样把极化氙气抽入气缸。气缸充满后，关闭 $V_7$，开通 $V_8$，活塞向上运动可把极化氙压出。活塞压缩单元要用具有合理弛豫特性的材料制造。极化 Xe 从提取单元到患者的传输时间不太长，在室温耽搁的时间不超过 2min，极化总损失至多为 20%～30%。

由于时间短，医用导管可用于输送极化 Xe，然而管子取向必须注意，如果管子通过纵磁场零点区，那么这场的横向不均匀性将起支配作用，极化将被毁坏。近似计算表明，如果管子近似沿磁力线走，场不落到 10Gs 以下，横向不均匀性约 1Gs/cm 是可以容许的(极化损失可忽略)。呼吸面罩尽量采用现成商品。

### 5. 充气单元

气体混合室可用不锈钢制作，便于安装气体分压强计和真空热规及冷规，并有多歧管分别达 Xe、$N_2$ 和 He 气瓶。$N_2$ 和 He 用作改善 Rb 光抽运效率的缓冲气体，He 气压拟 50torr，$N_2$ 气压拟 250torr，Xe 气压拟 1.5atm，Xe 气瓶装备液氮冷阱以使各歧管残存的 Xe 和提取单元中剩余的但已退极化了的 Xe 气被回收。各气瓶的阀门与混合室之间安装气体流速计。

### 6. 真空系统

极化系统开始工作之前，$V_1$、$V_5$、$V_6$、$V_7$ 和 $V_8$ 全部开通，抽真空保证整个极化系统的纯度,真空度要求 $1×10^{-7}$torr,一个机械泵-分子泵机组是足够的。

### 10.1.3　$^{129}$Xe 预极化系统与 MR 成像仪集成

　　$^{129}$Xe 预极化装置与 MRI 系统集成时,超导主磁体后端轴线磁场可用作预极化磁场,并且沿此轴线安排极化氙的传输以便把退极化效应减到最小。主成像仪可以选择临床 1.5T,也可以选择临床 3T。Xu 等[13]比较了在 1.5T 和 3T 用预极化 $^{129}$Xe 对志愿者的肺成像的差别,发现图像信噪比后者仅是前者的 1.25 倍,信噪比提高不多,因为 Xe 的极化与 $B_0$ 无关,所以信噪比对 $B_0$ 的依赖很弱。关于核自旋为 1/2 的 HP 气体的 NMR 信号强度,不计来自 MRI 设备的贡献(增大 0.25 倍的 $M_0$)时,理论上应该是[14]

$$S_{HP} - \frac{1}{2}N\,|\,\gamma\,|\,\hbar\omega_0 P_N \qquad (10.1.3)$$

式中,$P_N$ 是极化度,在 0.1 量级,与 $B_0$ 无关;$\omega_0 = \gamma B_0$ 是拉莫尔频率。对于传统 MRI 利用热平衡 $M_0$ 的信号是

$$S_0 = \frac{1}{2}N\,|\,\gamma\,|\,\hbar\omega_0 P_{N,0} = \frac{N\,|\,\gamma\,|\,\hbar^2\omega_0^2}{4k\mathrm{T}} \qquad (10.1.4)$$

典型的热平衡极化度 $P_{N,0}$ 在 $10^{-6}$ 量级。实验表明,20MHz 以上频率,生理噪声起支配作用,噪声电压均方根正比于 $\omega_0$。在这些条件下,HP 气体 MRI 的信噪比与 $\omega_0$ 基本无关,于是低场更有吸引力。然而,频率低到一定程度,接收线圈趋肤噪声起支配作用。

　　Xu 等[13]还发现吸满肺的 $^{129}$Xe 气的 $T_2^*$ 测量值在 1.5T 是 52ms,在 3T 是 24ms。由于肺中组织/空气界面磁化率差很大($\Delta x = 9$ppm),引起的磁化率效应很强,场强 $B_0$ 越高,磁化率效应越强,所以 $T_2^*$ 对 $B_0$ 的依赖性很强。综合考虑信噪比和 $T_2^*$,选择临床 1.5T 或临床永磁 0.5T 都是合适的。

　　在 1.5T 质子频率是 63.8MHz,而氙核的 $\gamma$ 值低,拉莫尔频率是 17.6MHz,RF 放大器用兼顾多核的宽带 RF 放大器,或在常规临床 MRI 机器上增加一套氙肺成像/谱专用的系统。RF 圆极化胸线圈、发射/接收系统调谐到氙的频率,$^3$He 的频率是 48.65MHz,用 $^3$He 进行肺成像时相应的就得增加 $^3$He 通道。

　　$^{129}$Xe 预极化装置大部分是玻璃系统,也有金属系统,电驱动部件。考虑与 MRI 磁体系统的兼容性,所有金属部件必须是抗磁性的,不锈钢必须是优质的,差的不锈钢有着很强的顺磁性,机械真空泵噪声又大,不宜置于磁体室内。

　　玻璃阀门的气压控制原理示意图如图 10.1.7 所示,用计算机控制实现自动化,由一个专用控制台操作整个 $^{129}$Xe 或 $^3$He 预极化系统;或者在 MR 成像仪控制台中增加辅助控制功能,以形成 $^{129}$Xe-MR 成像仪或 $^3$He-MR 成像仪集成一体的总控制台。

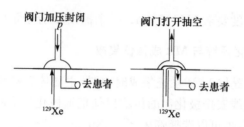

图 10.1.7　玻璃阀门的气压控制原理示意图

### 10.1.4　用超极化$^{129}$Xe 或$^3$He 进行肺 MRI 的脉冲序列

用外源性超极化气体成像与内源性水质子成像有一个显著差别。超极化气体吸进肺后其纵向磁化强度 $M_0$ 是不能自动恢复的,如果用 90°脉冲把 $M_0$ 一次性扳倒在横平面后,只能用 RARE 序列或 EPI 序列或 Spiral 序列一次性成像一个层面(屏住呼吸)。一般是用小角激发梯度回波序列成像一个层面,$TR$ 尽可能短。总之,$M$ 幅度不论在纵向还是在横向都是单调连续衰减的,$M_z$ 处于非平衡态,不存在稳态,稳态自由进动不能用。通常测量 $T_1$ 的 IR 序列不能用,因为 RF 脉冲反向后超极化不会恢复。考虑到信号动态范围和很短的 $T_2^*$,RARE、EPI、Spiral 几乎不能用,最适用的是 FLASH 序列或径向频率编码的投影重建(PR)序列。就像 100 元钱,一次花 1 元(填 $K$-空间一行),可花 100 次(填满 100 行 $K$-空间),花光为止。不像水质子成像,只要控制样品不饱和,信号源取之不尽用之不竭。

对超极化自旋系统的每次 $\alpha$ 角 RF 激发将用掉此极化的$(1-\cos\alpha)$的量,因此对于调整频率、发射机和接收机增益设置的自动化常规步骤必须免除,因为经不起超极化的损失。替代的办法是频率和倾倒角调整用包含高压热平衡极化的$^3$He/O$_2$ 或$^{129}$Xe/O$_2$ 混合物的玻璃泡进行,O$_2$ 的存在将 $T_1$ 从几小时降低到几秒。

如果以恒定角 $\alpha$ 多次激发用以在屏住呼吸期间采样 $K$-空间数据,从第 $n$ 次激发得到的信号由式(10.1.5)给出

$$S(n) = M_z(0)\exp[-(n-1)TR/T_1]\cos^{n-1}\alpha\sin\alpha \qquad (10.1.5)$$

由于 $T_1$ 通常很长$(TR \ll T_1)$,多数情况忽略自旋-晶格弛豫,最佳倾角只涉及 $M_\perp$(最大 $\sin\alpha$)和不可恢复 $M_z$ 的剩值(由 $M_z(0)\cos^{n-1}\alpha$ 给定)之间的折中[13]。设激发一次填充 $K$-空间一行数据的过程为一观(view),则最佳倾倒角 $\alpha_{\rm opt}$ 作为激发次数 $N_v$ 的函数显示在图 10.1.8(a)中,而信噪比随编码步数 $N_v$ 增长趋于水平渐近线(图 10.1.8(b))[14]。人可在吸满 HP 气体后屏住呼吸而进行肺 MRI,动物不会屏住呼吸,可控制周期性交替吸 HP 气体和空气如图 10.1.9 所示。

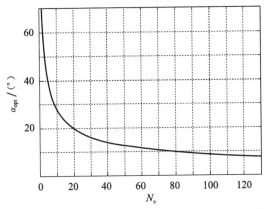

（a）产生最大信噪比的激发角 $\alpha_{opt}$ 作为 $N_v$ 函数的关系曲线，
随 $K$-空间行重复采样引起纵向磁化强度非可恢复
的损耗，$\alpha_{opt}$ 随 $N_v$ 增大而变小

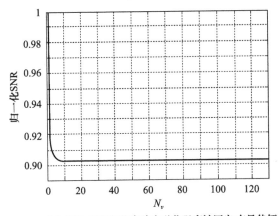

（b）因为在 HP 气体实验中磁化强度被固定，在最佳倾
角 $\alpha_{opt}$ 得到的相对图像信噪比在很大程度上与 $N_v$ 无关

图 10.1.8   用径向 PR 序列在吸满 HP 气体屏息肺 MRI 随以恒定角激发次数 $N_v$ 变化的评估

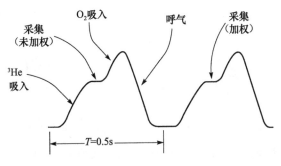

图 10.1.9   老鼠肺 HP 气体 [3]He MRI
一次呼吸采集 $K$ 空间一行

### 10.1.5 超极化$^{129}$Xe 或$^3$He 肺 MR 成像和谱

1997 年 Mugler 等[15]首次用 HP $^{129}$Xe 得到了人肺的 MR 图像和谱。1‰Xe、1‰$N_2$ 和 98‰$^4$He 混合气体以气流方式通过与光抽运 Rb 蒸气自旋交换$^{129}$Xe 被极化。从二极管激光阵列输出近似 100W 圆极化光集中在 795nm,用于激发 Rb $D_1$ 吸收共振,气流率设置得使一个给定$^{129}$Xe 原子花 1~2 个自旋交换时间常数与极化的 Rb 蒸气接触。抽运室出来后 HP $^{129}$Xe 陷在液氮冷阱中作为固体,冷冻维持极化,固态$^{129}$Xe 在 77K 50mT 以上场中的 $T_1$ 是 3h。$^{129}$Xe 最后的极化度是积聚的气体体积、气流率和积聚时间的函数。计算表明,500mL 极化度 60%的$^{129}$Xe 用 6cm$^3$ 气流率需要积聚 1.4h。为每次 1~2h 的实验积聚 HP $^{129}$Xe,当一个给定的积聚运转完成时,冻结的$^{129}$Xe 被升华出来收集在一个小塑料袋中,袋上装有一个手动阀可控制输送到已经躺在成像机磁体中的志愿者。袋中气态 HP $^{129}$Xe 的 $T_1$ 近似为 10min。对 3 个志愿者共进行了 7 次实验,其中 6 次用大呼吸(十几秒),1 次用分为 4 段的小呼吸,每次实验志愿者通过塑料管从袋吸进 300~500cm$^3$ 的气体。在大呼吸情况下,气体吸进后立即开始成像或谱测量;在 4 个小呼吸情况下,整个呼吸周期数据采集连续进行。

两个 5cm$^3$ 的同样玻璃球泡,一个装 HP $^{129}$Xe 样品,一个装自旋极化热平衡$^{129}$Xe 气体,用超高场动物 MRI/S 系统比较它们产生的 FID 信号强度可以计算出每次积聚运转所达到的极化度。

人肺气体空间像用 FLASH 序列采集,参数 $TR/TE=190ms/5.6ms$,顺序相位编码 9°角,中央相位编码序用 12°,矩阵 64×128,体元 6.6mm×13.3mm×20mm,或 6.6mm×6.6mm×20mm。吸入 HP$^{129}$Xe 气体后保持 12s 屏息期间,采集 11 个层面。两个相邻冠位层面肺的 Xe 气体空间像显示在图 10.1.10 中,肺最上部已延伸到线圈末端,其他部分边缘是清楚的。最初的图像质量不是很好,信号

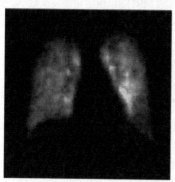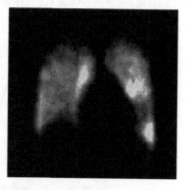

图 10.1.10　人左右肺首次$^{129}$Xe 气体 MR 成像

两个相邻冠位面

变化、伪影、模糊都存在,远不如 HP $^3$He 肺像清晰[16]。这种差别的主要缘由是平面内体元尺寸 5 倍增大,因为$^{129}$Xe 像相对于$^3$He 像可用信号低。$^{129}$Xe 和$^3$He 信号差这么大的原因有三个:①对于 Xe 像,气体极化度小 5~20 倍(有改进的空间);②对于 Xe,吸进的气体体积低 1.5~3 倍;③对于 Xe,磁旋比低 2.8 倍。

　　$^{129}$Xe 溶解相相对于气态相有大约 200ppm 化学位移,由于$^{129}$Xe 在肺中溶解相的信号太弱,当时还不能进行成像观察,但溶解相的一维谱是可见的。

　　为了观察肺的 MR 谱,从肺采集 FID 信号用的参数是:$250\mu s$,10°硬脉冲,51.2ms 数据采集时间(19.5Hz 频率分辨),512 个复数据点。RF 脉冲结束到数据采集之间有 1ms 延迟,以防止从发射机信号跳动的污染。FID 采集每秒重复 128次,吸进 HP$^{129}$Xe 气后立即开始持续整个屏息周期,然后平静呼吸空气。FID 被填零到 2048 点,被一个指数乘(25Hz)以切趾,然后进行傅里叶变换得到谱,再经 0阶相位校正。为了提高对 Xe 在肺中溶解相谱峰的分辨能力,谱通过带通数字滤波器(2500Hz,140ppm,中心在 Xe 溶解峰)处理以消除宽大的峰,然后减掉未滤波的峰。从此谱(图 10.1.11),计算溶解成分相对于气态的峰位和溶解成分的积分肺谱中在 0ppm 的大峰对应 Xe 气相谱峰,靠得很近的三个小峰是溶解相的谱峰,近似位移了 200ppm。25 个谱中第 18 个谱对应屏息结束。

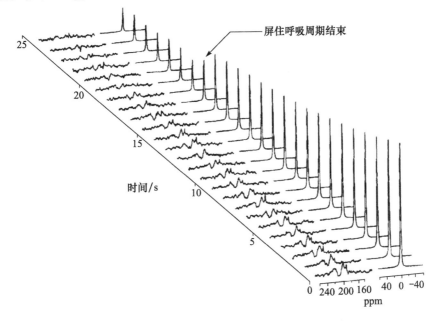

图 10.1.11　一个健康志愿者肺的 25 个相继采集的$^{129}$Xe 谱(1s 1 个谱),显示 16s 屏息期间和之后气相和溶解相信号分量的时间演变[15]

HP $^{129}$Xe 气吸进后立即开始扫描进行数据采集在溶解相谱中近似在 185ppm、196ppm 和 216ppm 的峰可分辨(溶解相谱竖直标度相对于气相谱放大了 10 倍)

为了提高 Xe 在肺实质中溶解相 NMR 谱的灵敏度,同时抑制气态相 NMR 谱强度,可把 RF 脉冲中心频率对准在溶解相谱频率上,这样得到的谱如图 10.1.12 所示。肺的主要功能是 $O_2$ 和 $CO_2$ 的交换,$^{129}$Xe 吸入后不停地在肺泡气体空间和组织结构之间交换,从而反映出肺的 $O_2$ 和 $CO_2$ 交换功能。溶解相 $^{129}$Xe 的共振频率经历一个显著的化学位移,结果肺中 $^{129}$Xe 谱显示几个峰,在气相的 Xe(0ppm),溶解在组织或血浆中的 Xe($\sim$198ppm),束缚在血红素上的 Xe(200$\sim$218ppm)。

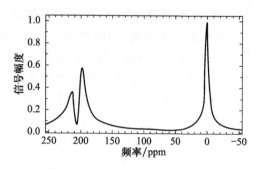

图 10.1.12 狗肺 HP$^{129}$Xe NMR 谱

在 197ppm 和 212ppm 的峰分别产生于溶解在肺实质中的 $^{129}$Xe 和束缚在血红素上的 $^{129}$Xe,
高斯型 RF 脉冲频率中心在 202ppm,结果在气相共振点 0ppm 倾角小于 1°,0ppm 峰显著降低

### 10.1.6 在肺 MRI 中用 $^3$He 和用 $^{129}$Xe 的比较

$^3$He 和 129Xe 两个同位素的物理特性列在表 10.1.1 中,几个实际优点暗示对于直接可视化肺的气体空间形态 $^3$He 是优越的,因为其磁旋比是 $^{129}$Xe 的 2.7 倍,在等价条件下直接转化为灵敏度优势。尽管丰度极低,从氚的衰变生产 $^3$He 价格 100 美元/L。Xe 自然丰度高,从大气提取,价格在 20 美元/L。而 $^{129}$Xe 气体富集到较高的浓度,代价显著昂贵(约 700 美元/L,对于富集到 80%的 $^{129}$Xe)。两个气体都应该回收,但目前并没有回收。综合 He 的优势,肺 $^3$He MRI 的信噪比有可能比 $^{129}$Xe MRI 的高一个量级。进一步,He/$O_2$ 混合物可以无限制地吸,而 Xe 在高浓度(>70%)时是一种麻醉剂。然而,$^{129}$Xe 有独到的特性,如在血液和组织中溶解度高、扩散率低、化学位移宽,适合于特定的应用,如灌注成像。

表 10.1.1 惰性气体同位素 $^3$He 和 $^{129}$Xe 的物理特性[14]

| 参数 | $^3$He | $^{129}$Xe |
|---|---|---|
| 核自旋量子数 | 1/2 | 1/2 |
| 磁旋比 $\gamma$/($10^7$rad/(s · T)) | $-20.378\ 158\ 7$ | $-7.452\ 103$ |
| 自然丰度/% | $1.37 \times 10^{-4}$ | 26.4 |
| 气体溶解在共同液体中的化学位移范围 $\Delta\delta$/ppm | $\sim 0.8$ | $\sim 250$ |

续表

| 参数 | ${}^3$He | ${}^{129}$Xe |
|---|---|---|
| 纯气体在室温 1atm 下弛豫时间 $T_1$/h | 744 | 55 |
| 与 $O_2$ 混合后的弛豫率 $R$/(s$^{-1}$·Pa$^{-1}$) | 3.85×10$^{-6}$ | 3.73×10$^{-6}$ |
| 自扩散系数 $D_0$/(cm$^2$/s) | 2.05 | 0.061 |
| 在体温 1atm 空气中扩散系数 $D$/(cm$^2$/s) | 0.86 | 0.14 |
| 在体温 1atm 血液中溶解度 $L$ | 0.0085 | 0.17 |
| 目前技术积聚到升量气体时可达到的极化度/% | 40 | 20 |

### 10.1.7　超极化气体 MRI 的临床应用

据文献[17]报告,在美国有 2500 万人受到痛苦的慢性肺病的折磨,肺病是第三大死因。肺部疾病有很多,如肺炎、肺气肿、肺癌、慢性支气管炎、支气管扩张、肺泡组织纤维化、哮喘等的早期检测、疾病演变和治疗的有效监测都是迫切需要的。因此肺 HP 气体 MRI 必定要从动物实验走向临床应用。

HP${}^3$He 或${}^{129}$Xe 肺气体空间 MRI 可给出肺临床静态通气功能信息。进一步动态通气成像,用单射 EPI 图像跟踪${}^3$He 团注(bolus)通过气管、主支气管、支气管和肺泡空间以及被呼出,可以产生关于通气分布的信息,评价肺气路是否有阻塞,阻塞位于何处。例如,在${}^3$He MRI 中,肺气肿显示延迟的或不足的通气,呼气时肺气肿区域也显示出气拖长。

用 HP${}^3$He 肺扩散成像显示不吸烟健康志愿者有均匀分布的表观扩散系数(Apparent Diffusion Coefficient,ADC),典型的平均值在 0.17~0.28cm$^2$/s,如图 10.1.13(a)所示。而慢性障碍性呼吸疾病的患者,肺的 ADC 呈现不均匀分布,ADC 平均值增高 2.5 倍(为 0.40~0.90cm$^2$/s),如图 10.1.13(b)所示。尽管${}^{129}$Xe 的磁旋比、极化度和自由扩散系数都比${}^3$He 低,Kaushik 等[18]用 HP ${}^{129}$Xe 得到的人肺 ADC map 证明了其临床可行性。

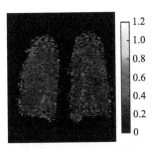 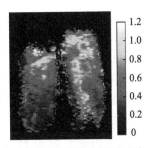

（a）不吸烟健康志愿者左右肺的 ADC map,显示均匀分布,ADC 平均值低　　　（b）有慢性障碍性呼吸疾病的患者肺的 ADC map,显示不均匀分布,尤其是肺叶上部,ADC 平均值几乎提高一倍

图 10.1.13　不吸烟健康志愿者和有慢性障碍性呼吸疾病患者的肺的 ADC map(彩图见文后)

溶解相 Xe 磁化强度只有气相的 2%，前面提到成像比较困难，为了解决此问题，Ruppert 等[19] 发展了 XTC（Xenon polarization Transfer Contrast）MRI 技术。Dregely 等[20] 把 XTC 推广到 MXTC（Multiple-exchange-time XTC）MRI，以实现溶解相 Xe 成像，可以揭示肺组织微结构信息。起初 HP 气体人肺 MRI[15] 是吸 Xe、$N_2$ 和 97% $^4$He 混合气体后屏息状态扫描采集数据，然后平静呼吸，交替进行。而在 MXTC MRI 实验中，人吸入的混合气体已经改为含 21% $O_2$ 的 HP$^{129}$Xe 气体，志愿者舒适度显著提高，这也向临床应用前进了一大步。

## 10.2　介入 MRI

1967 年 3 月美国放射学家 Margulis 在 *AJR* 上发表一篇题为"介入放射学：一个新的专业"的述评文章，首次提出"介入放射学（interventional radiology）"概念，他定义介入放射学为在透视引导下进行诊断和治疗的操作技术。文中对从事介入放射学的医师，需要经过介入操作技术、临床技能的培训，并且与内外科医师密切合作这一点进行了特别强调。1976 年，Wallace 在 *Cancer* 杂志上，以"interventional radiology"为题系统地阐述了介入放射学的概念。1979 年欧洲放射学会在葡萄牙召开了第一次介入放射学学术会议，自此介入放射学得到国际学术界的正式认可。

介入治疗（interventional treatment），是介于外科、内科治疗之间的新兴治疗方法，包括血管内介入和非血管介入治疗。经过 30 多年的发展，现在已和外科、内科一起称为三大支柱性学科。介入治疗是在不开刀暴露病灶的情况下，在血管、皮肤上制作直径几毫米的微小通道，或经人体原有的管道，在影像设备的引导下对病灶局部进行治疗的创伤最小的治疗方法。

影像设备的种类有许多，磁共振成像、X-CT 成像、超声成像和核医学成像（如 PET（Positron Emission Tomography））成为当代医学临床使用的四大成像技术。这些成像技术所依据的物理效应不尽相同，成像的效果和适用的范围也有所不同。CT 是用 X 射线，核医学是用 γ 射线照射人体，对人体都有辐射损害，超声成像是利用超声波成像，虽对人体无损伤，但是所得图像是二维的，空间定位不清晰。MRI 是用无线电波在磁场中激发人体水质子产生共振信号进行成像，所得图像本质上是三维的，空间定位精确，无电离辐射，是手术介入治疗的理想工具。

术中 MRI（intraoperative MRI）在神经外科，尤其是神经肿瘤外科手术中得到了广泛应用，已经成为国际上 MRI 技术应用研究领域的一个热点。国际上有众多医院开展了 MRI 影像导引下的外科手术，在国内也有多家医疗机构对 MRI 图像引导外科手术进行了试验研究，如山东省医学影像学研究所、江苏省无锡市第二人民医院等，均采用常规的全身永磁 MRI 设备进行了大量的临床探索，积累了很多经验。目前 MRI 图像导引下的外科手术技术已经进入临床应用阶段,如海军总医院、首都医科大学宣武医院、中山大学附属第一医院、中山大学肿瘤医院、长春市白求恩医科大学第一临床学院、重庆医科大学附属第一医院等,在 MRI 导引的神经外科手术、立体活检、MRI 辅助定位微创治疗术等方面进行了诸多尝试,并在临床应用中证实了其良好的效果。

### 10.2.1　术中 MRI 的必要性[21]

目前限制神经外科手术效果的问题有三个:①处理深部病灶时,手术视野暴露不理想;②与正常脑组织不易分清边界的肿瘤(如低分化胶质瘤),难以控制切除范围;③病灶位于语言、运动等功能区附近时,无法把握功能区实际位置和范围,导致切除范围保守或过大。应用手术显微镜在一定程度上减少了对手术视野的依赖,提高了手术精细程度,但不能解决其他问题,如开颅手术中,脑脊液流失、空气进入硬膜下腔、肿瘤切除、囊肿引流、脑组织水肿和手术减压等都会引起脑组织移位。导航系统使用的术前影像数据不能实时反映术中颅内结构变化,随着手术的进行,定位精度越来越低,降低了它对开颅手术的引导作用。应用术中 MRI 能较好地解决上述问题。

虽然使用 X 射线电视、血管造影、CT 和 MRI 四种影像都可以引导开颅手术,但术中 MRI 具有明显优势。术中 MRI 有三个独特优点:①MRI 技术由于具有三维成像、软组织分辨率最佳和多种成像模式,能发现其他成像模态不能发现的情况,如大脑功能区的实际位置,低分化胶质瘤的边界;②能根据手术需要进行任意取向平面的扫描,以最清楚的方式显示手术情况,包括脑组织移位、手术器械位置、病灶切除情况和残留部分实际位置,有无继发出血或水肿,并引导手术器械(如穿刺针或导航设备)准确到达深部病灶;③MRI 对患者和医务人员均无放射损伤,能实时显示颅内情况。因此 MRI 成为目前最理想的术中成像工具。

### 10.2.2　术中 MRI 的具体作用

#### 1. 利用术中 MRI 选择开颅手术切口

用术中 MRI 选择最佳手术切口时,可用手指或手术器械在头皮上移动,观察该位置与颅内病灶的相对关系,以选择皮瓣和骨窗的最佳位置和大小。根据术中 MRI 图像很容易选择能避开脑沟中较大血管的最佳入路。

#### 2. 利用术中 MRI 引导颅内肿瘤切除

高级别胶质细胞瘤侵袭性高,呈蟹足样侵袭周围正常脑组织,术中 MRI 图像引导肿瘤切除的效果仍有争议。一种意见认为,MRI 图像反映的肿瘤边界往往小于肿瘤侵袭的范围,根据术中 MRI 图像反映的肿瘤边界进行完全切除,仍有相当数量的肿瘤细胞残存,成为复发的根源;另一种意见认为,静注 Ga-DTPA 以对肿瘤组织增强不易奏效,同时用 $T_1$ 加权、$T_2$ 加权和质子密度加权像三种加权像,可以判定肿瘤边界,引导手术完成全切除。

### 3. 利用术中 MRI 提高脑瘤全切除率

MRI 显示的胶质瘤边界与实际的肿瘤边界相吻合,而 CT 不能反映胶质瘤边界。用肉眼直视不能分辨肿瘤组织和正常组织时,MRI 仍能清楚显示残留肿瘤组织。低级别胶质细胞瘤由于侵袭性相对较低,在 MRI $T_1$ 加权像上有较清晰的界限,但在手术显微镜下很难区分肿瘤边界。对于低分化胶质瘤应用术中 MRI 引导切除手术,全切除率可达 72% 以上,若不用术中 MRI 引导切除手术,则全切除率在 50% 以下,差异显著。Black 等[21,22]根据下面四个条件选择 60 个病例:①病灶邻近运动、感觉等功能区,切除引起不可逆的功能缺失;②病灶位于白质深部或神经核团,手术不易到达,需要寻找最佳路径;③病灶较小,以致手术中寻找和辨认困难;④既往手术因边界不清未全切,后又再复发。在术中 MRI 引导下全切除率达 96%,因为术中 MRI 能实时、清楚地显示肿瘤边界,所以可引导完整切除肿瘤,彻底地切除肿瘤必然带来更好的预后,对于低分化胶质瘤病例,术后是否残留可增强的组织与患者的术后存活时间呈负相关,全切肿瘤明显增加患者存活时间。

### 4. 利用术中 MRI 引导肿瘤切除手术避开功能区

在开始全麻前完成脑功能磁共振成像(functional Magnetic Resonance Imaging,fMRI),并将数据叠加到随后常规成像获得的高分辨率图像上,显示运动、语言、记忆等功能区对应的大脑皮质范围,可引导手术避开功能区。这样肿瘤被尽可能完全切除而术后不出现新的神经功能缺失。

### 5. 利用术中 MRS 可确诊肿瘤

磁共振谱(Magnetic Resonance Spectroscopy,MRS)能检查肿瘤组织特征性的胆碱浓度升高和 N-乙酰天冬氨酸浓度降低,用术中 MRS 发现胆碱升高,术后病理证实为肿瘤组织。

### 6. 利用术中 MRI 引导穿刺活检

应用术中 MRI 引导穿刺活检,可追踪观察穿刺针位置、目标病灶和周围结构,及时调整穿刺操作,避开重要结构,准确到达病灶进行活检,不会出现任何并发症。

### 7. 利用术中 MRI 监视功能神经外科手术

在患者丘脑内或苍白球内植入神经刺激器以抑制运动性震颤,术中 MRI 能准确显示立体定向仪操作和植入刺激电极的位置,使所有刺激电极均准确放到目标位置,仅给予一个低刺激电压就能有效抑制震颤。利用术中 MRI 引导颞叶切除术以控制顽固性癫痫,手术准确暴露了脑室颞角和海马回,从而精确控制了切除范围。

### 8. 利用术中 MRI 引导立体定向微创手术[23]

随着影像技术和医疗设备的改善,颅内小病灶常常被早期发现,但传统的开颅手术定位比较困难,且在开颅手术探查时,易造成正常脑组织的较大损伤,如脑水肿、脑出血和脑挫裂伤等,尤其位于重要功能区者。而立体定向手术在切除颅内小病灶的手术中可避免传统开颅手术的缺点,特别是以 MRI 为辅助的立体定向手术,以其软组织分辨率高,可以多方位、多层次成像等优点,逐渐取代传统的 X 射线和 CT 定位。MRI 可以发现 CT 不能发现的小病灶,可以确定 AVM(arteriovenous malformation)的输入动脉和输出静脉的位置以及 AVM 的范围,可以确定重要功能区的位置,选择合适的手术入路,避免损伤重要功能区。患者住院时间短、恢复快,手术治疗效果满意。

MRI 引导立体定向开颅手术时,由于开颅范围小,应尽量进行微创操作,切开皮层时注意从脑沟进入,尽量避免直接切开脑回和过度牵拉脑组织以避免发生永久性损伤。

颅内病灶的头皮定位要求精确和微创,精确是指要根据颅骨曲度进行定位并确定手术入路方向,使头皮定位区到颅内病灶的距离最近;微创是指治疗颅内病灶的同时,最大限度地保留脑功能区,避免损伤重要的血管和颅神经。因此,在术中不仅应计算出病灶的三维坐标值,还应计算出手术入路的前、后、外倾角的角度和颅骨上钻孔点的坐标,这样就可以确定颅内病灶的头皮定位点,避免因头皮切口和环钻开颅点不符而造成的病灶位于骨窗外,特别是在病灶位于重要功能区时,为了避免损伤功能区皮层,应采用倾斜角的入路,术前症状均缓解。

### 9. 利用术中 MRI 在热消融术中监测温度

使用射频消融进行扣带回切开术,使用激光加热或聚焦超声加热治疗脑实质内肿瘤,术中 MRI 实时、准确地显示温度变化的脑组织,准确地控制破坏范围,不引起任何并发症。

术中 MRI 的其他作用已经开发的可能还有很多,不再一一列举,还可以继续开发。概括地说,术中 MRI 是手术医生的眼睛。

### 10. 利用术中 MRI 引导药物介入治疗

和内科治疗相比,利用术中 MRI 图像引导药物介入治疗可将药物直接作用于病变部位,以达到减少药物用量、提高药物局部浓度的目的,而且由于药物被局限在病变部位,也降低了对正常器官的不良反应。和外科治疗相比,MRI 引导介入治疗不需要开刀暴露病灶,一般只需开几毫米大小的切口,对外表影响小,恢复快。同时,大部分情况下患者不需要做全身麻醉,从而降低了麻醉的危险性。

### 10.2.3　术中 MRI 扫描单元[24]

术中 MRI 单元的基本原理是将 MRI 设备整合入手术室,MRI 设备的检查床就是手术床。1994 年第一台术中 MRI 单元在美国研制成功,由波士顿 Brigha-mand 妇科医院与美国 GE 公司共同开发,称为双磁体术中 MRI 单元。其磁场强度为 0.5T,主磁体由两个垂直放置、内径为 30cm 的超导磁体构成,两磁体间距离为 56cm。其整合了术中定位示踪系统,以达到术中定位的目的。神经外科医生可以在其间进行手术操作,其成像序列与常规 0.5T MRI 相似,能够提供 $T_1$、$T_2$ 加权像和质子密度加权像等。双磁体术中 MRI 单元需安装在特殊的手术室中,所有手术设备(包括麻醉设备、神经外科显微镜、头架和常规神经外科器械)均需要改进,不含顺磁性物质,以保证手术顺利进行。

在过去近 20 年中,对术中 MRI 单元各方面进行了改进:①减小设备体积,增加神经外科医生手术空间;②提高 MRI 单元的磁场强度,提高成像清晰度;③通过升级软件系统,增加成像模式,例如,功能成像、灌注成像等;④提高 MRI 设备的兼容性。荷兰 Philips 研发的开放式超导 MRI 单元(图 10.2.1),场强已达到 1.0T,能进行多种模式成像。

随着高温超导材料性能的不断改善和线材加工水平的提高,人们尝试用高温超导材料来制作 MRI 超导磁体,如意大利 Castle 公司运用高温超导线材($MgB_2$,工作在 20K 的条件下)研发 0.6T MRI 超导磁体,如图 10.2.2 所示。如果能够用工作在 77K 的超导材料来制造 MRI 超导磁体,磁体将可以用液氮制冷,成本更会大大下降。

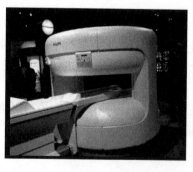
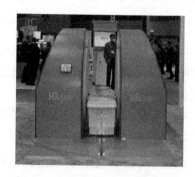

图 10.2.1　荷兰 Philips 研发的用于手术的　　图 10.2.2　意大利 Castle 公司研发的用于外科
开放式超导 MRI 系统,$B_0$=1.0T(彩图见文后)　　手术的高温超导 0.6T MRI 磁体(彩图见文后)

另外,永磁体术中 MRI 单元也随即发展起来,因为永磁 MRI 磁体便宜、开放性好,受到欢迎。以色列率先研制出能够安装在常规手术室的术中 MRI 单元 Polestar N-10 系统。其磁场强度只有 0.12T,产生磁场的磁体在需要定位示踪时升至手术床上方。在手术进行时则降至手术床下方。因此对手术设备和器械的要求没有以往术中 MRI 单元那样高,仅要求头架和麻醉设备与磁场兼容。对其他器械如显微镜、双极电凝等无特殊要求。

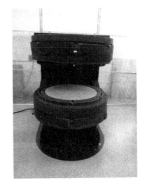

鉴于 0.12T 场强太低,图像信噪比不高,2006 年唐昕等[25]为日本关东医院研制了 0.3T 永磁型头手术 MRI 单元(图 10.2.3),主磁场 3000Gs,头部成像的均匀区 260mm 球,磁极净间隙 369mm,5Gs 线小于 2m×2m× 2m,磁体重量不超过 3t。这样的磁体不需要做地基就可以在一般的手术室中使用。

图 10.2.3　唐昕设计的头部外科手术导航 MRI 系统永磁磁体[25]
(彩图见文后)

术中 MRI 单元与临床全身 MRI 单元相比,装机数量相差甚远,因此造成术中 MRI 单元研制成本居高不下,安装、使用和维护费用昂贵,操作复杂,手术时需神经外科医生、手术护士、麻醉师、影像科医生、MRI 设备技师共同参与,手术时间因此延长。

术中 MRI 单元有广阔的应用前景,其发展前景在于:降低成本,提高成像质量,进行多种模式成像,包括功能成像、灌注成像、波谱成像、血管成像等,并与神经导航系统,尤其是功能神经导航系统整合,使神经外科手术真正做到在最大限度切除肿瘤的同时保全神经功能,增强神经外科手术的精确性和安全性,提高肿瘤的全切除率,减少手术并发症。

术中 MRI 对神经外科手术技术的革命性改变可与手术显微镜相提并论,将像显微镜一样成为神经外科的手术装备。从大宗使用 MRI 的经验来看,高场强 MRI 比低场强的 MRI 有明显优势,不仅成像时间短,而且能进行 MRS、IMRI 等各种新的扫描方式,磁场强度不断提高是 MRI 发展的方向。术中 MRI 将来可能与内窥镜技术、超声聚焦技术、手术中脑功能评价技术等结合,而它与手术导航系统的结合将使它们能应用到外科手术的任何领域。

## 10.2.4　开颅手术中 MRI 的 RF 线圈和头固定框架

许多脑外科手术都不是一次能够全部完成的,需要医学影像技术监测手术的效果。在脑外科手术过程中,为了方便医生实施手术,同时减少磁共振成像的运动伪影,患者的头部必须固定在手术床的支架上。同时为了监测手术效果,需要在手术中多次进行 MRI 扫描成像。因此,常规的 MRI 线圈在这类手术中使用不方便。另外还需要考虑两个因素:一是在手术过程中,患者鼻子里常常需要插入呼吸导管等器材,需要线圈结构在鼻部尽可能多地留出空间;二是脑外科手术中患者头部有时因需要缠绕纱布等医疗用具,需要在线圈的轴向预留出一定的空间。这就要求对射频线圈的结构进行一个合理的设计,来满足上述要求。Staubert 等[26]为进行开颅手术设计的线圈/头架,如图 10.2.4 所示,把支架用螺钉固定在头骨上,不允许头有任何运动,专用 RF 线圈与支架集成在一起固定在手术床上,为了不妨碍手术,RF 线圈上半部分可拆卸。对线圈要求是适用、与头架相容、可消毒、可靠、高信噪比成像能完全覆盖手术目标区域、不妨碍手术进行。头架材料必须是无磁、不传导、高度稳定、制造精良的。用图 10.2.4 所示的头架/线圈所成的 $T_1$ 加权像如图 10.2.5 所示,由固定螺钉产生的伪影(箭头所指)不影响 MR 图像的诊断质量。

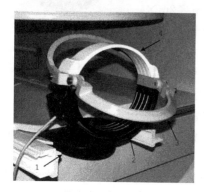

图 10.2.4　在开颅手术中 MRI 用的头框架/线圈集成[51]

底部集合头固定功能和 LP 线圈 2 的下部为一体通过球节 1 装在 MR 病床上,3 是可消毒的手术架,4 是线圈的上部,手术时拿掉,成像时装上

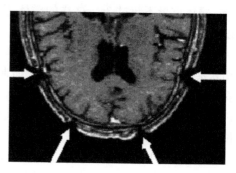

图 10.2.5　患者头固定在头架/线圈内成的图像

用于把头架和头骨固定在一起的螺钉合金和钛梢(箭头)在术中 MR 图像中只产生局部图像畸变

许跃[27]设计的脑外科手术用的 MRI 线圈,是收/发共用双通道正交线圈,两通道线圈分别为亥姆霍兹对和变形马鞍(saddle)对,如图 10.2.6 所示。马鞍形线圈后端采用封闭式结构,有利于提高信噪比,但手术支架是固定在环形线圈之间的,马鞍形线圈后端与环形线圈后端的间距不宜过长。因在手术过程中需在头顶预留出一定的空间,该间距也不宜过短,因此环形线圈后端与马鞍形线圈后端距离 $L_0$ 定为 60mm,线圈的谐振频率为 15.3MHz,线圈的轴向均匀区 24cm,直径 23cm,$Q$ 值不低于 45,线圈由宽 15mm,厚 0.2mm 的铜带制作。环形线圈之间的间隙用于容纳手术支架。线圈由四部分组成,能在手术支架上反复组装和拆卸,实现多次成像。线圈前端留有一个凹陷,使患者的鼻子能尽量多地露在线圈外面,方便手术的进行,同时减少鼻腔附近磁化率伪影。图 10.2.7 所示为该线圈组装在脑外科手术支架上的装配总图和线圈结构分解图。用此支架/线圈结构进行脑肿瘤

切除手术,手术中、手术后用快自旋回波(fSE)序列获得脑 $T_2$ 加权像如图 10.2.8 所示。成像参数是:矩阵 $256 \times 152$, $TR/TE = 4190\text{ms}/120\text{ms}$, 翻转角 $90°$, 层厚 7mm, FOV$=200\text{mm} \times 250\text{mm}$, $N_{EX}=4$。

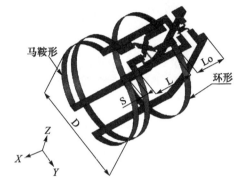

图 10.2.6　术中 MRI 正交头线圈[28]

由亥姆霍兹对和变形马鞍对构成

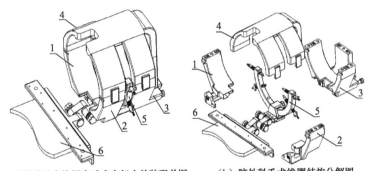

（a）脑外科手术线圈在手术支架上的装配总图　　（b）脑外科手术线圈结构分解图

图 10.2.7　脑外科手术线圈结构设计图[27]

线圈由四个可拆分和组装的部分组成,1 为线圈的左下部分,2 为线圈的右下半部分,3 为线圈的后部,4 为线圈的上部,5 为固定病人头部的支架,6 为手术床与手术支架的连接部分,图中没有画出手术床

在该脑外科手术中,前后一共进行了三次肿瘤切除手术,每一次手术过后,线圈被组装到手术支架上进行成像,以验证手术效果。从图 10.2.8 可以看到,器官清晰可见,成像区域内无暗区,满足手术需要。对比两次成像所得的图片,脑部肿瘤在实施手术后基本上切除干净。

### 10.2.5　为机器人辅助微创外科手术导航的 MRI

#### 1. 手术机器人现状

目前在临床上获得广泛应用的有美国 Intuitave Surgical 公司开发的 Da Vinci 系统和 Comtuter Motion 公司开发的 ZEUS 系统等。这两个系统都是主从操纵结

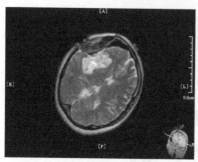
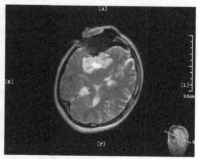

（a）第一次肿瘤切除手术后的MR像　　　　（b）第二次肿瘤切除手术后的MR像

图 10.2.8　脑 $T_2$ 加权像[27]

右下角缩小的脑像上直线指示出层面位置和取向

构，可以实施多种精确手术。然而，以这两个系统为代表的许多微介入手术机器人系统与 MRI 的强磁场不相容，必须设计与磁场相容的微创介入手术（Mininually Invasive Surgery，MIS）机器人系统。

针对垂直开放式 MR 成像仪，Kiyoyuki 等研制了安装在医生工作空间上部的五自由度机器人，它可以准确定位和引导导管和激光指示器。机器人主体由五个直线运动平台组成，每一个平台单元有一个滚珠丝杠和一对直线导轨，超声马达直接驱动滚珠丝杠，离合器安装在马达和滚珠丝杠之间允许手动操作，每一根轴都有一个限位探测器和一个步进线性编码器。机器人的全部部件都由抗磁性材料制成，刚性手臂、垂直轴的框架结构和机器人与 MR 成像仪的连接件都由钛合金制成，水平轴的框架由聚碳酸酯树脂制成，轴关节由塑料制成，所有的螺钉都是由钛合金或黄铜制成的。全部信号采集后通过光缆传输[28]。系统应用单柱 C 形水平开放式 MR 成像仪，系统集成了来自光学内窥镜、开放式 MRI 和超声扫描仪的图像信息。在手术时，集成后的图像信息定时更新，更新周期从几十毫秒到十几秒，图像信息帮助和指引外科医生作出正确决定。系统采用主从控制方式，操作命令通过主方设备输入，从动机器人立刻按照指令动作。

尽管目前在国外有很多机构都在研究用 MRI 导航的 MIS 机器人系统，但还没有一个系统能够像 Da Vinci 系统或 ZEUS 系统那样广泛应用于临床。目前北京航空航天大学、清华大学和海军总医院开发了利用 CT 图像导航的机器人辅助微损伤神经外科手术系统，已成功地实施了几百例神经外科手术；南开大学等单位研制的微操作机器人系统已经成功地进行了生物活体细胞实验研究；哈尔滨工业大学研制出了利用光图像进行手术导航的遥控辅助医疗正骨机器人系统。但目前利用 MRI 导航的 MIS 机器人系统的研究在国内还处于起步阶段。

2. 材料

机器人必须与 MRI 磁场相容，材料以钛合金、陶瓷、工程塑料、铍-铜合金、铂合金、铝合金和非磁不锈钢等抗磁性材料为宜。手术刀器械尽量不用金属,而用塑料和陶瓷制作,还要考虑材料强度、可靠性、生物相容性、可消毒性,尤其是切割能力。

目前适合于核磁共振成像环境的驱动有超声波电机、液压驱动和气压驱动[29]。超声马达(USR60,S3N)不依靠电磁作用转换能量,而是利用压电陶瓷逆效应和超声振动,将材料微观形变通过机械共振放大和摩擦耦合转换成转子或滑块的宏观运动,适用于强磁场,并且重量轻、惯性小、响应快、控制特性好、无磁场、运动准确,可用于机器人的驱动机构。超声波电机的一个主要问题是生产厂家很少,很难获得,也很昂贵。

### 3. 影像导航

传统立体定向手术都需要采用一个固定金属框架将它固定在患者的颅骨上,医生通过 CT 或 MRI 图片计算出病灶点在框架坐标系中的三维坐标位置,然后在患者颅骨上钻一个小孔,将探针头或其他复杂的外科手术器械通过探针导管插入患者脑中,达到 CT 或 MRI 图像上定位的靶点,最后对病灶点进行活检、放疗、切除等手术操作。

影像导航技术已成为传统立体定向技术的一种替代方法,它需要图像处理、手术计划、交互式影像导向和实时 MRI 术中引导等技术的完整结合,这样通过图像不断更新可以显示由于微创外科手术的外界影响和患者自身的生理反应所引起的不可避免的形态学和生理学改变。术前应用三维模式优化介入治疗的路径,并选择最佳手术入口,手术计划中根据 CT 和 MRI 等设备采集的图像资料重建三维图像,利用计算机对图像进行旋转、转换、变换颜色或使结构变为半透明。通过视频定位系统的视频混合器使三维图像与外科手术视野重叠在一起,手术导航装置能在三维图像和原始 MR 图像上显示出手术器械。

主要问题是设法解决机器人与 MRI 设备的兼容问题。

## 参 考 文 献

[1] Raftery D, Long H, Meersmann T, et al. High-field NMR of adsorbed xenon polarized by laser pumping. Physical Review Letters, 1991, 66: 584-587.

[2] Zeng X, Wu C, Zhao M, et al. Laser enhanced low-pressure gas NMR signal from 129Xe. Chemical Physics Letters, 1991, 182: 538-540.

[3] Albert M S, Cates G D, Driehuys B, et al. Biological magnetic resonance imaging using laser-polarized 129Xe. Nature, 1994, 370: 199-201.

[4] Middleton H, Black R D, Saam B, et al. MR imaging with hyperpolarized 3He gas. Magnetic Resonance in Medicine, 1995, 33: 271-275.

[5] Wagshul M E, Button T M, Li H F, et al. In vivo MR imaging and spectroscopy using hy-

perpolarized 129Xe. Magnetic Resonance in Medicine,1996,36:183-191.

[6] 王义遒,王庆吉,付济时,等. 量子频标原理. 北京:科学出版社,1986:368.

[7] Happer W,Miron E,Schaefer S,et al. Polarization of the nuclear spin of noble-gas atoms by spin exchange with optically pumped alkali-metal atoms. Physical Review A,1984,29:3092-3110.

[8] Cates G D,Schaefer S G,Happer W. Relaxation of spin due to field inhomogenities in gaseous samples at low magnetic fields and low pressures. Physical Review A,1988,37:2877-2885.

[9] Wagahul M E,Chupp T E. Optical pumping of high denaity Rb with a broadband dye laser and Ca-Al-As diode laser arrays;application to $^3$He polarization. Physical Review A,1989, 40:4447-4454.

[10] Zeng X, Miron E,Vanwijngaarden W A,et al. Wall Relaxation of spin polarized $^{129}$Xe nuclei. Physics Letters,1983,96A(4):191-194.

[11] Zeng X,Wu Z,Call T,et al. Experimental determination of the rate constants for spin exchange between optically pumped K,Rb and Cs atoms and Xe-129 nuclei in alkali-metal-noble-gas van der Waals molecules'. Physical Review A,1985,31:260-278.

[12] Bhaskar N D, Happer W, McClelland T. Effiency of spin exehange between Rubidinm spins and Xe-129 nuclei in a gas. Physical Review Letters,1982,49:25-28.

[13] Xu X, Norquay G, Parnell S R, et al. Hyperpolarized $^{129}$Xe gas lung MRI-SNR and $T_2$ comparisons at 1. 5 T and 3 T. Magnetic Resonance in Medicine,2012,68:1900-1904.

[14] Moeller H E,Chen X J,Saam B,et al. MRI of the lungs using hyperpolarized noble gases. Magnetic Resonance in Medicine,2002,47:1029-1051.

[15] Mugler J P,Driehuys B,Brookeman J R,et al. MR imaging and spectroscopy using hyperpolarized Xe-129 gas:Preliminary human results. Magnetic Resonance in Medicine,1997, 37:809-815.

[16] Kauczor H U. Hofmann D,Kreitner K F,et al. Normal and abnormal pulmonary ventilation:Visualization at hyperpolarized He-3 MR imaging. Radiology,1996,201:564-568.

[17] Ruppert K,Mata J F,Brookeman J R,et al. Exploring lung function with hyperpolarized 129Xe nuclear magnetic resonance. Magnetic Resonance in Medicine,2004,5:676-687.

[18] Kaushik S S,Cleveland Z I,Cofer G P,et al. Diffusion-weighted hyperpolarized 129Xe MRI in healthy volunteers and subjects with chronic obstructive pulmonary disease. Magnetic Resonance in Medicine,2011,65:1155-1165.

[19] Ruppert K,Brookeman J R,Hagspiel K D,et al. Probing lung physiology with xenon polarization transfer contrast(XTC). Magnetic Resonance in Medicine,2000,44:349-357.

[20] Dregely I,Ruset I C,Mata J F,et al. Multiple-exchange-time Xenon polarization transfer contrast(MXTC)MRI:Initial results in animals and healthy volunteers. Magnetic Resonance in Medicine,2012,67:943-953.

[21] 王安容,石全红,支兴刚. 术中 MRI 的应用现状与展望. 国外医学神经病学神经外科学分册,2002,29(1):1-3.

[22] Black P M,Alexander E,Martin C,et al. Craniotomy for tumor treatment in an intropera-

tive magnetic resonance imiging unit. Neurosurgery,1999,45(3):423-431.

[23] 马玉德,安中华,苑来生,等. MRI 引导立体定向手术切除颅内小病灶 25 例. 立体定向和功能性神经外科杂志,2001,14(4):277-278.

[24] 陈忠平. 术中 MRI 单元在神经外科手术中的应用. 中国微侵袭神经外科杂志(CMINS),2005,10(6):286-288.

[25] 唐昕. MRI 系统永磁及超导磁体设计研究. 北京:北京大学博士学位论文,2010.

[26] Staubert A,Pastyr O,Echner G, et al. An Integrated head-holder/coil for intraoperative MRI in open neurosurgery. Journal of Magnetic Resonance Imaging,2000,11:564-567.

[27] 许跃. 一种脑外科手术用磁共振成像线圈的研制及图像重建算法研究. 北京:北京大学硕士学位论文,2012.

[28] 邵兵,孙立宁,杜志江,等. MRI 导航的机器人辅助微创外科手术系统设计. 机械工程师,2004,5:12-14.

[29] 洪在地,负超,赵磊,等. 核磁共振兼容手术机器人研究. 中国生物医学工程学报,2008,27(4):621-629.

# 第 11 章　便携式 MRI/NMR 系统

可移动非均匀场单边 NMR 是被石油测井巨大经济利益直接驱动的,此外是科学好奇心:用廉价的仪器在很低、很不均匀的磁场中进行 NMR 测量,并以此扩展 NMR 的应用范围。的确,这类便携式 NMR/MRI 系统在工业领域已经有广泛的应用,体现出极大的应用价值。本章介绍这方面的进展情况,讨论其设计方法。

## 11.1　可移动非均匀场单边 NMR/MRI 系统

对非均匀场 NMR 作出巨大贡献的主角,一个是美国加州大学伯克利分校的 Pines 教授,一个是德国亚琛工业大学的 Bluemich 教授。前者对石油测井和非均匀场 NMR 理论方法方面的贡献颇多,提出了许多新概念和新方法;后者发展了 NMR-MOUSE(Mobile Universal Surface Explorer),对便携式单边 NMR 传感器硬件设计和制造以及实验方面贡献颇多,建立了很多漂亮的装置,完成了许多卓越的实验。经历 30 多年的发展,从汽车载 NMR 系统到手推车载 NMR、桌面 NMR 再到手持 NMR 传感器都被制造出来,并吸引了很多人参与这方面的研究。

传统 NMR/MRI 的极化磁场 $B_0$ 由于要求均匀,样品位于磁体之内,所以磁体很大、很笨重,尤其是临床 MRI 样品是人体,磁体更加庞大,对于常规化学和医学分析,这是必要的设备。然而,有许多情况样品不能放入磁体孔中或不能移离其自然环境,或不能提取其小片以执行实验室分析,如大片农田土壤、水库堤坝、地下水、地下石油(包括油岩)、建筑用水泥浆、柏油路面、壁画文物、化工管道流体、传送带物料、粮油食品检验、汽车轮胎、宝石鉴定等。在此情况下,可移动或便携式 NMR 传感器是必要的,要缩小磁体,测量大样品,样品位于磁体外面,必然导致非均匀场 NMR。

### 11.1.1　均匀和非均匀场 NMR

NMR 极化磁场 $B_0$ 从均匀到非均匀的演变借助于梯度强度,如图 11.1.1 所示。均匀场 NMR,即传统高场化学位移分辨谱仪(图 11.1.1(a))位于非均匀场 NMR(图 11.1.1(d)~图 11.1.1(g))渐变的一端,因为均匀场是梯度等于零的极端情况,当样品比磁体小得多时,跨样品的磁场可以做得很高、很均匀。随着样品尺度与磁体尺度比值增大,磁场不均匀度也增大,磁体几何也就越开放。最不均匀的场是由单边 NMR 的开放式小磁体产生的(图 11.1.1(d)～图 11.1.1(g)),磁体越小,其梯度越大,变化达数个量级。临床 MRI 磁体(图 11.1.1(b),图 11.1.1(c))的成像编码梯度在 0.01T/m 量级,介于单边 NMR 器件和封闭的均匀场(包括小的可移动 NMR[1]和超导 NMR 谱仪)NMR 谱仪之间。

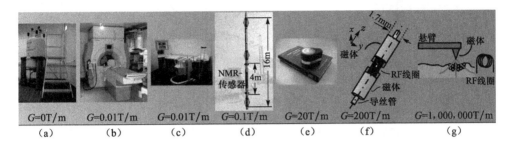

图 11.1.1　NMR 磁体和借助于特征梯度 $G$ 说明的相关均匀度[2](彩图见文后)

随着场不均匀度增大,磁体几何结构越来越开放,样品尺寸与磁体尺寸之比越来越大,跨目标物体很不均匀的磁场是用于单边 NMR 传感器的开放式小磁体产生的,比如 NMR-MOUSE(e)、石油测井仪(d)[3]、血管 NMR 内窥镜(f)[4,5]和 NMR 力显微镜(g)[6]。MR 成像仪(b)和专用开放式 MR 成像仪(c)介于单边 NMR 器件(d)～(g)和传统高场超导磁体(a)之间。从左向右变化趋势是跨样品磁场不均匀度增大、场强变低,样品灵敏体积变小,样品由小变大、由磁体内移出到磁体外,磁体由大变小、由重变轻

### 1. 石油测井(well logging)NMR 传感器

打井勘探石油时,洞口圆截面直径为 10cm 多,灵敏体积是关于中空圆柱面轴对称的圆环。NMR 传感器随钻头下到井内,样品在磁体外面,与传统 NMR 谱仪样品在磁体之内(outside-in)的情况恰相反,文献上称其为 inside-out NMR[7],如图 11.1.2(a)所示,两个同轴圆柱磁体,相同磁极彼此相对,在间隙横平面内产生散开在径向的磁场 $B_0$,在围绕间隙的圆环区域,磁场幅值 $|\boldsymbol{B}_0|$ 几乎恒定。在间隙放置一个与磁体同轴的螺线管线圈,其产生的 $B_1$ 场在圆环区域与 $B_0$ 垂直($\boldsymbol{B}_1 \perp \boldsymbol{B}_0$)。因为环的轴向延伸很窄,这样的传感器在轴向的运动被限制在很慢的速度,但圆对称性对于边钻边测应用是一大优点,那里整个 NMR 装置随钻头钻杆一起旋转。

Halliburton 传感器(图 11.1.2(b))探究了这样的事实,偶极场幅度在垂直于偶极子的平面内一定半径 $r$ 处是恒定的。一个轴向延伸的 $B_0$ 偶极子是通过一个垂直于其长轴磁化的长磁体得到的。围绕它一个 RF 线圈产生一个处处垂直于 $B_0$ 的偶极 $B_1$ 场,并且在给定半径有一个恒定值。因为偶极 $B_0$ 和 $B_1$ 场随 $1/r^2$ 迅速衰减,信号可从发射机频率在急速衰减的 $B_0$ 场中选择的环形壳层中收集。这样,测量可在不同的深度进行,正向扩散灵敏度可通过在 CPMG 序列[8]中调整回波时间而被调整。

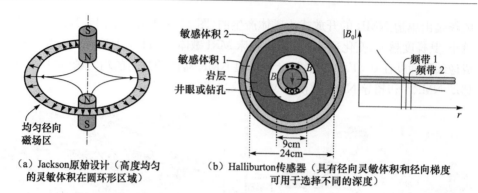

（a）Jackson原始设计（高度均匀　　　（b）Halliburton传感器（具有径向灵敏体积和径向梯度
的灵敏体积在圆环形区域）　　　　　　可用于选择不同的深度）

图 11.1.2　石油测井传感器[2,7]（彩图见文后）

inside-out NMR 传感器几何结构在原理上小型化后也适合用作内诊镜,以色列发展了外直径小于 1.7mm 的心血管内诊镜[4,5],如图 11.1.1(f)所示。在工业干燥处理中使用的湿度传感器也可以用这样的传感器。

**2. 地下水 NMR 探测仪**

当样品比磁体小得多时,跨样品的磁场可以很均匀,一个极端的例子是地磁场 NMR[9,10]。地下水可用直径大于 100m 的表面线圈铺在地面上利用地磁场 NMR 来探测,表面线圈可激发和采集 100m 深度范围内水的 NMR 信号[11-13]。通过建立在地球物理分层结构先验知识基础上的模型响应就可以判断出载水体的形成。地磁场是非均匀场,然而对于 100m 量级局部体积,一般可认为是均匀场,只是强度很低,约 0.5Gs 左右,拉莫尔频率在 2000Hz 左右。这种 NMR 仪的主体是蓄电池,线圈电缆、计算机等用汽车载着在野外工作。

**3. 便携式单边 NMR 传感器**

1996 年 Bluemich 等发明 NMR 鼠标（MObile Universal Surface Explorer,MOUSE）[14]。MOUSE 字面的意思是"可移动通用表面探测仪",是典型的单边非均匀场 NMR 系统。对于比磁体大的样品,虽然跨整个样品磁场不均匀,但至少在样品中一个小敏感区域内垂直于深度方向的平面内磁场是均匀的。其基本原理是在宏观不均匀场中找介观(介于宏观和微观之间)局部均匀场,并利用 Hahn 回波和 CPMG 序列[8]克服场在深度方向非均匀性来获取 NMR 回波信号。自此开始大量努力设计具有小磁体和表面线圈(表面激发和检测)的 NMR 系统。单边 NMR 传感器[2]不限于弛豫、扩散测量和成像以及线形分析,还可以给出化学位移高分辨谱,可应用到材料科学,医学成像如监测运动员筋腱、赛马马蹄筋腱状态,化学工程如炼油、聚合物处理,食品工业中检验各种食品包括谷物类食品[15]、瓶装酒[16]、乳制品,建筑材料如水泥的脱水过程分析[17],木材湿度、古壁画水含量测定以及宝石亲水性测量等。

### 11.1.2　单边 NMR 磁体

单边 NMR 传感器磁体经典几何结构是 U 形磁体(图 11.1.3(a))[14,18-20]。磁体密封后样品置于表面位于磁体和 RF 线圈的不均匀杂散磁场中,这样就放松了对样品尺寸的限制,但引进了跨样品极化场 $B_0$ 和 RF 场 $B_1$ 的幅度和方向的变化。最简单的单边 NMR 传感器使用的是棒磁体(图 11.1.3(b))[21],8 字形 RF 线圈置于一个端面上,这样,$B_0$ 垂直于传感器表面,$B_1$ 平行于表面。U 形和单棒这两种几何结构是五花八门的单边 NMR 磁体设计的基本类型。极化场的方向对 RF 线圈和梯度线圈设计施加了很强的限制,$B_0$ 平行于和垂直于传感器表面的磁体被区分开。前者提供了自然的层面选择性和高-深度分辨,后者提供了较好的体积成像条件。具有很低梯度的磁场区域经常称为"敏感斑(sweet spot)"。为了得到敏感斑,需要多个基元磁体块使其磁化强度取向按一定规则排列。按照经验,某地磁场非零而且至少其相对于空间的一阶导数消失就得到一个敏感斑,在所有三个方向越多的高阶导数消失,敏感斑就越大,这一原理也用在机械匀场中。

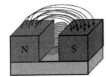
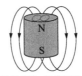

(a) U形开放磁体(RF线圈在磁体间隙中,样品在其上面与传感器表面近似平行的场中)　　(b) 简单棒磁体(8字形线圈在端面上,极化磁场与表面垂直)

图 11.1.3　用于单边 NMR 的基本永磁体结构

1. $B_0$ 平行于表面的磁体

基本 U 形磁体结构(图 11.1.3(a)、图 11.1.4(a))产生的磁场,沿 $x$ 和 $z$ 方向有近似二次梯度,沿深度 $y$ 方向近似线性梯度。场随深度变化可通过改变激发频率分辨物体的深度轮廓。然而,共振频率和深度之间的一一对应关系要求消除灵敏体积内的横向场变化。但是,对于这样的简单磁体,横向场变化很严重并对敏感层面引进曲率,敏感层面有汤碟横截面的形状,依赖于到磁体表面的距离,距离越远变得越平坦(图 11.1.5(a))。曲率限制深度分辨覆盖有代表性的 10mm 可达到的深度上只有几点(图 11.1.5(b))。

作了许多努力来提高空间分辨,其中一个技巧是通过安排两个简单 U 形磁体平行放置,中间沿 $x$ 方向留一个小间隙(图 11.1.4(d)),可产生一个很平坦的敏感层面,1cm² 区域内曲率只有几微米(图 11.1.5(c))。设计有特定场轮廓包括一个敏感斑的单边磁体的有利方法是用极靴或额外小磁体进行匀场(图 11.1.4(e)～图 11.1.4(g))。

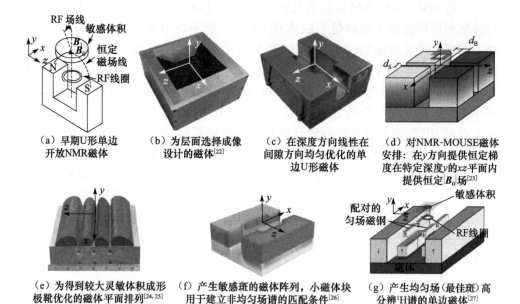

（a）早期U形单边
开放NMR磁体

（b）为层面选择成像
设计的磁体[22]

（c）在深度方向线性在
间隙方向均匀优化的单
边U形磁体

（d）对NMR-MOUSE磁体
安排：在y方向提供恒定梯
度在特定深度y的xz平面内
提供恒定$B_0$场[23]

（e）为得到较大灵敏体积成形
极靴优化的磁体平面排列[24, 25]

（f）产生敏感斑的磁体阵列，小磁体块
用于建立非均匀场谱的匹配条件[26]

（g）产生均匀场(最佳斑)高
分辨$^1$H谱的单边磁体[27]

图 11.1.4　$B_0$ 平行于表面的单边 NMR 传感器磁体[2]

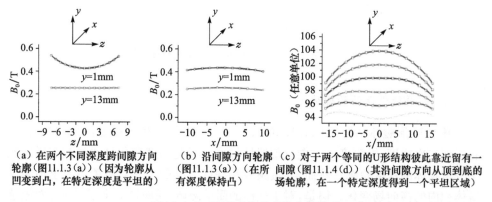

（a）在两个不同深度跨间隙方向
轮廓（图11.1.3(a)）（因为轮廓从
凹变到凸，在特定深度是平坦的）

（b）沿间隙方向轮廓
（图11.1.3(a)）（在所
有深度保持凸）

（c）对于两个等同的U形结构彼此靠近留有一
间隙（图11.1.4(d)）（其沿间隙方向从顶到底的
场轮廓，在一个特定深度得到一个平坦区域）

图 11.1.5　U 形磁体的磁场分布轮廓

### 2. $B_0$ 垂直于表面的磁体

最简单的结构是沿轴向均匀磁化的棒磁体(图 11.1.3(b))。如果令 $\eta=$敏感体积/传感器体积,这种结构比 U 形结构提供更大的 $\eta$。对于后者,敏感体积用间隙尺度来衡量;而对于前者,敏感体积用极面尺度来衡量。棒磁体产生的磁场如

图 11.1.6 所示[21],沿深度方向几乎是线性梯度(约为 20T/m),横向变化却很微弱,很适合层面选择扫描。

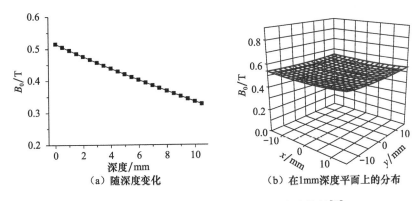

（a）随深度变化　　　　　　（b）在1mm深度平面上的分布

图 11.1.6　原始棒磁体 NMR-MOUSE 产生的场[21]

棒磁体也适合产生一个敏感斑[28],用两个不同半径、磁化相反的同轴管磁体可在离传感器表面一定距离处产生零梯度场。在一个圆柱磁体中心钻一个洞也能达到同样的效果,这样一个洞可看作在正磁化磁体中有一个负磁化材料。桶磁体(图 11.1.7(a))就是利用这一思想:在特定深度产生敏感斑,其大小和磁场强度可通过选择内外直径间不同的比值而修改,对于桶磁体可调桶中第二个磁体的上下位置以调节敏感斑大小和场强。桶磁体的离散方案是 NMR-MOLE(MObile Lateral Explorer)[29],如图 11.1.7(b)所示,由轴向磁化的圆柱磁体围成一个圆,通过改变倾斜角可精细调整场轮廓。另一个方法是把棒磁体与高磁导率材料(如铁)结合(图 11.1.7(c))[25],铁极靴形状最佳化产生 0.3T/m 主梯度,原理上允许激发的深度区域达 1cm。

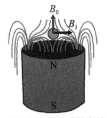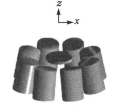

（a）桶磁体（其敏感体积比简单　　（b）NMR-MOLE磁体[29]（由分　　（c）简单棒磁体结合最佳化
棒磁体NMR-MOUSE（图11.1.3(b)）　立柱磁体构成的变形桶磁体）　　成形极靴[25]（使产生低梯度
的敏感体积厚）　　　　　　　　　　　　　　　　　　　　　　　　深度轮廓）

图 11.1.7　$B_0$ 垂直于传感器表面的单边 NMR 磁体[2]

单边磁体设计的基本原则是:在大深度范围产生很多恒定场强的平面。这样,允许通过电调切换调谐频率在物体内不同深度上选择层面。

### 11.1.3　单边 NMR 射频线圈

　　类似于提供极化场 $B_0$ 的磁体,RF 线圈也区分为产生的 $B_1$ 场大体垂直于和平行于线圈面的两类,如图 11.1.8 所示。基于单电流环的线圈(图 11.1.8(a))属于前者适用于 U 形磁体。$B_1$ 平行于其平面的线圈至少要用平面内两个相反电流

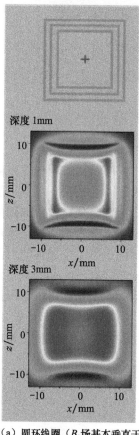
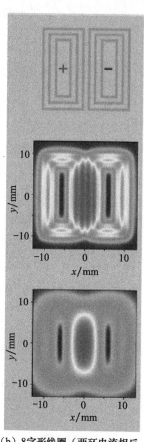
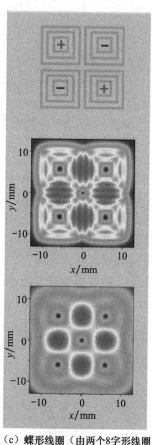

（a）圆环线圈（$B_1$ 场基本垂直于线圈平面,适用于 U 形磁体）　（b）8 字形线圈（两环电流相反,$B_1$ 场基本平行于线圈面;适用于棒磁体）　（c）蝶形线圈（由两个 8 字形线圈组成,$B_1$ 基本平行于线圈面）

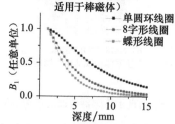

（d）对于三个类型线圈 $B_1$ 作为深度函数的变化曲线

图 11.1.8　在单边 NMR 中用的 RF 线圈(顶),在 1mm(中)和 3mm 深度的场 map[2,21]

环(图 11.1.8(b))和(图 11.1.8(c))建造,这类线圈最简单的结构是 8 字形线圈(图 11.1.8(b))和蝶形线圈(图 11.1.8(c)),适用于棒形磁体。8 字形线圈按其本性是梯度计(gradiometer)[30,31]性线圈,其产生的 $B_1$ 场强度是深度的函数(图 11.1.8(d)),即离开线圈平面距离越远,$B_1$ 场越弱,蝶形和 8 字形衰减很快,圆环形衰减慢,意味着作用深度大,深度可达两个半径。而蝶形和 8 字形作用深度小,只达一个半径,这是一个缺点。然而,8 字形和蝶形有一个突出优点:对远场噪声或干扰不敏感。因为邻环电流相反,远来的干扰场线同时穿过两环,感应的电压正负对消,因此这种线圈几乎不用屏蔽,特别适用于户外或野外作业。

圆环形线圈作用深度大,但容易遭受干扰,为了排除干扰可做成自屏蔽线圈,如图 11.1.9(b)所示,利用 U 形磁体的 U 形槽口可以容纳这样的双层线圈。

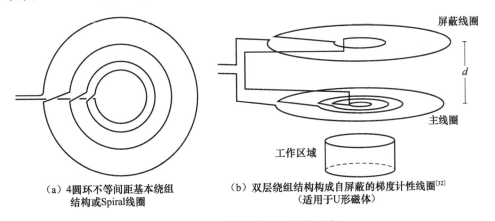

(a) 4 圆环不等间距基本绕组　　　　　　(b) 双层绕组结构构成自屏蔽的梯度
　　结构或 Spiral 线圈　　　　　　　　　计性线圈[32]
　　　　　　　　　　　　　　　　　　　　(适用于 U 形磁体)

图 11.1.9　实用线圈绕组结构示意

对于单边磁体和 RF 线圈除了上面这种区分方法,依据敏感区 $B_0$ 的特点另有以下三种区分方法:①$B_0$ 随深度变化可用于选层成像,称为"深度轮廓"磁体;②有一个敏感斑的磁体;③有线性 $B_0$ 梯度的磁体。于是 RF 线圈就区分为匹配这三种磁体类型的线圈。

### 1. 用于深度轮廓磁体的线圈

对于深度轮廓分析要求 $B_0$ 敏感深度大,RF 线圈提供的深度选择性至关重要。作为经验规则,选择区域的大小是线圈直径的量级,覆盖选择的区域 $B_1$ 变化强烈地依赖于线圈几何结构(图 11.1.8)。

当选择横向层面进行 2D 成像时,由图像中的信号强度调制就可以证明 $B_1$ 场本身的变化。一个电流环产生一个敏感体积如图 11.1.8(a)所示,8 字形线圈(图 11.1.8(b))和蝶形线圈(图 11.1.8(c))在平面内产生多敏感斑[21]。靠近线圈,$B_1$ 场 map 反映线圈的电流路径(图 11.1.8 中排),当离开一个距离时敏感体积的精细结构消失或冲淡(图11.1.8底排)。在深度轮廓分析的情况,产生与线圈面平行的 $B_1$ 场的8字形和蝶形线圈与圆环形线圈相比展示出较差的性能,其沿深度方向敏感区小,沿横向 $B_1$ 变化不均匀。

### 2. 用于有敏感斑磁体的线圈

对于这类线圈的要求主要与最大化信噪比有关,最佳线圈是根本不限制敏感体积的大小的。一般 RF 线圈大于敏感体积的尺度,敏感体积主要是被 $B_0$ 场的 3D 空间变化限定的。随着线圈尺度变大,$B_1$ 沿深度方向的变化变得很小。像8字形这样的线圈可用,已经证明在敏感体积内 $B_1$ 变化可通过适当设计 RF 线圈而降低。然而在深度轮廓情况,基于单电流环的线圈更灵敏,沿深度方向可分辨到微米[23]。

### 3. 匹配 $B_0$ 梯度的 $B_1$ 梯度线圈

在非均匀场高分辨 NMR 谱情况对 RF 线圈有异常的要求是:$B_1$ 场不均匀度匹配 $B_0$ 不均匀度[26,33]。更具体地说,匹配是指 $B_0$ 和 $B_1$ 场对应矢量分量空间变化在敏感体积内展示同样的空间依赖性,同时其矢量方向保持垂直。产生的 $B_1$ 场平行于和垂直于线圈面并具有适合于张量场匹配的空间特性的 RF 线圈分别显示在图11.1.10(a)和图11.1.10(b)中。开放的鞍形线圈(图11.1.10(a))是8字形线圈被最佳化产生匹配棒磁体在感兴趣区(ROI)的 $B_0$ 场变化的 $B_1$ 场[34]。一个裁剪的空间依赖的垂直于线圈面的 $B_1$ 场(图11.1.10(c))由单电流环线圈(图11.1.10

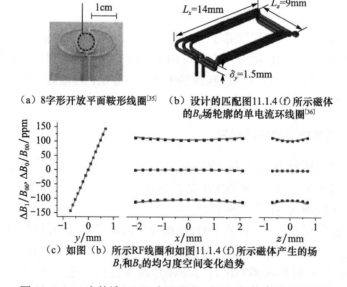

(a) 8字形开放平面鞍形线圈[35]　(b) 设计的匹配图11.1.4(f)所示磁体的 $B_0$ 场轮廓的单电流环线圈[36]

(c) 如图(b)所示RF线圈和如图11.1.4(f)所示磁体产生的场 $B_1$ 和 $B_0$ 的均匀度空间变化趋势

图 11.1.10　在外域 NMR 中匹配 $B_1$ 和 $B_0$ 场轮廓的 RF 线圈

(b))产生,线圈最佳化到其 $B_1$ 场匹配 U 形磁体的 $B_0$ 场(图 11.1.4(f))。线圈也用在磁体外化学位移分辨谱的第一次测量中[26]。

### 11.1.4　单边 NMR 梯度线圈

在常规均匀极化场 MRI 系统中脉冲场梯度(Pulse field gradient,PFG)广泛用于空间编码和流动的速度编码。在单边 NMR 中极化场不均匀,典型净梯度很容易比 PFG 大一两个量级。尽管如此,通过用纯相位编码的方法在单边 NMR 中仍可用脉冲梯度进行空间和位移编码。然而,用单边线圈产生 PFG 面临与线圈效率有关的几个挑战。例如,梯度强度随深度变化引起 FOV 变化,另一个问题是在液态样品中观察到由于强背景梯度造成分子自扩散引起的信号衰减。因为在成像或速度测量中最小编码时间被脉冲梯度最大强度决定的前提下,一个弱脉冲梯度却面临着很强的信号衰减。

与 RF 线圈一样,在梯度线圈设计中极化场的方向起着决定性的作用。在高场极限,只需考虑梯度线圈产生的平行于 $B_0$ 的场分量,举例来说,图 11.1.11(a)中安排的两个螺线管产生的场的 $z$ 分量沿间隙方向 $x$ 产生线性变化使得它们可用于沿 U 形磁体间隙的成像。在这种装置中病态定义的敏感体积连同 FOV 随深度变化退化了空间分辨率。此问题通过修整敏感体积成为一个扁平的薄层而得以解决。在这种情况下,线圈效率随深度的变化当敏感体积的厚度被限制到十分之几

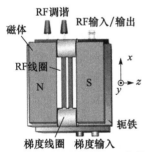

(a) 一对反平行螺线管线圈(10mm直径100匝多层)沿间隙产生均匀梯度用于编码1D成像,RF线圈是亥姆霍兹对[36]

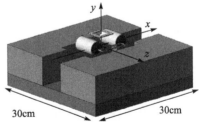

(b) 两螺线管线圈($d$=34mm,$L$=54mm,中心间距74mm)产生$G_x$;两个矩形线圈(17mm×70mm,中心间距75mm)提供$G_z$,40mm正方形RF线圈位于磁体上面30mm平面内;梯度线圈中心位于磁体上面10mm,$y$向背景梯度用于选层[37]

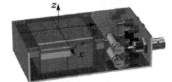

(c) 矩形磁块40mm×45mm×20mm在表面产生$B_0$=0.44T,各个侧面是矩形梯度线圈(45mm×8mm),顶面是8字形RF线圈[38]

图 11.1.11　单边 NMR 梯度线圈和 RF 线圈(彩图见文后)

毫米时就可忽略。基于这种方法,几种装置被建造以产生平行于传感器表面的平面内的 2D 像(图 11.1.11(b),图 11.1.11(c))[37,38]。

图 11.1.11(b)显示与大 U 形磁体(图 11.1.4(c))结合的 $xz$ 梯度系统用于 3D 成像[37],梯度设计的工作深度范围是 $0\sim2\text{cm}$。为了覆盖这范围,按照在所有深度维持恒定 FOV 对传感器进行调谐和梯度电流调整。在这种情况下梯度系统适合装在 U 形磁体的间隙中,对于较小间隙的传感器就无法这样做。一个办法是把梯度线圈放在磁体外面,但代价是效率降低。

一个棒磁体也可以用 $45\text{mm}\times40\text{mm}\times20\text{mm}$ 单矩形块 NdFeB 实现(图 11.1.11(c))[38],四个矩形线圈(各个有 $45\text{mm}\times8\text{mm}$ 截面,20 匝)贴在侧面配对工作,对侧线圈串联电流相反产生的磁场 $z$ 分量在敏感区分别形成 $x$ 和 $y$ 方向线性梯度。因为各对线圈间距不同($x$ 为 $40\text{mm}$,$y$ 为 $45\text{mm}$),所以同样电流沿 $x$ 梯度比沿 $y$ 梯度强,相位编码时正好平衡 $x$ 方向背景梯度[38]。梯度线圈被铜皮制作的罩屏蔽,这样就降低了梯度线圈和 RF 线圈之间的耦合,以及来自功率放大器的噪声。

### 11.1.5　单板 NMR 谱仪

有些小型商品谱仪(NMR 控制台)是用电池供电的,还包括一个 RF 放大器[2]。桌面谱仪供应商有 Bruker Optics、Oxford Instruments(OI)、Resonance Instruments(RI)。Bruker Minispec 谱仪可用于 NMR-MOUSE(装进铝制旅行盒成为真正便携式 NMR 仪),OI 的 MQC 桌面 NMR 包括磁体和谱仪(含 PC)。美国 Teachspin 和 Buffalo、中国北京泰杰公司生产廉价教学 NMR/MRI 仪器。ACT GmbH,Roetgen[39]和 Magritek[40]一起发展了膝上电脑大小的可变频率的 NMR 谱仪,包括 RF 放大器,可与单边 NMR 传感器集成,加上电池包可在户外运行。美国 Tecmag 也出产了小型频率可变 NMR 谱仪——LapNMR[41],有前置放大器和 RF 放大器接口。国内李鲠颖组发展了基于 PC 插板的 NMR 谱仪,比较适合桌面和单边 NMR 系统。2001 年 Boero 等[42]发展了基于单板机的谱仪连同微型线圈探头,国内北京泰杰公司刘宝学发展了基于单板机的谱仪用于教学 MRI 实验系统。北京大学汤伟男、王为民发展的单板 MRI 谱仪[43]很容易与单边 NMR 传感器集成,为国内发展便携式 NMR/MRI 系统奠定了基础。

### 11.1.6　小型 RF 放大器和梯度放大器

用 8.3 节介绍的原理可设计小型化 RF 放大器,小型商业 RF 放大器也不难购得。至于梯度放大器,国内清华大学蒋晓华组已研制出来,小型化版是更容易的。现有商品小型梯度放大器可用 Techron amplifiers model 7541,最大输出电压为 $60\text{V}$,最大输出电流为 $20\text{A}$,这也为国内发展便携式 NMR/MRI 系统提供了条件。

## 11.2　单边 NMR 成像和 NMR 谱新方法

用单边 NMR 工具可研究任意大物体的表面层,不需要破坏成形物体,已成功用于地球物理勘探、有机固体成分分析、聚合材料测量和医学成像等。NMR-MOUSE 类的仪器有比较低的频率($B_0 < 0.5$T),可现场测量 NMR 参数,如弛豫时间、扩散系数等,也可以成像和谱测量。为实现这些功能,发展了许多与单边系统相适应的新方法、新技术,本节进行扼要的介绍。

### 11.2.1　二维逆拉普拉斯变换 NMR

在 NMR 发展中,一个值得注意的突破是引进了弛豫-扩散二维谱[44-46]。对于在不同种类介质中,$T_1$-$T_2$ 二维时域 NMR 已经提出了一段时间,但对于多维分布函数的 2D 时域数据的求逆一直被缺乏合适的算法所困扰,经过努力终于找到了快速 2D 逆拉普拉斯变换[44,47]。其基本测量方案示意在图 11.2.1 中,序列前半是预备一个非平衡磁化强度,例如,图 11.2.1(a)是预备 $T_1$ 权重,图 11.2.1(b)是预备扩散权重,称为"$T_1$ 滤波器"、"$T_2$ 滤波器"、"$D$ 滤波器"[45],后半要么是借助于CPMG 序列立即对磁化强度状态进行检测,要么是经过一个混合时间 $t_m$ 对磁化强度成分的交换进行测量。实验用 2D 方式通过系统地调变滤波器参数,如调回波时间以重复进行,最后得到 2D 数据矩阵,通过 2D 逆拉普拉斯变换转换为弛豫时间或扩散时间的 2D 分布函数。这种实验的魅力在于:它很简单,在非均匀场很容易进行,不费劲。

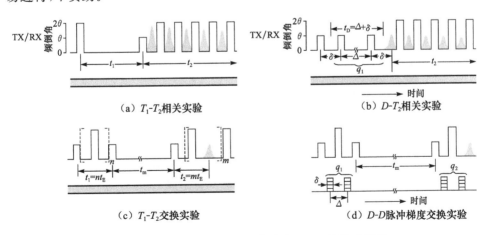

（a）$T_1$-$T_2$相关实验　　　　（b）$D$-$T_2$相关实验

（c）$T_1$-$T_2$交换实验　　　　（d）$D$-$D$脉冲梯度交换实验

图 11.2.1　对于 2D 逆拉普拉斯变换 NMR 的脉冲序列
TX 和 RX 分别表示发射机和接收机[2]

图 11.2.1(a)和图 11.2.1(b)是相关实验,图 11.2.1(c)和图 11.2.1(d)是交

换实验。图 11.2.1(d)属于脉冲梯度 NMR,而图 11.2.1(a)～图 11.2.1(c)属于恒定梯度 NMR,用可移动 NMR 执行更简单。交换实验是被混合时间 $t_m$ 特征化的,在发展期预备的磁化强度成分在混合时间通过相干耦合或不相干过程如扩散和交叉弛豫进行交换,然后这些成分在检测期被识别。任何交换实验对于等于零的混合时间都变为相关实验,而任何相关实验通过在发展期和检测期之间插入一个混合时间变为交换实验。

一个简单实验是 $T_1$-$T_2$ 相关实验(图 11.2.1(a)),是用反向恢复(或饱和恢复)滤波器让 $T_1$ 发展和 CPMG 检测实现的[44,45]。在多孔介质的弛豫时间分布中一个恒定 $T_1/T_2$ 比值指示着在大孔和小孔中有等同的弛豫机制。因为扩散引起的信号衰减虽然会对 $T_2$ 引起误差但不会对 $T_1$ 测量造成误差,所以多孔介质中流体 $T_1$-$T_2$ 相关 map 也可用来估计其在内部梯度中扩散对 $T_2$ 分布的影响(图 11.2.2(a))[44]。这看起来是从多成分流体如岩石中气、水、油的湿相和非湿相分离信号的一个方法,另一个方法是借助于扩散-弛豫相关(图 11.2.2(b))[45,46],很清楚,扩散-弛豫相关图提供了研究多孔介质内部梯度的一个直接方法。因为它们本质上相关联分子动力学的平移和旋转特性,它们建立了识别和分离可动分子 NMR 响应的一个新的强有力的方法而没有求助于谱技术。$T_1$-$T_2$ 和 $D$-$T_2$ 相关实验已经表明对食物如奶制品和糖果分别提供了详细的和新的洞察[48]。由于弛豫-弛豫和扩散-弛豫实验可以在恒定梯度场中进行,这体现了可移动 NMR 的巨大价值,尤其对于石油测井应用[49,51]。

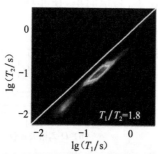

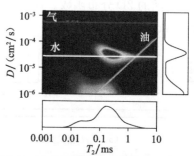

(a) 用可移动Halbach扫描仪通过饱和恢复CPMG序列以60μs回波时间测量的砂岩中水的$T_1$-$T_2$相关谱(map)[2](对于所有弛豫时间值恒定的$T_1/T_2$比值揭示了均匀的空隙环境,不论大还是小空隙)

(b) Brea砂石中水和石油混合物的2D $D$-$T_2$谱及沿正交方向的投影(显示扩散系数和弛豫时间的分布)[46],水和油信号在$T_2$维上重叠但在$D$维上是分开的,以致水和油饱和可以确定,所画直线显示气、水和油的平均相关度)

图 11.2.2　岩石中流体的联合概率密度(彩图见文后)

弛豫和扩散交换谱对于探测长时间尺度分子动力学是很灵敏的手段,因为在混合时间 $t_m$(图 11.2.1(c),图 11.2.1(d))期间,纵向磁化强度的慢弛豫占据优势。这种动力学可归于在液体中的平移运动,如水在植物中的输运和在玻璃状聚合体中转动分子运动的不同成分[47,52,53]。弛豫-弛豫交换实验(图 11.2.1(c))不需要脉冲梯度,对于中等的场不均匀性也不敏感,在尿和水之间的质子交换中已经验证过。扩散-扩散相关和交换实验承担着一个重任:把多孔介质中空隙连通性和有序结构如液晶[53]和植物[54]中液体的各向异性环境拆开。

### 11.2.2　用单边 NMR 传感器成像

单边 NMR 磁场强度比较低,典型小于 0.5T,在待分析样品深度方向(从磁体表面向外)静场 $B_0$ 迅速下降,典型梯度大于 10T/m,成像的灵敏度很低,因为信噪比很低,而且由 $B_0$ 梯度造成的 $T_2^*$ 很短,信号按 $T_2^*$ 衰减。梯度线圈、RF 线圈都是单边的,梯度线性和 $B_1$ 均匀性以及敏感区 EOV/FOV 都随深度增加而变小,这些都是缺点。但也有一些附带的优点:对于许多材料,纵向弛豫时间 $T_1$ 减小,可缩短扫描之间的重复时间 $TR$,弛豫时间对比度提高,化学位移和磁化率伪影按比例降低,仪器变小而且不贵。

#### 1. 单边磁体成像面临的问题和基本策略

前面提到单边磁体设计一般有一个或厚或薄的敏感体积,对于 $B_0$ 垂直于磁体表面的磁体,$z$ 取在 $B_0$ 方向,$x$、$y$ 取在横向。以 $B_0$ 平行于表面的磁体为例,取 $y$ 沿深度方向,$z$ 沿 $B_0$ 方向,在敏感体积内,有

$$\frac{\partial B_z}{\partial x} = \frac{\partial B_z}{\partial z} = 0, \quad \frac{\partial B_z}{\partial y} \approx 10\text{T/m} \tag{11.2.1}$$

即使在敏感区内,横向尺寸也不大,在 10~20mm 量级,依赖于磁极面积。在深度方向永远有巨大的背景梯度,NMR 信号频率分布永远沿深度方向,这就决定频率编码不可用,只能用纯相位编码进行成像。

由于巨大背景梯度存在,用硬脉冲在深度方向有选择薄层面的作用,不再用软脉冲,只要改变激发频率就可以选择不同深度的层面。对于 $t_p = 2\mu s$ 的矩形 RF 脉冲,激发带宽大约为 $1/t_p = 500\text{kHz}$,在深度方向典型的激发厚度大约只有 $\Delta y = \Delta f/(\Gamma \partial B_z/\partial y) = 1\text{mm}$。可见激发体积很有限,因而信噪比很低。敏感体积内横向梯度近似等于零,场沿横向是均匀的,可以用通常的线性脉冲梯度进行空间编码,只要 $T_2$ 不太短,用 180°脉冲聚焦可以获得回波信号,对于液体类样品如果 $T_2$ 足够长,总是可以运行 CPMG 序列。可见 CPMG 或变形 CPMG 序列在单边 NMR 系统中具有特殊的地位。由于体元很小,图像信噪比极低,必须用重复激发累加,或者通过 CPMG 方式将信号累加,把信噪比提高二、三个量级才可能达到可接受的水平。

由于巨大背景梯度的存在,$T_2^*$ 很短,$T_2^*$ 由式(11.2.2)决定

$$\frac{1}{T_2^*} = \frac{1}{T_2} + \gamma \Delta B \tag{11.2.2}$$

对于深度方向典型的 10T/m 梯度，在 1mm 厚度内，$\Delta B = 0.01T$，由它决定的 $T_2^* = 0.37\mu s$，信号按 $T_2^*$ 衰减，FID 衰减很快，甚至逃不过仪器 1ms 左右的死时间。回波信号来去匆匆，寿命也很短，采回波信号可能采不了几个点，甚至只能采一个点，此时用 CPMG 恢复信号，一个回波采一个点（峰值最佳），叫作频闪采集，累加起来可以提高图像信噪比。对于固体样品，如果本征 $T_2$ 只有几毫秒，信号 $T_2$ 衰减之快甚至不能产生回波，如何成像是一个难题，加拿大的 Balcom 发展了单点成像法，可用来扩展单边 NMR 系统的应用范围。

### 2. 单点成像法

单点成像（Single-Point-Imaging, SPI）方法最初用于固体成像，本征 $T_2$ 很短只有几毫秒，来不及产生回波，FID 衰减很快，再扣除 1ms 仪器死时间（dead time），只能在 FID 上采一点复数据，能否成像？这就是 SPI 解决的问题。其基本序列示意在图 11.2.3(a)中。Balcom 等[55]用小探头用 SPI 测量切换梯度场的上升、稳定和衰减曲线是很成功的。典型 $TR$ 是 1ms，典型 $t_p$ 是 $100\mu s$。尽管 SPI 可用，但从成像时间来说，效率很低，每采一点，梯度和 RF 就开关一次，快速开关梯度导致过分的甚至危险的梯度振动。于是 Balcom 等发展了 SPI 序列的斜升梯度方案如图 11.2.3(b)和图 11.2.3(c)所示，缩短了成像时间，梯度振动减到了最小，并引进了 $T_1$ 对比度，或 $T_1$ 抑制，序列称为 SPRITE（Single-Point Ramped Imaging with $T_1$ Enhancement）[56]。由于没有频率编码，SPI 类图像免除了由于 $B_0$ 不均匀、磁化率变化和化学位移引起的伪影和畸变，图像中任意点信号强度由式(11.2.3)描述

$$s = \rho \exp\left(\frac{t_p}{T_2^*}\right)\left[\frac{1 - \exp(-TR/T_1)}{1 - \cos\theta \exp(-TR/T_1)}\right]\sin\theta \qquad (11.2.3)$$

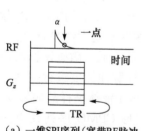

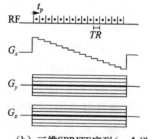

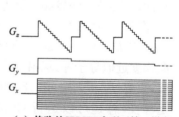

（a）一维SPI序列（宽带RF脉冲激发，$t_p$ 时间对横向磁化强度进行相位编码，在各个梯度值RF后 $t=t_p$ 点采一个复数据）

（b）三维SPRITE序列（一个梯度分步（步长<5ms，典型64步或128步），每步加一个RF脉冲采一点复数据）

（c）修改的SPRITE序列（第二梯度分布斜升，RF脉冲没有画出来）

图 11.2.3　单点成像脉冲序列[57]

此式包含 4 个因子，$\rho$ 是自旋密度，后面的指数因子描写 FID 衰减，$\theta$ 是激发角，方

括号内是 $T_1$ 权重因子,也是饱和因子,与 $\theta$、$T_1$ 和 $TR$ 均有关,此因子暗含着:给定一个 $\theta$,要得到一个可接受的信号就有一个最小可接受的 $TR$。然而 $TR$ 又受到梯度最小切换时间的限制,用斜升梯度的 SPRITE 序列避免急速开关梯度,上述限制可以取消。

　　为了提高信噪比和采集效率,对 SPRITE 提出了新的改进[57-59],用中心采样方式纯相位编码的 Spiral-SPRITE[57]（图 11.2.4）和 Conical-SPRITE[58]（图 11.2.5）可分别用于 2D 和 3D 成像。典型的 $t_p$ 为 $100\mu s$,标准的 $TR$ 为 $1ms$,信号强度表示为

$$s = \rho\exp(-t_p/T_2^*)\sin\theta \tag{11.2.4}$$

与式(11.2.3)相比,消除了 $T_1$ 饱和因子,简化了图像对比度,允许长 $T_1$ 材料图像采集,提高了信噪比,降低了开关大梯度引起的问题。

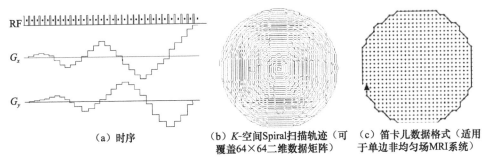

　　（a）时序　　　　　　　　（b）$K$-空间Spiral扫描轨迹（可　　　（c）笛卡儿数据格式（适用
　　　　　　　　　　　　　　　　覆盖64×64二维数据矩阵）　　　　于单边非均匀场MRI系统）

图 11.2.4　用于 2D 成像的 Spiral-SPRIRE 序列

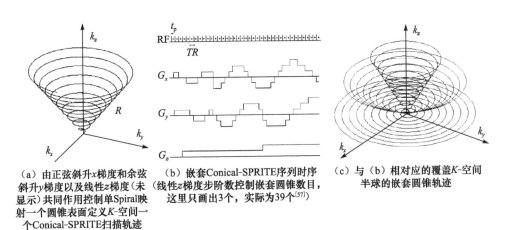

　　（a）由正弦斜升$x$梯度和余弦　　　（b）嵌套Conical-SPRITE序列时序　　　（c）与（b）相对应的覆盖$K$-空间
斜升$y$梯度以及线性$z$梯度（未　　　（线性$z$梯度步阶数控制嵌套圆锥数目,　　半球的嵌套圆锥轨迹
显示）共同作用控制单Spiral映　　　这里只画出3个,实际为39个[57]）
射一个圆锥表面定义$K$-空间一
个Conical-SPRITE扫描轨迹

图 11.2.5　用于 3D 成像的 Conical-SPRITE 序列

　　在传统生物医学成像中,Spiral $K$-空间采样是纯频率编码方法[60],频率编码 Spiral 轨迹需要将采集的 $K$-空间数据先进行方格化处理,然后再通过快速傅里叶变换(FFT)进行图像重建,而在相位编码的 Spiral-SPRITE 和 Conical-SPRITE 中

采集的 $K$-空间数据点非常自然地落在笛卡儿格点上(图 11.2.4(c)),可直接用 FFT 进行图像重建,不必用方格化这一数据处理步骤。二维 Spiral-SPRITE 不仅可用于均匀场 MRI,也可用于单边非均匀场 MRI。

### 3. 深度轮廓

沿深度方向进行 1D 成像也叫深度轮廓,因为敏感体积形状是由磁场的空间依赖性定义的,所以必须把注意力放在设计磁体上,使磁体产生的场沿深度方向覆盖延伸的区域具有均匀的梯度。这样的场轮廓有利于在物体内在确切的深度上的层面选择,以采集高分辨深度轮廓。这里先讨论敏感斑内的一维成像,然后在讨论敏感斑可以在样品内移动的情况。

#### 1) 敏感区内深度分辨

如图 11.1.7(a)所示,轴向磁化的中空圆柱磁体,在超过端面的磁场中产生一个鞍点,用它可在待测量的样品内定义一个感兴趣区,即敏感斑和在轴向场中超过最大值后的一个拐点(图 11.2.6(a)),这对于 1D 成像是有利的。磁体参数[28]是:内

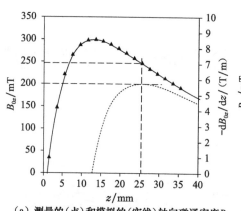

(a) 测量的(点)和模拟的(实线)轴向磁通密度 $B_{0z}$ 沿 $z$ 轴的变化以及模拟曲线的导数(虚线),$-dB_{0z}/dz$,沿 $z$ 轴的变化,原点取在磁体端面中心

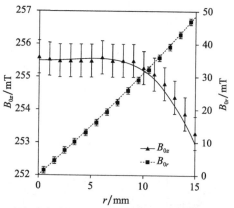

(b) 在离磁体面 24mm 测量的(点)和模拟的磁体密度轴向分量 $B_{0z}$ 和径向分量 $B_{0r}$ 沿半径方向的变化

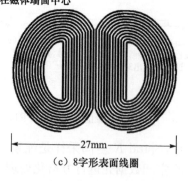

(c) 8 字形表面线圈

图 11.2.6 一维成像

半径 7.5mm,外半径 50mm,长度 45＋45＝90mm(NdFeB),用霍尔探头测量的场分量及用有限元法模拟的场分量和导数如图 11.2.6(a)和图 11.2.6(b)所示。场在离磁体端面 13.5mm 达到近似 0.3T 的最大值,随距离增大而下降。然而,感兴趣的是 $B_{0z}$ 梯度恒定的区域,这是沿 z 方向得到样品一维轮廓的基础。

在图 11.2.6(a)和图 11.2.6(b)所示的情况中,$B_{0z}$ 场的拐点发生在离磁体端面约 24mm 处,如果磁体外面没有磁材料,在这区域内有 $\nabla \cdot \boldsymbol{B}=0$,$\nabla \times \boldsymbol{B}=0$,在轴上满足 $\partial B_{0z}/\partial r=0$,$\partial^2 B_{0z}/\partial z^2 = -2\partial^2 B_{0z}/\partial r^2$,这指示轴向场变化的拐点。有利于一维成像中的空间定位,因为在此区域,$B_{0z}$ 的轴向曲率和径向曲率都是零。对于 1D 轮廓最好的位置取决于希望的敏感区的横向范围,并可以稍微不同于拐点。在现在的情况,在拐点的场是 255mT,梯度是 5.7T/m。图 11.2.6(b)画出了在 z＝24mm 平面上轴向场分量 $B_{0z}$ 和径向场分量 $B_{0r}$ 的径向依赖,在 7.5mm 半径内 $B_{0z}$ 分量在 255.5mT 的 ±0.2mT 之内;$B_{0r}$ 分量在轴上是 0,在 7.5mm 半径处增到 23mT。显然,径向梯度比轴向梯度小很多。图 11.2.6(c)显示了直径 27mm 的 8 字形发射/接收表面线圈。线圈导线直径 0.25mm 绕 D 形和反 D 形各 12 匝,位于 z＝23.5mm 平面上。样品在 z＝24mm 之上,线圈电感 0.55μH,调谐到质子共振频率 10.9MHz,测量的 Q 值为 40。

在 $B_{0z}$ 梯度的拐点附近 1.4mm(z＝24～25.4mm)厚度内梯度是均匀线性的,可用于深度方向空间编码,即一维轮廓。敏感斑覆盖仿真样品厚度 $B_{0z}$ 变化对应大约 350kHz 频率范围,RF 线圈调谐带宽和 RF 脉冲激发宽度都应该能覆盖这个频率范围。

仿真样品由三个 6mm 直径薄橡胶片组成,白橡胶加在两个蓝橡胶中间,片间用玻璃片隔开,白橡胶片厚度是 0.25mm,两个蓝橡胶厚度是 0.26mm 和 0.34mm,玻璃片厚度是 0.27mm。自旋回波信号积累 10000 次,两次实验 TE 固定在 0.2ms,TR 分别取 150ms 和 30ms,采集时间分别是 25min 和 5min。产生的两个轮廓的 $T_1$ 权重是不同的,前者是质子密度加权的,而后者是 $T_1$ 加权的。对两个 TR 所积累的信号进行傅里叶变换得到的频谱如图 11.2.7 所示。频谱对应样品中质子分布在垂直于磁体端面方向上的 1D 投影。这三个峰对应三个橡胶片,左边峰是最靠近磁体和 RF 线圈的橡胶片产生的。

2) 移动敏感斑进行深度轮廓分辨

移动敏感斑体积通过大样品表面层或者改变 RF 激发频率可以对物体表面层的层次结构进行剖析。要达到此目的可移动传感器使在深度方向改变 $B_0$ 场轮廓,这种传感器例子是 Profile NMR-MOUSE[23,28,61] 和 GARfield 磁体[62]。设计的移动距离最大可达 5cm[62],对于分析储油罐壳体层次结构或混凝土桥面桥墩的表面深水层厚度是足够的。跨敏感体积厚度的深度分辨可通过傅里叶变换回波来得到[23,28]。

图 11.2.8(a)描绘 Profile-MOUSE 装在一个可由步进马达控制的精密升降机构上,能被传感器激发的最大层面厚度 Δz 是被激发带宽和梯度强度定义的,在 Δz

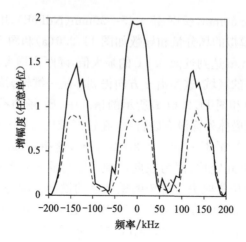

图 11.2.7　用单边探头在 10.9MHz 记录的由白和蓝橡胶组成的实验样品的 NMR 轮廓(任意单位)
对于两个轮廓 $TE$ 固定在 0.2ms, $TR$ 是 150ms(实线)和 30ms(虚线

内的结构是由傅里叶变换回波来分辨的。较大的厚度范围是通过移动敏感体积穿越样品深度来扫描的。这是通过按 $\Delta z$ 增量改变传感器和样品表面之间的距离来实现的,并结合这些部分 $\Delta z$ 轮廓为一个整轮廓如图 11.2.8(b)所示。除了提供较高的分辨率,敏感体积通过样品的机械升降步骤比重调 RF 频率的办法优越,因为灵敏度在所有可达到的深度上都保持一样。

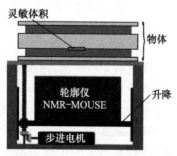

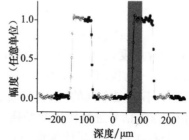

(a)具有在传感器外一定距离有一个扁平的敏感体积的Profile-MOUSE(对于深度轮廓分析是有用的,传感器装在一个小型精密升降机上,可以升降敏感体积通过待测对象)

(b)两个80μm厚乳胶被160μm厚玻璃板隔开的轮廓(这整个的轮廓是作为多个覆盖50μm深度间隔的部分轮廓(空圆和实圆号)的结合而建立的,每个部分轮廓都是一个回波信号的傅里叶变换[2])

图 11.2.8　一个 NMR-MOUSE 轮廓分析仪的传感器结构和工作机理

### 4. 二维层面选择成像

跨单边 NMR 传感器敏感体积的横向分辨可通过施加额外脉冲梯度[36,38]用相位编码方式来实现,脉冲序列如图 11.2.9(a)所示,分为编码期和检测期。在编码期用稍长的回波时间($T_{EE}$)以便加两个相位编码梯度,获得具有空间定位信息的

Hahn 回波。在检测期,为了提高灵敏度,使用 CPMG 序列,为减小在高梯度场中扩散引起的信号衰减,用尽可能短的回波时间($T_{ED}$)。用图 11.1.11(b)所示磁体系统[37]检测橡胶样品。磁体表面之上 25～45mm 敏感区沿用有 2.5T/m 的恒定梯度,横向视野为 20mm×20mm。在敏感体积内 2D 相位编码和层面选择(用 RF 带宽选择)相结合可以实现 3D 空间分辨,图 11.2.9(b)显示了具有 3 维结构的物体,是用 2mm 厚自然橡胶板刻出 MUOUSE 字母叠放形成的,字母之间没有间隔,物体 10mm 高。在深度方向覆盖较大距离的 3D 图像迄今都是用多层面技术(图 11.2.9(b))来获得的[37],即通过改变激发频率[37]或通过机械移动敏感体积通过样品[23]来扫描。总之,场轮廓是有利的,在深度方向敏感体积的全部延伸范围都是线性的。

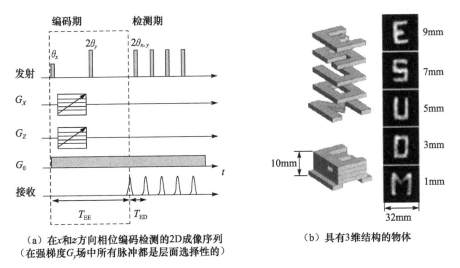

（a）在 $x$ 和 $z$ 方向相位编码检测的 2D 成像序列
（在强梯度 $G_y$ 场中所有脉冲都是层面选择性的）

（b）具有 3 维结构的物体

图 11.2.9　在静态梯度场中成像[2]

通过橡胶字母堆的选层图像是用图 11.1.11(b)所示传感器采集的,因为随深度增大灵敏度下降,所以随深度增大对应层面扫描次数增加,从底到顶各层面采集时间依次按 45s、45s、90s 和 180s 进行调整

在用传感器成像中主要问题是灵敏度低,场梯度在 10T/m 量级以上,可达到的层面厚度小于 0.1mm,比标准医学成像小得多。因此,多回波采集是基本策略,多回波加起来以增大检测信号的幅度。用这样的方式,在软物质单边成像中二、三个量级的幅度增大是可以重新得到的。但是,由于磁化强度在很不均匀场中发展导致偏离共振(offset resonance)效应,必须分开进行实验以获得横向磁化强度空间编码的正交回波列[37,63]。

### 11.2.3　单边非均匀场高分辨 NMR 谱

过去近 50 年 NMR 中公认为在非均匀磁场中,化学位移谱信息不可能提取出来。直到 2000 年德国乌尔姆大学 Ardelean 等发现章动回波[64]，美国加州大学伯克利分校 Pines 小组[65]立刻意识到利用章动回波原理能够在非均匀场中重新恢复出失去的化学位移谱信息。发明 NMR 鼠标的德国亚琛工业大学 Blümich 教授与 Pines 教授合作已经研制了一台便携式 0.2T NMR 谱仪[26,27]，试验结果表明，线宽已经达到 65Hz，虽然离分辨质子化学位移（范围 12ppm）还有一定距离，但继续努力，达到分辨目标是有希望的。

石油岩心分析仪，通过测量横向弛豫时间 $T_2$ 谱（横坐标是 $T_2$，纵坐标是信号幅度），得到岩心孔隙度、渗透率、含水饱和度等参数，再根据经验公式定性分析石油储量信息，费时费力，信息还不容易准确获得，连油、水信号都难以分开。国家粮食部门希望用 NMR 检测花生油内是否掺了菜子油，目前 NMR 检测分析仪无能为力。NMR 谱信息是最灵敏、最准确的信息。因此，非均匀磁场高分辨 NMR 谱是值得研究的。

### 1. 章动回波原理

#### 1) 章动回波现象及其形成的条件

产生章动回波的条件是主磁场和 RF 磁场都是非均匀场，具体说都是线性梯度场，且其梯度平行。设主磁场的中心强度为 $B_0$，其梯度为 $G_0(x)$；RF 脉冲是线性梯度脉冲 $\beta(x)$，其中心强度为 $B_{10}$，梯度为 $G_1(x)$，持续时间为 $\tau$。在实验室坐标系中，线性梯度脉冲 $\beta(x)$ 的梯度 $G_1(x)$ 与主磁场梯度 $G_0(x)$ 平行，且设 $G_1(x) = kG_0(x)$（$k$ 是比例常数）。只要加一个宽度为 $\tau$ 的 $\beta(x)$，在 $t_1 = k\tau$ 时就产生一个章动回波，如图 11.2.10 所示。

产生章动回波的磁场条件如图 11.2.11 所示，样品中某一区域满足条件

$$B_1 \perp B_0, \quad G_1(r) = kG_0(r) \tag{11.2.5}$$

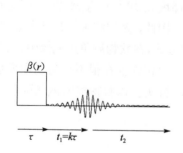

图 11.2.10　测量章动回波的脉冲序列

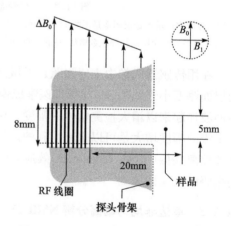

图 11.2.11　章动回波要求的磁场条件

一个单 RF 脉冲后,将产生一个章动回波(图 11.2.10)。式中,$G_1(r)=\dfrac{\partial B_1(r)}{\partial r}$ 是 RF 场梯度,而 $G_0(r)=\dfrac{\partial(B_0+B_z'(r))}{\partial r}=\dfrac{\partial B_z'(r)}{\partial r}$ 是极化场梯度。

2) 章动回波原理

设 $\gamma<0$,自旋角动量用积算符表示,$I_z$ 在 RF 梯度场 $G_1$ 作用下产生章动角 $\omega_1(r)\tau$,继而在 $G_0$ 作用下产生进动,由于包含化学位移信息,进动角为 $\Delta\omega_0(r)t+\Omega t$,$\Omega$ 代表化学位移频率。表达如下:

$$I_z \xrightarrow{(G_1)_x} I_z\cos(\omega_1(r)\tau)-I_y\sin(\omega_1(r)\tau) \qquad (\text{章动})$$

$$\xrightarrow{G_0,\Omega} I_z\cos(\omega_1(r)\tau)-I_y\sin(\omega_1(r)\tau)\cos[\Delta\omega_0(r)t+\Omega t]$$
$$+I_x\sin(\omega_1(r)\tau)\sin[\Delta\omega_0(r)t+\Omega t] \qquad (11.2.6)$$

对于样品中 $r$ 处一个给定的体积元,当

$$\omega_1(r)=\omega_1(0)+k\Delta\omega_0(r) \qquad (11.2.7)$$

时,在时间 $t=k\tau$ 后,一个章动回波形成。式(11.2.7)左乘 $\tau$,右乘 $t/k$,得 $\omega_1(r)\tau=\Delta\omega_0 t+\omega_1(0)t/k$,代入式(11.2.6)后化为

$$I_z\cos\left(\Delta\omega_0 t+\omega_1(0)\frac{t}{k}\right)-I_y\sin\left(\Delta\omega_0 t+\omega_1(0)\frac{t}{k}\right)\cos[\Delta\omega_0(r)t+\Omega t]$$
$$+I_x\sin\left(\Delta\omega_0 t+\omega_1(0)\frac{t}{k}\right)\sin[\Delta\omega_0(r)t+\Omega t] \qquad (11.2.8)$$

根据三角公式

$$\sin y\cos x=\frac{1}{2}[\sin(x+y)-\sin(x-y)],\quad \sin y\sin x=\frac{1}{2}[\cos(x-y)-\cos(x+y)]$$

式(11.2.8)可以化为

$$I_z\cos\left(\Delta\omega_0 t+\omega_1(0)\frac{t}{k}\right)+0.5I_y\left[\sin\left(\Omega t-\omega_1(0)\frac{t}{k}\right)\right.$$
$$-\sin\left(2\Delta\omega_0(r)t+\Omega t+\omega_1(0)\frac{t}{k}\right)+0.5I_x\left[\cos\left(\Omega t-\omega_1(0)\frac{t}{k}\right)\right.$$
$$\left.-\cos\left(2\Delta\omega_0 t+\Omega t+\omega_1(0)\frac{t}{k}\right)\right] \qquad (11.2.9)$$

因为 RF 场梯度与静磁场梯度方向一致,由于 $\omega_1(r)=\omega_1(0)+k\Delta\omega_0(r)$ 和 $\tau=t/k$,RF 脉冲期间 $\omega_1(r)\tau$ 中包含的散相有 $\Delta\omega_0 t$ 成分,在 RF 脉冲之后,在静磁场梯度脉冲作用下自由发展 $t$ 时间,一半的磁化强度的 $\Delta\omega_0 t$ 散相对消,形成章动

$$0.5I_y\sin\left(\Omega t-\omega_1(0)\frac{t}{k}\right)+0.5I_x\cos\left(\Omega t-\omega_1(0)\frac{t}{k}\right) \qquad (11.2.10)$$

与自旋回波不同,章动回波不一定在 $y$ 轴上,而是在 $xy$ 平面上,由 $\Omega t-\omega_1(0)\dfrac{t}{k}$ 的

值确定。若 $\Omega t - \omega_1(0)\frac{t}{k} = 0$，则沿 $x$ 轴；若 $\Omega t - \omega_1(0)\frac{t}{k} = \pi/2$，则沿 $y$ 轴。由于只有一半磁化强度贡献信号，像 8 球回波一样，回波幅度只有自旋回波的一半。图 11.2.10 所示序列也可用来测量 $G_1$ 和 $G_0$ 之间的相关系数 $k$。只要固定 $t$，把 $\tau$ 按步增，实验测量 $n$ 次，找到最大幅度章动回波，于是可得到 $k = t/\tau$。化学位移只在自由进动周期发展，在 RF 脉冲期间不发展。于是除了一个额外的总调制频率 $\omega_1(0)/k$，章动回波中包含着化学位移信息。而由于 $180°$RF 脉冲对化学位移有聚相作用，传统自旋回波、CPMG 自旋回波都不包含化学位移信息。

### 2. 章动回波形成的物理机制

上面用三角函数积化和差，用数学计算出了章动回波，下面进一步讨论物理概念上怎么理解。

在均匀场中，由于 $B_0$ 和 $B_1$ 都是均匀的，$M_0$ 的章动图像很简单。在 $x$ 轴上加 RF 脉冲，$M_0$ 绕 $x$ 轴转动，即 $M_0$ 在 $yz$ 平面上运动。在非均匀场情况下，$M_0$ 不是绕 $x$ 轴转动，而是围绕有效场转动。设两者梯度都沿 $x$ 轴，有效场为 $\omega_{\mathrm{eff}}(x) = \omega_1(x) + \Delta\omega_0(x)$，$M_0$ 的轨迹是以有效场为旋转轴的圆锥曲线。有效场 $\omega_{\mathrm{eff}}(x)$ 位于 $xz$ 平面内，如图 11.2.12(b) 所示。圆锥母线 $m_i$ 在 $yz$ 平面上的投影为章动角 $\alpha_i$，如图 11.2.12(a) 所示；$m_i$ 在 $xy$ 平面上的投影角为进动散相角 $\phi_i$，见图 11.2.12(b)。RF 脉冲结束后，由于是非均匀场，样品中不同位置磁化强度不但章动角不同，进动散相角也不同。

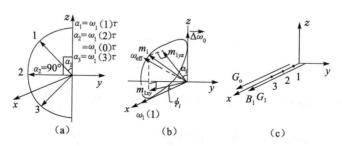

图 11.2.12　章动回波形成的物理机制

在满足条件 $G_1(x) = kG_0(x)$（图 11.2.12(c)）时 $\phi_i$ 和 $\alpha_i$ 是对应成比例的。在 $t = k\tau$ 时，进动相散得到补偿，正好形成章动回波。由于只汇聚了进动角散，不能汇聚章动角散，所以章动回波只有自旋回波的一半。如果把章动角散也汇聚起来，章动回波幅度可以增大一倍，见下面的讨论。

### 3. 全幅章动回波

在线性梯度场 RF 脉冲之后立即在 $y$ 轴上加一个理想的 $90°$RF 脉冲，该脉冲将旋转未聚磁化强度从 $yz$ 平面进入 $xy$ 平面，从而产生一个全幅度章动回波，如

图 11.2.13(a)所示。该回波和由序列 $90°\text{-}\tau\text{ -}180°\text{-}\tau$ 产生的自旋回波等大,然而却保留了化学位移调制和由于 RF 偏置的频率调制

$$I_z \xrightarrow{(G_1)_x} I_z\cos(\omega_1(r)\tau) - I_y\sin(\omega_1(r)\tau) \xrightarrow{90°_y} I_x\cos(\omega_1(r)\tau) - I_y\sin(\omega_1(r)\tau)$$

$$\xrightarrow{G_0,\Omega} I_x\{\cos(\omega_1(r)\tau)\cos[\Delta\omega_0(r)t+\Omega t] + \sin(\omega_1(r)\tau)\sin[\Delta\omega_0(r)t+\Omega t]\}$$

$$+ I_y\{\cos(\omega_1(r)\tau)\sin[\Delta\omega_0(r)t+\Omega t] - \sin(\omega_1(r)\tau)\cos[\Delta\omega_0(r)t+\Omega t]\}$$

$$(11.2.11)$$

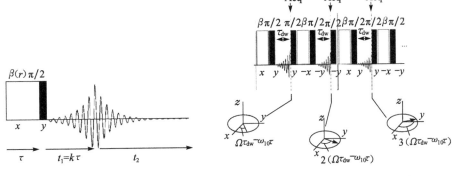

（a）全幅度章动回波　　　　　　（b）基于章动回波的频闪采集序列

图 11.2.13　章动回波及其频闪采集序列

(a)中黑色脉冲代表恒定 90°旋转脉冲,白色代表 RF 梯度脉冲,理想 90°脉冲是对 RF 场不敏感的"恒定旋转"复合脉冲;(b)中非均匀场 $z$-旋转复合脉冲使章动回波重复出现,以使用频闪采集得到只包含化学位移信息的 FID 信号,黑方块代表理想 90°脉冲,白方块代表产生非均匀 $z$-旋转的 RF 梯度脉冲

利用三角函数和角公式等恒等变换,经过繁杂运算,式(11.2.11)可化为

$$I_x\{\cos[\omega_1(r)\tau - \Delta\omega_0(r)t]\cos(\Omega t) + \sin[\omega_1(r)\tau - \Delta\omega_0(r)t]\sin(\Omega t)\}$$

$$+ I_y\{\sin[\Delta\omega_0(r)t - \omega_1(r)\tau]\cos(\Omega t) + \cos[\omega_1(r)\tau - \Delta\omega_0(r)t]\sin(\Omega t)\}$$

由 $\omega_1(r) = \omega_1(0) + k\Delta\omega_0(r)$ 和 $\tau = t/k$,有 $\omega_1(r)\tau = \omega_1(0)\dfrac{t}{k} + \Delta\omega_0(r)t$,于是上式化为

$$I_x[\cos(\omega_1(0)t/k)\cos(\Omega t) + \sin(\omega_1(0)t/k)\sin(\Omega t)]$$

$$+ I_y[-\sin(\omega_1(0)t/k)\cos(\Omega t) + \cos(\omega_1(0)t/k)\sin(\Omega t)]$$

$$= I_x\cos(\Omega t - \omega_1(0)t/k) + I_y\sin(\Omega t - \omega_1(0)t/k) \qquad (11.2.12)$$

**4. 恒定旋转 RF 复合脉冲**

根据文献[60]复合脉冲理论可得到理想的 90°脉冲[66,67],即恒定旋转宽带 90°复合脉冲

$$BB_1(90°) = 180°_{97.2°}360°_{291.5°}180°_{97.2°}90°_{0°} \qquad (11.2.13)$$

$$BB_2(90°) = 180°_{90°}360°_{292.5°}180°_{90°}90°_{0°} \qquad (11.2.14)$$

　　当 RF 磁场不均匀时,样品中各处磁化强度章动角就会有差别,使用恒定旋转复合脉冲,就可克服上述缺点。

### 5. 基于章动回波的频闪采集脉冲序列

#### 1) 频闪采集测谱序列

　　基于章动回波发展出了用频闪采集的测谱脉冲序列,这种脉冲序列依赖于复合 $z$ 脉冲,形式如 $(90_y^\circ - \beta(r)_x - 90_{-y}^\circ)$。这种复合脉冲在重聚焦的同时可以保留样品的化学位移信息,一种频闪采集脉冲序列如图 11.2.13(b)所示。

　　如上所述,当 RF 场梯度和静磁场梯度满足关系 $G_1(r) = kG_0(r)$,即 $\omega_1(r) = \omega_1(0) + k\Delta\omega_0(r)$ 时,沿 $x$ 轴施加 $\beta(r)$RF 脉冲 $\tau$ 时间,并加一个理想 90°脉冲,在时间 $t_{dw} = k\tau$ 后,形成一个全幅度章动回波。设在 RF 磁场作用 $\tau$ 时间期间化学位移不发展,而只在静磁场中发展 $t_{dw}$ 时间。同时,RF 梯度脉冲在 $yz$ 平面分散磁化强度被在静场梯度影响下自由发展所补偿。因此,章动回波包含化学位移信息,而且避免了谱线的非均匀加宽。用非均匀 $z$-旋转复合脉冲(图 11.2.14)可以使章动回波重复出现,用频闪方法只采集章动回波峰值,就可以得到只包含化学位移信息的 FID 信号。对 FID 信号进行傅里叶变换就可得到高分辨 NMR 谱,下面给出这种复合脉冲对磁化强度作用的数学推导。

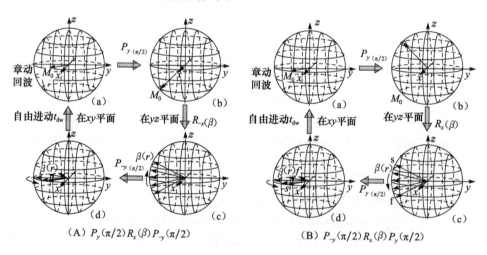

$$(A)\ P_y(\pi/2)R_x(\beta)P_{-y}(\pi/2) \qquad (B)\ P_{-y}(\pi/2)R_x(\beta)P_y(\pi/2)$$

图 11.2.14　(A)$z$-旋转脉冲 $P_z(\beta) = P_y(\pi/2)R_x(\beta)P_{-y}(\pi/2)$ 产生章动回波的物理机制:
(a)章动回波峰顶起始位于 $xy$ 平面,与一$y$ 轴成 45°角;(b)沿 $y$ 轴加 90°理想脉冲后,$M_0$ 绕 $y$ 轴转 90°,进入 $yz$ 平面与一$y$ 轴成 45°角;(c)沿一$x$ 轴加 RF 梯度磁场,$M$ 将绕一$x$ 轴转 $\beta(r)$ 角度;(d)沿一$y$ 轴加 90°理想脉冲后,平面旋转 $M_0$ 绕 $y$ 轴转 90°,进入 $xy$ 平面,经过 $t_{dw}$ 时间后,再次形成章动回波。(B)$z$-旋转脉冲 $P_{-y}(\pi/2)R_x(\beta)P_y(\pi/2)$ 产生章动回波的物理机制。(A)、(B)交替以克服某些不对称造成的相移的积累,图中假定 $\gamma < 0$(彩图见文后)

如前面所述,在理想 90°射频脉冲之后,经过时间 $t = k\tau$ 后,回波信号达到最大值,这就是全幅度章动回波,这时磁化强度是

$$I_x\cos(\Omega t - \omega_1(0)t/k) + I_y\sin(\Omega t - \omega_1(0)t/k) \tag{11.2.15}$$

在分析复合 $z$ 脉冲的作用时,把复合脉冲的作用分解成三部分。首先是沿 $y$ 轴方向的 90°脉冲,它使磁化强度转移到 $yz$ 平面

$$-I_z\cos(\Omega t - \omega_1(0)t/k) + I_y[\sin(\Omega t - \omega_1(0)t/k)$$

之后,沿 $-x$ 轴的线性梯度 RF 脉冲使磁化强度变为

$$-[I_z\cos(\omega_1(r)t/k) + I_y\sin(\omega_1(r)t/k)]\cos(\Omega t - \omega_1(0)t/k) + [I_y\cos(\omega_1(r)t/k)$$
$$+ I_z\sin(\omega_1(r)t/k)]\sin(\Omega t - \omega_1(0)t/k) = -I_z\cos(\Omega t - 2\omega_1(0)t/k)$$
$$+ I_y\sin(\Omega t - 2\omega_1(0)t/k) \tag{11.2.16}$$

第三部分是沿 $-y$ 方向的 90°脉冲,使磁化强度旋转到 $xy$ 平面

$$I_x\cos(\Omega t - 2\omega_1(0)t/k) + I_y\sin(\Omega t - 2\omega_1(0)t/k) \tag{11.2.17}$$

复合 $z$ 脉冲之后,磁化强度在 $xy$ 平面上自由进动,在 $t$ 时刻的磁化强度为

$$(I_x\cos\Omega t + I_y\sin\Omega t)\cos(\Omega t - 2\omega_1(t)/k) + (I_y\cos\Omega t - I_x\sin\Omega t)\sin(\Omega t - 2\omega_1(t)/k)$$
$$= I_x\cos(2\Omega t - 2\omega_1(t)/k) + I_y\sin(2\Omega t - 2\omega_1(t)/k) \tag{11.2.18}$$

此即第二个章动回波。以此类推,经过 $n$ 个脉冲之后,第 $n$ 个章动回波的强度为

$$I_x\cos(n\Omega t - n\omega_1(t)/k) + I_y\sin(n\Omega t - n\omega_1(t)/k) \tag{11.2.19}$$

根据这 $n$ 个回波在 $x$ 方向或 $y$ 方向的强度,进行离散傅里叶逆变换,便可以得到化学位移谱的分布。在实际测量化学位移分辨谱的时候,一般先用图 11.2.10 的序列,根据回波出现的时间计算出 $k$ 参数;再用图 11.2.13(b)中的序列得到各个回波的强度以推算出化学位移谱。

　　2) 复合 $z$-旋转脉冲

　　沿与拉莫尔进动相反的方向绕 $z$ 轴旋转 $\beta$ 角度,通常比较简化的表达式为

$$P_z(\beta) = P_y(\pi/2)R_x(\beta)P_{-y}(\pi/2) \tag{11.2.20}$$

式中,$P_y(\pi/2)$ 表示绕 $y$ 轴旋转 90°的理想脉冲;$R_x(\beta)$ 代表绕 $x$ 轴旋转标称 $\beta$ 角。其实际实现要用下列脉冲列:

$$P_z(\beta) = R_{97.2}(\pi)R_{291.5}(2\pi)R_{97.2}(\pi)R_y(\pi/2)R_x(\beta)R_{277.2}(\pi)R_{111.5}(2\pi)R_{277.2}(\pi)$$
$$R_{-y}(\pi/2) \tag{11.2.21}$$

用非均匀 $z$-旋转复合脉冲(图 11.2.13(b))可以使章动回波重复出现;用频闪方法只采集章动回波峰值,就可以得到只包含化学位移信息的 FID 信号。对 FID 信号进行傅里叶变换就可得到高分辨 NMR 谱。非均匀 $z$-旋转复合脉冲产生的物理机制如图 11.2.14 所示。

### 6. 章动回波谱实验结果

2001 年,Meriles 等[65]用超导 MRI 系统进行模拟验证实验,在超导磁体孔内

恒开一维梯度$(G_x)$模拟线性$B_0$梯度场,用螺线管线圈外面的$B_1$场,使满足$\boldsymbol{B}_1 \perp \boldsymbol{B}_0$;$G_1(r) = kG_0(r)$产生章动回波条件,如图 11.2.11 所示。5mm 直径管 2cm 长,内装 trans-2-pentenal 样品,拉莫尔频率 179.1MHz。在均匀$B_0$场中正常单脉冲的 FID 质子谱展现 5 个可分辨共振线(图 11.2.15(a)),分别位于 9.5ppm、7.0ppm、6.1ppm、2.4ppm 和 1.1ppm,相对强度为 $1:1:1:2:3$,分别对应甲酸基、两个石蜡和两个脂肪族质子。当$B_0$梯度为 0.12mT/cm 时,非均匀加宽谱(图 11.2.15(b))使 5 线无法分辨,成为一个大鼓包。而当用专门设计的复合$z$-旋转脉冲时 5 个可分辨的质子线重新恢复出来(图 11.2.15(c))。

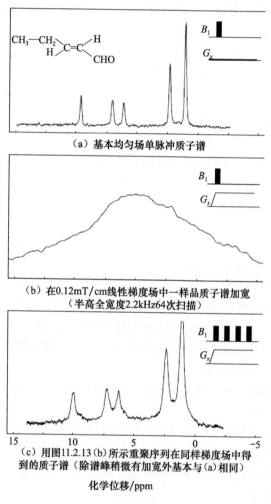

（a）基本均匀场单脉冲质子谱

（b）在0.12mT/cm线性梯度场中一样品质子谱加宽
（半高全宽度2.2kHz64次扫描）

（c）用图11.2.13(b)所示重聚序列在同样梯度场中得
到的质子谱（除谱峰稍微有加宽外基本与(a)相同）

化学位移/ppm

图 11.2.15　章动回波谱实验结果

2005 年 Perlo 等[26]首次用便携式单边 NMR 传感器进行了章动谱实验,

图 11.2.16 示意了 U 形磁体匀场、RF 线圈位置和样品位置(11.2.16(a)),显示了匀场后 $B_0$ 场差分布(11.2.16(b))和脉冲序列以及得到的谱结果(11.2.16(c))。

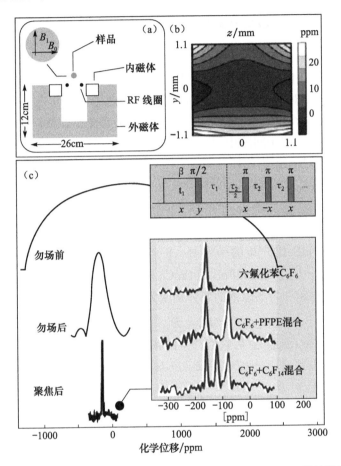

图 11.2.16　(a)U 形磁体封闭后表面之上 7mm 敏感区置内直径 1mm 样品管平行于间隙。(b)敏感区内静态和归一化 RF 场幅度差的场分布。(c)显示脉冲序列和 $C_6F_6$ 的 $^{19}F$ 谱。$\beta$ 脉冲(宽度 $t_1$ 可调),理想 90°脉冲后 $\tau_1$ 出现全幅章动回波,匀场前谱宽约为 3000ppm(上);匀场后用 CPMG 序列采集的 $^{19}F$ 谱宽降低到约为 300ppm(中);用图 11.2.13(b)所示重聚序列频闪采集得到的 $^{19}F$ 谱宽降到 65ppm(下,并且 $C_6F_6$ 的两种混合物的 $^{19}F$ 多谱峰都可分辨,如内插放大的化学位移分辨谱所示)

　　安排两个感应相反磁场的 U 形 NdFeB 磁体在上面 7mm 处产生一个敏感区,区内场强达到 0.2T,矩形 RF 表面线圈位置和内磁体位置精细调整以最佳化静态场和 RF 场之间的对应,使满足章动回波产生条件。

　　依次增加起始脉冲 $\beta$ 的长度以获得分辨很好的谱峰。第一个回波后脉冲列是为了提高检测灵敏度,作为原理验证,Perlo 等采集了几个 $^{19}F$ 谱。最佳化线圈和磁体几何后提供了 2500Hz 初步线宽,用复合 $z$ 旋转脉冲,频闪采集最后线宽窄化到 65Hz。此分辨率对应化学位移 8ppm,采集时间 3min。

### 11.2.4 单边传感器外域均匀场高分辨 NMR $^1$H 谱

对于单边磁体,即使有一个均匀场的敏感斑,跨敏感体积的非均匀度也在1000～10 000ppm 量级。用多对额外的永磁磁块产生高阶场导数进行匀场以提高扩展的敏感体积中的均匀度对于 U 形磁体是可行的。如图 11.1.4(g)所示,主 U 形磁体尺寸为 280mm×12mm×280mm,主磁体由两块钕铁硼磁块坐落在铁轭上构成,匀场块有 4 对(8 块)钐钴磁钢位于间隙中,其磁化方向与主磁块相反。利用 NdFeB 和 SmCo 温度系数不同来对消温漂,磁体时间稳定性对于谱采集的重复激发累加提高信噪比是必要的条件。

#### 1. 温漂对消原理

设主磁钢(NdFeB)产生的场为 $B_{01}$,8 个匀场磁块(SmCo)产生的场为 $B_{02}$,则总场为 $B_0 = B_{01} - B_{02}$。设 NdFeB 和 SmCo 温度系数分别用 $k_1$ 和 $k_2$ 表示,当温度变化 $t$ 时,则主磁钢和匀场磁钢的场分别变为 $B'_{01}$ 和 $B'_{02}$,此时总场为

$$B'_0 = B'_{01} - B'_{02} \tag{11.2.22}$$

而由于负温度系数,温漂 $\Delta t$ 后它们产生的场分别变为

$$B'_{01} = B_{01} - \Delta B_{01} = B_{01} - B_{01}k_1\Delta t = B_{01}(1 - k_1\Delta t) \tag{11.2.23}$$

$$B'_{02} = B_{02} - \Delta B_{02} = B_{02} - B_{02}k_2\Delta t = B_{02}(1 - k_2\Delta t) \tag{11.2.24}$$

将式(11.2.23)和式(11.2.24)代入式(11.2.22),得

$$B'_0 = B'_{01} - B'_{02} = B_{01} - B_{02} + (B_{02}k_2 - B_{01}k_1)\Delta t \tag{11.2.25}$$

如果两种磁钢材料配置适当,使满足条件

$$\frac{B_{01}}{B_{02}} = \frac{k_2}{k_1} \tag{11.2.26}$$

则由式(11.2.25)可知,总场 $B'_0 = B'_{01} - B'_{02} = B_{01} - B_{02} = B_0$,保持不变,即不受温度影响。

#### 2. 匀场机制和原理

上面提到匀场块有 4 对(8 块)SmCo 块在间隙中,其中两对较大块固定于间隙底部,在深度方向即 $y$ 方向产生一个强梯度;另两对较小块位于间隙上部,可以移动,如图 11.1.4(g)所示。通过控制磁块对的位置,第一和第二阶场导数可被调整到零以在磁体外面产生一个敏感斑,敏感斑足够均匀能对于化学位移分辨 NMR 谱分辨到 0.1ppm 量级[27]。两对磁块分别沿 $x$、$y$、$z$ 方向移动可产生 $X$、$Y$ 和 $Z$ 的

一阶匀场分量。通过改变两个磁块的间距同时保持其中心不变可以调整二阶匀场项 $X^2$ 和 $Z^2$。按照表 11.2.1 中最后三行指示移动磁块可产生出交叉项 $XY, XZ$ 和 $YZ$。

表 11.2.1 图 11.1.4(g) 所示磁体的匀场谐波和磁块位移

| 谐波 | 1 | 2 | 3 | 4 |
|---|---|---|---|---|
| $X$ | $\Delta x$ | $\Delta x$ | $\Delta x$ | $\Delta x$ |
| $Y$ | $\Delta y$ | $\Delta y$ | $\Delta y$ | $\Delta y$ |
| $Z$ | $\Delta z$ | $\Delta z$ | $\Delta z$ | $\Delta z$ |
| $X^2$ | $\Delta x$ | $\Delta x$ | $-\Delta x$ | $-\Delta x$ |
| $Z^2$ | $\Delta z$ | $-\Delta z$ | $\Delta z$ | $-\Delta z$ |
| $XY$ | $-\Delta y$ | $-\Delta y$ | $\Delta y$ | $\Delta y$ |
| $ZY$ | $\Delta y$ | $-\Delta y$ | $\Delta y$ | $-\Delta y$ |
| $XZ$ | $\Delta x$ | $-\Delta x$ | $\Delta x$ | $-\Delta x$ |

例如,如果 4 个磁块同时向上移动,就在感兴趣体积(VOI)内产生线性 $y$ 梯度(图 11.2.17(a));若 4 个磁块同时沿 $x$ 方向移动就在 VOI 内产生线性 $x$ 梯度;若 4 个磁块同时沿 $z$ 方向移动,就在 VOI 内产生线性 $z$ 梯度。二阶项 $z^2$ 可通过沿 $z$ 方向改变磁块对之间的距离而产生(图 11.2.17(b)),二阶项 $x^2$ 可通过沿 $x$ 方向改变磁块对之间的距离而产生(图 11.2.17(c))。二阶交叉项可通过把磁块按表 11.2.1 指示的方向移动而产生出来,其中 $XZ$ 谐波如图 11.2.17(d) 所示。

通过计算,根据上面所述匀场原理先把间隙底部两对较大匀场块的位置确定,均匀度达到 10ppm 以下。然后,分析场谐波情况,再利用上部(距离主磁钢上表面 30mm,留给梯度线圈的空间)两对较小匀场块按照上面所述原理把感兴趣区场匀到 1ppm 左右。这些还不够,还必须准备 3 个单边梯度$(x,y,z)$线圈进行精细匀场(图 11.1.4(g) 中未显示),把 VOI 内的场匀到 0.1ppm 以下。

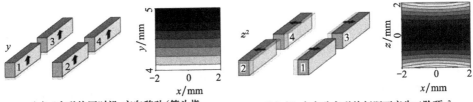

(a) 4个磁块同时沿 $y$ 方向移动(箭头指移动方向),就在 VOI 内产生线性 $y$ 梯度

(b) 沿 $z$ 方向改变磁块间距可产生二阶项 $z^2$

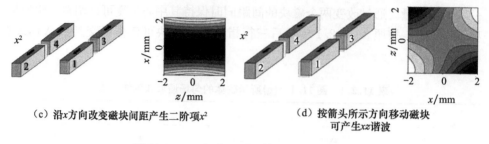

（c）沿$x$方向改变磁块间距产生二阶项$x^2$　　　（d）按箭头所示方向移动磁块
可产生$xz$谐波

图 11.2.17　永磁 U 形磁体的匀场谐波概念

### 3. 敏感区激发和高分辨谱

对外域 NMR 的主要推动是研究任意大的样品，因此传感器的灵敏度必须限制到均匀场区。Bluemich 等用 90°软脉冲激发和表面 RF 线圈自然的空间选择性相结合来实现空间选择（图 11.1.4(g)），选择的体积是 5mm×5mm×0.5mm，位于 RF 表面线圈上面 2mm 处。图 11.2.18 显示了置于传感器上面比敏感体积大得多的水样品的质子谱，线宽是 2.2Hz，对应谱分辨为 0.25ppm。为了比较，用同样尺寸单边磁体从空间匹配静态和 RF 场产生的章动回波得到的谱也显示在此图中，如虚线所示，线宽 65Hz 对应谱分辨为 8ppm。这说明，谱分辨提高了 30 多倍，激发体积扩大了 5 倍。灵敏度最佳化的表面 RF 线圈和增大的敏感体积导致比较高的信噪比。

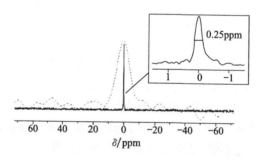

图 11.2.18　在 RF 线圈上面比敏感体积大得多的水样品的质子谱（实线）[21]
从 64 次扫描（$TR$=5s)采集的 Hahn 回波的傅里叶变换得到的，频率在 8.33MHz，线宽 0.25ppm
（内插放大图），虚线是从外域 NMR 用章动回波得到的最好谱，线宽 8ppm[27]

11.2.3 节介绍的章动回波谱和 11.2.4 节介绍的 Hahn 回波谱到底哪一个更优胜？就目前技术所达到的水平来说后者明显优越，因为分辨率提高 30 余倍，体积扩大 5 倍，信噪比也略高。就此作定论作者认为为时尚早！有一种可能是因为我们对均匀场匀场的概念和经验更多、更熟悉，而对于向一阶场匀场即尽量扩大一阶场的体积还不太习惯，还需要积累经验，同时如何使表面 RF 线圈一阶场范围更大且与 $B_0$ 一阶梯度场匹配范围更大，可能还需要下一番力气进行探索研究。

## 11.3　魔环磁体均匀场高分辨 NMR 谱仪

永磁 Halbach 封闭结构磁体俗称魔环磁体,是理想的均匀场高分辨 NMR 谱仪磁体,有待开发。下面将讨论磁体设计原理和特性以及匀场方法。

### 11.3.1　Halbach 磁体结构

内外半径分别为 $a$ 和 $b$ 的无穷长永磁介质柱壳,若其磁化强度在垂直于柱轴的平面内,且分布规律满足

$$\boldsymbol{M} = M_0(\boldsymbol{e}_\rho\cos\varphi + \boldsymbol{e}_\varphi\sin\varphi) \tag{11.3.1}$$

(图 11.3.1),则可以证明柱外无磁场,空腔内是均匀场[68],可由下式表示:

$$\boldsymbol{B}_0 = \mu_0 M\ln\frac{b}{a}\boldsymbol{e}_x \tag{11.3.2}$$

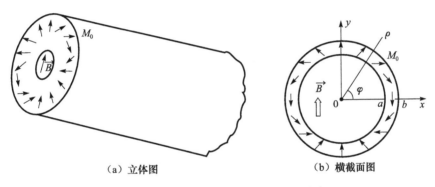

（a）立体图　　　　　　　　　　（b）横截面图

图 11.3.1　魔环式永磁体的磁化强度分布

从式(11.3.2)看,似乎任意高场强都可以达到。实际上,由于矫顽力限制,实际可达到的最高场强只有 3~4T。再考虑到工作空间和磁体重量,内半径不可能任意小,外半径不可能任意大,因此 1~2T 是比较实用的场强。

### 11.3.2　磁体实例

理论上沿圆周磁化强度矢量方向连续变化,实践上做不到,只能用分立的不同磁化方向的磁块按照式(11.3.1)描写的变化规律排列来近似。如图 11.3.2 所示,称为 Mandhala 阵列。磁体不可能无限长,Danieli 等[69]用六个 Mandhala 环叠置形成主 Halbach 磁体,有限长磁体产生的场均匀度偏离理想值。因此,这六个环分为两组,中间留一个间隙 $d_z^{\mathrm{main}}$ 以补偿轴场畸变。感兴趣区是磁体内的一个圆柱形体积。与传统超导磁体不同,磁场取向垂直于环轴,沿 $y$ 轴方向,环轴取为 $z$ 轴。

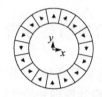　　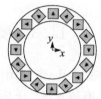

（a）沿环周长磁化强度连续　　（b）从不同极化方向磁块建造　　（c）一个Mandhala环结构，六个这样的
变化的理想Halbach磁体　　　　的Halbach阵列的离散近似　　　　环叠在一起形成Halbach磁体

图 11.3.2　　Halbach 磁体概念及其构成

箭头指示各个永磁块极化方向

### 11.3.3　主磁场空间依赖性

在工作空间最佳化场均匀度的第一个努力是调整主单元的间隙 $d_z^{\mathrm{main}}$。首先分析零间隙情况，由于对称性在 $r_0=(0,0,0)$ 的泰勒展开以偶数项为特征，在不同方向磁场变化趋势不同，沿 $x$、$y$ 方向场幅度随接近永磁块而增大像开口向上的抛物线，这主要是由于场依赖于到磁源的倒数。另一方面，沿 $z$ 方向场随移离中心按向下开口抛物线形减小是磁体有限长度的结果，如图 11.3.3(a) 所示。

当间隙 $d_z^{\mathrm{main}}$ 过大时，模拟的沿 $x$、$y$、$z$ 方向场幅度变化趋势如图 11.3.3(b) 所示。综合图 11.3.3(a) 和图 11.3.3(b) 两种情况，暗示存在一个最佳间隙 $d_{z,\mathrm{opt}}^{\mathrm{main}}$。如图 11.3.3(c) 所示，所有三个二阶系数都是零，导致沿三个方向都是均匀场。

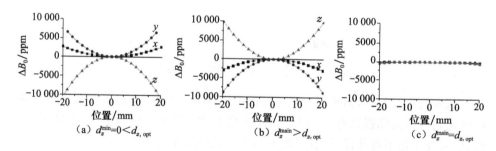

（a）$d_z^{\mathrm{min}}=0<d_{z,\mathrm{opt}}$　　　　（b）$d_z^{\mathrm{main}}>d_{z,\mathrm{opt}}$　　　　（c）$d_z^{\mathrm{main}}=d_{z,\mathrm{opt}}$

图 11.3.3　对于主间隙 $d_z^{\mathrm{main}}$ 小于、大于和等于最佳值

$d_{z,\mathrm{opt}}^{\mathrm{main}}$ 计算的沿三个笛卡儿方向磁场的空间依赖性

模拟条件是两个由 16 块 40mm×40mm×160mm 磁块构成的 Halbach 环做成的

魔环磁体，内、外半径分别为 100mm 和 160mm，所求得的最佳 $d_{z,\mathrm{opt}}^{\mathrm{main}}$ 是 21mm

虽然理论上可以期望对于最佳间隙存在一个均匀场，但实验上远不能达到。因为用实际磁块时，上面模拟计算使用的对称性不能保证。例如，材料不均匀、磁块尺寸不准确、磁化不均匀、阵列中磁块定位有误差等，导致相当可观的场畸变，包括线性空间依赖，不能通过调整间隙 $d_z^{\mathrm{main}}$ 来校正。为了匀这复杂的空间依赖的场需要更多控制手段。

### 11.3.4　魔环磁体匀场线圈设计目标场方法

魔环磁体,匀场线圈为圆柱面结构,线圈紧贴在体腔的内壁如图 11.3.4(a)所示的位置,形成层层圆柱侧面。虽然与圆柱形超导 MRI 磁体很类似,但本质差别在于前者工作磁场是横场,而后者工作磁场是纵场。对于梯度和匀场线圈,其产生的梯度场和校正谐波场在工作区域内都必须与主磁场 $B_0$ 的方向保持一致。

在魔环磁体中,工作区域 DSV 位于体腔的中心位置,目标梯度场和谐波场都需要设计成横向磁场,即与主磁场平行的方向,设腔内主磁场 $B_0$ 方向沿着 $\phi=0$,即 $x$ 轴方向。由于磁场不再沿纵轴 $z$,用于超导圆柱面的匀场线圈设计目标场方法完全不可用。为此刘文韬等首次提出了一种设计魔环磁体匀场线圈的目标场方法[70,71]。

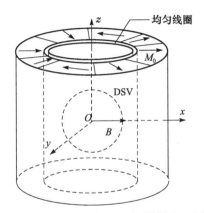 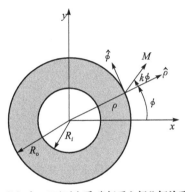

（a）磁体、线圈结构以及主磁场 B 和磁钢块中 M 分布　　　（b）在 z=0 平面上看,坐标系之间几何关系

图 11.3.4　魔环磁体结构坐标示意图

#### 1. 理论模型

该方法首先将线圈面网格化,然后用离散的流函数来表示电流分布,并通过与磁偶极子的类比,直接导出单元流函数与空间磁场之间的解析关系,通过设定目标场的方法来求解线圈面的流函数分布,然后直接用流函数的等高线得到线圈导线的分布。为了避免病态问题,对于电流流函数和目标点磁场的矩阵方程,不采用直接矩阵求逆的方法,而是以线圈的性能参数为优化目标而结合对于目标点磁场值的偏离为优化约束,通过数值优化的方法来求解离散的电流流函数值。线圈面划分如图 11.3.5 所示。根据电磁理论,磁化电流体密度 $J(r')$ 等于等效磁化电流的强度的旋度

$$J(r') = \nabla \times M(r') \tag{11.3.3}$$

假定电流面厚度为 $h$,则磁化电流面密度 $J_s(r')=J(r')h$,$J_s(r')$ 满足 $\nabla \cdot J_s=0$,设 $\hat{n}(r')$ 是线圈面法线单位矢量,$J_s(r')$ 满足 $J_s(r') \cdot \hat{n}(r')=0$,引进一个标量流函数 $S(r')$,则等效磁化强度矢量可表达为

$$M(r') = \frac{S(r')\hat{n}(r')}{h} \tag{11.3.4}$$

因此,如图 11.3.5 所示,当 $a \ll |r - r'|$ 时,位于源点 $P(r'_q)$ 的分割单元 $q$ 在场点 $P(r)$ 产生的磁场可以等效为一个磁偶极矩的磁场,等效的磁偶极子的磁矩为

$$m_q = Ma^2 h = a^2 S_q \hat{n}_q \tag{11.3.5}$$

而磁偶极矩的空间磁场分布为

$$\Delta B = -\frac{\mu_0}{4\pi} \nabla \frac{m_q \cdot (r - r'_q)}{|r - r'_q|^3} = -\frac{\mu_0}{4\pi} a^2 S_q \nabla \frac{\hat{n}_q \cdot (r - r'_q)}{|r - r'_q|^3} \tag{11.3.6}$$

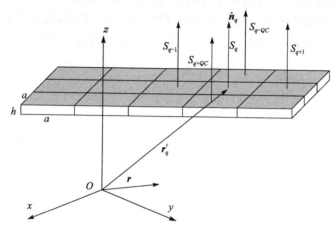

图 11.3.5　线圈面几何关系示意图,线圈表面用方格单元分割[71]

魔环磁体的主磁场是横向场,设为沿 $x$ 轴方向,由于长度有限,在阵列中磁块排列不是很严密时,其主磁场在不同位置方向有变化,因此理论设计按普遍情况考虑磁场的三个分量,表示为

$$B_i = \sum_{q=1}^{Q} c_{i,q} S_q, \quad i = x, y, z \tag{11.3.7}$$

式中,系数

$$
\begin{aligned}
c_{x,q} = &\frac{\mu_0}{4\pi} a^2 \big[ (x - x'_q)^2 + (y - y'_q)^2 + (z - z'_q)^2 \big]^{-\frac{5}{2}} \\
&\cdot \big[ 2n_x (x - x'_q)^2 - n_x (y - y'_q)^2 - n_x (z - z'_q)^2 \\
&+ 3n_y (x - x'_q)(y - y'_q) + 3n_z (x - x'_q)(z - z'_q) \big]
\end{aligned} \tag{11.3.8}
$$

且有 $n_x = \hat{n} \cdot \hat{i}, n_y = \hat{n} \cdot \hat{j}, n_z = \hat{n} \cdot \hat{k}$。$c_{y,q}$ 和 $c_{z,q}$ 也是类似的表达,可以通过式(11.3.8)中的 $x, y, z$ 轮换得到。

2. 目标场设定与优化约束

在魔环磁体匀场线圈设计中,主磁场方向沿 $x$ 轴,如图 11.3.4 所示。因此对

于在工作区域 DSV 内均匀分布 $N$ 个目标场点,为每个场点设置对应的目标场值

$$\begin{cases} \sum_{q=1}^{Q} c_{x,q,n} S_q \leqslant B_n^{\text{target}}(1+\varepsilon) \\ -\sum_{q=1}^{Q} c_{x,q,n} S_q \leqslant -B_n^{\text{target}}(1-\varepsilon) \end{cases}, \quad n = 1, 2, \cdots, N \qquad (11.3.9)$$

式中,$\varepsilon$ 是约束系数,用来控制实际产生的磁场与理想目标场的最大偏离,一般情况下 $\varepsilon < 5\%$;$B^{\text{target}}$ 是所设置的目标磁场值,根据所设计的线圈功能来决定其取值,例如,对于 $x$ 梯度线圈 $B^{\text{target}} = b_{1,1} x$,而对于 $T_{2,0}$ 项谐波匀场线圈,$B^{\text{target}} = b_{2,0} r^2 P_{2,0}(\cos\theta)$。其中 $b_{2,0}$ 和 $b_{1,1} = G_x$ 为目标谐波系数,对于梯度线圈就是目标梯度强度。

### 3. 匀场线圈

匀场线圈紧贴于魔环磁体腔内壁圆柱侧面,设圆柱长 30mm,横截面直径 10mm。线圈表面被分割为 2500 个单元。目标场区域为位于坐标中心的 5mm 球,在该区域内设置了 100 个目标场点,目标磁场值按照式(11.3.8)设置,约化系数取为 $\varepsilon = 3\%$。采用效率组合优化方法设计了 3 组一阶匀场线圈和 5 组二阶匀场线圈。其中设计的一部分线圈导线分布如图 11.3.6 所示。这些线圈产生的磁场用毕

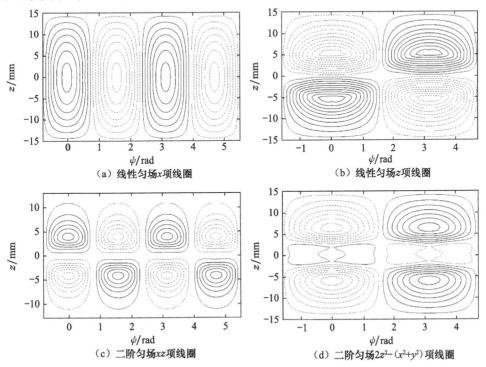

（a）线性匀场 $x$ 项线圈　　　　　　（b）线性匀场 $z$ 项线圈

（c）二阶匀场 $xz$ 项线圈　　　　　（d）二阶匀场 $2z^2 - (x^2+y^2)$ 项线圈

图 11.3.6　设计用于魔环磁体的匀场线圈导线分布图

图中虚线表示电流流向与实践中相反

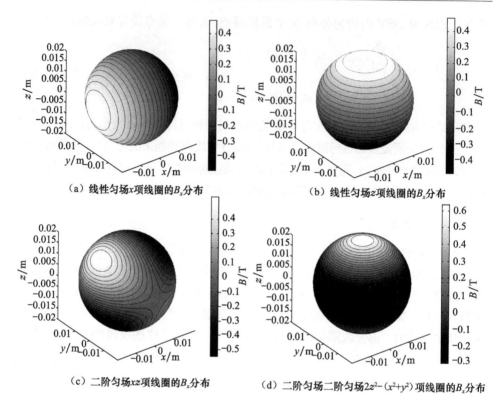

（a）线性匀场x项线圈的$B_x$分布　　　　　　（b）线性匀场z项线圈的$B_x$分布

（c）二阶匀场xz项线圈的$B_x$分布　　　　（d）二阶匀场二阶匀场$2z^2-(x^2+y^2)$项线圈的$B_x$分布

图 11.3.7　魔环磁体匀场线圈在中心 40mm 球区域产生的磁场 $x$ 分量 $B_x$ 的 3D 分布图

奥-萨伐尔定律的方法验算,其 $x$ 分量在 5mm 球内的 3 维分布图如图 11.3.7 所示。这些匀场线圈可以用双面覆铜的柔性印刷电路板(flexible Printed Circuit Board, fPCB)制作。封闭式魔环磁体产生的是均匀场,可以高到 1～3T,是横场,可用螺线管 RF 线圈,用标准样品管可得到高分辨 NMR 谱,是值得大力开发的产品。

## 参 考 文 献

[1] Rokitta M, Rommel E, Zimmermann A, et al. Portable nuclear magnetic resonance imaging system. Review of Scientific Instruments, 2000, 71: 4257-4261.

[2] Bluemich B, Perlo J, Casanova F. Mobile single-sided NMR. Progress in Nuclear Magnetic Resonance Spectroscopy, 2008, 52: 197-269.

[3] Woessner D E. The early days of NMR in the Southwest. Concepts in Magnetic Resonance, 2001, 13: 77-102.

[4] Schneiderman J, Wilensky R L, Weiss A, et al. Diagnosis of thin fibrous cap atheromas by a self-contained intravascular magnetic resonance imaging probe in ex-vivo human aortas and in-situ coronary arteries. Journal of the American College of Cardiology, 2005, 45: 1961-1969.

[5] Blank A, Alexandrowicz G, Muchnik L, et al. Miniature self-contained intravascular mag-

netic resonance (IVMI) probe for clinical applications. Magnetic Resonance in Medicine, 2005,54:105-112.

[6]　Degen C L, Lin Q, Hunkeler A, et al. Microscale localized spectroscopy with a magnetic resonance force microscope. Physical Review Letters, 2005, 94:1-4.

[7]　Jackson J A, Burnett L J, Harmon F. Remote (inside-out) NMR. III. Detection of nuclear magnetic resonance in a remotely produced region of homogeneous magnetic field. Journal of Magnetic Resonance, 1980, 41:411-421.

[8]　俎栋林. 核磁共振成像学. 北京:高等教育出版社, 2004, 35.

[9]　Appelt S, Kuehn H, Haesing F W, et al. Chemical analysis by ultrahigh resolution nuclear magnetic resonance in the Earth's magnetic field. Nature Physics, 2006, 2:105-109.

[10]　Appelt S, Haesing F W, Kuehn H, et al. Mobile high resolution xenon nuclear magnetic resonance spectroscopy in the Earth's magnetic field. Physical Review Letters, 2005, 94:4.

[11]　Goldman M, Rabinovich B, Rabinovich M, et al. Application of the integrated NMR-TDEM method in groundwater exploration in Israel. Journal of Applied Geophysics, 1994, 31:27-52.

[12]　Schirov M D, Legchenko A V, Creer J G. New direct non-invasive groundwater detection technology for Australia. Exploration Geophysics, 1991, 22:333-338.

[13]　Shushakov O A. Groundwater NMR in conductive water. Geophysics, 1996, 61:998-1006.

[14]　Eidmann G, Savelsberg R, Bluemler P, et al. The NMR MOUSE: A mobile universal surface explorer. Journal of Magnetic Resonance, 1996, A122:104-109.

[15]　Pearson R M. Using industrial magnetic resonance for moisture monitoring. Cereal Foods World, 1987, 32:658.

[16]　Weekley A L, Bruins P, Sisto M, et al. Using NMR to study full intact wine bottles. Journal of Magnetic Resonance, 2003, 161:91-98.

[17]　Hogan B J. One-sided NMR sensor system measures soil/concrete moisture. Design News, 1986.

[18]　Marko A, Wolter B, Arnold W. Application of portable nuclear magnetic resonance surface probe porous media. Journal of Magnetic Resonance, 2007, 185:19-25.

[19]　Bluemich B, Bluemler P, Eidmann G, et al. The NMR MOUSE: construction, excitation, and applications. Magnetic Resonance Imaging, 1998, 16:479-484.

[20]　Anferova S, Anferov V, Adams M, et al. Construction of an NMR-MOUSE with short dead time. Concepts in Magnetic Resonance, 2002, 15:15-25.

[21]　Bluemich B, Anferov V, Anferova S, et al. Simple NMR-MOUSE with a Bar Magnet. Concepts in Magnetic Resonance, 2002, 15B:255-261.

[22]　Prado P J. Single sided imaging sensor. Magnetic Resonance Imaging, 2003, 21:397-400.

[23]　Perlo J, Casanova F, Bluemich B. Profiles with microscopic resolution by single-sided NMR. Journal of Magnetic Resonance, 2005, 176:64-70.

[24]　Marble A E, Mastikhin I V, Colpitts B G, et al. An analytical methodology for magnetic

field control in unilateral NMR. Journal of Magnetic Resonance,2005,174:78-97.

[25] Marble A E,Masthikin I V,Colpitts B G,et al. A constant gradient unilateral magnet for near-surface MRI profiling. Journal of Magnetic Resonance,2006,183:228-234.

[26] Perlo J,Demas V,Casanova F,et al. High-resolution NMR spectroscopy with a portable single-sided sensor. Science,2005,308:1278.

[27] Perlo J,Casanova F,Bluemich B. Ex situ NMR in highly homogeneous fields:1H spectroscopy. Science,2007,315:1110-1112.

[28] Rahmatallah S,Li Y,Seton H C,et al. NMR detection and one-dimensional imaging using the inhomo—geneous magnetic field of a portable single-sided magnet. Journal of Magnetic Resonance,2005,173:23-28.

[29] Manz B,Coy A,Dykstra R. A mobile one- sided NMR sensor with a homogeneous magnetic field:The NMR- MOLE. Journal of Magnetic Resonance,2006,183:25-31.

[30] Suits B H,Garroway A N,Miller J B. Surface gradiometer coils near a conducting body: The lift-off effect. Journal of Magnetic Resonance,1998,135:373-379.

[31] Suits B H,Garroway A N,Miller J B. Noise-immune coil for unshielded magnetic resonance measurements. Journal of Magnetic Resonance,1998,131:154-158.

[32] Suits B H,Garroway A N. Optimizing surface coils and the Self-Shielded Gradiometer. Journal of Applied Physics. ,2003,94:4170-4178.

[33] Heise H,Sakellariou D,Meriles C A,et al. Two dimensional high-resolution NMR spectra in matched $B_0$ and $B_1$ field gradients. Journal of Magnetic Resonance,2002,156:146-151.

[34] Demas V,Meriles C,Sakellariou D. Toward ex situ phase-encoded spectroscopic imaging. Concepts in Magnetic Resonance,2006,B29:137-144.

[35] Perlo J,Casanova F,Bluemich B. Single-sided sensor for highresolution NMR spectroscopy. Journal of Magnetic Resonance,2006,180:274-279.

[36] Prado P J,Bluemich B,Schmitz U. One dimensional imaging with a palm-size NMR-probe. Journal of Magnetic Resonance,2000,144:200-206.

[37] Perlo J,Casanova F,Bluemich B. 3D imaging with a single-sided sensor:An open tomograph. Journal of Magnetic Resonance,2004,166:228-235.

[38] Casanova F,Bluemich B. Two-dimensional imaging with a singlesided NMR probe. Journal of Magnetic Resonance,2003,163:38-45.

[39] ACT GmbH,Bergstr. 31,D-52159 Roetgen,Germany,Available from:www. act-aachen. com.

[40] Magritek Ltd,32 Salamanca Road,Wellington 6005,New Zealand,Available from:www. magritek. com.

[41] Tecmag Inc,10161 Harwin 150,Houston TX 77036,USA,Available from:⟨http://www. tecmag. com/⟩.

[42] Boero G,Frounchi J,Furrer B,et al. Fully integrated probe for proton nuclear magnetic resonance magnetometry. Review of Scientific Instruments,2001,72:2764-2768.

[43] Tang W, Wang W. A single-board NMR spectrometer based on software defined radio architecture. Measurement Science and Technology, 2010, 22: 015902.

[44] Song Y Q, Venkataramanan L, Huerlimann M D, et al. T1-T2 correlation spectra obtained using a fast. two-dimensional laplace inversion. Journal of Magnetic Resonance, 2002, 154: 261-268.

[45] Huerlimann M D, Venkataramanan L. Quantitative measurement of two-dimensional distribution functions of diffusion and relaxation in grossly inhomogeneous fields. Journal of Magnetic Resonance, 2002, 157(2002): 31-42.

[46] Huerlimann M D, Venkataramanan L, Flaum C. The diffusion-spin relaxation time distribution function as an experimental probe to characterize fluids in porous media. Journal of Chemical Physics, 2002, 117: 10223-10232.

[47] Lee J H, Labadie C, Springer C S, et al. Two dimensional inverse laplace transform NMR: Altered relaxation times allow detection of exchange correlation. Journal of the American Oil Chemists Society, 1993, 115: 7761-7764.

[48] Huerlimann M D, Burcaw L, Song Y Q. Quantitative characterization of food products by two-dimensional D-$T_2$ and $T_1$-$T_2$ distribution functions in a static gradient. Journal of Colloid and Interface Science, 2006, 297: 303-311.

[49] Sun B, Dunn K J. Two-dimensional nuclear magnetic resonance petrophysics. Magnetic Resonance Imaging, 2005, 23: 259-262.

[50] Huerlimann M D, Flaum M, Venkataramanan L, et al. Diffusion-relaxation distribution function of sedimentary rocks in different saturation states. Magnetic Resonance Imaging, 2003, 21: 305-310.

[51] Freedman R, Heaton N. Fluid characterization using nuclear magnetic resonance logging. Petrophysics, 2004, 45: 241-250.

[52] Callaghan P T, Godefroy S, Ryland B N. Use of a second dimension in PGSE NMR studies of porous media. Magnetic Resonance Imaging, 2003, 21: 243-248.

[53] Callaghan P, Furo' I. Diffusion-diffusion correlation and exchange as a signature for local order and dynamics. Journal of Chemical Physics, 2004, 120: 4032-4038.

[54] Qiao Y, Galvosas P, Callaghan P T. Diffusion correlation NMR spectroscopic study of anisotropic diffusion of water in plant tissues. Biophys Journal, 2005, 89: 2899-2905.

[55] Balcom B J, Bogdan M, Armstrong R L. Single-point imaging of gradient rise, stabilization, and decay. Journal of Magnetic Resonance, 1996, 118: 122.

[56] Balcom B J, MacGregor R P, Beyea S D, et al. Single-point ramped imaging with T1 Enhancement(SPRITE). Journal of Magnetic Resonance, 1996, 123: 131-134.

[57] Halse M, Goodyear D J, MacMillan B, et al. Centric scan SPRITE magnetic resonance imaging. Journal of Magnetic Resonance, 2003, 165: 219.

[58] Halse M, Rioux J, Romanzetti S, et al. Centric Scan SPRITE magnetic resonance imaging: Optimization of SNR, resolution and relaxation time mapping. Journal of Magnetic Reso-

nance,2004,169:102.

[59] Khrapitchev A A,Newling B,Balcom B J. Sectoral sampling in centric-scan SPRITE mag-netic resonance imaging. Journal of Magnetic Resonance,2006,178:288-296.

[60] 俎栋林,高家红. 核磁共振成像——物理原理和方法. 北京:北京大学出版社,2014.

[61] Casanova F,Perlo J,Bluemich B. Velocity distributions remotely measured with a single-sided NMR sensor. Journal of Magnetic Resonance,2004,171:124-130.

[62] McDonald P J,Aptaker P S,Mitchell J,et al. A unilateral NMR magnet for sub-structure analysis in the built environment:The surface GARField. Journal of Magnetic Resonance,2007,185:1-11.

[63] Casanova F,Perlo J,Bluemich B,et al. Multi-echo imaging in highly inhomogeneous mag-netic fields. Journal of Magnetic Resonance,2004,166:76-81.

[64] Ardelean I,Kimmich R,Klemm A. The nutation spin echo and its use for localized NMR. Journal of Magnetic Resonance,2000,146:43-48.

[65] Meriles C A,Sakellariou D,Heise H,et al. Approach to high-resolution ex situ NMR spectroscopy. science,2001,293:82-85.

[66] Wimperis S. Broadband,narrowband,and passband composite pulses for use in advanced NMR experiments. Journal of Magnetic Resonance,Series A,1994,109:221-231.

[67] Wimperis S. Broadband and narrowband composite excitation sequences. Journal of Mag-netic Resonance,1990,86:46-59.

[68] 俎栋林,张必达,马学坤,等. 静磁边值问题和魔球魔环式永磁体. 大学物理,2001,18(3):17-20.

[69] Danieli E,Mauler J,Perlo J,et al. Mobile sensor for high resolution NMR spectroscopy and imaging. Journal of Magnetic Resonance,2009,198:80-87.

[70] Liu W,Casanova F,Bluemich B,et al. An efficacious target-field approach to design shim coils for Halbach magnet of mobile NMR sensors. Applied Magnetic Resonance,2012,42:101-112.

[71] 刘文韬. 临床MRI及便携NMR梯度和匀场线圈设计新方法研究. 北京:北京大学博士学位论文,2011.

# 附录 A　常用的物理常数

真空中光速：$c = 299792458 \text{m/s}$。

真空介电常数：$\varepsilon_0 = \dfrac{1}{4\pi \times c^2} \times 10^7 = 8.85418 \times 10^{-12} \text{F/m}$。

真空磁导率：$\mu_0 = 4\pi \times 10^{-7} = 12.56637 \times 10^{-7} \text{H/m}$（或 $\text{N/A}^2$）。

基本电荷：$e = 1.60217653(14) \times 10^{-19} \text{C}$。

普朗克常数：$h = 6.6260755(40) \times 10^{-34} \text{J} \cdot \text{s}$。

约化普朗克常数：$\hbar = \dfrac{h}{2\pi} = 1.054571 \times 10^{-34} \text{J} \cdot \text{s}$。

玻尔兹曼常数：$k = 1.380658(12) \times 10^{-23} \text{J} \cdot \text{K}^{-1}$。

电子质量：$m_e = 9.1093826(16) \times 10^{-31} \text{kg}$。

质子质量：$M_p = 1.67262171(29) \times 10^{-27} \text{kg}$。

阿伏伽德罗常数：$N_A = 6.0221415(10) \times 10^{23} \text{mol}^{-1}$。

# 附录 B 球 函 数

## 1. 勒让德多项式

(1) 定义　$P_l(x) = \dfrac{1}{2^l\, l!}\dfrac{d^l}{dx^l}(x^2-1)^l$, 　$l=0,1,2,\cdots$ 　　　(B.1)

称为勒让德(Legendre)多项式,它满足以下勒让德方程:

$$(1-x^2)P_l''(x) - 2xP_l'(x) + l(l+1)P_l(x) = 0, \quad x = \cos\theta, 0 \leqslant \theta \leqslant \pi$$

(B.2)

(2) 正交性　$\displaystyle\int_{-1}^{1} P_l(x)P_{l'}(x)dx = \dfrac{2}{2l+1}\delta_{ll'}$ 　　　(B.3)

(3) 对称性　$P_l(-x) = (-1)^l P_l(x)$ 　　　(B.4)

(4) 递推关系

$$\begin{cases} (l+1)P_{l+1} = (2l+1)xP_l - lP_{l-1} \\ P_{l+1}' = xP_l' + (l+1)P_l \\ P_{l-1}' = xP_l' - lP_l \\ (x^2-1)P_l' = l(xP_l - P_{l-1}) \end{cases}$$

(B.5)

(5) 特殊值　$P_l(1)=1, P_{2l}(0)=(-1)^l\dfrac{(2l-1)!!}{(2l)!!}$, 　$P_{2l+1}(0)=0$ 　　(B.6)

(6) 母函数

$$\frac{1}{R} = \frac{1}{|\boldsymbol{r}-\boldsymbol{r}'|} = \frac{1}{\sqrt{r^2+r'^2-2rr'\cos\Theta}} = \sum_{l=0}^{\infty} P_l(\cos\Theta)\frac{r'^l}{r^{l+1}}, \quad r' < r$$

(B.7)

式中,$\Theta$ 为 $\boldsymbol{r}$ 与 $\boldsymbol{r}'$ 之间的夹角。

(7) 若干低阶勒让德多项式

$$P_0(x) = 1, \quad P_1(x) = x, \quad P_2(x) = \frac{1}{2}(3x^2-1)$$

$$P_3(x) = \frac{1}{2}(5x^3-3x), \quad P_4(x) = \frac{1}{8}(35x^4-30x^2+3)$$

$$P_5(x) = \frac{1}{8}(63x^5-70x^3+15x)$$

$$P_6(x) = (231x^6-315x^4+105x^2-5)/16$$

(B.8)

## 2. 连带勒让德多项式

(1) 定义

$$P_l^m(x) = (1-x^2)^{m/2}\frac{d^m}{dx^m}P_l(x) = \frac{1}{2^l l!}(1-x^2)^{m/2}\frac{d^{l+m}}{dx^{l+m}}(x^2-1)^l \quad (B.9)$$

式中，$l,m=0,1,2,\cdots,l\geqslant m$。称此式为连带勒让德多项式，它满足如下连带勒让德方程：

$$(1-x^2)P''(x)-2xP'(x)-\left[l(l+1)-\frac{m^2}{1-x^2}\right]P(x)=0 \quad (B.10)$$

(2) 正交性 $\quad\displaystyle\int_{-1}^{1}P_l^m(x)P_l^m(x)\mathrm{d}x=\frac{2}{2l+1}\frac{(l+m)!}{(l-m)!}\delta_{ll'}$ (B.11)

(3) 对称性 $\quad P_l^m(-x)=(-1)^{l+m}P_l^m(x)$ (B.12)

(4) 若干低阶的连带勒让德多项式（令 $x=\cos\theta$）

$$P_1^1(x)=\sin\theta;$$
$$P_2^1(x)=3x\sin\theta,\quad P_2^2(x)=3\sin^2\theta;$$
$$P_3^1(x)=(3/2)\sin\theta(5x^2-1),$$
$$P_3^2(x)=15x\sin^2\theta,\quad P_3^3(x)=15\sin^3\theta;$$
$$P_4^1(x)=(5/2)\sin\theta(7x^3-3x),$$
$$P_4^2(x)=(15/2)\sin^2\theta(7x^2-1),$$
$$P_4^3(x)=105x\sin^3\theta,\quad P_4^4(x)=105\sin^4\theta;$$
$$P_5^1(x)=(15/8)\sin\theta(21x^4-14x^2+1),$$
$$P_5^2(x)=105/2\sin^2\theta(3x^3-x),$$
$$P_5^3(x)=(105/2)\sin^3\theta(9x^2-1),$$
$$P_5^4(x)=945x\sin^4\theta,\quad P_5^5(x)=945\sin^5\theta;$$
$$P_6^1(x)=(21/8)\sin\theta(33x^5-30x^3+5x),$$
$$P_6^2(x)=(105/8)\sin^2\theta(33x^4-18x^2+1),$$
$$P_6^3(x)=(315/2)\sin^3\theta(11x^3-3x),$$
$$P_6^4(x)=(345/2)\sin^4\theta(11x^2-1),$$
$$P_6^5(x)=10395x\sin^5\theta,\quad P_6^6(x)=10395\sin^6\theta$$

(B.13)

### 3. 球谐函数

(1) 定义

$$\left.\begin{array}{c}Y_{lm}^{(1)}(\theta,\varphi)\\Y_{lm}^{(2)}(\theta,\varphi)\end{array}\right\}=\sqrt{\frac{2(2l+1)(l-m)!}{(1+\delta_{m0})4\pi(l+m)!}}\times P_l^m(\cos\theta)\begin{cases}\cos m\varphi,&m=0,1,2,\cdots,l\\\sin m\varphi,&m=1,2,\cdots,l\end{cases}$$

(B.14)

式中，$Y_{l0}^{(1)}(\theta,\varphi)=\sqrt{\dfrac{2l+1}{4\pi}}P_l(\cos\theta),Y_{l0}^{(2)}(\theta,\varphi)=0$。

$Y_{lm}^{(k)}(\theta,\varphi)(k=1,2)$ 称为球谐函数或球函数，也有的把球函数定义为复数形式，即

$$Y_{lm}(\theta,\varphi) = \delta_m \sqrt{\frac{(2l+1)(l-|m|)!}{4\pi(l+|m|)!}} \times P_l^{|m|}(\cos\theta)\,\mathrm{e}^{im\varphi}, \quad m = 0, \pm1, \pm2, \cdots, \pm l$$

$$(\text{B.15})$$

当 $m \geqslant 0$ 时，$\delta_m = (-1)^m$；当 $m < 0$ 时，$\delta_m = 1$。两种定义之间关系为

$$\begin{cases} Y_{lm} = (Y_{l|m|}^{(1)} + iY_{l|m|}^{(2)})/\varepsilon_m, \\ Y_{l,-m} = (Y_{l|m|}^{(1)} - iY_{l|m|}^{(2)})/\varepsilon_m = Y_{lm}^*, \end{cases} \quad \varepsilon_m = \delta_m \sqrt{\frac{2}{1+\delta_{m0}}} \quad (\text{B.16})$$

(2) 正交性　　$\displaystyle\int Y_{lm}^{(k)}(\theta,\varphi) Y_{l'm'}^{(k')}(\theta,\varphi)\,\mathrm{d}\Omega = \delta_{ll'}\delta_{mm'}\delta_{kk'}$　　　　(B.17)

(3) 空间反演对称性　　经空间反演变换 $\boldsymbol{r} \to -\boldsymbol{r}$，即 $r \to r, \theta \to (\pi-\theta), \varphi \to (\varphi+\pi)$，则

$$Y_{lm}^{(k)}(\pi-\theta, \varphi+\pi) = (-1)^l Y_{lm}^{(k)}(\theta,\varphi) \quad\quad (\text{B.18})$$

(4) 加法定理　　$\displaystyle P_l(\cos\Theta) = \frac{4\pi}{2l+1} \sum_{m=0}^{l} \sum_{k=1}^{2} Y_{lm}^{(k)}(\theta,\varphi) Y_{lm}^{(k)}(\theta',\varphi')$　　(B.19)

式中，$(\theta,\varphi)$ 是确定 $r$ 的方向角；$(\theta',\varphi')$ 是确定 $r'$ 的方向角

$$\cos\Theta = \cos\theta\cos\theta' + \sin\theta'\cos(\varphi-\varphi') \quad\quad (\text{B.20})$$

利用加法定理，可把式(B.7)表示为

$$\frac{1}{R} = \frac{1}{|\boldsymbol{r}-\boldsymbol{r}'|} = \sum_{l=0}^{\infty} \frac{4\pi}{2l+1} \frac{r'^l}{r^{l+1}} \sum_{m=0}^{l} \sum_{k=1}^{2} Y_{lm}^{(k)}(\theta,\varphi) Y_{lm}^{(k)}(\theta',\varphi'), \quad r' < r$$

$$(\text{B.21})$$

(5) 若干低阶球函数的表示式

$$Y_{00}^{(1)} = 1/\sqrt{4\pi}, \quad Y_{10}^{(1)} = \sqrt{\frac{3}{4\pi}}\cos\theta, \quad Y_{11}^{(1)} = \sqrt{\frac{3}{4\pi}}\sin\theta\cos\varphi$$

$$Y_{11}^{(2)} = \sqrt{\frac{3}{4\pi}}\sin\theta\sin\varphi, \quad Y_{20}^{(1)} = \sqrt{\frac{5}{4\pi}}\left(\frac{3}{2}\cos^2\theta - \frac{1}{2}\right)$$

$$Y_{21}^{(1)} = \sqrt{\frac{15}{4\pi}}\sin\theta\cos\theta\cos\varphi, \quad Y_{21}^{(2)} = \sqrt{\frac{15}{4\pi}}\sin\theta\cos\theta\sin\varphi$$

$$Y_{22}^{(1)} = \frac{1}{2}\sqrt{\frac{15}{4\pi}}\sin^2\theta\cos2\varphi, \quad Y_{22}^{(1)} = \frac{1}{2}\sqrt{\frac{15}{4\pi}}\sin^2\theta\sin2\varphi$$

$$(\text{B.22})$$

# 附录 C  柱坐标系中格林函数展开

在柱坐标系中,格林函数满足的方程为

$$\nabla^2 G(\boldsymbol{r},\boldsymbol{r}') = -\frac{4\pi}{\rho}\delta(\rho-\rho')\delta(\varphi-\varphi')\delta(z-z') \tag{C.1}$$

式中,$\delta(z-z')$ 和 $\delta(\varphi-\varphi')$ 分别用正交归一函数写出为

$$\begin{cases} \delta(z-z') = \dfrac{1}{2\pi}\displaystyle\int_{-\infty}^{+\infty}\mathrm{d}k\,\mathrm{e}^{ik(z-z')} = \dfrac{1}{\pi}\int_0^\infty \mathrm{d}k\cos[k(z-z')] \\[2mm] \delta(\varphi-\varphi') = \dfrac{1}{2\pi}\displaystyle\sum_{m=-\infty}^{+\infty}\mathrm{e}^{im(\varphi-\varphi')} \end{cases} \tag{C.2}$$

按同样基函数展开格林函数为

$$G(\boldsymbol{r},\boldsymbol{r}') = \frac{1}{2\pi^2}\sum_{m=-\infty}^{+\infty}\int_0^\infty \mathrm{d}k\,\mathrm{e}^{im(\varphi-\varphi')}\cos[k(z-z')]g_m(\rho,\rho') \tag{C.3}$$

代入式(C.1)中,得到径向格林函数 $g_m(\rho,\rho')$ 的方程为

$$\frac{1}{\rho}\frac{\mathrm{d}}{\mathrm{d}\rho}\Big(\rho\frac{\mathrm{d}g_m}{\mathrm{d}\rho}\Big) - \Big(k^2+\frac{m^2}{\rho^2}\Big)g_m = -\frac{4\pi}{\rho}\delta(\rho-\rho') \tag{C.4}$$

当 $\rho\neq\rho'$ 时,方程(C.4)就是变形贝塞尔函数 $\mathrm{I}_m(k\rho)$ 和 $\mathrm{K}_m(k\rho)$ 的方程。设 $\psi_1(k\rho)$ 是 $\mathrm{I}_m$ 和 $\mathrm{K}_m$ 的一个线性组合,$\psi_1(k\rho)$ 满足 $\rho<\rho'$ 时的边界条件;设 $\Psi_2(k\rho)$ 是 $\mathrm{I}_m$ 和 $\mathrm{K}_m$ 的另一个线性组合,$\Psi_2(k\rho)$ 满足 $\rho>\rho'$ 的边界条件。格林函数 $g_m(\rho,\rho')$ 对 $\rho,\rho'$ 的对称性要求为

$$g_m(\rho,\rho') = \Psi_1(k\rho_<)\Psi_2(k\rho_>) \tag{C.5}$$

乘积 $\Psi_1\Psi_2$ 的归一化决定于方程(C.4)中的 $\delta$ 函数所体现的斜率不连续性

$$\frac{\mathrm{d}g_m}{\mathrm{d}\rho}\Big|_{\rho=\rho'+\varepsilon} - \frac{\mathrm{d}g_m}{\mathrm{d}\rho}\Big|_{\rho=\rho'-\varepsilon} = -\frac{4\pi}{\rho'} \tag{C.6}$$

由式(C.5)可算得

$$\frac{\mathrm{d}g_m}{\mathrm{d}\rho}\Big|_{\rho=\rho'+\varepsilon} - \frac{\mathrm{d}g_m}{\mathrm{d}\rho}\Big|_{\rho=\rho'-\varepsilon} = k(\Psi_1\Psi_2' - \Psi_1'\Psi_2) = kW[\Psi_1,\Psi_2] \tag{C.7}$$

式中,$W(\Psi_1,\Psi_2)$ 是 $\Psi_1$ 和 $\Psi_2$ 的朗斯基行列式。方程是斯特姆-刘维型偏微分方程

$$\frac{\mathrm{d}}{\mathrm{d}x}\Big[p(x)\frac{\mathrm{d}y}{\mathrm{d}x}\Big] + q(x)y = 0 \tag{C.8}$$

这种方程的两个线性无关解的朗斯基行列式与 $[1/\Phi(x)]$ 成正比。由式(C.6)看,对一切 $\rho'$ 值都是满足的。显然,要求乘积 $\Psi_1\Psi_2$ 归一化,应使朗斯基行列式取如

下值

$$W[\Psi_1(x),\Psi_2(x)] = -\frac{4\pi}{x} \tag{C.9}$$

在无界空间中,应要求 $g_m(\rho,\rho')$ 在 $\rho=0$ 处是有限的,在 $\rho\to\infty$ 时等于零。因而取 $\Psi_1(k\rho)=AI_m(k\rho)$, $\Psi_2(k\rho)=K_m(k\rho)$。常数 $A$ 由朗斯基行列式条件式(C.9)定出。因为对一切 $x$ 值来说,朗斯基行列式都与 $(1/x)$ 成正比,可以在任何地方计算其值。对于小 $x$,可以利用 $x\ll1$ 时 $I_m(x)$ 和 $K_m(x)$ 的渐近式[13];对于大 $x$,可利用 $x\gg1$ 时 $I_m(x)$ 和 $K_m(x)$ 的渐近式,可以得

$$W[I_m(x),K_m(x)] = -\frac{1}{x} \tag{C.10}$$

由此可定出 $A=4\pi$,于是 $1/|\boldsymbol{r}-\boldsymbol{r}'|$ 的展开式变为

$$\frac{1}{|\boldsymbol{r}-\boldsymbol{r}'|} = \frac{1}{\pi}\sum_{m=-\infty}^{\infty}\int_{-\infty}^{\infty}\mathrm{d}k\,\mathrm{e}^{im(\varphi-\varphi')}\,\mathrm{e}^{ik(z-z')}I_m(k\rho_<)K_m(k\rho_>) \tag{C.11}$$

# 附录 D 梯度、散度、旋度、拉普拉斯算符在几种常用曲线坐标系中的表示

1. 笛卡尔坐标系

$$\nabla\phi = i\frac{\partial\phi}{\partial x} + j\frac{\partial\phi}{\partial y} + k\frac{\partial\phi}{\partial z} \tag{D.1}$$

$$\nabla \cdot A = \frac{\partial A_x}{\partial x} + \frac{\partial A_y}{\partial y} + \frac{\partial A_z}{\partial z} \tag{D.2}$$

$$\nabla \times A = \left(\frac{\partial A_z}{\partial y} - \frac{\partial A_y}{\partial z}\right)i + \left(\frac{\partial A_x}{\partial z} - \frac{\partial A_z}{\partial x}\right)j + \left(\frac{\partial A_y}{\partial x} - \frac{\partial A_x}{\partial y}\right)k \tag{D.3}$$

$$\nabla^2 = \frac{\partial^2}{\partial x^2} + \frac{\partial^2}{\partial y^2} + \frac{\partial^2}{\partial z^2} \tag{D.4}$$

2. 柱坐标系

$$\nabla\phi = \frac{\partial\phi}{\partial\rho}e_\rho + \frac{1}{\rho}\frac{\partial\phi}{\partial\varphi}e_\varphi + \frac{\partial\phi}{\partial z}e_z \tag{D.5}$$

$$\nabla \cdot A = \frac{1}{\rho}\frac{\partial}{\partial\rho}(\rho A_\rho) + \frac{1}{\rho}\frac{\partial A_\varphi}{\partial\varphi} + \frac{\partial A_z}{\partial z} \tag{D.6}$$

$$\nabla \times A = \left(\frac{1}{\rho}\frac{\partial A_z}{\partial\varphi} - \frac{\partial A_\varphi}{\partial z}\right)e_\rho + \left(\frac{\partial A_\rho}{\partial z} - \frac{\partial A_z}{\partial\rho}\right)e_\varphi + \left(\frac{1}{\rho}\frac{\partial}{\partial\rho}(\rho A_\varphi) - \frac{1}{\rho}\frac{\partial A_\rho}{\partial\varphi}\right)e_z \tag{D.7}$$

$$\nabla^2 = \frac{1}{\rho}\frac{\partial}{\partial\rho}\left(\rho\frac{\partial}{\partial\rho}\right) + \frac{1}{\rho^2}\frac{\partial^2}{\partial\varphi^2} + \frac{\partial^2}{\partial z^2} \tag{D.8}$$

3. 球坐标系

$$\nabla\phi = \frac{\partial\phi}{\partial r}e_r + \frac{1}{r}\frac{\partial\phi}{\partial\theta}e_\theta + \frac{1}{r\sin\theta}\frac{\partial\phi}{\partial\varphi}e_\varphi \tag{D.9}$$

$$\nabla \cdot A = \frac{1}{r^2}\frac{\partial}{\partial r}(r^2 A_r) + \frac{1}{r\sin\theta}\frac{\partial}{\partial\theta}(\sin\theta A_\theta) + \frac{1}{r\sin\theta}\frac{\partial A_\varphi}{\partial\varphi} \tag{D.10}$$

$$\nabla \times A = \frac{1}{r\sin\theta}\left[\frac{\partial}{\partial\theta}(\sin\theta A_\varphi) - \frac{\partial A_\theta}{\partial\varphi}\right]e_r + \frac{1}{r}\left[\frac{1}{\sin\theta}\frac{\partial A_r}{\partial\varphi} - \frac{\partial(rA_\varphi)}{\partial r}\right]e_\theta$$
$$+ \frac{1}{r}\left[\frac{\partial}{\partial r}(rA_\theta) - \frac{\partial A_r}{\partial\theta}\right]e_\varphi \tag{D.11}$$

$$\nabla^2 = \frac{1}{r^2}\frac{\partial}{\partial r}\left(r^2\frac{\partial}{\partial r}\right) + \frac{1}{r^2\sin\theta}\frac{\partial}{\partial\theta}\left(\sin\theta\frac{\partial}{\partial\theta}\right) + \frac{1}{r^2\sin^2\theta}\frac{\partial^2}{\partial\varphi^2} \tag{D.12}$$

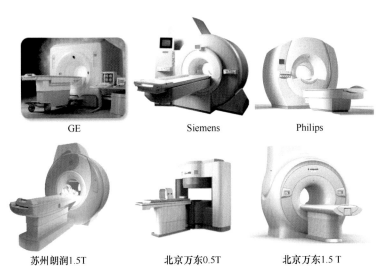

GE         Siemens         Philips

苏州朗润1.5T       北京万东0.5T       北京万东1.5 T

图 1.0.1

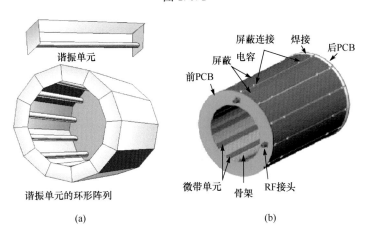

谐振单元

谐振单元的环形阵列

(a)

屏蔽连接   焊接

屏蔽   电容     后PCB

前PCB

微带单元   骨架   RF接头

(b)

图 1.4.11

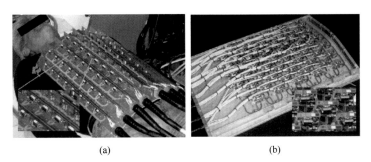

(a)                   (b)

图 1.4.12

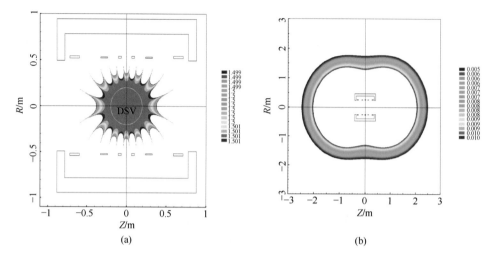

图 2.3.4

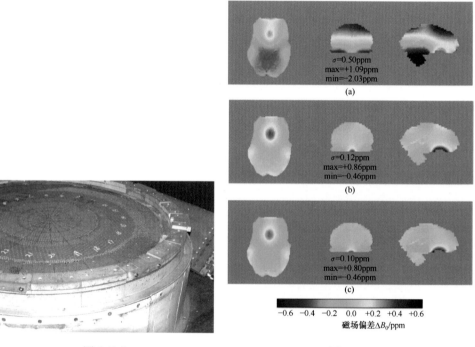

$\sigma=0.50$ppm
max=+1.09ppm
min=−2.03ppm

(a)

$\sigma=0.12$ppm
max=+0.86ppm
min=−0.46ppm

(b)

$\sigma=0.10$ppm
max=+0.80ppm
min=−0.46ppm

(c)

−0.6 −0.4 −0.2 0.0 +0.2 +0.4 +0.6
磁场偏差$\Delta B_0$/ppm

图 2.5.7

图 3.5.3

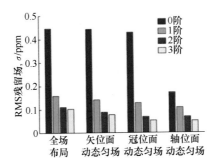

图 3.5.4

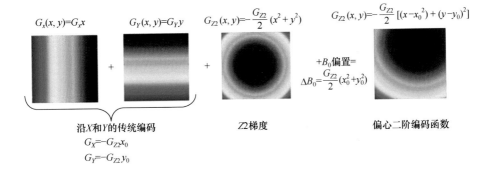

$$G_x(x, y) = G_x x \qquad G_Y(x, y) = G_Y y \qquad G_{Z2}(x, y) = -\frac{G_{Z2}}{2}(x^2 + y^2) \qquad G_{Z2}(x, y) = -\frac{G_{Z2}}{2}[(x-x_0{}^2) + (y-y_0)^2]$$

沿X和Y的传统编码

$$G_X = -G_{Z2} x_0$$
$$G_Y = -G_{Z2} y_0$$

Z2梯度

$$+B_0 偏置=$$
$$\Delta B_0 = \frac{G_{Z2}}{2}(x_0^2 + y_0^2)$$

偏心二阶编码函数

图 4.7.1

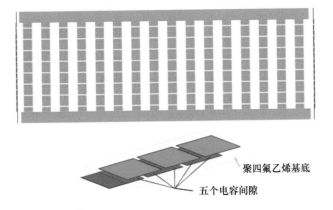

聚四氟乙烯基底

五个电容间隙

图 5.5.4

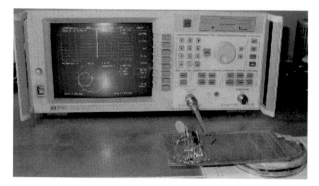

图 5.5.9

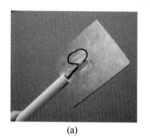
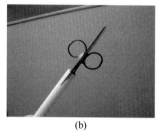

(a)        (b)

图 5.5.11

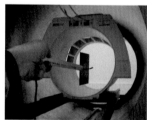
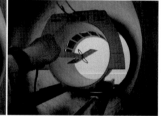

图 5.5.12

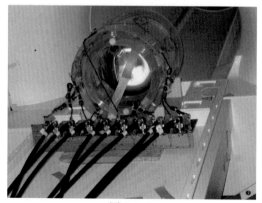

图 6.3.6

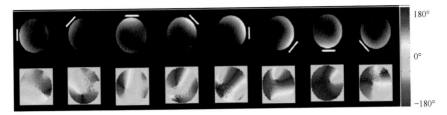

图 6.3.9

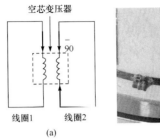

(a)

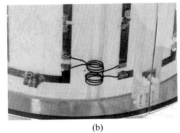

(b)

图 6.4.4

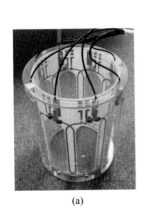

(a)

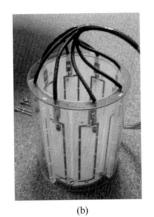

(b)

图 6.4.9

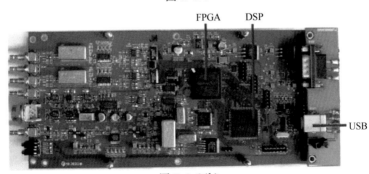

图 7.1.8(b)

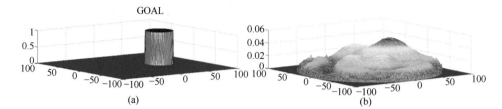

图 9.1.5

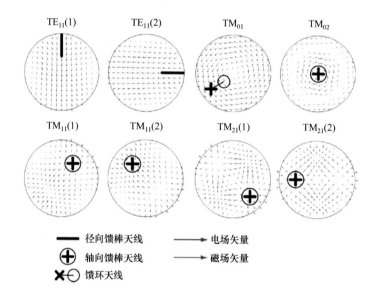

图 9.2.7

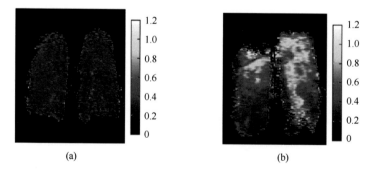

图 10.1.13

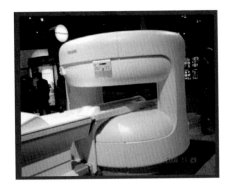

图 10.2.1

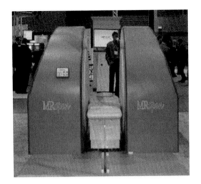

图 10.2.2

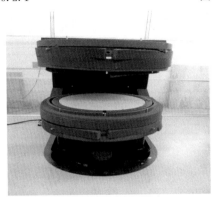

图 10.2.3

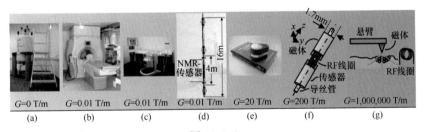

图 11.1.1

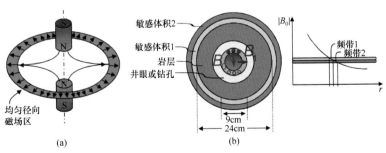

图 11.1.2

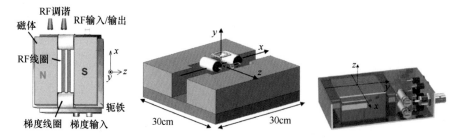

图 11.1.11

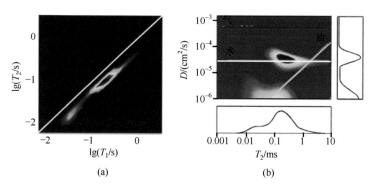

(a)                                    (b)

图 11.2.2

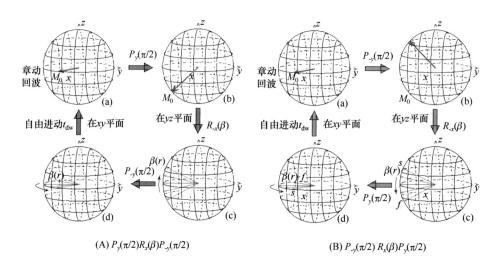

(A) $P_y(\pi/2)R_x(\beta)P_{-y}(\pi/2)$          (B) $P_{-y}(\pi/2)\,R_x(\beta)P_y(\pi/2)$

图 11.2.14